· 执业医师资格考试通关系列 ·

中西医结合执业医师资格考试考前自测卷(全解析)

吴春虎 李 烁 主 编

阿虎医考研究组 组织编写

中国中医药出版社
· 北 京 ·

图书在版编目（CIP）数据

中西医结合执业医师资格考试考前自测卷：全解析/吴春虎，李烁主编 .—北京：中国中医药出版社，2020.4

执业医师资格考试通关系列

ISBN 978-7-5132-5757-2

Ⅰ. ①中… Ⅱ. ①吴… ②李… Ⅲ. ①中西医结合-资格考试-习题集 Ⅳ. ①R2-031

中国版本图书馆 CIP 数据核字（2019）第 223084 号

中国中医药出版社出版
北京经济技术开发区科创十三街 31 号院二区 8 号楼
邮政编码　100176
传真　010-64405750
山东临沂新华印刷物流集团有限责任公司印刷
各地新华书店经销

开本 787×1092　1/16　印张 18.25　字数 527 千字
2020 年 4 月第 1 版　2020 年 4 月第 1 次印刷
书号　ISBN 978-7-5132-5757-2
定价　82.00 元
网址　www.cptcm.com

答 疑 热 线　010-86464504
购 书 热 线　010-89535836
维 权 打 假　010-64405753

微信服务号　zgzyycbs
微商城网址　https://kdt.im/LIdUGr
官方微博　http://e.weibo.com/cptcm
天猫旗舰店网址　https://zgzyycbs.tmall.com

如有印装质量问题请与本社出版部联系（010-64405510）
版权专有　侵权必究

使用说明

为进一步贯彻国家卫生健康委员会及国家中医药管理局关于执业医师资格考试的有关精神,进一步落实执业医师资格考试的目标要求,国家中医药管理局中医师资格认证中心颁布了2020版《执业医师资格考试大纲》。

为了配合新大纲的实施,帮助考生顺利通过考试,我们组织高等中医药院校相关学科的优秀教师团队,依据2020版大纲的最新要求,编写了《执业医师资格考试通关系列》丛书。

本书为《执业医师资格考试通关系列》丛书中的一种。本书采取完全真卷形式。经深入解读大纲、剖析历年真题后根据真卷题量及学科分布设计,与真实试题相似度极高,供考生考前自测,并附有全部试题的答案解析,帮助考生在练习后快速找出自己的知识薄弱环节,迅速解决考生"为什么答案要选这个"的困惑。使考生在阶段性复习和临考前能够全面了解自己对知识的掌握情况,并通过练习熟悉考试科目分布,控制考试时间。随书配有3小时的习题精讲视频供考生观看复习。

阿虎医考研究组

目　　录

■ 中西医结合执业医师资格考试考前自测卷（一）（共54页）

■ 中西医结合执业医师资格考试考前自测卷（二）（共54页）

■ 中西医结合执业医师资格考试考前自测卷（三）（共54页）

■ 中西医结合执业医师资格考试考前自测卷答案与解析（共118页）

试卷标识码:

中西医结合执业医师资格考试
考前自测卷(一)
(医学综合考试部分)

考生姓名:＿＿＿＿＿＿

准考证号:＿＿＿＿＿＿

考　　点:＿＿＿＿＿＿

考 场 号:＿＿＿＿＿＿

A1 型选择题(1~90题)

答题说明

每一道考试题下面有 A、B、C、D、E 五个备选答案。请从中选择一个最佳答案,并在答题卡上将相应题号的相应字母所属的方框涂黑。

1. 中医学整体观念的内涵是
   A. 人体是一个有机的整体
   B. 自然界是一个整体
   C. 时令、晨昏与人体阴阳相应
   D. 五脏与六腑是一个有机整体
   E. 人体是一个有机整体,人与自然相统一

2. 同病异治的实质是
   A. 证同治异
   B. 证异治异
   C. 病同治异
   D. 证异治同
   E. 病同治同

3. "阴阳离决,精气乃绝"所反映的阴阳关系是
   A. 对立制约
   B. 互根互用
   C. 相互交感
   D. 消长平衡
   E. 相互转化

4. 言脏腑之阴阳,脾为
   A. 阴中之阳
   B. 阴中之阴
   C. 阴中之至阴
   D. 阳中之阴
   E. 阳中之阳

5. "见肝之病,知肝传脾"的病机传变是
   A. 木侮土
   B. 木乘土
   C. 土侮木
   D. 母病及子
   E. 子病犯母

6. 脾为气血生化之源的基础是
   A. 气能生血

   B. 人以水谷为本
   C. 脾主升清
   D. 脾能运化水谷精微
   E. 脾为后天之本

7. 肾主纳气的主要生理作用是
   A. 使肺之呼吸保持一定的深度
   B. 有助于元气的固摄
   C. 有助于精液的固摄
   D. 有助于元气的生成
   E. 有助于肺气的宣发

8. 下列关于五脏外合五体的叙述,错误的是
   A. 心合脉
   B. 肝合爪
   C. 脾合肉
   D. 肺合皮
   E. 肾合骨

9. 连接"肺主呼吸"和"心主血脉"的中心环节是
   A. 经脉的相互连接
   B. 气血的相互关系
   C. 宗气的贯通和运行
   D. 心主营、肺主卫相互作用
   E. 卫气温养全身的作用

10. 具有"喜润恶燥"特性的脏腑是
    A. 肝
    B. 肺
    C. 脾
    D. 胃
    E. 大肠

11. 被称为"孤府"的是
    A. 胃
    B. 小肠
    C. 大肠

D. 膀胱
E. 三焦

12. 下列"诸海"中错误的是
    A. 脑为髓海
    B. 肺为气海
    C. 冲脉为十二经脉之海
    D. 冲脉为血海
    E. 胃为水谷之海

13. 具有推动呼吸和血行功能的气为
    A. 心气
    B. 肺气
    C. 营气
    D. 卫气
    E. 宗气

14. 按十二经脉分布规律,太阳经行于
    A. 面额
    B. 头后
    C. 头侧
    D. 前额
    E. 面部

15. 按十二经脉的流注次序,小肠经流注于
    A. 膀胱经
    B. 胆经
    C. 三焦经
    D. 心经
    E. 胃经

16. 在奇经八脉中,其循行多次与手、足三阳经及阳维脉交会的是
    A. 冲脉
    B. 任脉
    C. 督脉
    D. 阴维脉
    E. 阳跷脉

17. 易致肝风内动的邪气是
    A. 寒

B. 燥
C. 湿
D. 暑
E. 火

18. 常先困脾的邪气是
    A. 风
    B. 燥
    C. 湿
    D. 寒
    E. 火

19. 劳神过度易损伤的脏腑是
    A. 心、肝
    B. 肝、肾
    C. 脾、肾
    D. 心、脾
    E. 脾、肺

20. 下列哪项与正气强弱密切相关
    A. 居住的地域条件
    B. 工作环境
    C. 精神状态
    D. 气候变化
    E. 饮食口味

21. "虚"的病机主要是指
    A. 卫气不固
    B. 正气虚损
    C. 脏腑功能低下
    D. 气血生化不足
    E. 气化无力

22. 邪热内盛,深伏于里,阳气被遏,不能外达,手足厥冷。属于
    A. 阳损及阴
    B. 阳盛格阴
    C. 阴盛格阳
    D. 阴损及阳
    E. 阴阳脱失

23. 形成寒从中生的原因,主要是
    A. 心肾阳虚,温煦气化无力
    B. 肺肾阳虚,温煦气化失常
    C. 脾肾阳虚,温煦气化失司
    D. 肝肾阳虚,温煦气化失职
    E. 胃肾阳虚,温煦腐化无力

24. "壮水之主,以制阳光"指
    A. 阴中求阳
    B. 阳中求阴
    C. 阳病治阴
    D. 阴病治阳
    E. 治寒以热

25. 少阴经头痛的特征是
    A. 前额连眉棱骨痛
    B. 一侧太阳穴处痛
    C. 头后部连项痛
    D. 头痛连齿
    E. 头痛晕沉

26. 情志郁结不舒所致胸痛的特点是
    A. 胸背彻痛
    B. 胸痛喘促
    C. 胸痛咳血
    D. 胸痛走窜
    E. 胸部刺痛

27. 下列哪项是痰湿内阻所致头晕的表现
    A. 头晕胀痛
    B. 头晕昏沉
    C. 头晕眼花
    D. 头晕耳鸣
    E. 头晕刺痛

28. 肝胃蕴热的口味是
    A. 口中泛酸
    B. 口中酸馊
    C. 口甜黏腻
    D. 口中味苦
    E. 口中味咸

29. 假神的病机是
    A. 气血不足,精神亏损
    B. 机体阴阳严重失调
    C. 脏腑虚衰,功能低下
    D. 精气衰竭,虚阳外越
    E. 阴盛于内,格阳于外

30. 疹的主要特点是
    A. 色深红或青紫
    B. 平铺于皮肤
    C. 抚之碍手
    D. 压之不退色
    E. 点大成片

31. 独语、错语的共同病因是
    A. 风痰阻络
    B. 热扰心神
    C. 痰湿阻络
    D. 心气不足
    E. 痰火扰心

32. 下列哪项不属于四诊中听诊
    A. 错语
    B. 呃逆
    C. 嗳气
    D. 咳嗽
    E. 耳鸣

33. 邪盛病进时,常见的脉象是
    A. 实
    B. 大
    C. 紧
    D. 滑
    E. 长

34. 下列哪项不属于滑脉的主病
    A. 痰饮
    B. 食滞
    C. 实热
    D. 疟疾
    E. 恶阻

35. 辨别寒热真假时要注意,真象常出现于
   A. 面色
   B. 体表
   C. 四肢
   D. 舌、脉
   E. 神态

36. 危重病人,突然头额冷汗大出,四肢厥冷,属于
   A. 亡阴
   B. 亡阳
   C. 阳虚
   D. 阴虚
   E. 虚实错杂

37. 下列各项,不是血虚证临床表现的是
   A. 经少经闭
   B. 头晕眼花
   C. 心烦失眠
   D. 面色淡白
   E. 肢体麻木

38. 下列除哪项外,均是脾气虚证的临床表现
   A. 面色萎黄
   B. 神疲乏力
   C. 纳少便溏
   D. 气短懒言
   E. 腰膝酸软

39. 下列除哪项外,均为阳明腑证的临床表现
   A. 脉沉迟而实
   B. 日晡潮热
   C. 身热不扬
   D. 腹胀拒按
   E. 大便秘结

40. 归经的理论基础是
   A. 阴阳学说
   B. 五行学说
   C. 运气学说
   D. 整体观念
   E. 脏腑经络理论

41. 大黄与芒硝配伍,属于哪种配伍关系
   A. 相使
   B. 相须
   C. 相畏
   D. 相杀
   E. 相恶

42. 孕妇应慎用的药物是
   A. 金银花
   B. 连翘
   C. 桃仁
   D. 鱼腥草
   E. 蒲公英

43. 钩藤入汤剂宜
   A. 先煎
   B. 后下
   C. 包煎
   D. 另煎
   E. 烊化

44. 下列药物中能燥湿止带的是
   A. 防风
   B. 白芷
   C. 羌活
   D. 苍耳子
   E. 藁本

45. 下列各项,不属于清热药适用范围的是
   A. 气分实热证
   B. 阴盛格阳证
   C. 血分实热证
   D. 阴虚内热证
   E. 湿热内蕴证

46. 黄芩具有而黄柏不具有的功效是
   A. 燥湿
   B. 泻火
   C. 解毒
   D. 止血
   E. 退虚热

47. 治疗热毒蕴结,咽喉红肿疼痛,又兼肺热咳嗽,痰多者,应首选
   A. 射干
   B. 鱼腥草
   C. 马勃
   D. 板蓝根
   E. 山豆根

48. 生地、玄参的共同功效,除清热凉血外,还有
   A. 止血
   B. 解毒
   C. 养阴
   D. 利尿
   E. 化瘀

49. 下列具有消肿散结功效的药物是
   A. 芫花
   B. 巴豆
   C. 甘遂
   D. 牵牛子
   E. 芦荟

50. 藿香具有的功效是
   A. 止呕
   B. 止咳
   C. 止血
   D. 止痛
   E. 止泻

51. 泽泻具有的功效是
   A. 泄热
   B. 清肝
   C. 健脾
   D. 清肺
   E. 解暑

52. 具有补火助阳功效的药物是
   A. 附子
   B. 干姜
   C. 细辛
   D. 花椒
   E. 高良姜

53. 具有理气调中,燥湿化痰功效的药物是
   A. 橘皮
   B. 青皮
   C. 枳实
   D. 木香
   E. 香附

54. 能消食化积,行气散瘀的药物是
   A. 山楂
   B. 莱菔子
   C. 鸡内金
   D. 麦芽
   E. 谷芽

55. 小蓟具有的功效是
   A. 解毒消痈
   B. 收湿敛疮
   C. 消肿排脓
   D. 化腐生肌
   E. 燥湿止痒

56. 具有活血止痛,行气解郁,凉血清心功效的药物是
   A. 川芎
   B. 丹参
   C. 延胡索
   D. 姜黄
   E. 郁金

57. 百部的主要功效是
   A. 化痰
   B. 止咳
   C. 平喘
   D. 清肺
   E. 泻肺

58. 长于治疗寒痰咳喘,胸满胁痛的药物是
   A. 白芥子
   B. 紫苏子

C. 杏仁
D. 葶苈子
E. 桔梗

59. 患者失眠,健忘,心悸,自汗出,治疗应选用
   A. 朱砂
   B. 酸枣仁
   C. 合欢皮
   D. 远志
   E. 磁石

60. 既能息风止痉,又能祛风湿,止痹痛的药物是
   A. 羚羊角
   B. 石决明
   C. 决明子
   D. 天麻
   E. 珍珠

61. 何首乌具有的功效是
   A. 补血,润肺止咳
   B. 滋阴,补益心脾
   C. 解毒,润肠通便
   D. 养血,益胃生津
   E. 敛阴,补血益精

62. 补骨脂具有的功效是
   A. 补气健脾
   B. 温脾止泻
   C. 祛风除湿
   D. 固表止汗
   E. 益气生津

63. 中阳衰微,胃有寒湿者忌用的药物是
   A. 太子参
   B. 西洋参
   C. 益智仁
   D. 菟丝子
   E. 山药

64. 可解毒杀虫,补火助阳,通便的药物是
   A. 砒石

B. 轻粉
C. 雄黄
D. 硫黄
E. 升药

65. 止嗽散的功用是
   A. 宣肺解表,止咳平喘
   B. 宣肺利气,疏风止咳
   C. 宣肺化痰,止嗽定喘
   D. 疏风清热,止咳化痰
   E. 宣降肺气,化痰止嗽

66. 小青龙汤的组成药物中含有
   A. 黄连
   B. 杏仁
   C. 细辛
   D. 熟地
   E. 石膏

67. 不属于济川煎组成的是
   A. 芍药
   B. 牛膝
   C. 泽泻
   D. 升麻
   E. 枳壳

68. 柴葛解肌汤与大柴胡汤的组成药物中均含有的是
   A. 枳实、芍药
   B. 桔梗、芍药
   C. 黄芩、半夏
   D. 黄芩、桔梗
   E. 黄芩、芍药

69. 治疗热入血分证,应首选
   A. 茜根散
   B. 归脾汤
   C. 泻心汤
   D. 龙胆泻肝汤
   E. 犀角地黄汤

70. 芍药汤与白头翁汤的组成中均含有的药物是
   A. 黄芩
   B. 黄连
   C. 黄柏
   D. 大黄
   E. 秦皮

71. 治疗暑湿袭表证之高热,应首选
   A. 银翘散
   B. 麻杏甘石汤
   C. 甘露消毒丹
   D. 新加香薷饮
   E. 清骨散

72. 小建中汤中配伍芍药的意义是
   A. 益阴养血,柔肝缓急
   B. 养阴复脉,柔肝缓急
   C. 益气养阴,缓急止痛
   D. 益气养血,复脉定悸
   E. 养阴补血,活血通脉

73. 下列除哪项外,均是补中益气汤主治病证的临床表现
   A. 胸脘闷胀
   B. 发热汗出
   C. 渴喜热饮
   D. 体倦肢软
   E. 脉洪而虚

74. 玉屏风散的功用有
   A. 固表
   B. 涩肠
   C. 止遗
   D. 固冲
   E. 补肾

75. 下列各项,不属于六味地黄丸主治病证临床表现的是
   A. 腰膝酸软,盗汗遗精
   B. 耳鸣耳聋,头晕目眩
   C. 骨蒸潮热,手足心热
   D. 小便不利或反多
   E. 舌红少苔,脉沉细数

76. 四神丸的组成药物中含有
   A. 草豆蔻
   B. 白豆蔻
   C. 肉豆蔻
   D. 砂仁
   E. 厚朴

77. 固冲汤的组成药物中不含有的是
   A. 白术
   B. 生黄芪
   C. 五味子
   D. 海螵蛸
   E. 山萸肉

78. 天王补心丹与朱砂安神丸组成中均含有的药物是
   A. 酸枣仁
   B. 炙甘草
   C. 玄参
   D. 黄连
   E. 生地

79. 下列除哪项外,均是至宝丹的功用
   A. 清热
   B. 开窍
   C. 通便
   D. 化浊
   E. 解毒

80. 旋覆代赭汤的功用不包括
   A. 益气
   B. 降逆
   C. 和胃
   D. 止咳
   E. 化痰

81. 温经汤的君药是
   A. 当归、川芎

B. 当归、肉桂
C. 当归、吴茱萸
D. 吴茱萸、桂枝
E. 当归、桂枝

82. 槐花散的功用有
    A. 除湿排脓
    B. 清热解毒
    C. 行气解郁
    D. 疏风行气
    E. 解表散邪

83. 主治肝肾阴亏,肝阳上亢,气血逆乱的方剂是
    A. 羚角钩藤汤
    B. 地黄饮子
    C. 大定风珠
    D. 天麻钩藤饮
    E. 镇肝熄风汤

84. 桑菊饮与桑杏汤中均含有的药物是
    A. 杏仁
    B. 桔梗
    C. 象贝
    D. 连翘
    E. 苇根

85. 平胃散与藿香正气散组成中均含有的药物是
    A. 陈皮、白术
    B. 陈皮、厚朴
    C. 陈皮、苍术
    D. 厚朴、苍术
    E. 白术、厚朴

86. 实脾散的功用是
    A. 健脾和胃,消食止泻
    B. 益气健脾,渗湿止泻
    C. 健脾和胃,消痞除满
    D. 温阳健脾,行气利水
    E. 燥湿运脾,行气和胃

87. 下列方剂中有乌梅的是
    A. 平胃散
    B. 止嗽散
    C. 清燥救肺汤
    D. 玉液汤
    E. 二陈汤

88. 健脾丸的组成中有
    A. 薏苡仁
    B. 莱菔子
    C. 鸡内金
    D. 黄芪
    E. 黄连

89. 乌梅丸的功用是
    A. 温脏安蛔
    B. 温脾益肾
    C. 和胃止呕
    D. 清热益气
    E. 降逆化痰

90. 半夏厚朴汤的药物组成中不含有
    A. 半夏
    B. 厚朴
    C. 白术
    D. 茯苓
    E. 生姜

A2型选择题(91~104题)

答题说明

每一道考题是以一个小案例出现的,其下面都有A、B、C、D、E五个备选答案。请从中选择一个最佳答案,并在答题卡上将相应题号的相应字母所属的方框涂黑。

91. 患者,女,36岁。发热10日,身热夜甚,口干少饮,心烦躁扰,鼻衄2次,脉细数。其舌象应是

    A. 舌红苔黄腻
    B. 舌红苔黄糙

C. 舌绛苔少而干
D. 舌绛苔少而润
E. 舌红苔白干

C. 肝
D. 心、肾
E. 肝、胃

92. 患者胃肠热盛,大便秘结,腹满硬痛而拒按,潮热,神昏谵语,但又兼见面色苍白,四肢厥冷,精神委顿。属于
A. 虚中夹实
B. 真实假虚
C. 由实转虚
D. 真虚假实
E. 实中夹虚

93. 患者神疲乏力,少气懒言,常自汗出,头晕目眩,舌淡苔白,脉虚无力。属于
A. 气虚
B. 气陷
C. 气逆
D. 气微
E. 气滞

94. 患者,女,30岁。神志不宁,虚烦不得眠,并见五心烦热,盗汗,舌红,脉细数。属于
A. 心气不足
B. 心血不足
C. 心阴不足
D. 心血瘀阻
E. 心神不足

95. 患者,女性,34岁。胁痛隐隐,绵绵不休,口干咽燥,舌红少苔,脉弦细数。属于
A. 肝脾不调
B. 肝胃不和
C. 肝郁气结
D. 肝阴不足
E. 肝络瘀阻

96. 患者,男,45岁。心烦不寐,眩晕耳鸣,健忘,腰酸梦遗,舌红少津,脉细数。其病变所在脏腑为
A. 心
B. 肾

97. 患者,男,50岁。咳嗽喘促,呼多吸少动则益甚,声低息微,腰膝酸软,舌淡,脉沉细两尺无力。属于
A. 肺气虚损
B. 肺阴虚亏
C. 肺肾气虚
D. 肺肾阴虚
E. 肾气虚衰

98. 胃火炽盛,消谷善饥,烦渴多饮者,治疗宜选用
A. 黄柏
B. 栀子
C. 黄连
D. 黄芩
E. 苦参

99. 治疗肺热壅盛,喘促气急,宜与平喘药配伍使用的是
A. 栀子
B. 芦根
C. 石膏
D. 夏枯草
E. 淡竹叶

100. 治疗夏伤暑湿,身热烦渴,小便不利,泄泻者,应首选
A. 茯苓
B. 猪苓
C. 金钱草
D. 滑石
E. 泽泻

101. 患者胸部刺痛,固定不移,入夜更甚,时或心悸不宁,舌质紫暗,脉沉涩。治疗宜选用
A. 艾叶
B. 白及
C. 三七

D. 槐花
E. 小蓟

102. 患者咳嗽痰多,灰白清稀,食少便溏,近日下肢轻度浮肿,舌淡苔白,脉弱。治疗应选用
   A. 党参
   B. 薏苡仁
   C. 山药
   D. 白术
   E. 黄精

103. 脘腹痞闷,食少难消,大便溏薄,倦怠乏力,苔腻微黄,脉虚弱者,治宜选用

A. 越鞠丸
B. 健脾丸
C. 半夏泻心汤
D. 参苓白术散
E. 厚朴温中汤

104. 心悸失眠,夜多噩梦,平素胆怯易惊,苔白腻,脉弦滑者,治宜选用
   A. 二陈汤
   B. 温胆汤
   C. 导痰汤
   D. 酸枣仁汤
   E. 半夏白术天麻汤

B1型选择题(105~150题)

答题说明

以下提供若干组考题,每组考题共用在考题前列出的 A、B、C、D、E 五个备选答案。请从中选择一个与问题关系最密切的答案,并在答题卡上将相应题号的相应字母所属方框涂黑。某个备选答案可能被选择一次、多次或不被选择。

A. 实热证
B. 虚热证
C. 实寒证
D. 虚寒证
E. 寒热错杂证

105. 阴偏胜所致的证候是
106. 阴偏衰所致的证候是

A. 肝病及心
B. 肝病及肾
C. 肝病及肺
D. 肝病及脾
E. 脾病及心

107. 属五行相乘传变的是
108. 属五行相侮传变的是

A. 心、脾
B. 肝、肺
C. 脾、肾
D. 心、肾
E. 肝、肾

109. "乙癸同源"的"乙癸"所指的脏是

110. "水火既济"的"水火"所指的脏是
   A. 肝
   B. 心
   C. 脾
   D. 肺
   E. 肾

111. 具有升发生理特性的脏是
112. 具有肃降生理特性的脏是

A. 寒邪
B. 风邪
C. 燥邪
D. 湿邪
E. 火邪

113. 具有凝滞收引致病特点的邪气是
114. 具有耗气伤津致病特点的邪气是

A. 下肢外侧后缘
B. 上肢内侧中线
C. 下肢外侧前缘
D. 上肢外侧中线

E. 上肢内侧后缘

115. 患者疼痛沿三焦经放散,其病变部位在
116. 患者病发心绞痛,沿手少阴经放散,其病变部位在

A. 怒则气上
B. 悲则气消
C. 喜则气缓
D. 思则气结
E. 恐则气下

117. 患者因受精神刺激突发二便失禁,骨痿,遗精。其病机是
118. 患者因受精神刺激而气逆喘息,面红目赤,呕血,昏厥猝倒。其病机是

A. 风气内动
B. 寒从中生
C. 湿浊内生
D. 津伤化燥
E. 火热内生

119. 久病累及脾肾,以致脾肾阳虚,温煦气化失司,可以形成
120. 邪热炽盛,煎灼津液,伤及营血,燔灼肝经,可以形成

A. 戴眼反折
B. 目睛微定
C. 昏睡露睛
D. 双睑下垂
E. 横目斜视

121. 痰热内闭的目态是
122. 脾肾两亏的目态是

A. 透关射甲
B. 达于命关
C. 达于气关
D. 显于风关
E. 未超风关

123. 邪入脏腑,病情严重者的指纹表现是
124. 病情凶险者的指纹表现是

A. 热扰心神
B. 痰火扰心
C. 风痰阻络
D. 心气不足
E. 心阴大伤

125. 语言謇涩,病因多为
126. 独语,病因多为

A. 咳嗽,咯痰稀白
B. 咳嗽,痰多泡沫
C. 咳喘,咯痰黄稠
D. 咳嗽,痰少难咯且喘
E. 痰多易咯

127. 热邪壅肺证,可见
128. 燥邪犯肺证,可见

A. 阳明热盛
B. 热郁胸膈
C. 热灼营阴
D. 热郁胆腑
E. 阳明热结

129. 患者壮热,面赤,汗多,渴喜冷饮,舌红苔黄燥,脉洪大。其证型是
130. 患者潮热,腹满拒按,便秘,口干唇裂,舌苔焦燥,脉沉数有力。其证型是

A. 肺、胃、肾经
B. 肺、脾、肾经
C. 心、脾、肾经
D. 心、肝、肾经
E. 心、肝、脾经

131. 知母的归经是
132. 龟甲的归经是

A. 栀子
B. 知母
C. 芦根
D. 天花粉
E. 夏枯草

133. 治疗胃热呕逆,宜选用
134. 治疗热淋涩痛,宜选用

A. 泽泻
B. 滑石
C. 茵陈
D. 萆薢
E. 地肤子

135. 具有利湿祛浊,祛风除痹功效的药物是
136. 具有利湿退黄,解毒疗疮功效的药物是

A. 活血行气,祛风止痛
B. 活血行气,清心凉血
C. 活血调经,除烦安神
D. 活血通经,清热解毒
E. 活血通经,祛瘀止痛

137. 郁金具有的功效是
138. 红花具有的功效是

A. 祛寒除湿
B. 祛风止痒
C. 益肝明目
D. 活血止痛
E. 温脾止泻

139. 补骨脂具有的功效是
140. 仙茅具有的功效是

A. 针对主病或主证起主要治疗作用
B. 针对重要的兼病或兼证起主要治疗作用
C. 针对次要兼证起直接治疗作用
D. 消减或制约君、臣药的毒性和峻烈之性
E. 防止病重邪甚时药病格拒

141. 上述佐助药含义的表述,正确的是
142. 上述反佐药含义的表述,正确的是

A. 清骨散
B. 知柏地黄丸
C. 清营汤
D. 黄连解毒汤
E. 五味消毒饮

143. 有清血分之热作用的方剂是
144. 有清骨蒸潮热作用的方剂是

A. 四逆汤
B. 当归四逆汤
C. 回阳救急汤
D. 右归丸
E. 大建中汤

145. 四肢厥逆,恶寒蜷卧,呕吐不渴,腹痛下利,神衰欲寐,舌苔白滑,脉微细者,治疗应选用
146. 手足厥寒,舌淡苔白,脉沉细者,治疗应选用

A. 羚角钩藤汤
B. 天麻钩藤饮
C. 地黄饮子
D. 大定风珠
E. 镇肝熄风汤

147. 肝阳偏亢,肝风上扰,头痛,眩晕,失眠者,治疗应选用
148. 温热病后,神倦瘛疭,舌绛少苔,脉虚弱者,治疗应选用

A. 舟车丸
B. 保和丸
C. 枳实消痞丸
D. 木香槟榔丸
E. 枳实导滞丸

149. 具有消导化积,清热祛湿功用的方剂是
150. 具有行气导滞,攻积泄热功用的方剂是

A1型选择题(1~89题)

答题说明

每一道考试题下面有 A、B、C、D、E 五个备选答案。请从中选择一个最佳答案,并在答题卡上将相应题号的相应字母所属的方框涂黑。

1. 长期使用解热药或激素类药后,常出现的热型是
   A. 消耗热
   B. 不规则热
   C. 回归热
   D. 稽留热
   E. 弛张热

2. 下列叙述不正确的是
   A. 长期慢性咳嗽——慢性支气管炎
   B. 夜间咳嗽较明显——肺结核
   C. 体位改变时咳嗽加剧——支气管扩张
   D. 干咳——肺炎
   E. 大量脓痰静置后出现分层现象——肺脓肿

3. 左心衰竭发生呼吸困难的主要机制是
   A. 肺淤血
   B. 肺泡张力增加
   C. 肺泡弹性减退
   D. 肺循环压力升高
   E. 肺泡表面活性物质减少

4. 呕吐伴寒战、发热、右上腹疼痛应考虑
   A. 急性胰腺炎
   B. 急性胆囊炎
   C. 急性胃肠炎
   D. 急性阑尾炎
   E. 胆道蛔虫病

5. 血清总胆红素、结合胆红素、非结合胆红素均中度增加,可见于
   A. 蚕豆病
   B. 胆石症
   C. 珠蛋白生成障碍性贫血
   D. 急性黄疸性肝炎
   E. 胰头癌

6. 病理性的持续睡眠状态,可被唤醒,并能正确回答问题称为
   A. 嗜睡
   B. 意识模糊
   C. 昏睡
   D. 昏迷
   E. 谵妄

7. 下列除哪项外,均是采录"主诉"所要求的内容
   A. 主诉是迫使病人就医的最主要症状
   B. 一般不超过20个字
   C. 确切的主诉常可作为诊断的向导
   D. 主诉的记录,尽量使用诊断术语
   E. 症状不突出者,可把就医的主要目的作为主诉

8. 口测法体温的正常范围是
   A. 36.0~37.0℃
   B. 36.3~37.2℃
   C. 36.5~37.7℃
   D. 36.5~37.5℃
   E. 36.2~37.2℃

9. 下列各项,属被动体位的是
   A. 角弓反张
   B. 翻动体位
   C. 肢体瘫痪
   D. 端坐呼吸
   E. 强迫蹲位

10. 甲状腺功能亢进时出现的 Graefe 眼征是
    A. 眼球下转时上睑不能相应下垂
    B. 瞬目减少
    C. 辐辏运动减弱
    D. 上视时无额纹出现
    E. 双侧眼球突出

11. 流行性腮腺炎可出现腮腺管开口处黏膜红肿,其部位在

A. 上颌第2白齿相对应的颊黏膜上
B. 下颌第2白齿相对应的颊黏膜上
C. 舌下
D. 上颌第1白齿相对应的颊黏膜上
E. 下颌第1白齿相对应的颊黏膜上

12. 严重肺气肿时
    A. 胸廓前后径与左右径的比例缩小
    B. 胸廓扁平
    C. 胸廓前后径与左右径的比例增大
    D. 肋间隙变窄
    E. 腹上角缩小

13. 主动脉瓣关闭不全,不可能出现的体征是
    A. 毛细血管搏动征
    B. 主动脉瓣第二心音亢进
    C. 主动脉瓣区可闻及叹气样舒张期杂音
    D. 枪击音和杜氏双重杂音
    E. 心浊音界呈靴形

14. 正常肺泡呼吸音最明显的听诊部位在
    A. 喉部
    B. 肩胛下部
    C. 胸骨角附近
    D. 右肺尖
    E. 肩胛上部

15. 肺气肿时,心脏浊音界的改变多为
    A. 心浊音界向左扩大
    B. 心浊音界缩小
    C. 心浊音界向右扩大
    D. 心浊音界向两侧扩大
    E. 心浊音界无明显变化

16. 容易闻及二尖瓣杂音的体位是
    A. 坐位
    B. 立位
    C. 平卧位
    D. 右侧卧位
    E. 左侧卧位

17. 下列疾病,可见板状腹的是
    A. 急性阑尾炎
    B. 急性胆囊炎
    C. 肠结核
    D. 急性胃肠穿孔
    E. 大量腹水

18. 上肢锥体束征是指
    A. Babinski(巴宾斯基征)
    B. Oppenheim(奥本海姆征)
    C. Gordon(戈登征)
    D. Hoffmann(霍夫曼征)
    E. Chaddock(查多克征)

19. 下列除哪项外,均可引起血清钾增高
    A. 急、慢性肾衰竭
    B. 静脉滴注大量钾盐
    C. 严重溶血
    D. 代谢性酸中毒
    E. 代谢性碱中毒

20. 下列检查结果中,最能反映慢性肾炎患者肾实质严重损害的是
    A. 尿蛋白明显增多
    B. 尿中白细胞明显增多
    C. 尿中红细胞明显增多
    D. 尿中出现管型
    E. 尿比重固定在1.010左右

21. 痰液镜检查到色素细胞最常见于
    A. 心衰引起的肺淤血
    B. 肺包囊虫病
    C. 阿米巴肺脓肿
    D. 支气管哮喘
    E. 肺癌

22. 反映左、右心房电除极的是
    A. P波
    B. PR间期
    C. QRS波群
    D. ST段

E. T波

23. 对二尖瓣狭窄程度的判定最有价值的是
　　A. 听诊
　　B. 胸部X线摄片
　　C. 心电图检查
　　D. 胸部CT扫描
　　E. 二维超声心动图检查

24. 龛影的主要X线表现是
　　A. 圆形钡斑
　　B. 钡斑周围环绕透明带
　　C. 胃黏膜溃烂
　　D. 向腔外突出的钡斑阴影
　　E. 胃壁僵直

25. 下列属于颅脑疾病感染性抽搐的是
　　A. 外伤
　　B. 脑挫伤
　　C. 脑血肿
　　D. 脑寄生虫病
　　E. 神经胶质瘤

26. 叩击心脏或肝脏被肺的边缘所覆盖的部分产生的叩诊音为
　　A. 清音
　　B. 浊音
　　C. 鼓音
　　D. 实音
　　E. 过清音

27. 下列各项,可出现双侧瞳孔大小不等的是
　　A. 毒蕈中毒
　　B. 有机磷农药中毒
　　C. 脑疝
　　D. 吗啡影响
　　E. 颈交感神经刺激

28. 以下心脏听诊内容,有病理意义的是
　　A. 收缩期
　　B. 舒张期

C. $P_2 > A_2$
D. 第二心音
E. 肺动脉瓣听诊区第二心音分裂

29. 尿 β_2 - 微球蛋白（β_2 - MG）测定反映的功能是
　　A. 肾脏调节酸碱平衡功能
　　B. 肾小管排泌功能
　　C. 肾小管重吸收功能
　　D. 肾脏调节水液平衡功能
　　E. 肾小球滤过功能

30. 粪便隐血试验持续呈阳性要考虑
　　A. 慢性胃炎
　　B. 胃溃疡
　　C. 十二指肠溃疡
　　D. 胃癌
　　E. 十二指肠炎

31. 漏出液的细胞总数为
　　A. $<90 \times 10^6/L$
　　B. $<100 \times 10^6/L$
　　C. $<200 \times 10^6/L$
　　D. $>500 \times 10^6/L$
　　E. $>600 \times 10^6/L$

32. 《素问·生气通天论》"阴者,藏精而起亟也;阳者,卫外而为固也",主要说明
　　A. 阴阳的对立
　　B. 阴阳的偏盛
　　C. 阴精和阳气各自的生理功能
　　D. 阴精和阳气的病理关系
　　E. 阴精和阳气的生理关系

33. 《素问·评热病论》"劳风"的病变部位是
　　A. 肾
　　B. 胃
　　C. 肺
　　D. 心
　　E. 脾

34. 《素问·痹论》中心痹的证候应除外哪一项

A. 脉不通,烦则心下鼓
B. 暴上气而喘
C. 嗌干善噫
D. 时发飧泄
E. 厥气上则恐

35. 五苓散证中不应见
A. 心下痞
B. 小便不利
C. 微热
D. 消渴
E. 脉浮

36. 当归四逆汤适应证的脉象是
A. 脉微欲绝
B. 脉细欲绝
C. 脉沉伏不出
D. 脉沉微
E. 脉微细

37.《伤寒论》中"自利不渴者"属
A. 少阴病
B. 厥阴病
C. 太阴病
D. 少阳病
E. 太阳病

38. 桂枝芍药知母汤煎服法是以水七升,煮取二升,温服七合
A. 顿服
B. 日二服
C. 日三服
D. 日四服
E. 日五服

39. 治疗温病"邪留三焦",叶氏主张
A. 分消上下
B. 开达膜原
C. 辛开苦降
D. 芳香宣化
E. 顾护阳气

40. 下列关于药物不良反应叙述错误的是
A. 治疗量时出现的与治疗目的无关的反应
B. 难以避免,停药后可恢复
C. 常因剂量过大引起
D. 常因药物作用选择性低引起
E. 副作用与治疗目的是相对的

41. 某药半衰期为5小时,1次用药后从体内基本消除(消除95%以上)的最短时间是
A. 10 小时左右
B. 1 天左右
C. 2 天左右
D. 5 天左右
E. 10 天左右

42. 毛果芸香碱的主要适应证是
A. 青光眼
B. 角膜炎
C. 结膜炎
D. 视神经水肿
E. 晶状体浑浊

43. 阿托品抗休克作用的机制是
A. 收缩血管,增加外周阻力
B. 扩张血管,改善微循环
C. 兴奋心脏,增加心输出量
D. 松弛支气管平滑肌,改善症状
E. 兴奋支气管平滑肌

44. 大剂量静脉注射可引起心率减慢的是
A. 肾上腺素
B. 去甲肾上腺素
C. 异丙肾上腺素
D. 多巴胺
E. 间羟胺

45. 多巴胺最适用于治疗的是
A. 伴有心肌收缩力减弱、尿量减少而血容量已补的休克病人
B. 青霉素 G 引起的过敏性休克
C. 心源性哮喘

D. 支气管哮喘
E. 缓慢型心律失常

46. 用于人工冬眠的药物是
    A. 吗啡
    B. 丙咪嗪
    C. 氯丙嗪
    D. 苯海索
    E. 左旋多巴

47. 治疗肝性脑病的抗帕金森药是
    A. 左旋多巴
    B. 苯海索
    C. 溴隐亭
    D. 金刚烷胺
    E. 司来吉兰

48. 长期应用可引起低血钾的降压药是
    A. 利血平
    B. 哌唑嗪
    C. 硝苯地平
    D. 氢氯噻嗪
    E. 肼屈嗪

49. 下列关于卡托普利不良反应的描述,错误的是
    A. 引起高血钾
    B. 引起低血压
    C. 引起肾功能损坏
    D. 引起咳嗽
    E. 引起味觉、嗅觉损伤

50. 可用于吗啡类成瘾者戒毒的药物是
    A. 普萘洛尔
    B. 利血平
    C. 可乐定
    D. 胍乙啶
    E. 卡托普利

51. 强心苷最严重的毒性反应是
    A. 失眠
    B. 心室颤动

C. 黄视
D. 惊厥
E. 腹泻

52. 变异型心绞痛,不宜使用
    A. 硝酸甘油软膏
    B. 硝酸甘油贴片
    C. 普萘洛尔
    D. 硝苯地平
    E. 地尔硫䓬

53. 体外循环抗凝血,宜选用
    A. 肝素
    B. 醋硝香豆素
    C. 华法林
    D. 双香豆素
    E. 双香豆素乙酯

54. 心脏手术常用的抗凝药是
    A. 肝素
    B. 华法林
    C. 尿激酶
    D. 阿司匹林
    E. 枸橼酸钠

55. 雷尼替丁治疗十二指肠溃疡的作用机制是
    A. 中和胃酸
    B. 直接抑制胃蛋白酶活性
    C. 阻断胃腺细胞的 H_2 受体,抑制胃酸分泌
    D. 形成保护膜,覆盖溃疡面
    E. 加速胃蛋白酶的分解

56. 长期大剂量应用糖皮质激素可引起的不良反应是
    A. 高血钾
    B. 高血钙
    C. 高血糖
    D. 低血压
    E. 高血镁

57. 甲硫氧嘧啶治疗甲状腺功能亢进症的机制是

A. 抑制食物中碘的吸收
B. 抑制甲状腺激素的合成
C. 抑制甲状腺激素的释放
D. 减少甲状腺激素的贮存
E. 对抗甲状腺激素的作用

58. 磺酰脲类药物引起的不良反应不包括
A. 胆汁淤积性黄疸
B. 突发严重低血糖
C. 高乳酸血症
D. 皮肤过敏
E. 粒细胞减少

59. 与青霉素 G 比较,红霉素的特点是
A. 属繁殖期杀菌剂
B. 抗菌效力强
C. 对绿脓杆菌感染有效
D. 对伤寒、副伤寒有效
E. 对抗药金黄色葡萄球菌感染有效

60. 下列致病菌,对链霉素敏感的是
A. 鼠疫杆菌
B. 绿脓杆菌
C. 脑膜炎双球菌
D. 肺炎双球菌
E. 溶血性链球菌

61. 属治疗流行性脑脊髓膜炎的首选药物之一的是
A. 磺胺甲噁唑
B. 磺胺嘧啶
C. 磺胺异噁唑
D. 甲氧苄啶
E. 磺胺米隆

62. 应用异烟肼抗结核,合用维生素 B_6 的目的是
A. 增强疗效
B. 延缓耐药性的产生
C. 延长异烟肼的作用时间
D. 减轻神经系统不良反应
E. 预防过敏反应

63. 下列关于感染过程的描述,错误的是
A. 病原体与人体相互作用、相互斗争的过程为感染过程
B. 感染过程的构成必须具备病原体、人体和外环境三个因素
C. 病原体侵入人体,临床上出现相应的症状、体征则意味着感染过程的开始
D. 病原体侵入的数量越大,出现显性感染的危险也越大
E. 病原体的致病力包括毒力、侵袭力、病原体数量和变异性

64. 流行性乙型脑炎最常见和最早出现的症状是
A. 呕吐
B. 嗜睡
C. 抽搐
D. 头痛
E. 颈项强直

65. 狂犬病的主要治疗措施是
A. 吸氧
B. 镇静
C. 抗病毒
D. 预防感染
E. 对症综合治疗

66. 流行性出血热少尿期治疗原则,正确的是
A. 补充营养,定期复查肾功能、血压和垂体功能
B. 补充血容量、纠正酸中毒、使用血管活性药
C. 抗病毒、减轻外渗、改善中毒症状和预防 DIC
D. 稳定内环境、促进利尿、导泻和透析治疗
E. 维持电解质稳定,防治继发感染

67. 人感染高致病性禽流感的临床表现,不正确的是
A. 缓慢起病,早期表现类似流感
B. 可伴有眼结膜炎、流涕、咳嗽、头痛和全身不适
C. 可有恶心、腹痛、腹泻等消化道症状
D. 重症可出现肺出血、全身血细胞减少、败血症等多种并发症
E. 半数患者可有肺部实变体征

68. 细菌性痢疾的好发部位是
   A. 回盲部和升结肠
   B. 横结肠
   C. 空肠
   D. 回肠
   E. 乙状结肠和直肠

69. 下列慢性乙型肝炎的治疗措施,最主要的是
   A. 一般治疗
   B. 对症治疗
   C. 抗病毒治疗
   D. 保肝治疗
   E. 抗肝纤维化治疗

70. 下列各项,不符合淤胆型肝炎临床表现的是
   A. 黄疸深
   B. 自觉症状重
   C. 皮肤瘙痒
   D. 大便颜色变浅
   E. 血清胆固醇升高

71. 目前诊断肝炎最有价值的酶活力测定为
   A. AST
   B. ALT
   C. AFP
   D. ALP
   E. γ-GT

72. 确诊流行性出血热的依据是
   A. 鼠类接触史
   B. 全身感染和中毒症状
   C. "三痛"和"三红"征
   D. 特异性IgM抗体滴度升高
   E. 异型淋巴细胞增多

73. 下列哪项不是艾滋病的传播途径
   A. 性接触
   B. 输血
   C. 母婴传播
   D. 器官移植
   E. 蚊虫叮咬

74. 高热,头痛,呕吐,全身皮肤散在瘀点,颈项强直,最可能的诊断是
   A. 结核性脑膜炎
   B. 流行性脑脊髓膜炎
   C. 流行性乙型脑炎
   D. 伤寒
   E. 中毒性细菌性痢疾

75. 下列伤寒各期,可见玫瑰疹的是
   A. 潜伏期
   B. 发热初期
   C. 极期
   D. 缓解期
   E. 恢复期

76. 腹痛、腹泻、黏液脓血便,伴发热恶寒,最可能的诊断是
   A. 细菌性痢疾
   B. 阿米巴痢疾
   C. 急性胃肠炎
   D. 流行性脑脊髓膜炎
   E. 霍乱

77. 有关医院感染的概念,错误的是
   A. 在医院内获得的感染
   B. 出院之后的感染有可能是医院感染
   C. 入院时处于潜伏期的感染一定不是医院感染
   D. 与上次住院有关的感染是医院感染
   E. 婴幼儿经胎盘获得的感染属医院感染

78. 1976年美国学者提出的医患关系基本模式是
   A. 主动-被动型,互相-合作型,平等参与型
   B. 主动-合作型,相互-指导型,共同参与型
   C. 主动-配合型,指导-合作型,共同参与型
   D. 主动-被动型,指导-合作型,共同参与型
   E. 主动-被动型,共同参与型,父权主义型

79. 对无伤原则的解释,正确的是
   A. 无伤原则就是消除任何医疗伤害
   B. 无伤原则就是要求医生对患者丝毫不能伤害
   C. 因绝大多数医疗行为都存在着不同程度的伤

害,所以无伤原则是做不到的

D. 无伤原则要求对医学行为进行受益与伤害的权衡,把可控伤害控制在最低限度之内

E. 对肿瘤患者进行化疗意味着绝对伤害

80. 下列各项,不符合道德要求的是
   A. 尽量为患者选择安全有效的药物
   B. 要严格遵守各种抗生素的用药规则
   C. 尽可能开患者要求的好药、贵重药
   D. 对婴幼患儿、老年病人的用药应该谨慎,防止肾功能损害
   E. 钻研药理知识,防止粗疏和盲目用药

81. 医学伦理学主要的研究对象是
   A. 道德问题
   B. 医学活动当中的道德现象和道德关系
   C. 关于道德的学说和体系
   D. 生命伦理学发展的新阶段
   E. 临床医学问题

82. 诊治急症病人的道德要求不包括
   A. 合理配伍,细致观察
   B. 随机性强
   C. 争分夺秒,全力抢救,及时与家属沟通
   D. 敢于承担风险,与相关科室医务人员密切配合
   E. 时间性强,协作性强

83. 医德评价的方式是
   A. 社会舆论
   B. 社会舆论、内心信念、传统习俗
   C. 疗效标准、社会标准、科学标准
   D. 患者评议
   E. 内心信念

84. 制定《药品管理法》的目的不包括
   A. 保证药品质量
   B. 增进药品疗效
   C. 维护用药者的经济利益

D. 保障用药安全
E. 维护人体健康

85. 有下列哪一种情形的即认为属于劣药
   A. 药品所含成分的名称与国家药品标准规定不符合的
   B. 超过有效期
   C. 未取得批准文号生产的
   D. 变质不能药用的
   E. 被污染不能药用的

86. 药品的每张处方不得超过
   A. 1日常用量
   B. 2日常用量
   C. 3日常用量
   D. 5日常用量
   E. 7日常用量

87. 不属于卫生法基本原则的是
   A. 预防为主
   B. 卫生工作社会化
   C. 保护公民身体健康
   D. 兼顾经济与社会效益
   E. 祖国传统医学与现代医学相结合

88. 《突发公共卫生事件应急条例》规定,突发事件工作应遵循的原则是
   A. 完善并建立监测与预警手段
   B. 预防为主,常备不懈
   C. 积极预防,认真报告
   D. 及时调查,认真处理
   E. 监测分析,综合评价

89. 为全面发展中医药事业,国家鼓励中西医
   A. 相互支持、相互帮助、共同发展
   B. 相互学习、相互补充、共同提高
   C. 相互交流、相互学习、共同提高
   D. 相互发展、相互交流
   E. 相互学习、保持中医优势

A2 型选择题(90~98题)

答题说明

每一道考题是以一个小案例出现的,其下面都有 A、B、C、D、E 五个备选答案。请从中选择一个最佳答案,并在答题卡上将相应题号的相应字母所属的方框涂黑。

90. 患者太阳病,头痛发热,身疼腰痛,骨节疼痛,恶风,无汗而喘,治宜选用
    A. 小青龙汤
    B. 大青龙汤
    C. 麻黄汤
    D. 麻杏甘石汤
    E. 桂枝加厚朴杏子汤

91. 患者伤寒下后,七八日不解,时时恶风,大渴,舌上干燥而烦,欲饮水数升,治宜选用
    A. 旋覆代赭汤
    B. 生姜泻心汤
    C. 小陷胸汤
    D. 小建中汤
    E. 白虎加人参汤

92. 患者脏躁,喜悲伤欲哭,象如神灵所作,数欠伸,治宜选用
    A. 百合地黄汤
    B. 半夏厚朴汤
    C. 麦门冬汤
    D. 甘麦大枣汤
    E. 栝蒌薤白白酒汤

93. 患者喘息咳唾,胸背痛,短气,寸口脉沉而迟,关上小紧数,治宜选用
    A. 厚朴七物汤
    B. 栝蒌薤白白酒汤
    C. 甘姜苓术汤
    D. 苓桂术甘汤
    E. 肾气丸

94. 患者面目俱赤,语声重浊,呼吸俱粗,大便闭,小便涩,舌苔老黄,甚则黑有芒刺,但恶热,不恶寒,日晡益甚者,传至中焦,脉浮洪躁甚,治宜选用
    A. 神犀丹
    B. 安宫牛黄丸
    C. 三甲复脉汤
    D. 白虎汤
    E. 羚角钩藤汤

95. 患者夜热早凉,热退无汗,热自阴来,治宜选用
    A. 冬地三黄汤
    B. 加减复脉汤
    C. 三仁汤
    D. 青蒿鳖甲汤
    E. 增液承气汤

96. 患者,女,30岁。因服大量地西泮导致昏迷而入院。诊断为:地西泮急性中毒。此时除洗胃及其他支持疗法外,应给予特异性的解毒药是
    A. 阿托品
    B. 解磷定
    C. 氟马西尼
    D. 尼可刹米
    E. 贝美格

97. 患者,女,35岁。有甲状腺功能亢进病史,经内科治疗好转,近日来因感冒又出现心慌、胸闷、不安,睡眠差,心电图显示窦性心动过速。患者应选用的抗心律失常药物为
    A. 利多卡因
    B. 苯妥英钠
    C. 普萘洛尔
    D. 维拉帕米
    E. 普罗帕酮

98. 患者,男,21岁。呼吸困难,咳嗽,汗出1小时而就诊。查体:端坐呼吸,呼吸急促,口唇微绀,心率114次/分,律齐,双肺满布哮鸣音。为迅速缓解症状,应立即采取的最佳治法是
    A. 口服氨茶碱
    B. 肌注氨茶碱
    C. 喷吸沙丁胺醇

D. 口服泼尼松

E. 肌注阿托品

B1型选择题(99~150题)

答题说明

以下提供若干组考题,每组考题共用在考题前列出的 A、B、C、D、E 五个备选答案。请从中选择一个与问题关系最密切的答案,并在答题卡上将相应题号的相应字母所属方框涂黑。某个备选答案可能被选择一次、多次或不被选择。

A. 急性发热
B. 黄疸
C. 呕吐
D. 腹泻
E. 便血

99. 肠梗阻可见腹痛,并伴有
100. 肠套叠可见腹痛,并伴有

A. 神经官能症
B. 左心衰竭
C. 喘息型慢性支气管炎
D. 气胸
E. 喉水肿

101. 呼气性呼吸困难见于
102. 混合性呼吸困难见于

A. 肝癌
B. 肝硬化
C. 疟疾
D. 白血病
E. 胰头癌

103. 可见肝外梗阻性黄疸的是
104. 可见溶血性黄疸的是

A. 皮下气肿
B. 胸骨压痛
C. 吸气时肋间隙回缩
D. 上腔静脉阻塞
E. 肋间隙膨隆

105. 大量胸腔积液时可见
106. 白血病可见

A. 支气管扩张
B. 支气管哮喘

C. 心源性哮喘
D. 慢性支气管炎
E. 肺炎球菌肺炎

107. 肺底可闻及干、湿啰音者,见于
108. 患侧呼吸运动减弱,叩诊呈浊音,可闻及支气管呼吸音者,见于

A. 脉搏短绌
B. 水冲脉
C. 奇脉
D. 颈静脉搏动
E. 交替脉

109. 主动脉瓣关闭不全,多表现为
110. 缩窄性心包炎,多表现为

A. 红细胞管型
B. 白细胞管型
C. 上皮细胞管型
D. 透明管型
E. 蜡样管型

111. 正常人尿中可以偶见的管型是
112. 主要见于肾盂肾炎的管型是

A. 肺气肿
B. 大量胸腔积液
C. 气胸
D. 支气管肺炎
E. 肺空洞

113. 肺部叩诊呈过清音的是
114. 胸部叩诊呈实音的是

A. 骨
B. 肉
C. 脉

D. 筋
E. 皮毛
115. 食气入胃,散精于肝,淫气于
116. 食气入胃,浊气归心,淫精于

A. 肌肤不仁
B. 即重不胜
C. 口吐涎沫
D. 舌即难言
E. 即不识人

117. 《金匮要略》论中风,邪在于经可见
118. 《金匮要略》论中风,邪在于腑可见

A. 阴液
B. 阳气
C. 津液
D. 气
E. 血

119. 叶天士认为湿热病证患者若其人"面色白者",治疗须顾其
120. 叶天士认为湿热病证患者若其人"面色苍者",治疗须顾其

A. 地塞米松
B. 呋塞米
C. 阿托品
D. 碘解磷定
E. 甘露醇

121. 具有抗毒蕈碱作用的药物是
122. 胆碱酯酶复活剂是

A. 青光眼
B. 阵发性室上性心动过速
C. 有机磷酸酯类中毒
D. 琥珀胆碱过量中毒
E. 房室传导阻滞

123. 毛果芸香碱可治疗
124. 新斯的明可治疗

A. 肾上腺素
B. 去甲肾上腺素
C. 异丙肾上腺素
D. 多巴胺
E. 麻黄碱

125. 加入局麻药液中可延长局麻药作用时间的是
126. 中毒性休克伴有少尿的首选药是

A. 治疗神经官能症的药物
B. 治疗精神分裂症的药物
C. 治疗帕金森的药物
D. 治疗抑郁症的药物
E. 治疗焦虑症的药物

127. 氯丙嗪是
128. 丙咪嗪是

A. 布洛芬
B. 阿司匹林
C. 保泰松
D. 双氯芬酸
E. 对乙酰氨基酚

129. 通过抑制环氧化酶发挥作用的是
130. 抗炎作用弱的是

A. 抑制肾小球滤过
B. 直接抑制肾小管 $H^+ - Na^+$ 交换
C. 直接抑制肾小管 $K^+ - Na^+$ 交换
D. 抑制碳酸酐酶活性
E. 拮抗醛固酮的作用

131. 螺内酯利尿作用的机制是
132. 氨苯喋啶的利尿作用机制是

A. 利多卡因
B. 地高辛
C. 维拉帕米
D. 苯妥英钠
E. 阿托品

133. 治疗急性心肌梗死当日出现的室性早搏,应首选
134. 治疗心功能正常的阵发性室上性心动过速,应首选

A. 红霉素

B. 庆大霉素

C. 氯霉素

D. 阿奇霉素

E. 地红霉素

135. 治疗军团菌首选
136. 治疗铜绿假单胞菌首选

A. 病原体进入机体后,被非特异性免疫所清除

B. 病原体侵入机体后,仅引起特异性免疫应答,不出现任何临床表现

C. 病原体侵入机体后,既引起特异性免疫,又出现相应临床表现

D. 病原体侵入机体后,寄生于机体某些部位,被机体免疫功能局限化,机体免疫功能下降时,可引起相应的临床表现

E. 病原体侵入机体后,不引起相应的临床表现,机体能排出病原体

137. 上述描述,属病原携带状态的是
138. 上述描述,属显性感染的是

A. 发热期

B. 低血压休克期

C. 少尿期

D. 多尿期

E. 恢复期

139. 流行性出血热全身中毒症状属于
140. 流行性出血热醉酒面容属于

A. 伤寒

B. 霍乱

C. 风湿

D. 细菌性痢疾

E. 结肠炎

141. 白细胞计数减少、嗜酸性粒细胞消失,最可能的诊断是
142. 白细胞计数增高、中性粒细胞增高,临床无明显发热表现,最可能的诊断是

A. 是否有利于病人疾病的缓解、痊愈和保障生命的安全

B. 是否有利于医学科学的发展、揭示人类生命奥秘的标准

C. 是否有利于医疗人际关系的良性发展的标准

D. 是否有利于医患关系的良性发展的标准

E. 是否有利于人类生存环境的保护和改善

143. 医德评价的疗效标准是指
144. 医德评价的社会标准是指

A. 知情同意

B. 支持医学科学发展

C. 病人利益至上

D. 医德境界

E. 干涉权

145. 属于患者权利的是
146. 属于医务人员权利的是

A. 6 个月

B. 1 年

C. 2 年

D. 3 年

E. 4 年

147. 普通处方、急诊处方、儿科处方的保存期是
148. 麻醉药品处方的保存期是

A. 劣药

B. 假药

C. 残次药品

D. 仿制药品

E. 特殊药品

149. 药品成分含量不符合国家药品标准的是
150. 药品所含成分与国家药品标准规定的成分不符合的是

A1 型选择题(1~20 题)

答题说明

每一道考试题下面有 A、B、C、D、E 五个备选答案。请从中选择一个最佳答案,并在答题卡上将相应题号的相应字母所属的方框涂黑。

1. 支气管哮喘发生的"夙根"是
   A. 风
   B. 痰
   C. 气
   D. 虚
   E. 瘀

2. 治疗慢性肺源性心脏病痰浊壅肺证的代表方是
   A. 越婢加半夏汤
   B. 涤痰汤
   C. 真武汤
   D. 苏子降气汤
   E. 补肺汤

3. 治疗心律失常气阴两虚证,应首选
   A. 人参养荣汤
   B. 天王补心丹
   C. 归脾汤
   D. 养心汤
   E. 炙甘草汤

4. 治疗慢性胃炎胃阴不足证的代表方剂是
   A. 柴胡疏肝散
   B. 四君子汤
   C. 益胃汤
   D. 三仁汤
   E. 失笑散合丹参饮

5. 中医学认为肝硬化之病位主要在
   A. 肝、胆、脾、胃
   B. 肝、胆、肺、肾
   C. 肝、心、脾、肾
   D. 肝、脾、肾
   E. 肝、心、脾

6. 下列各项,与慢性肾小球肾炎发病关系较密切的是

A. 火、寒、暑、湿
B. 风、寒、暑、湿
C. 燥、寒、暑、湿
D. 风、寒、火、湿
E. 风、寒、湿、热

7. 治疗肾盂肾炎膀胱湿热证,应首选
   A. 知柏地黄汤
   B. 猪苓汤
   C. 程氏萆薢分清饮
   D. 八正散
   E. 真武汤

8. 缺铁性贫血的临床表现,不包括
   A. 贫血的表现
   B. 发生缺铁的基础疾病表现
   C. 异食癖
   D. 杵状指(趾)
   E. 吞咽困难

9. 治疗再生障碍性贫血热毒炽盛证,应首选
   A. 圣愈汤
   B. 清瘟败毒饮
   C. 左归丸
   D. 龙胆泻肝汤
   E. 苇茎汤

10. 甲状腺功能亢进症气阴两虚证的治法是
    A. 疏肝理气,化痰软坚
    B. 清肝泻火,消瘿散结
    C. 滋阴清热,软坚散结
    D. 益气养阴,消瘿散结
    E. 清肝泻火,化痰散结

11. 糖尿病酮症酸中毒的临床特点是
    A. 呼吸浅慢,不规则
    B. 呼吸困难伴发绀

C. 呼吸深大,呼气中有烂苹果味
D. 呼吸浅快,呼气中有大蒜味
E. 潮式呼吸

12. 中医学认为,系统性红斑狼疮后期的主要病机是
    A. 阴虚内热
    B. 气阴两伤
    C. 阳气亏虚
    D. 阴阳两虚
    E. 阴虚血瘀

13. 联系舌根,分散于舌下的经脉是
    A. 足厥阴肝经
    B. 足少阴肾经
    C. 足太阴脾经
    D. 足阳明胃经
    E. 足少阳胆经

14. 骨度分寸规定,髀枢至膝中的距离是
    A. 13寸
    B. 14寸
    C. 16寸
    D. 18寸
    E. 19寸

15. 循行于腹中线旁开寸,胸中线旁开4寸的经脉是
    A. 手太阴肺经
    B. 足阳明胃经
    C. 足少阴肾经
    D. 足太阴脾经
    E. 足厥阴肝经

16. 耳屏前,下颌骨髁状突后缘的腧穴是

A. 下关
B. 听宫
C. 听会
D. 耳门
E. 颧髎

17. 针刺浅薄部位腧穴,应用
    A. 指切进针法
    B. 夹持进针法
    C. 提捏进针法
    D. 舒张进针法
    E. 套管进针法

18. 治疗丹毒首选的拔罐法是
    A. 留罐法
    B. 走罐法
    C. 留针拔罐法
    D. 刺血拔罐法
    E. 闪罐法

19. 下列属于原络配穴法的是
    A. 合谷、偏历
    B. 太溪、大钟
    C. 太渊、列缺
    D. 合谷、列缺
    E. 冲阳、丰隆

20. 足少阳胆经的络穴是
    A. 丰隆
    B. 大钟
    C. 飞扬
    D. 光明
    E. 蠡沟

A2型选择题(21~85题)

答题说明

每一道考题是以一个小案例出现的,其下面都有A、B、C、D、E五个备选答案。请从中选择一个最佳答案,并在答题卡上将相应题号的相应字母所属的方框涂黑。

21. 患者,男,30岁。突起呼吸困难,两肺满布以呼气相为主的哮鸣音,无湿啰音,心界不大,心率100次/分,律齐,未闻及心脏杂音。并见咳痰色黄,口渴,面赤红,苔黄腻,脉滑数。应首先考虑的治疗药物是
    A. β受体激动剂吸入与射干麻黄汤

B. 氨茶碱与玉屏风散
C. 喘定与小青龙汤
D. 异丙肾上腺素与金匮肾气丸
E. 糖皮质激素与定喘汤

22. 患者,男,18岁。因高热,胸痛,咳黄痰,气喘入院。查体:急性病容,体温40℃,脉搏102次/分,舌红,苔黄,脉滑数。X线胸片示左下肺大片片状阴影,血白细胞$19 \times 10^9/L$,中性粒细胞80%,诊断为左下肺炎。其证型是
    A. 邪犯肺卫
    B. 正虚邪恋
    C. 痰热壅肺
    D. 热闭心神
    E. 阴竭阳脱

23. 患者,男,65岁。慢性肺源性心脏病史5年。近日受凉后发热,咳喘加重,面色暗,口唇发绀,呼吸急促,舌红苔黄腻,脉弦滑数。其证型是
    A. 痰浊阻肺
    B. 痰热壅肺
    C. 寒饮内停
    D. 阴竭阳脱
    E. 痰蒙神窍

24. 患者,男,40岁。患风湿性心脏瓣膜病多年。症见心悸气短,神疲乏力,咳嗽喘促,颧颊暗红,唇甲青紫,舌有瘀斑,脉细结代。其治法是
    A. 温补心阳
    B. 滋阴安神
    C. 温阳利水
    D. 泻肺利水
    E. 益气活血

25. 患者,女,22岁。恶寒,高热,咳嗽,胸痛1天入院。查体:血压85/50mmHg,脉搏100次/分。X线胸片示右上肺大片片状阴影,呈肺段分布,白细胞$21 \times 10^9/L$。其诊断是
    A. 放射性肺炎
    B. 病毒性肺炎
    C. 肺炎支原体肺炎

D. 肺炎链球菌肺炎
E. 葡萄球菌肺炎

26. 患者,女,26岁。恶寒重,发热轻,无汗,头痛,肢体酸痛,鼻塞声重,喷嚏,时流清涕,咽痒,咳嗽,口不渴,舌苔薄白而润,脉浮。治疗宜首选
    A. 三拗汤合止嗽散
    B. 二陈汤合三子养亲汤
    C. 新加香薷饮
    D. 银翘散
    E. 荆防败毒散

27. 患者于睡眠中突然憋醒,有窒息感,被迫坐起,约10分钟后症状缓解,最可能的诊断是
    A. 支气管哮喘发作
    B. 右心衰竭
    C. 左心衰竭
    D. 肺气肿
    E. 自发性气胸

28. 患者,男,58岁。胸痛反复发作2年。2小时前,胸痛再次发作,持续不缓解,烦躁不安,大汗淋漓。经检查诊断为急性前间壁心肌梗死,其心电图特征性改变出现的导联是
    A. $V_1 \sim V_3$
    B. Ⅱ、Ⅲ、aVF
    C. $V_1 \sim V_6$
    D. $V_7 \sim V_8$
    E. $V_3 \sim V_5$

29. 患者,女,35岁。发热、咳嗽、流涕2周后热退,又出现胸闷心悸,气短乏力,失眠多梦,自汗,舌质红,苔薄,脉细数无力。查体:心率120次/分,心律不齐,偶闻期前收缩。心电图:低电压,T波低平。中医治法是
    A. 清热解毒,宁心安神
    B. 解毒化湿,宁心安神
    C. 滋阴清热,养心安神
    D. 益气养阴,宁心安神
    E. 益气温阳,滋阴通脉

30. 患者,女,45岁。血压160/95mmHg以上,已持续2年。现眩晕头痛,腰膝痠软,耳鸣多梦,心烦易怒,口苦咽干,手足心热,舌红少苔,脉弦细数。其证型是
   A. 肝火亢盛
   B. 肝风上扰
   C. 阴虚阳亢
   D. 痰浊中阻
   E. 阴阳两虚

31. 患者,男,48岁。发作性胸痛1个月,遇劳则发,神疲乏力,气短懒言,心悸自汗,舌质淡暗,胖有齿痕,苔薄白,脉缓弱,每次发作含硝酸甘油后缓解。治疗应首选
   A. 血府逐瘀汤
   B. 左归丸
   C. 枳实薤白桂枝汤
   D. 补阳还五汤
   E. 右归丸

32. 患者胸闷气短,甚则胸痛彻背,心悸汗出,腰酸乏力,畏寒肢冷,唇甲淡白,舌淡白,脉沉微欲绝。治疗应首选
   A. 人参养荣汤合左归饮
   B. 炙甘草汤合生脉散
   C. 参附汤合右归饮
   D. 苓桂术甘汤合左归丸
   E. 苏合香丸合左归饮

33. 患者,女,59岁。近1月常感心悸心慌,自扪脉搏有间歇,坐卧不安,动则加剧,时有突然昏倒,汗出倦怠,面色苍白;四末欠温,舌淡苔白,脉象虚弱。其中医治法是
   A. 补血养心,益气安神
   B. 温补心阳,通脉定悸
   C. 益气养阴,养心安神
   D. 镇惊定志,养心安神
   E. 滋阴清火,养心安神

34. 患者,男,50岁。发现胃癌1个月。胃脘嘈杂灼热,食后痛胀,口干咽燥,五心烦热,舌红绛少苔,脉细数,应先考虑的治疗方剂是
   A. 海藻玉壶汤
   B. 柴胡疏肝散
   C. 理中汤合四君子汤
   D. 玉女煎
   E. 开郁二陈汤

35. 患者,男,50岁。肝硬化腹水,腹大坚满,脘闷纳呆,大便溏,小便不利,舌苔白腻,脉弦缓。其治法是
   A. 运脾利湿,化气行水
   B. 疏肝理气,攻下逐水
   C. 活血化瘀,利水消肿
   D. 调脾行气,清热利湿
   E. 温补肾阳,通络利水

36. 患者,男,38岁。有溃疡病病史,近2周来时常出现食后上腹部疼痛,无节律性,昨日酒后症状加重,近日晨起呕吐,呕吐物为大量宿食。应首先考虑
   A. 多发性胃溃疡
   B. 十二指肠球部溃疡
   C. 十二指肠球后部溃疡
   D. 幽门管溃疡并发幽门梗阻
   E. 胃溃疡癌变

37. 患者,男,40岁。颅脑术后第5天,但持续高热4天,全身浮肿,近2天每日尿量不足100mL,血尿素氮260mmol/L,血肌酐>740μmol/L,血钾6.6mmol/L。其诊断是
   A. 急性肾损伤
   B. 休克
   C. 心力衰竭
   D. 肝肾综合征
   E. 脱水

38. 患者,女,40岁。有慢性肾炎病史,现面浮肢肿,身热汗出,口干不欲饮,胸脘痞闷,腹部胀满,纳食不香,尿黄短少,便溏不爽,舌红,苔黄腻,脉滑数。其中医证型是
   A. 痰湿证

B. 湿浊证

C. 水湿证

D. 湿热证

E. 血瘀证

39. 患者,男,52 岁。间歇性右上腹痛 2 个月。查体:甲胎蛋白 320μg/L。为确诊,应做的检查是

A. 肝功能试验

B. 癌胚抗原

C. B 型超声

D. 腹腔镜

E. 血小板计数

40. 患者,男,48 岁。确诊慢性髓细胞性白血病已 2 年半,服用白消安治疗效果较好。近期出现乏力、低热、鼻衄。查体:脾大,肋缘下 6cm,血红蛋白 70g/L,外周血原始粒细胞比例大于 20%。应首先考虑

A. 脾功能亢进

B. 慢粒急变

C. 合并肺结核

D. 骨髓抑制

E. 急性溶血

41. 患者,女,55 岁。近 1 年来反复出现颜面及下肢浮肿,面色无华,乏力气短,腰膝酸软,五心烦热,咽干,舌红,少苔,脉沉细。尿蛋白(++),伴有镜下血尿。应首先考虑的诊断是

A. 急性肾小球肾炎肾阴亏虚证

B. 慢性肾小球肾炎肾阳衰微证

C. 肾病综合征脾虚湿困证

D. 慢性肾小球肾炎气阴两虚证

E. 肾病综合征肾阳衰微证

42. 患者,男,25 岁。头晕 1 个月,高热、鼻衄 1 周来诊,心烦口渴,皮肤见瘀点及瘀斑,舌红绛苔黄燥,脉数。实验室检查:全血细胞减少,骨髓增生减低,无巨核细胞,治疗应首选

A. 犀角地黄汤

B. 圣愈汤

C. 右归丸

D. 左归丸

E. 小营煎

43. 患者,男,22 岁。患急性白血病,高热,口渴多汗,头痛面赤,咽喉肿痛,便秘,尿血,舌红绛,苔黄,脉大。治疗应首先考虑的方剂是

A. 知柏地黄丸合二至丸

B. 黄连解毒汤合清营汤

C. 温胆汤合桃红四物汤

D. 葛根芩连汤

E. 犀角地黄汤

44. 患者,女,28 岁。患甲状腺功能亢进症半年,症见口干,心悸,腰膝酸软,耳鸣目眩,舌红少苔,脉细数。治疗应首选甲巯咪唑加

A. 生脉散

B. 六味地黄丸

C. 当归补血汤

D. 丹栀逍遥散

E. 右归丸

45. 患者,女,24 岁。口干渴、消瘦 2 年,用胰岛素治疗好转。因故停药 3 天,出现恶心呕吐,神志不清。急查:尿糖(+++),血糖 28mmol/L,血液 pH7.2,脱水貌。治疗应首选

A. 补液、纠正电解质平衡紊乱,清开灵注射液滴注

B. 补液、纠正电解质平衡紊乱,安宫牛黄丸开水化服

C. 补液、纠正电解质及酸碱平衡紊乱,注射胰岛素

D. 补碱、补液和纠正电解质平衡紊乱

E. 滴注中枢兴奋剂、足量胰岛素

46. 患者,女,38 岁。患类风湿关节炎 1 年多。现午后发热,盗汗,口干咽燥,手足心热,关节肿胀疼痛,小便赤涩,大便秘结,舌红少苔,脉细数。其中医治法是

A. 清热利湿,祛风通络

B. 养阴清热,祛风通络

C. 祛风散寒,清热化湿

D. 活血化瘀,祛痰通络
E. 益肝肾,补气血,祛风湿,通经络

47. 患者,男,28 岁。癫痫大发作。眩晕,两目干涩,心烦失眠,腰膝酸软,舌红少苔,脉细数。其中医治法是
   A. 补益肝肾,育阴息风
   B. 健脾和胃,化痰息风
   D. 清肝泻火,化痰息风
   D. 涤痰息风,开窍定痫
   E. 活血化瘀,通络息风

48. 患者,女,64 岁。患高血压多年,突然抽搐,头痛剧烈,呕吐,神昏,偏瘫,面红气粗,舌红苔黄,脉弦有力。治疗应首选
   A. 龙胆泻肝汤
   B. 羚角钩藤汤
   C. 镇肝熄风汤
   D. 三甲复脉汤
   E. 天麻钩藤饮

49. 患者,男,40 岁。癫痫病史多年,今因癫痫持续状态被送入医院。应采取的治疗措施是
   A. 口服苯巴比妥
   B. 口服苯妥英钠
   C. 口服丙戊酸钠
   D. 静脉注射地西泮
   E. 肌内注射氯丙嗪

50. 患儿,男,10 岁。2 周前患急性咽炎,1 天前突然牙龈出血,口腔血疱,双下肢瘀斑。实验室检查:血红蛋白110g/L,白细胞 9×10^9/L,血小板 10×10^9/L,骨髓增生活跃,巨核细胞23%。应首先考虑
   A. 急性白血病
   B. 再生障碍性贫血
   C. 过敏性紫癜
   D. 原发免疫性血小板减少症(急性型)
   E. 原发免疫性血小板减少症(慢性型)

51. 患者,男,50 岁。半天来呕血 4 次,量约1200mL,黑便 2 次,伴头晕、心悸。查体:血压80/60mmHg,心率 118 次/分,神志淡漠,巩膜轻度黄染,腹部膨隆,移动性浊音(+)。应首先采取的措施是
   A. 给氧
   B. 配血,快速输液,等待输血
   C. 紧急胃镜检查明确出血部位
   D. 诊断性腹腔穿刺,明确腹水性质
   E. 急查血细胞比容

52. 患者,男,58 岁。患糖尿病 15 年。查体:双下肢浮肿,尿蛋白(+++),空腹血糖 8.0mmol/L,餐后2 小时血糖 11.13mmol/L,血压 160/100mmHg。其诊断是
   A. 高血压 1 级合并糖尿病
   B. 糖尿病肾病
   C. 慢性肾炎合并糖尿病
   D. 肾性糖尿
   E. 原发性高血压肾损害

53. 患者,男,25 岁。因昏迷而送来急诊。查体:深昏迷状态,呼吸有轻度大蒜味,疑为有机磷杀虫药中毒。对诊断最有帮助的是
   A. 瞳孔缩小
   B. 呕吐物有大蒜臭味
   C. 大小便失禁
   D. 肌肉抽动
   E. 全血胆碱酯酶活力降低

54. 患者有长期化学物品接触史,因发热、鼻衄就诊。查体:全身多发淋巴结肿大,肝脾肿大、胸骨压痛。外周血片有原始细胞,骨髓象原始细胞为40%。应首先考虑的是
   A. 巨幼细胞贫血
   B. 骨髓增生异常综合征
   C. 急性白血病
   D. 白细胞减少症
   E. 再生障碍性贫血

55. 患者,男,30 岁。高温职业工人。神情淡漠,身热汗出,口干喜饮,四肢厥冷,唇甲发绀,体疲乏

力,小便短赤,大便秘结,舌红苔黄少津,脉细数。查体:血压75/50mmHg。治疗应首选
A. 参附注射液加枳实注射液
B. 丹参注射液加参附注射液
C. 醒脑静注射液加丹参注射液
D. 生脉注射液加清开灵注射液
E. 枳实注射液加丹参注射液

56. 患者,女,20岁,突发上腹痛,按压后疼痛程度减轻。应首先考虑的是
A. 胃溃疡
B. 胃痉挛
C. 胃炎
D. 急性胃扩张
E. 胃穿孔

57. 患者心悸,气短1年,劳累后加重。检查:脉搏80次/分,节律不规整,心率约110次/分,心律完全不规则,心音强弱绝对不一致。此患者心律失常的类型是
A. 窦性心律不齐
B. 窦性心动过速
C. 早搏
D. 心房颤动
E. 室上性心动过速

58. 患者,男,45岁。经常不易入睡,寐而易醒,头晕,疲乏,舌淡苔薄,脉细。针刺照海、申脉,宜选用的毫针操作方法是
A. 毫针刺,泻法,强刺激
B. 申脉、照海均用泻法
C. 申脉、照海均用补法
D. 泻申脉,补照海
E. 补申脉,泻照海

59. 患儿睡中遗尿,一夜数次,劳累后遗尿加重,少气懒言,纳差,便溏,舌淡苔白,脉细无力。治疗除主穴外,还应选取的配穴是
A. 太白、肝俞、胃俞
B. 关元俞、肾俞、关元
C. 次髎、水道、三阴交

D. 百会、神门、内关
E. 气海、肺俞、足三里

60. 患者久病漏下,血色淡,伴腰酸肢冷,小腹冷痛,喜温喜按,舌淡,脉沉细。治疗应选取的主穴是
A. 气海、隐白、三阴交、百会
B. 关元、隐白、三阴交、肾俞
C. 肾俞、命门、气海、脾俞
D. 关元、血海、水泉、百会
E. 气海、肾俞、足三里、三阴交

61. 患者左耳听力减退 耳中如蝉鸣,兼腰膝酸软,头晕目眩,舌红少苔,脉虚细。治疗除局部穴外,还应取的经穴是
A. 手少阴经穴
B. 足少阴经穴
C. 手阳明经穴
D. 足阳明经穴
E. 手少阳经穴

62. 患者,女,46岁。咽喉微感疼痛,稍肿,色暗红,入夜尤甚,舌红,脉细数。针灸治疗应选取的主穴是
A. 少商、合谷、尺泽、关冲
B. 太溪、照海、列缺、鱼际
C. 太阳、风池、合谷、太冲
D. 列缺、合谷、风池、大椎、太阳
E. 列缺、尺泽、肺俞、中府、定喘

63. 患者胸闷,心区压榨性疼痛,烦躁不宁,舌暗苔白,脉弦紧。治疗应选取的主穴是
A. 血海、神阙、至阳、丰隆
B. 心俞、至阳、内关、太冲
C. 至阳、中脘、丰隆、内关
D. 太冲、血海、神阙、阴郄
E. 内关、郄门、阴郄、膻中

64. 患者,女,58岁。头晕目眩,耳鸣,腰膝酸软,舌淡。针灸治疗选用肝俞、肾俞、足三里、百会、风池,其操作方法是
A. 肝俞、肾俞、足三里用补法,百会、风池用泻法

B. 毫针补法

C. 风池用平补平泻法,余穴用补法

D. 毫针泻法

E. 三棱针点刺出血

65. 患者经前小腹胀痛拒按,经量少,血色暗紫有块,脉弦,舌紫暗。治疗应选取的主穴是

A. 外关、足临泣、行间

B. 天柱、后溪、申脉

C. 太溪、太冲、合谷

D. 中极、次髎、地机

E. 四神聪、太溪、内庭

66. 患者,男,28岁。右膝扭伤2天,局部疼痛,青紫肿胀,舌淡苔薄,脉弦。针灸治疗除阿是穴外,还应选取的主穴是

A. 环跳、秩边、巨髎

B. 膝眼、膝阳关、梁丘

C. 申脉、解溪、丘墟

D. 阳溪、阳池、合谷

E. 风池、绝骨、后溪

67. 患者,男,45岁。关节肌肉疼痛,屈伸不利,疼痛较剧,痛有定处,遇寒痛增,得热痛减,局部皮色不红,触之不热,舌苔薄白,脉弦紧。治疗除选用阿是穴、局部经穴外,还应选用的穴位是

A. 肾俞、关元

B. 阴陵泉、足三里

C. 大椎、曲池

D. 膈俞、关元

E. 膈俞、血海

68. 患者,女,55岁。头痛病史5年,发作时头重如裹,视物旋转。舌淡,苔白腻。针刺治疗除取主穴外,还应配

A. 百会、风池、太冲、内关

B. 风府、天柱、颈夹脊

C. 曲池、足三里

D. 头维、中脘、丰隆

E. 行间、侠溪、太溪

69. 患者,女,50岁。与人争吵后突然昏倒,不省人事,呼吸急促,牙关紧闭,舌淡,苔薄白,脉沉弦。治疗应首选

A. 百会、神庭、印堂、太阳

B. 百会、囟会、水沟、承浆

C. 通天、四神聪、神门、液门

D. 水沟、百会、内关、足三里

E. 三阴交、合谷、神门、大陵

70. 患者,女,45岁。在针刺中,突然出现头晕目眩,多汗,四肢发冷,脉沉细。应首选的处理方法是

A. 停止针刺,立即起针

B. 速饮糖水

C. 针刺百会

D. 针刺人中

E. 灸足三里、关元

71. 患者,男,35岁。经常不易入睡,甚则彻夜不眠,伴见头晕耳鸣,腰膝酸软,五心烦热,舌红,脉细数。治疗除取主穴外,还应选取的是

A. 丰隆、内庭、曲池

B. 行间、侠溪

C. 丘墟、心俞、内关

D. 太白、公孙、内关、足三里

E. 太溪、肾俞

72. 患者,男,22岁。头痛,以后头部为主,阵阵发作,痛如锥刺,时有胀痛,每当劳累时疼痛加重,舌苔薄,脉弦。治疗应首选

A. 后溪、天柱、昆仑、阿是穴

B. 百会、通天、行间、阿是穴

C. 上星、头维、合谷、阿是穴

D. 通天、头维、太冲、阿是穴

E. 头临泣、目窗、前顶、阿是穴

73. 患者,男,38岁。素患腰痛,近日因劳累后症状加重,腰部触之僵硬,俯仰困难,其痛固定不移,舌紫暗,脉弦涩。治疗除取主穴外,还应加

A. 膈俞、次髎

B. 命门、阳陵泉

C. 腰阳关、养老

D. 命门、志室

E. 次髎、阳陵泉

C. 太溪

D. 鱼际

E. 廉泉

74. 患者肩周疼痛,以肩后部为重,疼痛拒按。治疗除肩部穴外,还应选取的是
   A. 手太阳小肠经穴
   B. 手阳明大肠经穴
   C. 手少阳三焦经穴
   D. 足少阳胆经穴
   E. 足太阳膀胱经穴

75. 患者,女,43岁。眩晕半年,加重1周,伴神疲乏力,面色白,时有心悸,夜寐欠安,舌淡,脉细。治疗应首选
   A. 风池、肝俞、肾俞、行间
   B. 中脘、内关、解溪、头维
   C. 百会、上星、风池、丰隆
   D. 百会、太阳、印堂、合谷
   E. 脾俞、足三里、气海、百会

76. 患者,男,30岁。口角歪向右侧,左眼不能闭合2天,左侧额纹消失,治疗应选取何经穴为主
   A. 手、足少阳经
   B. 手、足太阴经
   C. 手、足太阳经
   D. 手、足厥阴经
   E. 手、足阳明经

77. 患者右上齿痛半年,隐隐作痛,时作时止,舌红,少苔,脉细数。针灸治疗在合谷、颊车、下关的基础上,应加取
   A. 外关、风池
   B. 内庭、二间
   C. 风池、太冲
   D. 风池、侠溪
   E. 太溪、行间

78. 患者外感风寒,咽喉赤肿疼痛,吞咽困难,咽干,咳嗽。治疗应首选
   A. 合谷
   B. 内庭

79. 患者,女,40岁,呕吐痰涎,伴头晕,胸痞,心悸,舌苔白,脉滑。治疗除取主穴外,还应加
   A. 列缺、尺泽
   B. 膻中、丰隆
   C. 曲池、外关
   D. 风池、尺泽
   E. 列缺、合谷

80. 患者,男,45岁。大便秘结不通,排便艰难,伴腹胀痛,身热,口干口臭,喜冷饮,舌红,苔黄,脉滑数。治疗除取主穴外,还应选用的穴位是
   A. 足三里、三阴交
   B. 中脘、太冲
   C. 神阙、关元
   D. 合谷、曲池
   E. 气海、脾俞

81. 患者,女,22岁。月经不调,常提前7天以上,甚至10余日一行。治疗应首选
   A. 足三里、脾俞、太冲
   B. 命门、三阴交、足三里
   C. 关元、三阴交、血海
   D. 气海、三阴交、归来
   E. 关元、三阴交、肝俞

82. 患者,女,23岁。痛经9年,经行不畅,小腹胀痛,拒按,经色紫红,夹有血块,血块下后痛即缓解,脉沉涩。治疗应首选
   A. 足三里、太冲、三阴交
   B. 中极、次髎、地机、三阴交
   C. 合谷、三阴交
   D. 曲池、内庭
   E. 合谷、归来

83. 患儿,男,7岁。睡中遗尿,白天小便频而量少,少气懒言,食欲不振,大便易溏,舌淡苔薄,脉细无力。治疗除取主穴外,还宜选用的是

A. 神门、阴陵泉、胃俞
B. 气海、肺俞、足三里
C. 次髎、水道、三阴交
D. 百会、神门、内关
E. 关元俞、肾俞、关元

D. 少商、上星毫针泻法
E. 内庭、曲池毫针泻法

85. 患者,女,21岁。食鱼虾后皮肤出现片状风团,瘙痒异常。治疗取神阙穴,所用的方法是
A. 针刺
B. 隔盐灸
C. 拔罐
D. 隔姜灸
E. 艾条灸

84. 患儿两眼红肿疼痛,眵多,畏光,流泪,兼见头痛,发热,脉浮数。针灸治疗宜
A. 少商、太阳点刺出血
B. 行间、侠溪点刺出血
C. 外关、中渚点刺出血

A3型选择题(86~124题)

答题说明

以下提供若干个案例,每个案例下设3道考题。请根据题干所提供的信息,在每一道考题下面的A、B、C、D、E五个备选答案中选择一个最佳答案,并在答题卡上将相应题号的相应字母所属的方框涂黑。

(86~88题共用题干)

患者,男,30岁。1周前出现发热、恶风、鼻塞、咳嗽,自服感冒药、止咳化痰药物,症状不减。昨日咳嗽、咯痰加重。现症:咳嗽频剧,气促,痰色白,咯吐不爽,口微渴,发热重,恶寒轻,头痛,鼻塞。查体:T 39℃,右下肺叩诊浊音,听诊呼吸音减低,可闻及湿啰音。舌边尖红,苔薄白,脉浮数。血常规:白细胞 $12 \times 10^9/L$,中性粒细胞80%。胸部X线片示:右下肺片状浸润阴影。

86. 最可能的诊断是
A. 胸膜炎
B. 肺癌
C. 肺脓肿
D. 肺结核
E. 肺炎链球菌肺炎

87. 西医治疗首选
A. 氨基糖苷类抗生素
B. 红霉素
C. 四环素
D. 青霉素G
E. 克林霉素

88. 中医治疗首选
A. 生脉散合四逆汤
B. 竹叶石膏汤

C. 麻杏甘石汤
D. 三拗汤
E. 清营汤

(89~91题共用题干)

患者,男,67岁。慢性咳嗽、咳痰20多年,活动后气急4年。查体:双肺散在干、湿啰音,心脏正常。血白细胞 $90 \times 10^9/L$。X线胸片:双肺中下叶纹理增强。

89. 此患者最可能的诊断是
A. 支气管哮喘
B. 支气管扩张症
C. 慢性阻塞性肺疾病
D. 肺炎链球菌肺炎
E. 肺结核

90. 该患者做胸部X线检查的目的是
A. 确定诊断
B. 了解病情变化
C. 帮助判定预后
D. 疗效的客观指标
E. 鉴别诊断和确定有无并发症

91. 该患者最主要的治疗措施是
A. 支气管舒张剂应用
B. 糖皮质激素应用

C. 低流量吸氧
D. 控制感染
E. 中药治疗

(92~94题共用题干)

患者,男,47岁。既往无高血压及糖尿病病史。5小时前饮酒后突然出现剧烈胸痛,伴大汗,呼吸困难,恶心,呕吐少许胃内容物。查体:血压95/65mmHg,脉搏76次/分,肺底少许湿啰音,心脏及腹部查体未及异常,双下肢无水肿。

92. 最可能的诊断是
   A. 急性胰腺炎
   B. 急性胃黏膜病变
   C. 急性肺栓塞
   D. 急性心肌梗死
   E. 急性肠梗阻

93. 最有意义的检查项目是
   A. 心电图
   B. 血尿淀粉酶
   C. 血脂肪酶
   D. 胃镜
   E. 肺增强CT

94. 治疗上不宜使用的药物是
   A. 利尿剂
   B. 硝酸酯类药物
   C. β受体阻滞剂
   D. 洋地黄类
   E. 奥美拉唑

(95~97题共用题干)

患者,女,45岁。患糖尿病5年。3年前间歇出现头痛,测血压增高,最高达160/96mmHg。现症:头痛,痛有定处,固定不移。头晕阵作,心前区痛,偏身麻木。查体:BP 165/95mmHg。口唇发绀,心率75次/分,律齐,各瓣膜区未闻及杂音,两肺呼吸音清,腹软。舌紫,脉弦细涩。心电图示:窦性心律,左室高电压。尿常规:未见异常。

95. 该患者的血压应降至
   A. 130/80mmHg以下
   B. 140/90mmHg以下
   C. 150/80mmHg以下

D. 150/90mmHg以下
E. 160/90mmHg以下

96. 其中医辨证是
   A. 瘀血内停证
   B. 肝阳上亢证
   C. 肝肾阴虚证
   D. 痰湿内盛证
   E. 肾阳虚衰证

97. 治疗应首选
   A. 半夏白术天麻汤
   B. 天麻钩藤饮
   C. 血府逐瘀汤
   D. 杞菊地黄丸
   E. 济生肾气丸

(98~100题共用题干)

患者,男,40岁。中上腹饥饿性隐痛反复发作10年,情志不遂时加重,痛引两胁,伴反酸、嗳气、口苦,进食和服用抑酸剂可缓解。舌淡红,苔薄白,脉弦。

98. 该患者最可能的疾病是
   A. 胃癌
   B. 胰腺癌
   C. 消化性溃疡
   D. 慢性胆囊炎
   E. 慢性胰腺炎

99. 对于本病最直接的诊断方法是
   A. 胃镜检查
   B. X线钡餐检查
   C. 幽门螺杆菌检测
   D. 胃液分析和血清胃泌素测定
   E. 腹水检查

100. 中医治疗应首选
   A. 柴胡疏肝散和五磨饮子
   B. 一贯煎合芍药甘草汤
   C. 化肝煎合左金丸
   D. 活络效灵丹合丹参饮
   E. 黄芪建中汤

(101~103题共用题干)

患者,女,35岁。因寒战、发热、腰痛伴尿频、尿急、尿痛1天入院。查体:体温39.5℃,左侧肾区有叩击痛,肋脊角压痛。尿沉渣镜检白细胞6个/高倍视野,可见白细胞管型。

101. 该患者最可能的诊断是
    A. 急性肾小球肾炎
    B. 急性膀胱炎
    C. 急性肾盂肾炎
    D. 慢性肾盂肾炎
    E. 肾结核

102. 该患者进一步检查,以便尽快选择有效药物治疗,最简便、阳性率最高的试验是
    A. 尿白细胞排泄率
    B. 尿涂片细菌检查
    C. 尿细菌培养
    D. 内生肌酐清除率
    E. X 线检查

103. 若患者进行尿细菌培养,最有助于诊断的结果是
    A. ≥10/mL
    B. ≥10^2/mL
    C. ≥10^3/mL
    D. ≥10^4/mL
    E. ≥10^5/mL

(104～106 题共用题干)

患者,男,44岁。心悸、怕热、手颤、乏力1年,大便不成形,日3～4次,体重下降10kg。查体:脉搏90次/分,血压128/90mmHg,皮肤潮湿,双手细颤,双眼突出,甲状腺Ⅱ度弥漫性肿大,可闻及血管杂音,心率104次/分,律不齐,心音强弱不等,腹平软,肝脾肋下未及,双下肢无水肿。

104. 为明确诊断,首选的检查是
    A. 甲状腺摄^{131}I率
    B. 血 TSH、T_3、T_4
    C. T_3 抑制试验
    D. TRH 兴奋试验
    E. 红细胞沉降率

105. 本例的心律不齐最可能是
    A. 窦性心律不齐
    B. 阵发性期前收缩
    C. 心房颤动
    D. 心房扑动
    E. 室颤

106. 治疗应首选
    A. 丙硫氧嘧啶
    B. 立即行甲状腺次全切除术
    C. 核素^{131}I
    D. 普萘洛尔
    E. 甲状腺全切除术

(107～109 题共用题干)

患者,女,30岁。近2个月出现颊部蝶形红斑,中度发热,全身肌痛,四肢关节肿痛,口腔溃疡。小便短赤,烦躁多怒,苔白舌红,边有瘀斑,脉细涩。尿常规示红细胞(+),尿蛋白(++)。

107. 最可能的诊断是
    A. 类风湿关节炎
    B. 骨关节炎
    C. 痛风性关节炎
    D. 系统性红斑狼疮
    E. 急性肾小球肾炎

108. 为缓解病情,应首选
    A. 抗生素
    B. 糖皮质激素
    C. 非甾体抗炎药
    D. 镇痛药
    E. 抗疟药

109. 中医治疗应首选
    A. 犀角地黄汤
    B. 清瘟败毒饮
    C. 济生肾气丸
    D. 葶苈大枣泻肺汤合泻白散
    E. 茵陈蒿汤合柴胡疏肝散

(110～112 题共用题干)

患者,男,30岁。2年前某晚睡眠中突然大叫一声,双眼上翻四肢强直、抽动,伴咬舌,尿失禁,呼之不应,5～6分钟后清醒。自觉头痛,全身疼痛。2年内有3次类似发作,事后不能回忆。

110. 下列哪一种诊断最可能
    A. 癫痫持续状态
    B. 全面性强直-阵挛发作
    C. 肌阵挛发作

D. 失神发作

E. 复杂部分性发作

111. 进一步明确诊断,应首选的检查是

A. 腹部B超

B. 脑电图

C. 头颅CT扫描

D. 脑血管造影

E. 肾功能

112. 治疗本病应首选

A. 苯妥英钠

B. 丙戊酸钠

C. 卡马西平

D. 氯硝西泮

E. 苯巴比妥

(113~115题共用题干)

患者,男,54岁。症见半身不遂,舌强语謇,口角歪斜,神志清,兼肢体麻木,手足拘挛,眩晕耳鸣,舌红,苔少,脉细数。

113. 其诊断是

A. 痉证

B. 面瘫

C. 痹证

D. 中风

E. 痿证

114. 治疗应选取的经脉是

A. 督脉、手厥阴及足太阴经穴

B. 督脉、手厥阴经和十二井穴

C. 足少阳、足厥阴经及督脉穴

D. 局部穴、手足阳明经穴

E. 督脉穴及相应的背俞穴

115. 治疗除水沟、内关穴外,还应选取的主穴是

A. 三阴交、极泉、尺泽、委中

B. 足三里、极泉、尺泽、曲池

C. 三阴交、曲池、尺泽、委中

D. 足三里、天枢、尺泽、委中

E. 三阴交、足三里、尺泽、委中

(116~118题共用题干)

患者,女,30岁。胃脘胀痛,痛连两胁,每因情志不遂而诱发,嗳气反酸,喜太息,苔薄白,脉弦。

116. 其辨证是

A. 胃阴不足证

B. 瘀血停胃证

C. 肝气犯胃证

D. 外邪犯胃证

E. 饮食伤胃证

117. 针灸治疗应选取的主穴是

A. 天枢、中脘、膈俞

B. 内关、中脘、胃俞

C. 内关、天枢、太冲

D. 内关、足三里、梁门

E. 足三里、中脘、内关

118. 针灸治疗应选取的配穴是

A. 关元、脾俞、胃俞

B. 膈俞、三阴交

C. 梁门、下脘

D. 期门、太冲

E. 胃俞、三阴交、内庭

(119~121题共用题干)

患者,女,26岁。每至经期出现腹部冷痛,拒按,得热痛减,月经量少色暗,肢冷畏寒,舌暗苔白,脉沉紧。

119. 其诊断为

A. 痛经

B. 崩漏

C. 绝经前后诸证

D. 闭经

E. 月经后期

120. 治疗应选取的主穴是

A. 肾俞、肝俞、太溪、气海、三阴交

B. 气海、三阴交、归来

C. 关元、足三里、三阴交

D. 中极、次髎、地机、三阴交

E. 关元、三阴交、隐白

121. 治疗除主穴外,还应选取

A. 太冲、血海

B. 关元、归来

C. 中极、血海

D. 太溪、肾俞

E. 气海、脾俞

(122~124题共用题干)

患者,男,39岁。3天前外出,当晚发觉耳中有胀感,耳鸣如潮,鸣声隆隆不断,按之不减,伴恶寒发热,舌红,苔薄,脉浮数。

122. 其辨证是
  A. 肝胆火盛证
  B. 痰火郁结证
  C. 外感风邪证
  D. 肾经亏损证
  E. 脾胃虚弱证

123. 治疗应选取的经穴是
  A. 局部穴及手足少阳经穴为主
  B. 局部穴及足少阴经穴为主
  C. 手、足阳明经穴为主
  D. 近部取穴及手阳明、足厥阴经穴为主
  E. 手太阴、手阳明经穴为主

124. 针灸治疗应选取的配穴是
  A. 外关、风池
  B. 气海、足三里
  C. 丰隆、阴陵泉
  D. 行间、丘墟
  E. 外关、合谷

B1型选择题(125~150题)

答题说明

以下提供若干组考题,每组考题共用在考题前列出的A、B、C、D、E五个备选答案。请从中选择一个与问题关系最密切的答案,并在答题卡上将相应题号的相应字母所属方框涂黑。某个备选答案可能被选择一次、多次或不被选择。

  A. 三子养亲汤
  B. 小青龙汤
  C. 射干麻黄汤
  D. 涤痰汤
  E. 麻杏甘石汤

125. 治疗慢性支气管炎寒饮伏肺证,应首选
126. 治疗支气管哮喘发作期寒哮证,应首选

  A. 三拗汤
  B. 化斑汤
  C. 白虎汤
  D. 千金苇茎汤
  E. 止嗽散

127. 治疗肺炎邪犯肺卫证,应首选
128. 治疗肺炎痰热壅肺证,应首选

  A. 气阴两虚
  B. 心阳不足
  C. 心肾阳虚
  D. 气虚血瘀
  E. 水凌心肺

129. 风湿性心脏瓣膜病患者,症见心悸喘促,不能平卧,四肢浮肿,形寒肢冷,便溏尿少,舌淡苔白,脉沉细弱。其证型是

130. 风湿性心脏瓣膜病患者,症见心悸盗汗,倦怠乏力,头晕目眩,心烦不寐,两颧发红,干咳带血,舌红少苔,脉细数。其证型是

  A. 济生肾气丸
  B. 半夏白术天麻汤
  C. 六味地黄丸
  D. 参附汤合右归丸
  E. 当归四逆汤合苏合香丸

131. 治疗心绞痛心肾阳虚证,应首选
132. 治疗高血压肾阳虚衰证,应首选

  A. 柴胡疏肝散
  B. 调营饮
  C. 附子理中汤合五苓散
  D. 一贯煎合膈下逐瘀汤
  E. 胃苓汤

133. 治疗肝硬化脾肾阳虚证,应首选
134. 治疗肝硬化肝肾阴虚证,应首选

  A. 香砂六君子汤
  B. 八珍汤
  C. 四神丸
  D. 四物汤

E. 金匮肾气丸
135. 治疗缺铁性贫血脾胃虚弱证,应首选
136. 治疗缺铁性贫血心脾两虚证,应首选

A. 甲巯咪唑与逍遥散合二陈汤
B. 甲巯咪唑与天王补心丹
C. 碘与知柏地黄丸
D. 甲巯咪唑与生脉散
E. 碘液与龙胆泻肝汤

137. 治疗甲状腺功能亢进症阴虚火旺证,应首选
138. 治疗甲状腺功能亢进症气阴两虚证,应首选

A. 督脉
B. 任脉
C. 冲脉
D. 带脉
E. 阴维脉

139. 被称为"十二经脉之海"的是
140. 与女子妊娠密切相关的经脉是

A. 0.5寸
B. 1.5寸
C. 2寸
D. 4寸
E. 6寸

141. 足太阴脾经在胸部的循行为旁开前正中线
142. 足少阴肾经在胸部的循行为旁开前正中线

A. 灯草灸
B. 隔姜灸
C. 隔蒜灸
D. 隔盐灸
E. 隔泥灸

143. 治疗阳气暴脱,可于神阙穴施
144. 治疗风寒痹痛常用

A. 地机
B. 养老
C. 外丘
D. 郄门
E. 梁丘

145. 手太阳小肠经的郄穴是
146. 足阳明胃经的郄穴是

A. 慢性病证
B. 五脏病证
C. 六腑病证
D. 急性病证
E. 表里经脉病证

147. 络穴主治的是
148. 下合穴主治的是

A. 风池、太冲、合谷、内关、后溪
B. 风池、百会、悬颅、侠溪、行间
C. 上星、头维、合谷、阿是穴
D. 百会、通天、行间、阿是穴
E. 率谷、太阳、侠溪、内庭

149. 治疗头痛肝阳上亢证,应首选
150. 治疗前头痛风邪袭络证,应首选

A1 型选择题(1~15题)

答题说明

每一道考试题下面有 A、B、C、D、E 五个备选答案。请从中选择一个最佳答案,并在答题卡上将相应题号的相应字母所属的方框涂黑。

1. 下列除哪项外,其他均属于蛛网膜下腔麻醉的并发症
   A. 尿潴留
   B. 呼吸抑制
   C. 术后头痛
   D. 腰背痛
   E. 下肢瘫痪

2. 胆囊炎的下列哪个证型常用茵陈蒿汤合大柴胡汤治疗
   A. 肝胆气郁证
   B. 肝胆湿热证
   C. 热毒内蕴证
   D. 血瘀痰凝证
   E. 肝胃不和证

3. 治疗急性乳腺炎热毒炽盛证,应首选
   A. 四逆散
   B. 托里消毒散
   C. 逍遥散
   D. 瓜蒌牛蒡汤合透脓散
   E. 柴胡疏肝散

4. 首选用于治疗乳房纤维腺瘤血瘀痰凝证的方剂是
   A. 柴胡疏肝散
   B. 丹栀逍遥散
   C. 二陈汤加减
   D. 逍遥散合桃红四物汤
   E. 逍遥散合香贝养荣汤

5. 肾脏损伤不出现的临床表现是
   A. 排尿困难
   B. 膀胱刺激征
   C. 尿潴留
   D. 高血压
   E. 尿外渗

6. 我国现阶段采用的围生期范围是指
   A. 从胚胎形成至产后1周
   B. 从妊娠满20周至产后4周
   C. 从妊娠满28周至产后1周
   D. 从妊娠满28周至产后4周
   E. 从妊娠满24周至产后1周

7. 中医认为异位妊娠的病因病机是
   A. 冲气滞血瘀
   B. 气滞、血瘀、血虚、虚寒,以致胞脉胞络阻滞失养
   C. 少腹素有瘀滞,冲任胞络不畅
   D. 冲任损伤,胎元不固
   E. 脾胃虚弱,土不制水,水渍胞中

8. 治疗产褥中暑暑伤津气证,应首选
   A. 白虎汤
   B. 竹叶石膏汤
   C. 清暑益气汤
   D. 凉膈散
   E. 银翘散

9. 下列各项,不属于痛经常见证型的是
   A. 气滞血瘀
   B. 湿热瘀阻
   C. 肝肾亏损
   D. 寒凝血瘀
   E. 肝脾不和

10. 治疗不孕症肾阴虚型宜选用
    A. 大补元煎
    B. 温胞饮
    C. 开郁种玉汤
    D. 六味地黄丸
    E. 养精种玉汤

11. 小儿哮喘发作的病机是

A. 肺气郁闭

B. 外邪夹痰饮伏留肺络

C. 痰气交阻,肺气郁闭

D. 外因诱发,触动伏痰,痰阻气道

E. 肺失宣降,肺气上逆

12. 小儿病毒性心肌炎痰瘀阻络证的治法是

A. 清热化湿,宁心安神

B. 益气养阴,化瘀通络

C. 清热化湿,解毒达邪

D. 豁痰化瘀,活血通络

E. 温振心阳,豁痰活血

13. 小儿鹅口疮口腔局部的临床特征是

A. 口腔黏膜出现单个或成簇的小疱疹

B. 口腔黏膜充血、水肿,可见疱疹

C. 口腔创面有纤维素渗出物形成或灰白色假膜,易拭去

D. 口腔黏膜表面覆盖有白色乳凝块样片状物,不易拭去

E. 口腔黏膜出现大小不等的糜烂或溃疡

14. 过敏性紫癜血热妄行证的首选方剂是

A. 银翘散

B. 犀角地黄汤

C. 四妙散

D. 葛根黄芩黄连汤合小承气汤

E. 茜根散

15. 麻疹恢复期皮肤可见

A. 无色素斑痕

B. 无色素斑痕,可见脱屑

C. 有色素斑痕,可见脱屑

D. 有色素斑痕,无脱屑

E. 有色素斑痕,并有糠麸状细微脱屑

A2 型选择题(16~83 题)

答题说明

每一道考题是以一个小案例出现的,其下面都有 A、B、C、D、E 五个备选答案。请从中选择一个最佳答案,并在答题卡上将相应题号的相应字母所属的方框涂黑。

16. 患者输血 5 分钟后即出现寒战、高热、头痛、腰背部剧痛,心前区压迫感。查体:血压 78/60mmHg,血浆呈粉红色。应首先考虑的是

A. 非溶血性发热反应

B. 过敏反应

C. 溶血反应

D. 细菌污染反应

E. 循环超负荷

17. 患者下肢初起胀痛不舒,活动受限,继而皮肤焮红,边界不清,中间略紫,高肿疼痛,伴有寒热,便干,溲赤,舌红,苔黄腻,脉滑数。其中医诊断为

A. 丹毒

B. 脓肿

C. 红丝疔

D. 腓发

E. 委中毒

18. 患者,男,68 岁。停止排气排便 5 天,腹痛腹胀 3 天。查体:腹部压痛明显,移动性浊音阳性。X 线检查可见孤立胀大的肠袢,位置固定。应首选的治疗的方法是

A. 吸氧

B. 灌肠疗法

C. 颠簸疗法

D. 手术治疗

E. 穴位注射

19. 患者,男,26 岁。甲状腺功能亢进患者,症见瘿肿,质软不硬,喉感堵塞,胸闷不舒,性急易怒,眼突舌颤,倦怠乏力,舌红,舌苔薄,脉弦滑。其中医治法是

A. 清胃泻火,生津止渴

B. 清肝泻火,解郁散结

C. 疏肝理气,软坚散结

D. 滋阴清热,化痰软坚

E. 益气养阴,泻火化痰

20. 患者右腹股沟韧带下方卵圆窝处出现一半球形肿块,站立或者咳嗽时明显感到不适。查体:肿块局部压痛,表面光滑,移动性差,不可还纳。其诊断是
   A. 难复性斜疝
   B. 易复性斜疝
   C. 嵌顿性斜疝
   D. 绞窄性斜疝
   E. 腹股沟直疝

21. 患者,男,30岁。右肾突然发生绞痛,面色苍白,伴恶心呕吐。B超发现右肾盂内有结石,直径为2.0cm,尿常规见红细胞。治疗宜选
   A. 体外冲击波碎石
   B. 输尿管镜碎石术
   C. 经皮肾镜取石术
   D. 肾切除术
   E. 肾部分切除术

22. 患者不洁性交后,出现尿急、尿频、尿痛,尿道口红肿发痒,有黄色黏稠脓液溢出。治疗应首选的药物是
   A. 甲硝唑
   B. 复方新诺明
   C. 庆大霉素
   D. 青霉素
   E. 氟康唑

23. 患者,男,76岁。尿频不爽,排尿费力,尿线变细,滴沥不畅,伴神疲乏力,面色无华,舌淡,苔白,脉细。应首选的治疗药物是
   A. 抗生素
   B. α受体阻滞剂
   C. β受体阻滞剂
   D. 抗胆碱药物
   E. 利尿剂

24. 患者,男,5岁。头顶中间出现大小不一的灰白色鳞屑性斑片,呈圆形,伴瘙痒。应首先考虑的诊断是
   A. 黄癣
   B. 白癣
   C. 黑点癣
   D. 银屑病
   E. 头皮脂溢性皮炎

25. 患者急性湿疹,红肿,有丘疹、水疱,甚至脓疱疹,但无糜烂面或溢液。治疗宜用
   A. 抗生素
   B. 糊剂
   C. 药物湿敷
   D. 干燥疗法
   E. 非特异性脱敏疗法

26. 患者,男,39岁。头部外伤后诊断为脑震荡,10天后仍感头晕,肢倦乏力,精神不振,舌淡,苔薄白,脉细弱。其中医治法是
   A. 益气补肾,养血健脑
   B. 益气养血,活血化瘀
   C. 疏肝活血,安神健脑
   D. 开窍通闭,活血化瘀
   E. 益气养阴,祛瘀开窍

27. 患者,男,56岁。患急性胆道感染,胁腹隐痛,胸闷不适,肩背窜痛,口苦咽干,腹胀纳呆,大便干结,舌红,苔腻,脉弦。治疗应首选
   A. 大黄牡丹汤合红藤煎剂
   B. 金铃子散合大柴胡汤
   C. 大黄牡丹汤合透脓散
   D. 大柴胡汤合茵陈蒿汤
   E. 黄连解毒汤合茵陈蒿汤

28. 患者,女,28岁。右前臂圆形肿物如指头大小,质硬,表面光滑,边缘清楚,无粘连,活动度大。应首先考虑的是
   A. 粉瘤
   B. 脂肪瘤
   C. 神经纤维瘤
   D. 纤维瘤
   E. 血管瘤

29. 患者转移性右下腹痛2天,全腹痛1天。检查:腹膜刺激征阳性,以右下腹为著,肠鸣音减弱,血白细胞计数为$1.8×10^9/L$。应首先考虑的是
   A. 急性肠胃炎
   B. 急性胆囊炎
   C. 急性胰腺炎
   D. 宫外孕破裂
   E. 阑尾炎穿孔并发腹膜炎

30. 患者,女,36岁,颈前肿块,边界清楚并有完整包膜,可随吞咽移动,确诊为甲状腺腺瘤,中医治疗首选方剂为
   A. 逍遥散合海藻玉壶汤
   B. 五海瘿瘤丸
   C. 四海舒郁丸
   D. 柴胡清肝饮
   E. 神效瓜蒌散

31. 患者因胃、十二指肠溃疡急性穿孔合并腹膜炎而症见上腹部持续性剧痛,腹胀,拒按,伴发热恶寒,恶心呕吐,大便干结,小便黄赤,舌红苔黄腻,脉洪数。其证型是
   A. 肝气郁结
   B. 脾胃不和
   C. 气血阻闭
   D. 胃肠实热
   E. 热伤气阴

32. 患者,男,34岁。有慢性前列腺炎病史,现感少腹、睾丸、会阴胀痛不适,舌有瘀点,脉细涩。治疗应首选
   A. 八正散
   B. 大分清饮
   C. 抵当汤
   D. 前列腺汤
   E. 右归饮

33. 患者,女,30岁。有内痔病史,近日大便带血,血色鲜红,间或有便后滴血,舌淡红,苔薄黄,脉弦。其治法是
   A. 清热利湿
   B. 补气升提
   C. 清热凉血祛风
   D. 通腑泄热
   E. 润肠通便

34. 患者,男,72岁。右侧腹股沟出现可复性肿块3个月,肿块肿硬而冷,肿块牵引睾丸疼痛,喜暖恶寒,舌苔白腻,脉弦紧。其治法是
   A. 疏肝理气,舒筋止痛
   B. 温化寒湿,疏肝理气
   C. 补中益气,升提举陷
   D. 清热燥湿,调和气血
   E. 益气健脾,除湿升阳

35. 患者,男,50岁。腹痛,腹胀,嗳气,恶心,呕吐,便血;右下腹触及肿块;舌紫暗有瘀斑,脉弦涩。治疗应首选
   A. 桃仁承气汤
   B. 槐角地榆汤
   C. 八珍汤
   D. 麻仁滋脾丸
   E. 硫酸镁口服

36. 患者,女,18岁。两小腿皮肤炎症在急性阶段,大量渗液且红肿。外治剂宜用
   A. 洗剂
   B. 粉剂
   C. 溶液湿敷
   D. 油剂
   E. 软膏

37. 患者,女,43岁。左手中指末节红肿10天,疼痛剧烈,呈跳痛,患指下垂时更为明显,局部不可碰触。透光验脓法提示有脓。切开排脓时应选择
   A. 沿甲旁挑开引流
   B. 在手指侧面作横形切口,以利引流
   C. 在手指背面作一切口,并拔除指甲
   D. 在指掌侧面作一纵形切口,必要时可贯穿指端到对侧
   E. 在手指掌侧面作一纵形切口,并延伸到下一关节,以利引流

38. 患者,女,58岁。左侧腰周出现绿豆大水疱,簇集成群,累累如串珠,排列成带状,疼痛较重,舌苔薄黄,脉弦数。其诊断是
   A. 接触性皮炎
   B. 药物性皮炎
   C. 蛇串疮
   D. 热疮
   E. 湿疮

39. 患者,女,25岁,已婚。孕52天,阴道少量流血5天,色淡红,质稀,伴腰腹坠痛,神疲乏力,心悸气短,舌质淡,苔薄白,脉细滑。B超显示胚胎存活。治疗应首选
   A. 胎元饮
   B. 补肾固冲丸
   C. 桂枝茯苓丸
   D. 保阴煎
   E. 寿胎丸

40. 患者,女,32岁,妊娠25周。现面目及下肢浮肿,按之凹陷,即时难起,伴倦怠无力,气短懒言,舌淡胖有齿印,苔薄腻,脉沉滑无力。查体:血压150/90mmHg,尿蛋白0.35g/24小时。应首选的治疗措施是
   A. 休息、降压,真武汤
   B. 休息、解痉,白术散合五苓散
   C. 镇镇、降压,小半夏加茯苓汤
   D. 镇镇、利尿,正气天香散
   E. 降压、扩容,半夏白术天麻汤

41. 患者产后2小时,阴道出血600mL,头晕眼花,心悸怔忡,气短懒言,舌淡,脉虚数。检查可见宫底升高,轮廓不清。应首选的治疗措施是
   A. 加强宫缩,口服升举大补汤
   B. 加强宫缩,口服生化汤
   C. 行刮宫术,口服化瘀止崩汤
   D. 子宫切除术,口服生脉饮
   E. 输新鲜全血,口服当归补血丸

42. 患者,女,28岁,已婚。产后小便频繁,夜尿增多,腰酸膝软,头晕耳鸣,舌淡,苔白滑,脉沉细无力。其中医证型是
   A. 外感证
   B. 气脱证
   C. 肾虚证
   D. 气滞证
   E. 血瘀证

43. 患者,女,48岁。外阴干燥瘙痒,灼热疼痛,夜间尤甚,伴头晕目眩,腰膝酸软,双目干涩,舌红少苔,脉细数。妇科检查见局部皮肤黏膜萎缩,色素减退。其中医治法是
   A. 补益肝肾,养荣润燥
   B. 疏肝解郁,养血通络
   C. 益气养血,润燥止痒
   D. 温肾健脾,养血润燥
   E. 清热利湿,通络止痒

44. 患者,女,17岁,未婚。月经不规律半年余,近1个月来,月经淋漓不断,色淡质稀,伴面唇淡白,神倦懒言,舌淡胖,脉缓无力。血常规检查未见明显异常,基础体温呈单相型。治疗应首选的方剂是
   A. 固本止崩汤合举元煎
   B. 归脾汤
   C. 安冲汤
   D. 清热固经汤
   E. 补中益气汤

45. 患者,女,30岁,已婚。经期延后及月经量少3年,未避孕,未怀孕2年。症见头晕头重,胸闷泛恶,形体肥胖,多毛,带下量多,舌体胖大,苔白腻,脉滑。B超提示双侧卵巢多囊样改变。其中医证型是
   A. 肾阴虚证
   B. 血瘀证
   C. 肝郁证
   D. 痰湿阻滞证
   E. 湿热证

46. 患者,女,39岁,已婚。小腹有包块,胀满不适,月经后期,量少不畅,经质稠黏,带下量多,色白

质黏稠,脘腹痞满,形体肥胖,嗜睡肢倦,舌淡胖,苔白腻,脉沉滑。其中医治法是
A. 清热利湿,活血消癥
B. 化痰除湿,活血消癥
C. 温经散寒,活血消癥
D. 行气活血,化瘀消癥
E. 补肾活血,消癥散结

47. 患者,女,30岁。经行腹痛进行性加重3年,经前小腹冷痛,拒按,遇热痛减,经色紫暗,舌紫暗,脉沉紧。妇科检查:宫体后位,于宫体左、右侧分别触及囊性包块,CA125 75U/mL,1年内无妊娠计划。应首选的治疗措施是
A. 米非司酮加理冲汤
B. 雌激素加少腹逐瘀汤
C. 孕三烯酮加膈下逐瘀汤
D. 短效避孕药加膈下逐瘀汤
E. 促性腺激素释放激素激动剂加少腹逐瘀汤

48. 患者阴中有物突出,劳则加剧,小腹下坠,神倦乏力,少气懒言,面色无华,舌淡,苔薄,脉缓弱。治疗应选
A. 龙胆泻肝汤
B. 大补元煎
C. 补中益气汤
D. 八珍汤
E. 六君子汤

49. 患者,女,30岁,已婚。停经9周左右开始出现阴道不规则出血10余天,有时可见水泡状组织排出,下腹隐痛,呕吐剧烈,食入即吐,汤水难咽。查体:人绒毛膜促性腺激素值明显高于正常妊娠月份值。应首先考虑的诊断是
A. 先兆流产
B. 异位妊娠
C. 葡萄胎
D. 难免流产
E. 不全流产

50. 患者,女,24岁,已婚。孕39周,阵发性下腹痛约13小时,伴阴道少许出血,肛门坠胀,有排便

感。检查:宫缩45秒/3分钟,宫口已开大达9cm。其诊断是
A. 分娩先兆
B. 先兆早产
C. 已临产,第一产程
D. 已临产,第二产程
E. 已临产,第三产程

51. 患者,女,29岁,已婚。孕8个月,头晕头痛,耳鸣作响,心悸怔忡,夜寐多梦,舌红,少苔,脉弦细滑,血压150/90mmHg。治疗应首选
A. 半夏白术天麻汤
B. 杞菊地黄丸
C. 羚角钩藤汤
D. 知柏地黄汤
E. 牛黄降压丸

52. 患者,女,23岁,已婚。停经24周余,脚肿渐及腿部,皮色不变,按之即起,伴头晕胀痛,胸胁胀满,舌苔薄腻,脉弦滑。其证型是
A. 脾肾两虚
B. 阴虚肝旺
C. 气滞湿阻
D. 肝风内动
E. 痰火上扰

53. 患者,女,28岁,已婚。近4个月来月经10～12天/28～30天,经量每次用卫生巾12条,妇科检查及B超检查无异常,基础体温呈双相,于经行数天后缓慢下降,月经第5天子宫内膜检查呈分泌反应。其诊断是
A. 月经过多,无排卵性异常子宫出血
B. 月经过多,黄体功能不全
C. 经期延长,无排卵性异常子宫出血
D. 经期延长,子宫内膜不规则脱落
E. 经期延长,排卵期出血

54. 患者,女,16岁,未婚。以往月经不规律,停经4个月后,20天前月经来潮,开始量少,后经量增多,至今未减少,色深红,质稠,口干烦热,大便结,舌红,苔黄,脉洪数。B超检查:子宫附件未

见异常,其证型是

A. 肝经郁热

B. 虚热

C. 血热

D. 湿热

E. 瘀热

55. 患者,女,51岁,已婚。月经紊乱2年。近半年,常感颜面烘热,汗出恶风,腰背冷痛,头晕耳鸣,舌质淡,苔薄白,脉沉细。其治法是

A. 滋肾养肝,佐以潜阳

B. 滋肾柔肝,育阴潜阳

C. 滋肾育阴,宁心安神

D. 滋阴补肾,调补冲任

E. 温肾扶阳

56. 患者,女,28岁,已婚。孕32周,因剧烈腹痛伴发热、呕吐半日就诊,B超提示子宫如孕32周,宫底有一7cm×6cm×4cm的肌瘤。查血象示WBC14.4×10⁹/L。该孕妇可能的诊断是继发子宫肌瘤

A. 玻璃样变

B. 囊性变

C. 脂肪样变

D. 红色样变

E. 肉瘤样变

57. 患者,女,31岁,已婚。人工流产术后1年,经行腹痛逐渐加重,灼痛难忍,拒按,月经量多,色深红,带下色黄,有味,舌质暗,苔黄,脉弦数。妇科检查:后穹隆可触及蚕豆大小的触痛性结节。治疗应首选

A. 血府逐瘀汤

B. 清热调血汤

C. 膈下逐瘀汤

D. 失笑散

E. 银甲丸

58. 患者,女,25岁,已婚。顺产后6个月,在哺乳中,身体健康,月经正常。最适宜的计划生育措施是

A. 口服避孕药

B. 外用避孕药

C. 安全期避孕

D. 放置宫内节育器

E. 行绝育术

59. 患者,女,46岁,已婚。经来无期,现已持续20天未止,开始量多,现淋漓不尽,色淡、质稀,腰酸腿软,溲频清冷,舌淡苔白,脉沉细。应予止血调经,其治法是

A. 温肾固冲

B. 滋水益阴

C. 补气养血

D. 健脾益气

E. 滋阴固肾

60. 患者,女,28岁,已婚。每于经行小腹冷痛,得热痛减,月经量少,持续2～3天,色暗、质稀,腰腿酸软,舌暗,苔白腻,脉沉紧。其治法是

A. 散寒除湿止痛

B. 温经化瘀止痛

C. 行气活血止痛

D. 利湿活血止痛

E. 益肾养肝止痛

61. 患者,女,30岁,已婚。结婚3年未孕,月经周期正常,量少,色红无血块,小腹隐痛,腰腿酸软,头晕眼花,午后低热,口干咽燥,舌红,少苔,脉细数。其证候是

A. 肾阴虚

B. 肾阳虚

C. 脾虚

D. 肝郁

E. 痰湿

62. 患儿,男,出生7天。面目皮肤发黄,色泽晦暗精神差,吮乳少,四肢欠温,腹胀便溏,舌淡苔白腻,指纹色淡。其诊断是

A. 新生儿黄疸湿热熏蒸证

B. 新生儿黄疸寒湿阻滞证

C. 新生儿黄疸瘀积发黄证

D. 新生儿生理性黄疸
E. 新生儿黄疸疫毒炽盛证

63. 患儿,男,3岁。发热,恶风,有汗,鼻流浊涕,咽红肿痛,舌质红,苔薄黄,指纹浮紫,兼见咳嗽较剧,痰多,喉间痰鸣。其中医治法是
   A. 辛温宣肺,化痰止咳
   B. 辛凉宣肺,清热化痰
   C. 辛凉解表,清肺化痰
   D. 辛温解表,宣肺化痰
   E. 清热涤痰,开肺定喘

64. 患儿,男,2岁。发热烦躁,咳嗽喘促,呼吸困难,气急鼻扇,喉间痰鸣,面赤口渴,吐痰,舌质红,舌苔黄厚腻,指纹紫滞。其证候是
   A. 风寒闭肺证
   B. 风热闭肺证
   C. 痰热闭肺证
   D. 毒热闭肺证
   E. 阴虚肺热证

65. 患儿,女,2岁。患疱疹性口炎,舌上、舌边溃烂,色赤疼痛,烦躁多啼,小便短黄,舌尖红,苔薄黄。治疗应首先考虑的方剂是
   A. 凉膈散
   B. 泻心导赤散
   C. 清热泻脾散
   D. 益胃汤
   E. 知柏地黄丸

66. 患儿,男,3岁。腹泻2天,大便如蛋花汤样,泻下急迫,气味臭秽,食欲不振,发热烦躁,口渴,小便短黄,舌质红,苔黄腻,指纹紫。其证型是
   A. 伤食泻
   B. 寒湿泻
   C. 风寒泻
   D. 湿热泻
   E. 脾虚泻

67. 患儿,男,6岁。确诊为急性肾小球肾炎。病程第9日,症见肢体浮肿,尿少,咳嗽气急,喘息不得平卧,心悸,胸闷,口唇青紫,脉细无力。其证型是
   A. 水凌心肺
   B. 湿热内侵
   C. 邪陷厥阴
   D. 水毒内闭
   E. 风水相搏

68. 患儿,男,6岁。全身浮肿,面目为著,尿量减少,面白身重,气短乏力,纳呆便溏,自汗出,易感冒,偶伴上气喘息,咳嗽,舌质淡胖,脉虚弱。其中医治法是
   A. 泻肺逐水,温阳扶正
   B. 益气养阴,化湿清热
   C. 疏风宣肺,利水消肿
   D. 温肾健脾,化气行水
   E. 益气健脾,宣肺利水

69. 患儿,女,2岁。确诊为病毒性脑炎。现症见高热,头痛,恶心呕吐,神志不清,喉中痰鸣,颈项强直,烦躁不安,肢体拍搐,舌红绛,苔黄腻,脉数。治疗应首选
   A. 涤痰汤
   B. 指迷茯苓汤
   C. 犀角地黄汤
   D. 清瘟败毒饮
   E. 羚角钩藤汤

70. 患儿,男,9岁。头面、躯干、四肢肌肉抽动,频繁有力,喉中痰鸣,怪声不断,烦躁口渴,睡眠不安。舌质红,苔黄腻,脉滑数。其证型是
   A. 肝亢风动证
   B. 痰火扰心证
   C. 脾虚肝旺证
   D. 阴虚风动证
   E. 风热上扰证

71. 患儿,女,7岁。多动难静,急躁易怒,冲动任性,神思涣散,动作笨拙,注意力不集中,五心烦热,记忆力差,腰酸乏力,大便闭结,舌红,苔薄,脉弦细。治疗应首选

A. 千金龙胆汤

B. 杞菊地黄丸

C. 大定风珠

D. 黄连温胆汤

E. 甘麦大枣汤

72. 患儿,男,5 岁。喘促气短,语声低微,面色㿠白,自汗畏风,咳痰清稀色白,鼻流清涕,舌淡苔白,脉细弱。治疗应首选

A. 麻杏甘石汤

B. 射干麻黄汤

C. 三子养亲汤

D. 玉屏风散

E. 六君子汤

73. 患儿,女,10 岁。2 天前臀部及双下肢皮肤出现紫癜,伴腹痛阵作,口臭纳呆,腹胀便秘,今日出现便血。舌红,苔黄,脉滑数。其证型是

A. 血热妄行

B. 胃肠积热

C. 风热伤络

D. 肝肾阴虚

E. 气虚血瘀

74. 患儿,女,8 个月。未及时添加辅食和维生素 D。近 1 个月来,多汗夜惊,烦躁不安,颅骨软化,前囟开大,乳牙未萌,发稀枕秃。治疗选用维生素 D 的剂量是

A. 每日 1000U

B. 每周 1500U

C. 每月 2000U

D. 每日 200U

E. 每日 3000U

75. 患儿,男,2 岁。发热、咳嗽 5 天,口渴,小便短赤,舌红苔黄。检查:听诊双下肺固定中细湿啰音,血白细胞总数及中性粒细胞增高。治疗应首选

A. 红霉素加二陈汤

B. 红霉素加三拗汤

C. 青霉素加麻杏甘石汤

D. 利巴韦林加二陈汤

E. 利巴韦林加银翘散

76. 患儿着凉感冒后胸闷气短,恶心呕吐,心悸,乏力,低热,心率快,心音低钝,心肌酶升高,心电图示 ST 段抬高,低电压,下列处理错误的是

A. 安静卧床

B. 避免情绪波动

C. 予以易消化富营养饮食

D. 加强体育锻炼,增加运动量

E. 营养心肌,改善心肌代谢,稳定心功能

77. 患儿,18 个月。腹泻时轻时重,已经 3 个月,大便清稀无臭,夹不消化食物,有时便后脱肛,形寒肢冷,面色白,精神萎靡,睡时露睛,舌淡苔白,指纹色淡。治疗应首选

A. 异功散合平胃散

B. 附子理中汤合四神丸

C. 保和丸合二陈汤

D. 金匮肾气丸合人参乌梅汤

E. 参苓白术散合理中丸

78. 患儿,男,8 岁。颜面眼睑浮肿,小便短赤,烦热口渴,头身困重,近期有下肢疮毒史,舌红苔黄腻,脉滑数。实验室检查:尿蛋白(++),镜下红细胞 20~30 个/高倍视野,白细胞 5~6 个/高倍视野,血清补体明显下降。治疗应首选青霉素加

A. 五味消毒饮合小蓟饮子

B. 麻黄连翘赤小豆汤

C. 五苓散

D. 真武汤

E. 八正散

79. 患儿,4 岁。反复浮肿 5 个月,面白无华,肢体浮肿,畏寒肢冷,晚间腹水,纳少便溏。查体:全身浮肿呈凹陷性,腰腹下肢尤甚,舌质淡胖,苔白滑,脉沉细无力。实验室检查:尿蛋白明显增高,血浆蛋白降低,血清胆固醇 5.97mmol/L。诊断为肾病综合征,其证型是

A. 风水相搏

B. 湿热内侵

C. 脾虚湿困

D. 肝肾阴虚

E. 脾肾阳虚

80. 患儿,1岁。患维生素D缺乏性佝偻病,夜啼不宁,多汗,惊惕不安,行走不稳,出牙延迟。舌淡,苔薄白,指纹淡。治疗应首选
   A. 四君子汤
   B. 补肾地黄丸
   C. 六味地黄丸
   D. 益脾镇惊散
   E. 资生健脾丸

81. 患儿,女,3岁。低热恶寒,鼻塞流涕,全身皮肤成批出疹,为红色斑疹和斑丘疹,继有疱疹,疱浆清亮,头面、躯干多见,舌红,苔薄白,脉浮数。其诊断是
   A. 风疹
   B. 麻疹
   C. 幼儿急疹
   D. 猩红热
   E. 水痘

82. 患儿,4岁。2天前出现腹痛,症见脘腹胀满,疼痛拒按,不思乳食,矢气频作,腹痛欲泻,泻后痛减,粪便秽臭,夜卧不安,舌质淡红,苔厚腻,脉象沉滑。其证型是
   A. 脾胃虚寒
   B. 气滞血瘀
   C. 乳食积滞
   D. 腹部中寒
   E. 胃肠积热

83. 患儿,3岁,体重13kg,近1个月来食欲不振,面色少华,倦怠乏力,大便偏稀,夹有不消化食物,舌质淡,苔薄白。应首先考虑的诊断是
   A. 厌食,脾胃气虚证
   B. 积滞,脾虚夹积证
   C. 蛋白质-能量营养不良,疳气证
   D. 营养性缺铁性贫血,脾胃虚弱证
   E. 小儿腹泻,伤食泻

A3型选择题(84~122题)

答题说明

以下提供若干个案例,每个案例下设3道考题。请根据题干所提供的信息,在每一道考题下面的A、B、C、D、E五个备选答案中选择一个最佳答案,并在答题卡上将相应题号的相应字母所属的方框涂黑。

(84~86题共用题干)
患者,男,29岁。因车祸受伤入院,经输血20mL后感觉头痛、恶心、寒战、呼吸困难、心前区压迫感。

84. 应怀疑发生了
   A. 非溶血性发热反应
   B. 溶血反应
   C. 过敏反应
   D. 细菌污染反应
   E. 循环超负荷

85. 首要的治疗措施是
   A. 采静脉血观察血浆颜色
   B. 测尿血红蛋白
   C. 重新化验血型并做交叉配合试验
   D. 采血袋内剩余血和患者血做细菌涂片和培养
   E. 停止输血,核对受血者、供血者姓名和血型

86. 若患者血压降低,应急予
   A. 多巴胺、间羟胺
   B. 肝素
   C. 糖皮质激素
   D. 异丙嗪
   E. 洋地黄制剂

(87~89题共用题干)
患者,男,70岁。受凉后发热,伴胸痛2天,T 38.5℃。近2个月来,常有干咳,少量白色泡沫痰,无咯血及痰中带血。查体:左下肺呼吸音减弱,心音正常。胸片示:左下肺叶见直径3cm的块影,分叶状,边缘毛糙。

87. 首先考虑的诊断是
   A. 肺癌
   B. 肺脓肿
   C. 肺结核

D. 肺炎
E. 炎性假瘤
88. 确诊本病的重要手段是
    A. 痰液细胞学检查
    B. 支气管镜检查
    C. 核素扫描
    D. CT
    E. MRI
89. 该患者适合的治疗方法是
    A. 左下肺叶切除术
    B. 放射治疗
    C. 化学治疗
    D. 放射治疗+化学治疗
    E. 中草药治疗

(90~92题共用题干)
患者,男,16岁。突发腹痛1天,腹痛初位于剑突下,后转至脐周,最后固定于右下腹,伴恶心纳差。查体:T 37℃,腹部柔软,右下腹压痛,无包块。苔白腻,脉弦滑。血常规:白细胞8.8×10^9/L。
90. 其初步诊断是
    A. 溃疡病穿孔
    B. 阑尾周围脓肿
    C. 急性化脓性阑尾炎
    D. 急性单纯性阑尾炎
    E. 急性坏疽性阑尾炎
91. 其中医治法是
    A. 理气通下,攻逐水饮
    B. 疏肝理气,清热燥湿
    C. 消导积滞,驱蛔杀虫
    D. 行气活血,通腑泄热
    E. 通腑排毒,养阴清热
92. 中医治疗应首选
    A. 甘遂通结汤
    B. 驱蛔承气汤
    C. 柴胡清肝饮
    D. 大黄牡丹汤合透脓散
    E. 大黄牡丹汤合红藤煎剂

(93~95题共用题干)
患者,女,29岁。哺乳期,右侧乳房胀痛2天,皮肤微红,乳汁排泄不畅,头痛,胸闷不舒,口渴。查体:

体温39℃,右乳房肿胀,内象限有压痛,有波动感。舌质淡红,苔薄黄,脉弦。
93. 其诊断是
    A. 乳腺癌
    B. 乳腺增生病
    C. 乳腺纤维腺瘤
    D. 乳腺结核
    E. 急性乳腺炎
94. 根据上述情况应采取的治疗措施是
    A. 手术切除右乳房
    B. 预防性应用抗生素
    C. 切开皮肤引流
    D. 排空乳汁消除乳汁淤积
    E. 局部热敷加物理治疗
95. 治疗应首选
    A. 瓜蒌牛蒡汤
    B. 托里消毒散
    C. 失笑散合开郁散
    D. 桃红四物汤合失笑散
    E. 清瘟败毒饮合桃红四物汤

(96~98题共用题干)
患者,男,55岁。进行性吞咽困难3个月,体重下降5kg,查体无阳性所见。
96. 最可能的诊断是
    A. 胃食管反流
    B. 食管癌
    C. 食管平滑肌瘤
    D. 胃癌
    E. 原发性肝癌
97. 首选检查方式是
    A. 胸部CT
    B. 食管超声波检查
    C. 食管拉网
    D. 食管镜检查
    E. 胸部MRI
98. 治疗应首选
    A. 手术
    B. 化疗
    C. 放疗
    D. 透析疗法
    E. 中医药治疗

(99~101题共用题干)

患者,女,70岁。外阴瘙痒、阴道灼热感4天。妇科检查:阴道黏膜有散在出血点,阴道内少许分泌物,呈淡黄色。

99. 其诊断是
　A. 子宫颈炎症
　B. 萎缩性阴道炎
　C. 细菌性阴道病
　D. 外阴阴道假丝酵母菌病
　E. 滴虫阴道炎

100. 最可能的病因是
　A. 雌激素水平低下
　B. 假丝酵母菌
　C. 加德纳菌
　D. 淋病奈瑟菌
　E. 滴虫感染

101. 全身用药应首选
　A. 制霉菌素
　B. 红霉素
　C. 孕激素
　D. 己烯雌酚
　E. 甲硝唑

(102~104题共用题干)

患者,女,27岁,已婚。停经46天,下腹部轻度阵发性疼痛及阴道少量流血10小时。妇科检查:子宫稍大,宫口未开。

102. 其诊断应是
　A. 先兆流产
　B. 难免流产
　C. 不全流产
　D. 稽留流产
　E. 习惯性流产

103. 若2日后阴道流血量增多,下腹阵发性疼痛明显加重。妇科检查:宫口通过一指,宫口处见胚胎组织堵塞,此时应诊断为
　A. 先兆流产
　B. 难免流产
　C. 不全流产
　D. 稽留流产
　E. 习惯性流产

104. 本例最有效的止血紧急措施应是

　A. 输液中加巴曲酶(立止血)
　B. 压迫下腹部,排出胚胎组织
　C. 肌注维生素 K_1
　D. 纱条填塞阴道压迫止血
　E. 刮宫术

(105~107题共用题干)

患者,女,27岁。产后壮热不退,T 40℃左右,神昏谵语,舌红绛,脉微而数。血常规:白细胞 14×10^9/L,中性粒细胞88%。妇科检查:子宫大而软,有压痛。

105. 其诊断为
　A. 产后抑郁症
　B. 产后关节痛
　C. 产褥中暑
　D. 晚期产后出血
　E. 产褥感染

106. 其辨证是
　A. 热陷心包证
　B. 热入营血证
　C. 感染邪毒证
　D. 暑入阳明证
　E. 暑伤津气证

107. 中医治疗应首选
　A. 清营汤
　B. 白虎汤
　C. 清暑益气汤
　D. 五味消毒饮合失笑散
　E. 清营汤送服安宫牛黄丸

(108~110题共用题干)

患者,女,28岁。近半年出现月经周期紊乱,有时半月一行,有时2个月一行,有时量多如崩,有时量少淋漓,持续10~30天不等,经色淡,质清稀,神疲乏力,倦怠懒言,肢体面目浮肿,不思饮食,面色㿠白,舌质淡,边有齿痕,脉细弱。基础体温:单相型。血常规:血红蛋白80g/L,红细胞 2.43×10^{12}/L。B超检查:子宫及双侧附件未见明显异常。诊刮病理提示:子宫内膜简单型增生过长。尿妊娠试验阴性。

108. 其诊断是
　A. 异位妊娠
　B. 闭经
　C. 排卵障碍性异常子宫出血

D. 先兆流产
E. 多囊卵巢综合征

109. 其辨证是
　　A. 脾肾阳虚证
　　B. 寒凝血瘀证
　　C. 痰湿阻滞证
　　D. 脾虚证
　　E. 肾阳虚证

110. 中医治疗应首选
　　A. 固本止崩汤合举元煎
　　B. 健固汤合四神丸
　　C. 苍附导痰丸
　　D. 右归丸
　　E. 温经汤

(111~113题共用题干)
患儿，男，3岁。10天前出现发热，体温38℃左右，咳嗽，气促，就诊于外院，静脉滴注青霉素1天，现仍咳嗽而来诊。现症：咳嗽无力，动则汗出，喉中痰鸣，时有低热，食欲不振，大便溏。查体：T 36.6℃，P 115次/分，R 25次/分。面白少华，双肺听诊呼吸音粗糙，可闻及少许中、细湿啰音。舌质淡，苔薄白，脉细无力。血常规：白细胞 12.6×10^9/L，中性粒细胞73%，淋巴细胞20%。胸部X线示：双肺纹理增粗，右肺可见散在斑片状阴影。

111. 其诊断是
　　A. 支气管肺炎
　　B. 腺病毒肺炎
　　C. 合胞病毒肺炎
　　D. 支原体肺炎
　　E. 金黄色葡萄球菌肺炎

112. 其中医治法是
　　A. 辛凉宣肺，清热化痰
　　B. 清热涤痰，开肺定喘
　　C. 补肺健脾，益气化痰
　　D. 辛温宣肺，化痰止咳
　　E. 清热解毒，泻肺开闭

113. 中医治疗应首选
　　A. 人参五味子汤
　　B. 华盖散
　　C. 银翘散合麻杏甘石汤
　　D. 五虎汤合葶苈大枣泻肺汤

E. 黄连解毒汤合麻杏甘石汤

(114~116题共用题干)
患儿，男，6岁。2周前出现腹泻，每日10余次，呈稀水样泻，自服止泻药，症状略有缓解。现症：腹泻，每日3~4次，大便清稀，完谷不化，睡时露睛，畏寒，四肢欠温，小便稍减少。查体：T 36.5℃，P 110次/分，R 35次/分。精神略差，面色㿠白，皮肤弹性可，眼窝轻度凹陷，口唇黏膜稍干。心肺腹未见异常。舌淡，苔白，脉缓弱。血常规：白细胞 7.9×10^9/L，中性粒细胞55%，大便常规正常。

114. 患儿的脱水程度应为
　　A. 轻度
　　B. 中度
　　C. 重度
　　D. 极重度
　　E. 不存在脱水

115. 其辨证是
　　A. 脾虚泻
　　B. 湿热泻
　　C. 风寒泻
　　D. 伤食泻
　　E. 脾肾阳虚泻

116. 治疗应首选
　　A. 附子理中丸合四神丸
　　B. 葛根黄芩黄连汤
　　C. 藿香正气散
　　D. 保和丸
　　E. 参苓白术散

(117~119题共用题干)
患儿，女，5岁。尿少、水肿2天，颜面与下肢非凹陷性水肿，血压130/90mmHg。尿常规：蛋白(+)，红细胞20个/高倍视野，白细胞2个/高倍视野。

117. 首先考虑的诊断是
　　A. 急进性肾炎
　　B. 急性尿路感染
　　C. 急性肾小球肾炎
　　D. 单纯性肾病
　　E. 肾炎性肾病

118. 患儿在入院第2天突然出现头痛、恶心、呕吐、视物模糊，并抽搐1次，此时应考虑

A. 急性肾功能衰竭
B. 严重电解质紊乱
C. 严重循环充血
D. 急性代谢性酸中毒
E. 高血压脑病

119. 出现上述情况,应采取的紧急措施是给予
A. 利尿剂
B. 硝普钠
C. 补钾、补钙
D. 5%碳酸氢钠
E. 20%葡萄糖和胰岛素混合液

(120～122题共用题干)
患儿,女,2岁。5天前因感冒发热,热退后皮肤突然出现瘀点、瘀斑,色鲜红,伴鼻衄1次,心烦口渴,便秘尿少,舌质红,苔薄黄,脉数。血小板计数:56×10^9/L。

120. 其诊断是

A. 免疫性血小板减少症
B. 过敏性紫癜
C. 营养性缺铁性贫血
D. 麻疹
E. 风疹

121. 中医辨证是
A. 血热伤络证
B. 气不摄血证
C. 气滞血瘀证
D. 邪郁肺卫证
E. 肝肾阴虚证

122. 治疗应首选
A. 归脾汤
B. 桃仁汤
C. 左归丸
D. 犀角地黄汤
E. 透疹凉解汤

B1型选择题(123～150题)

答题说明

以下提供若干组考题,每组考题共用在考题前列出的A、B、C、D、E五个备选答案。请从中选择一个与问题关系最密切的答案,并在答题卡上将相应题号的相应字母所属方框涂黑。某个备选答案可能被选择一次、多次或不被选择。

A. 冲和膏
B. 玉露膏
C. 阳和膏
D. 回阳玉龙膏
E. 生肌白玉膏

123. 治疗疮疡半阴半阳证,应首选
124. 治疗疮疡阳证,应首选

A. 心肝阴虚
B. 心脾两虚
C. 心胆气虚
D. 心肾阴虚
E. 心阴亏虚

125. 患者瘿肿质软,目突手颤。口干目涩,心悸心慌,消谷善饥,腰膝酸软,耳鸣目眩,舌红少苔,脉细数。其证型是
126. 患者瘿肿质软,或大或小,心悸不宁,心烦不寐,目眩手颤,多食消瘦,恶热多汗,舌红

少苔,脉细数。其证型是

A. 凝血
B. 溶血
C. 发热
D. 出血
E. 栓塞

127. 输血最常见的并发症是
128. 输血最严重的并发症是

A. 4～5天
B. 6～7天
C. 7～9天
D. 10～12天
E. 14天

129. 有减张缝合的术后拆线时间是
130. 下腹部、会阴部手术术后拆线时间是

A. 子宫收缩
B. 子宫颈黏液有羊齿状结晶
C. 乳房发育
D. 基础体温上升
E. 输卵管蠕动

131. 孕激素的作用是使
132. 雌激素和孕激素的协同作用是使

A. 腹痛、便秘、出血
B. 腹痛、便秘、乳汁
C. 腹痛、便秘、饮食
D. 冲肾、冲心、冲肺
E. 冲胃、冲心、冲肺

133. 产后三冲是指
134. 产后三审是指

A. 膈下逐瘀汤
B. 少腹逐瘀汤
C. 两地汤
B. 清热调血汤
E. 滋血汤

135. 治疗痛经气滞血瘀证,应首选的方剂是
136. 治疗多囊卵巢综合征气滞血瘀证,应首选的方剂是

A. 补中益气汤
B. 阴道子宫全切术及阴道前后壁修补术
C. 子宫托
D. 阴道纵隔形成术
E. 针灸治疗

137. 患者,女,40岁。子宫Ⅲ度脱垂及阴道壁膨出。应首选的治疗措施是
138. 患者,女,72岁。绝经23年,子宫萎缩,Ⅲ度脱垂,伴有冠心病。应首选的治疗

A. 毓麟珠
B. 养精种玉汤
C. 开郁种玉汤
D. 启宫丸
E. 开郁二陈汤

139. 治疗肾气虚之不孕症,应首选
140. 治疗肾阴虚之不孕症,应首选

A. 12kg,89cm
B. 14kg,105cm
C. 16kg,110cm
D. 18kg,115cm
E. 20kg,117cm

141. 6周岁小儿的标准体重、身高按现行公式计算应为
142. 2周岁小儿的标准体重、身高按现行公式计算应为

A. 肺常不足
B. 脾常不足
C. 肝常有余
D. 肾常虚
E. 肺脏娇嫩

143. 小儿上呼吸道感染常见夹惊的原因是
144. 小儿上呼吸道感染常见夹滞的原因是

A. 银翘散
B. 附子汤
C. 葛根芩连汤
D. 生脉散合炙甘草汤
E. 血府逐瘀汤合生脉散

145. 病毒性心肌炎气阴亏虚证的用方是
146. 病毒性心肌炎湿热侵心证的用方是

A. 银翘散
B. 桑菊饮
C. 透疹凉解汤
D. 清胃解毒汤
E. 清解透表汤

147. 治疗风疹邪郁肺卫证,应首选
148. 治疗水痘邪郁肺卫证,应首选

A. 银翘散
B. 羚角钩藤汤合紫雪丹
C. 琥珀抱龙丸
D. 清瘟败毒饮
E. 黄连解毒汤

149. 急惊风感受风邪证的用方为
150. 急惊风温热疫毒,邪陷心肝证的用方为

试卷标识码:

中西医结合执业医师资格考试
考前自测卷(二)

(医学综合考试部分)

考生姓名:＿＿＿＿＿＿

准考证号:＿＿＿＿＿＿

考　　点:＿＿＿＿＿＿

考　场　号:＿＿＿＿＿＿

A1 型选择题(1～90 题)

答题说明

每一道考试题下面有 A、B、C、D、E 五个备选答案。请从中选择一个最佳答案,并在答题卡上将相应题号的相应字母所属的方框涂黑。

1. 关于辨证的描述正确的是
   A. 通过四诊收集症状、体征等资料
   B. 分析疾病的原因、性质、部位
   C. 分析邪正之间的关系
   D. 概括、判断为某种性质的证
   E. 判断疾病的治法、方药

2. 以昼夜分阴阳,后半夜为
   A. 阴中之阳
   B. 阳中之阴
   C. 阳中之阳
   D. 阴中之阴
   E. 阴中之至阴

3. "重阴必阳,重阳必阴"说明了阴阳之间的哪种关系
   A. 相互交感
   B. 对立制约
   C. 互根互用
   D. 消长平衡
   E. 相互转化

4. 火的特性是
   A. 曲直
   B. 稼穑
   C. 从革
   D. 炎上
   E. 润下

5. 心的主要生理功能是
   A. 主藏血
   B. 主神志
   C. 主运化
   D. 主统血
   E. 主疏泄

6. 肝主疏泄是指
   A. 肝调畅情志活动
   B. 肝调畅全身气机
   C. 肝促进脾胃运化
   D. 肝促进血行和津液代谢
   E. 肝调节月经和精液的排泄

7. 下列关于五脏所藏的叙述,错误的是
   A. 心藏神
   B. 肝藏魂
   C. 肺藏魄
   D. 脾藏意
   E. 肾藏神

8. 与气虚关系最密切的脏腑是
   A. 心、肺
   B. 肺、脾
   C. 肺、肾
   D. 脾、胃
   E. 肝、肺

9. "乙癸同源"应归属于
   A. 肝与心的关系
   B. 肝与肾的关系
   C. 肺与脾的关系
   D. 肾与脾的关系
   E. 肝与肺的关系

10. 利小便而实大便的理论依据是
    A. 脾主运化
    B. 肺主通调水道
    C. 小肠主受盛
    D. 小肠主化物
    E. 小肠主泌别清浊

11. 六腑"以降为顺,以通为用"的理论基础是
    A. 六腑的形体特点为空腔器官
    B. 六腑都是接受水饮食物的受盛器官

C. 六腑都不是贮藏精气的器官
D. 六腑既是受盛水谷又是传化糟粕的器官
E. 六腑都是化生精气的器官

12. 女子胞的功能与下述哪脏关系不太密切
    A. 肝
    B. 心
    C. 脾
    D. 肺
    E. 肾

13. 与血的循行关系最密切的脏腑是
    A. 肺脾肾
    B. 肝心肾
    C. 肺肝脾
    D. 心肺肝脾
    E. 肝脾肾

14. 手三阳经与足三阳经交接在
    A. 四肢部
    B. 肩胛部
    C. 头面部
    D. 胸部
    E. 背部

15. 下列有表里关系的经脉是
    A. 手太阴与手少阳
    B. 足厥阴与足少阳
    C. 手少阴与手阳明
    D. 足太阳与足太阴
    E. 足少阴与足阳明

16. 十二经脉的功能反应于体表的是
    A. 十二经别
    B. 十二经筋
    C. 十五别络
    D. 十二皮部
    E. 奇经八脉

17. 寒邪袭人,导致肢体屈伸不利,是由于
    A. 其性收引,以致经络、筋脉收缩而挛急

B. 其为阴邪,伤及阳气,肢体失于温煦
C. 其性凝滞,肢体气血流行不利
D. 其与肾相应,肾精受损,不能滋养肢体
E. 其邪袭表,卫阳被遏,肢体肌肤失于温养

18. 易导致肾气不固的情志异常是
    A. 悲伤过度
    B. 愤怒过度
    C. 突然受惊
    D. 喜乐过度
    E. 恐惧过度

19. 痰停于哪个部位可引起眩晕
    A. 心
    B. 肺
    C. 头
    D. 咽
    E. 胃

20. 下列哪项不是虚证的临床表现
    A. 二便失禁
    B. 自汗盗汗
    C. 面容憔悴
    D. 疼痛隐隐
    E. 二便不通

21. 阳损及阴的病机是指
    A. 阳气虚损,气化不利,水湿阴寒,病邪积聚
    B. 阳气偏盛,消灼阴液,阴液亏损
    C. 阳热内盛,深伏于里,格阴于外
    D. 阳气虚损,阴气失制而偏盛
    E. 阳气虚损,累及阴液化生不足

22. 与病邪"从化"最为密切的因素是
    A. 病变部位
    B. 体质差异
    C. 治疗不当
    D. 病邪性质
    E. 邪正盛衰

23. "用寒远寒,用热远热",属于

A. 因病制宜
B. 因地制宜
C. 因人制宜
D. 因时制宜
E. 因证制宜

24. "诸热之而寒者,取之阳",是指
    A. 阴病治阳
    B. 阴中求阳
    C. 因寒用热
    D. 寒者热之
    E. 用热远热

25. 外感热病中,正邪相争,提示病变发展转折点的是
    A. 战汗
    B. 自汗
    C. 盗汗
    D. 冷汗
    E. 热汗

26. 有形实邪闭阻气机所致的疼痛为
    A. 胀痛
    B. 灼痛
    C. 冷痛
    D. 绞痛
    E. 隐痛

27. 大便中夹有不消化的食物,酸腐臭秽,其常见病因是
    A. 肝脾不调
    B. 寒湿内盛
    C. 大肠湿热
    D. 脾胃虚弱
    E. 食滞胃肠

28. 下列除哪项外,均提示病情严重,预后不良
    A. 目暗睛迷
    B. 舌苔骤剥
    C. 脉微欲绝
    D. 抽搐吐沫
    E. 昏迷烦躁

29. 齿燥如枯骨者,属
    A. 热盛伤津
    B. 阳明热盛
    C. 肾阴枯涸
    D. 胃阴不足
    E. 肾气虚乏

30. 阳虚湿盛的舌象是
    A. 舌红苔白滑
    B. 舌淡嫩苔白滑
    C. 舌边红苔黑润
    D. 舌红瘦苔黑
    E. 舌绛苔黏腻

31. 外感风寒或风热之邪,或痰湿壅肺,肺失宣肃,导致的音哑或失音,称为
    A. 子喑
    B. 金破不鸣
    C. 金实不鸣
    D. 少气
    E. 短气

32. 胃热患者,其口气为
    A. 酸臭
    B. 奇臭
    C. 臭秽
    D. 腥臭
    E. 腐臭

33. 下列各项,不属于弦脉所主的病证是
    A. 肝郁
    B. 胃热
    C. 诸痛
    D. 痰饮
    E. 疟疾

34. 下列除哪项外,均主实证
    A. 弦
    B. 濡

C. 滑
D. 紧
E. 长

35. 腹胀满,无压痛,叩之作空声,可见于
   A. 水鼓
   B. 气胀
   C. 痰饮
   D. 积聚
   E. 内痈

36. 脏腑阴虚的共同症状是
   A. 心悸失眠
   B. 干咳痰少
   C. 饥不欲食
   D. 眩晕目涩
   E. 舌红少津

37. 内燥常见于
   A. 肺、胃、大肠
   B. 肺、脾、肾
   C. 肺、胃、肾
   D. 肺、肾、大肠
   E. 肺、脾、胃

38. 下列哪项不是血瘀证的表现
   A. 面色黧黑
   B. 肌肤甲错
   C. 局部刺痛
   D. 唇甲青紫
   E. 头晕目眩

39. 下列肝胆病中,哪项不见眩晕症状
   A. 肝血虚
   B. 肝阴虚
   C. 胆郁痰扰
   D. 肝阳上亢
   E. 肝气郁结

40. 下列各项中,哪两脏可同有血虚的证候
   A. 心、脾

B. 肝、脾
C. 心、肺
D. 心、肝
E. 肝、肾

41. 七情配伍中,可以降低药物功效的是
   A. 相须
   B. 相使
   C. 相畏
   D. 相杀
   E. 相恶

42. 羚羊角入汤剂宜
   A. 先煎
   B. 后下
   C. 包煎
   D. 另煎
   E. 烊化

43. 功能祛风散寒止痛,善治颠顶头痛的药物是
   A. 白芷
   B. 藁本
   C. 细辛
   D. 吴茱萸
   E. 苍耳子

44. 石膏的性味是
   A. 辛苦大寒
   B. 辛咸大寒
   C. 辛酸大寒
   D. 辛甘大寒
   E. 甘淡大寒

45. 具有生津止渴功效的药物是
   A. 生地
   B. 牡丹皮
   C. 赤芍
   D. 紫草
   E. 金银花

46. 清热燥湿药的性味多为

A. 苦寒
B. 甘寒
C. 辛苦温
D. 甘苦温
E. 甘辛温

47. 具有燥湿功效的药物是
A. 蒲公英
B. 紫花地丁
C. 鱼腥草
D. 穿心莲
E. 青黛

48. 下列具有软坚作用的泻下药是
A. 大黄
B. 芒硝
C. 巴豆
D. 牵牛子
E. 火麻仁

49. 独活具有的功效是
A. 活血
B. 行气
C. 化痰
D. 泻下
E. 解表

50. 具有燥湿健脾,祛风湿,发汗,明目功效的药物是
A. 苍术
B. 厚朴
C. 藿香
D. 佩兰
E. 砂仁

51. 治疗湿热淋证,宜选用
A. 石韦
B. 大青叶
C. 板蓝根
D. 青黛
E. 山豆根

52. 肉桂具有的功效是
A. 温通经脉
B. 回阳救逆
C. 温肺化饮
D. 疏肝下气
E. 温中降逆

53. 理气药的性味多为
A. 苦寒
B. 甘寒
C. 辛苦温
D. 甘苦温
E. 甘辛温

54. 既能疏肝破气,又能散结消滞的药物是
A. 橘皮
B. 青皮
C. 枳实
D. 木香
E. 香附

55. 治疗外感表证兼有食积者,宜选用的药物是
A. 神曲
B. 麦芽
C. 青皮
D. 莪术
E. 山楂

56. 具有行气消积功效的药物是
A. 使君子
B. 苦楝皮
C. 槟榔
D. 贯众
E. 雷丸

57. 善治血热便血、痔血及肝热目赤头痛的药物是
A. 虎杖
B. 槐花
C. 小蓟
D. 地榆
E. 大蓟

58. 治疗血瘀气滞,经行腹痛,兼风湿肩臂疼痛者,应选用
    A. 桃仁
    B. 丹参
    C. 红花
    D. 姜黄
    E. 益母草

59. 半夏、天南星均具有的功效是
    A. 祛风止痉
    B. 消痞散结
    C. 降逆止呕
    D. 燥湿化痰
    E. 利气通络

60. 治疗阴虚阳亢所致的烦躁不安,心悸失眠,头晕目眩,耳鸣者,应首选
    A. 决明子
    B. 地龙
    C. 钩藤
    D. 牡蛎
    E. 酸枣仁

61. 白僵蚕具有的功效是
    A. 收敛生肌
    B. 明目祛翳
    C. 化痰散结
    D. 燥湿化痰
    E. 消痰行水

62. 具有清心安神功效的药物是
    A. 玉竹
    B. 龙眼肉
    C. 人参
    D. 柏子仁
    E. 百合

63. 山药具有的功效是
    A. 补肾固精
    B. 养血安神
    C. 补气升阳

    D. 益卫固表
    E. 补脾祛湿

64. 具有补肾益精,养血益气功效的药物是
    A. 沉香
    B. 磁石
    C. 蛤蚧
    D. 益智仁
    E. 紫河车

65. 浮小麦具有的功效是
    A. 收敛止血
    B. 益气止汗
    C. 涩精止带
    D. 涩肠敛汗
    E. 止血止汗

66. 下列剂型中没有固定剂型的是
    A. 酒剂
    B. 锭剂
    C. 茶剂
    D. 丹剂
    E. 散剂

67. 九味羌活汤的组成药物中含有
    A. 白芍药
    B. 山茱萸
    C. 生地
    D. 麦冬
    E. 枸杞子

68. 败毒散的组成药物中不包括
    A. 柴胡、前胡
    B. 羌活、独活
    C. 桔梗、枳壳
    D. 人参、生姜
    E. 当归、芍药

69. 不属于麻子仁丸组成药物的是
    A. 芍药
    B. 杏仁

C. 大黄
D. 厚朴
E. 甘草

70. 下列方剂中不含滑石、甘草的是
    A. 六一散
    B. 碧玉散
    C. 逍遥散
    D. 蒿芩清胆汤
    E. 小蓟饮子

71. 泻白散与清骨散的组成中均含有的药物是
    A. 桑白皮
    B. 地骨皮
    C. 牡丹皮
    D. 五加皮
    E. 茯苓皮

72. 具有疏风散邪,清热解毒功用的方剂是
    A. 黄连解毒汤
    B. 普济消毒饮
    C. 清瘟败毒饮
    D. 青蒿鳖甲汤
    E. 龙胆泻肝汤

73. 芍药汤中大黄苦寒沉降,其泻下通腑可导湿热积滞从大便而去,此法为
    A. 塞因塞用
    B. 通因通用
    C. 热因热用
    D. 火郁发之
    E. 逆流挽舟

74. 理中丸除温中祛寒外,还具有的功用是
    A. 和中缓急
    B. 和胃止呕
    C. 降逆止痛
    D. 养血通脉
    E. 补气健脾

75. 下列各项中,属于四逆汤主治病证临床表现的是

A. 神衰欲寐
B. 脐腹疼痛
C. 心下满痛
D. 泻痢下重
E. 烦躁欲死

76. 四物汤主治的证候是
    A. 气衰血少
    B. 劳倦内伤
    C. 冲任虚损
    D. 郁怒伤肝
    E. 阴精亏虚

77. 大补阴丸的组成药物中含有
    A. 黄精
    B. 黄芩
    C. 黄连
    D. 黄柏
    E. 黄芪

78. 生脉散与四君子汤的组成中均含有的药物是
    A. 茯苓
    B. 附子
    C. 白术
    D. 甘草
    E. 人参

79. 四神丸与真人养脏汤的组成药物中均含有
    A. 肉豆蔻
    B. 肉桂
    C. 补骨脂
    D. 人参
    E. 诃子

80. 玉屏风散与牡蛎散相同的功用是
    A. 固表
    B. 涩肠
    C. 止遗
    D. 固冲
    E. 补肾

81. 朱砂安神丸组成中含有的药物是
    A. 栀子
    B. 黄连
    C. 石膏
    D. 竹叶
    E. 知母

82. 定喘汤的组成药物中含有
    A. 半夏、当归
    B. 麻黄、杏仁
    C. 桑白皮、地骨皮
    D. 黄芩、陈皮
    E. 苏子、橘红

83. 越鞠丸中以行气为主的药物是
    A. 木香
    B. 沉香
    C. 香附
    D. 枳壳
    E. 厚朴

84. 生化汤除活血化瘀、止痛外,还具有的功用是
    A. 祛风
    B. 温经
    C. 行气
    D. 疏肝
    E. 养血

85. 下列方剂组成药物中含有石膏与知母的是
    A. 大定风珠
    B. 消风散
    C. 川芎茶调散
    D. 地黄饮子
    E. 羚角钩藤汤

86. 麦门冬汤中配伍粳米、大枣、甘草的意义是
    A. 佐金平木
    B. 培土生金
    C. 扶土抑木
    D. 滋水涵木
    E. 益火补土

87. 三仁汤中具有"宣上、畅中、渗下"作用的药物是
    A. 杏仁、草蔻仁、薏苡仁
    B. 杏仁、白蔻仁、冬瓜仁
    C. 杏仁、白蔻仁、薏苡仁
    D. 杏仁、桃仁、薏苡仁
    E. 桃仁、白蔻仁、薏苡仁

88. 二陈汤主治之咳嗽属于
    A. 湿痰
    B. 寒痰
    C. 热痰
    D. 风痰
    E. 燥痰

89. 主治痰热咳嗽的方剂是
    A. 桑杏汤
    B. 温胆汤
    C. 清气化痰丸
    D. 清燥救肺汤
    E. 贝母瓜蒌散

90. 组成药物中含有桂枝的方剂是
    A. 乌梅丸
    B. 芍药汤
    C. 暖肝煎
    D. 阳和汤
    E. 地黄饮子

A2 型选择题(91~104 题)

答题说明

每一道考题是以一个小案例出现的,其下面都有 A、B、C、D、E 五个备选答案。请从中选择一个最佳答案,并在答题卡上将相应题号的相应字母所属的方框涂黑。

91. 患者年高体衰,病属虚寒,久已卧床不起。今日晨起突然面色泛红,烦热不宁,语言增多,并觉口
    渴喜饮,舌淡,脉大而无根。属于
    A. 阴盛格阳

B. 阳虚阴盛
C. 阳损及阴
D. 阳气亡失
E. 阴阳离决

92. 患者症见恶心、呕吐、呃逆、嗳气等症频作,属于
   A. 痰浊上壅
   B. 肺气上逆
   C. 肝气上逆
   D. 胃气上逆
   E. 奔豚气逆

93. 患者,男,65岁。咳嗽,咯痰黄黏,身热汗出,口渴,舌苔薄黄,脉浮数。属于
   A. 燥热伤肺
   B. 风热犯肺
   C. 肝火犯肺
   D. 痰热郁肺
   E. 痰湿壅肺

94. 患者,男,50岁。眩晕欲仆,头重脚轻,筋惕肉,肢麻震颤,腰膝酸软,舌红苔薄白,脉弦细。属于
   A. 肝阳上亢
   B. 肝肾阴虚
   C. 肝阳化风
   D. 阴虚风动
   E. 肝血不足

95. 患者,男,60岁。形寒便溏,完谷不化,夜尿频多清长,下肢不温,舌质淡白,脉沉细。其舌苔应是
   A. 薄白苔
   B. 白干苔
   C. 黄苔
   D. 黄腻苔
   E. 灰苔

96. 患者,女,56岁。咳喘10年,伴见胸闷心悸,咯痰清稀,声低乏力,面白神疲,舌质淡白,脉弱。属于
   A. 心肺气虚
   B. 肺气虚
   C. 寒邪客肺

D. 脾肺气虚
E. 肾不纳气

97. 患者,男,34岁。遗精半年,腰脊酸痛,头晕耳鸣,骨蒸潮热,虚烦盗汗,口燥咽干,舌红少苔,脉细数。治疗应选用六味地黄丸加
   A. 枸杞子、菊花
   B. 知母、黄柏
   C. 龙骨、牡蛎
   D. 麦门冬、五味子
   E. 黄连、麦门冬

98. 患者潮热,盗汗,遗精,腰酸,治疗常应用熟地、山萸肉等,亦可选用
   A. 黄芩
   B. 黄连
   C. 黄柏
   D. 苦参
   E. 龙胆草

99. 患者因治疗中焦虚寒,肝气上逆而引发颠顶头痛,宜选用
   A. 丁香
   B. 肉桂
   C. 吴茱萸
   D. 干姜
   E. 花椒

100. 患者小便短数,灼热刺痛,色黄赤,舌苔黄腻,脉濡数。治疗应选用
    A. 大蓟
    B. 地榆
    C. 槐花
    D. 白茅根
    E. 侧柏叶

101. 患者痰壅气逆,咳喘痰多,胸闷食少,甚则不能平卧,宜选用的药物是
    A. 紫苏子、白芥子、莱菔子
    B. 紫菀、款冬花、川贝母
    C. 桑叶、贝母、北沙参

D. 杏仁、麻黄、甘草
E. 麻黄、石膏、杏仁

102. 患者肾虚,大便秘结,小便清长,头目眩晕,腰膝酸软。治疗应选用
    A. 肾气丸
    B. 济川煎
    C. 真武汤
    D. 地黄饮子
    E. 六味地黄丸

103. 患者两臂酸痛或抽掣,不得上举,两手麻木,舌苔白腻,脉弦滑,治宜选用

A. 茯苓丸
B. 定痫丸
C. 地黄饮子
D. 补阳还五汤
E. 独活寄生汤

104. 患者眩晕头痛,胸膈痞闷,恶心呕吐,舌苔白腻,脉弦滑,治宜选用
    A. 温胆汤
    B. 镇肝熄风汤
    C. 羚角钩藤汤
    D. 天麻钩藤饮
    E. 半夏白术天麻汤

B1 型选择题(105~150 题)

答题说明

以下提供若干组考题,每组考题共用在考题前列出的 A、B、C、D、E 五个备选答案。请从中选择一个与问题关系最密切的答案,并在答题卡上将相应题号的相应字母所属方框涂黑。某个备选答案可能被选择一次、多次或不被选择。

A. 泻南补北
B. 扶土抑木
C. 滋水涵木
D. 培土生金
E. 佐金平木

105. 心肾不交的治法是
106. 肝阳上亢的治法是

A. 母病及子
B. 子病及母
C. 相乘传变
D. 相侮传变
E. 母子同病

107. 脾病及肾,体现的关系是
108. 土壅木郁,体现的关系是

A. 脾
B. 胃
C. 肾
D. 肝
E. 肺

109. "水火之宅"是指

110. "生痰之源"是指

A. 仓廪之官,五味出焉
B. 中正之官,决断出焉
C. 受盛之官,化物出焉
D. 相傅之官,治节出焉
E. 作强之官,伎巧出焉

111. 小肠者
112. 肾者

A. 润泽肌肤
B. 营养周身
C. 温煦内脏
D. 补益脑髓
E. 抵御外邪

113. 液的作用重在
114. 营血的作用重在

A. 阴跷脉、阳跷脉
B. 阴维脉、阳维脉
C. 督脉、任脉
D. 冲脉、任脉

E. 阴跷脉、阴维脉

115. 患者,女。因流产而失血过多,导致月经不调,久不怀孕。其病在哪经

116. 患者久病,眼睑开合失司,下肢运动不利。其病在哪经

A. 六淫
B. 过逸
C. 七情
D. 痰饮、瘀血
E. 疠气

117. 具有强烈传染性的病邪是

118. 既是疾病过程中的病理产物,又是某些疾病致病因素的是

A. 气滞血瘀
B. 气不摄血
C. 气随血脱
D. 气血两虚
E. 气血失和

119. 肝病日久,两胁胀满疼痛,并见舌质瘀斑、瘀点。其病机是

120. 产后大出血,继则冷汗淋漓,甚则晕厥。其病机是

A. 类剥苔
B. 黄腻苔
C. 薄黄苔
D. 灰黑而润苔
E. 灰黑而干苔

121. 痰热内蕴可见
122. 气血不足可见

A. 鼻腔干燥
B. 鼻塞流浊涕
C. 鼻流浊涕腥臭
D. 鼻血鲜红
E. 鼻塞流清涕

123. 外感风热病人,可见的症状是
124. 鼻渊病人,可见的症状是

A. 夜间咳甚
B. 咳声不扬
C. 咳声低微
D. 咳声重浊
E. 天亮咳甚

125. 肾水亏乏之咳嗽,多表现为
126. 脾虚之咳嗽,多表现为

A. 滑
B. 促
C. 弦
D. 涩
E. 数

127. 胸痹心痛患者,脉象多见
128. 心烦不寐患者,脉象多见

A. 食滞胃脘
B. 胃阴虚
C. 肝脾不调
D. 肝胃不和
E. 胃阳虚

129. 呕吐吞酸,胸胁胀满,嗳气频作,脘闷食少。其证候是

130. 干呕呃逆,胃脘嘈杂,口干咽燥,舌红少苔。其证候是

A. 相使
B. 相杀
C. 相畏
D. 相反
E. 相恶

131. 两药合用,以一种药为主,另一种药为辅,辅药能提高主药疗效的配伍关系,称作

132. 两药合用,一种药物的毒副作用能被另一物所抑制的配伍关系,称作

A. 大黄
B. 芦荟
C. 番泻叶
D. 甘遂
E. 大戟

133. 治疗烧烫伤,应选用
134. 治疗热淋涩痛,应选用

A. 丁香
B. 细辛
C. 花椒
D. 小茴香
E. 高良姜

135. 治疗睾丸偏坠胀痛,应选用
136. 治疗肾阳不足阳痿,应选用

A. 葶苈子
B. 杏仁
C. 白芥子
D. 黄药子
E. 苏子

137. 能止咳平喘,润肠通便,且无毒性的药物是
138. 能止咳平喘,润肠通便,但有小毒的药物是

A. 枸杞子
B. 五倍子
C. 莲子
D. 诃子
E. 金樱子

139. 具有补脾止泻,养心安神功效的药物是
140. 具有益肾固精,养心安神功效的药物是

A. 食积便秘
B. 血虚便秘
C. 气虚便秘
D. 脾约便秘
E. 冷积便秘

141. 麻子仁丸主治的是
142. 大黄附子汤主治的是

A. 内泻热结
B. 活血祛痰
C. 和解清热
D. 泻火除湿
E. 缓急止痛

143. 大柴胡汤中配伍大黄的主要用意是
144. 大柴胡汤中配伍芍药的主要用意是

A. 杏苏散
B. 清燥救肺汤
C. 桑杏汤
D. 麦门冬汤
E. 养阴清肺汤

145. 含有半夏、麦门冬、人参的方剂是
146. 含有生地、麦门冬、玄参的方剂是

A. 祛暑解表,化湿和中
B. 祛暑解表,清热化湿
C. 清暑解热,化气利湿
D. 清暑化湿,理气和中
E. 祛暑化湿,健脾和中

147. 香薷散的功用是
148. 新加香薷饮的功用是

A. 健脾丸
B. 保和丸
C. 四逆散
D. 痛泻要方
E. 葛根黄芩黄连汤

149. 脘腹胀痛,恶食呕逆,大便泄泻,舌苔厚腻,脉滑者,治宜选用
150. 手足不温,腹痛,泻痢下重,脉弦者,治宜选用

A1型选择题(1~92题)

答题说明

每一道考试题下面有A、B、C、D、E五个备选答案。请从中选择一个最佳答案,并在答题卡上将相应题号的相应字母所属的方框涂黑。

1. 伴有呼吸困难的突发性胸部剧痛或绞痛常见于
   A. 心肌梗死
   B. 心绞痛
   C. 肺栓塞
   D. 肺淤血
   E. 胸膜炎

2. 嘶哑样咳嗽,可见于
   A. 急性喉炎
   B. 肺结核
   C. 百日咳
   D. 胸膜炎
   E. 支气管扩张

3. 夜间阵发性呼吸困难,可见于
   A. 急性脑血管疾病
   B. 癔症
   C. 急性感染所致的毒血症
   D. 慢性阻塞性肺气肿
   E. 左心功能不全

4. 下列除哪项外,均可引起中枢性呕吐
   A. 甲亢
   B. 洋地黄中毒
   C. 尿毒症
   D. 胆囊炎
   E. 妊娠反应

5. 上腹痛具有周期性和节律性,呕吐物呈咖啡残渣样,临床上最可能的诊断
   A. 急性胃黏膜病变
   B. 慢性胃炎
   C. 胃溃疡
   D. 胃癌
   E. 胃黏膜脱垂症

6. 下列关于溶血性黄疸的叙述,正确的是
   A. 直接迅速反应阳性
   B. 尿中结合胆红素阴性
   C. 血中非结合胆红素不增加
   D. 尿胆原阴性
   E. 大便呈灰白色

7. 下列哪一项不是引起抽搐的脑部疾病
   A. 脑炎
   B. 颅脑外伤
   C. 蛛网膜下腔出血
   D. 低血钙
   E. 脑肿瘤

8. 临床上检查意识状态的方法一般多用
   A. 问诊
   B. 触诊
   C. 叩诊
   D. 听诊
   E. 嗅诊

9. 现病史是指
   A. 主要症状的特点
   B. 病人就诊的主要原因
   C. 疾病的原因与诱因
   D. 疾病诊治经过
   E. 该次得病的全部情况

10. 酸性汗味最常见于
    A. 风湿热或长期服用解热镇痛药物的患者
    B. 脚癣合并感染者
    C. 腋臭患者
    D. 多汗者
    E. 正常人的汗液

11. 乳腺炎时可出现哪组淋巴结肿大
    A. 左锁骨上淋巴结
    B. 右锁骨上淋巴结

C. 腋窝淋巴结
D. 滑车上淋巴结
E. 腹股沟淋巴结

12. 肾绞痛患者常采取的体位是
    A. 强迫侧卧位
    B. 角弓反张
    C. 强迫俯卧位
    D. 强迫坐位
    E. 辗转体位

13. 可见匙状甲的疾病是
    A. 肝硬化
    B. 缺铁性贫血
    C. 发绀型先天性心脏病
    D. 支气管扩张
    E. 吸收不良综合征

14. 病理性双侧瞳孔缩小,可见于
    A. 有机磷中毒
    B. 青光眼
    C. 视神经萎缩
    D. 脑肿瘤
    E. 脑疝

15. 肝颈静脉回流征不出现于下列哪种疾病
    A. 右心衰竭
    B. 上腔静脉阻塞综合征
    C. 缩窄性心包炎
    D. 心包积液
    E. 肺心病

16. 高血压性心脏病左心室增大,其心脏浊音界呈
    A. 靴形
    B. 梨形
    C. 烧瓶形
    D. 普大型
    E. 心腰部凸出

17. 下列哪项提示左心衰竭
    A. 脉搏强而大

B. 舒张早期奔马律
C. 奇脉
D. 脉搏过缓
E. 脉搏绝对不齐

18. 心包摩擦音通常在什么部位听诊最清楚
    A. 心尖部
    B. 心底部
    C. 胸骨左缘第3、4肋间
    D. 胸骨右缘第3、4肋间
    E. 左侧腋前线3、4肋间

19. 下列各项,叩诊不会出现浊音的是
    A. 肺不张
    B. 肺空洞
    C. 胸腔积液
    D. 胸膜肥厚粘连
    E. 胸壁水肿

20. 下列哪项体征最能提示腹膜炎的存在
    A. 肠鸣音减弱
    B. 叩出移动性浊音
    C. 腹部压痛
    D. 腹部触及肿块
    E. 反跳痛

21. 中枢性瘫痪的特点是
    A. 肌张力降低
    B. 腱反射减弱
    C. 浅反射消失
    D. 无病理反射
    E. 肌张力增强

22. 下列哪种体位是肛门与直肠检查的错误体位
    A. 左侧卧位
    B. 俯卧位
    C. 蹲位
    D. 仰卧位或截石位
    E. 肘膝位

23. 对诊断系统性红斑狼疮最有意义的检查是

A. 免疫球蛋白测定
B. 抗核抗体
C. 总补体溶血活力测定
D. E 玫瑰花环试验
E. 淋巴细胞转化试验

24. 病理性蛋白尿,可见于
    A. 剧烈活动后
    B. 严重受寒
    C. 直立性蛋白尿
    D. 妊娠中毒
    E. 饥饿

25. 下列哪项不是渗出液的特征
    A. 穿刺液自凝
    B. 呈现不同颜色或混浊
    C. 比重 >1.018
    D. Rivalta 试验(－)
    E. 细胞数 >500×10^6/L

26. 对腹部实质性脏器病变,最简便易行的检查方法是
    A. X 线摄片
    B. CT 扫描
    C. 同位素扫描
    D. B 超检查
    E. 纤维内窥镜检查

27. 肺动脉高压早期的 X 线表现是
    A. 双肺纹理增多
    B. 双肺透亮度增加
    C. 右下肺动脉主干增宽
    D. 右心房肥大
    E. 右心室肥厚、扩张

28. 最能显著反映甲状腺功能状态的指标是
    A. 血浆总 T_3、T_4 浓度
    B. 血浆结合型 T_3、T_4 浓度
    C. 血浆 T_3 浓度
    D. 血浆游离甲状腺素浓度
    E. 血浆甲状腺素结合能力

29. 胸痛常表现为呼吸时加重,屏气时消失的疾病是
    A. 带状疱疹
    B. 原发性肺癌
    C. 食管炎
    D. 心肌梗死
    E. 干性胸膜炎

30. 糖尿病病人糖化血红蛋白的控制范围是
    A. 2%～3%
    B. 4%～6%
    C. 5%～8%
    D. 8%～10%
    E. 10%～12%

31. 下列各项,可出现外周血中性粒细胞减少的是
    A. 糖尿病酮症酸中毒
    B. 急性心肌梗死
    C. 急性大出血
    D. 脾功能亢进
    E. 恶性肿瘤

32. 颗粒管型尿可见于哪一种疾病中
    A. 慢性肾衰竭
    B. 肾病综合征
    C. 肾盂肾炎
    D. 急性肾炎
    E. 间质性肾炎

33. 下列病变中,可见肝脏肿大、压痛明显的是
    A. 肝囊肿
    B. 脂肪肝
    C. 肝硬化
    D. 慢性肝炎
    E. 肝淤血

34. 《素问·阴阳应象大论》指出,其实者
    A. 散而写之
    B. 按而收之
    C. 引而竭之
    D. 因而越之
    E. 写之于内

35. 据《灵枢·决气》所述,"耳聋"由于
    A. 气脱
    B. 液脱
    C. 津脱
    D. 血脱
    E. 精脱

36. 《素问·咳论》认为与咳关系最密切的脏腑是
    A. 肺
    B. 胃
    C. 脾
    D. 肾
    E. 大肠

37. 通脉四逆汤证的主要病机是
    A. 邪从寒化,阳不外达
    B. 阴寒内盛,阳不化津
    C. 阴寒内盛,格阳于外
    D. 阴寒内盛,寒湿凝滞
    E. 病情向愈,阳气复来

38. 下列哪项不属于"胃家"的含义
    A. 胃
    B. 大肠
    C. 小肠
    D. 膀胱
    E. 阳明经

39. 根据《金匮要略》的原文,桂枝芍药知母汤证的临床表现是
    A. 肢节疼痛,身体魁羸,脚肿如脱,头眩短气,温温欲吐
    B. 身体不仁,如风痹状
    C. 脉得诸芤动微紧,男子失精,女子梦交
    D. 大逆上气,咽喉不利,止逆下气者
    E. 风湿,脉浮,身重,汗出,恶风

40. 根据《金匮要略》的原文,栝蒌薤白白酒汤证的典型脉象是
    A. 脉沉细数
    B. 寸口脉沉而迟,关上小紧数

    C. 寸口关上微,尺中小紧
    D. 脉浮而数
    E. 脉细欲绝

41. 湿温初起面色多见
    A. 萎黄
    B. 淡黄
    C. 橘黄
    D. 深黄
    E. 苍黄

42. 药物与特异性受体结合后,可能激动受体,也可能阻断受体,这取决于
    A. 药物的作用强度
    B. 药物是否具有亲和力
    C. 药物的剂量大小
    D. 药物的脂溶性
    E. 药物是否具有内在活性

43. 药物在适当剂量时只对少数器官或组织产生明显作用,这种特性称为
    A. 安全性
    B. 有效性
    C. 耐受性
    D. 选择性
    E. 敏感性

44. 新斯的明治疗重症肌无力的机制是
    A. 兴奋大脑皮质
    B. 激动骨骼肌 M 胆碱受体
    C. 促进乙酰胆碱合成
    D. 抑制胆碱酯酶和激动骨骼肌 N_2 胆碱受体
    E. 促进骨骼肌细胞 Ca^{2+} 内流

45. 下列哪一项不属于阿托品的不良反应
    A. 口干舌燥
    B. 恶心、呕吐
    C. 心动过速
    D. 皮肤潮红
    E. 视近物模糊

46. 酚妥拉明可用于治疗顽固性充血性心力衰竭的主要原因是其可
    A. 兴奋心脏,增强心肌收缩力,使心率加快,心输出量增加
    B. 抑制心脏,使其得到休息
    C. 扩张肺动脉,减轻右心后负荷
    D. 扩张外周小动脉,减轻心脏后负荷
    E. 扩张外周小静脉,减轻心脏前负荷

47. 下列哪一个疾病不是肾上腺素受体阻断药的适应证
    A. 心绞痛
    B. 甲状腺功能亢进
    C. 窦性心动过速
    D. 高血压
    E. 支气管哮喘

48. 左旋多巴可用于治疗帕金森病的机制是
    A. 抑制多巴胺的再摄取
    B. 激动中枢胆碱受体
    C. 阻断中枢胆碱受体
    D. 补充纹状体中多巴胺的不足
    E. 直接激动中枢的多巴胺受体

49. 吗啡的外周作用是
    A. 松弛胃肠道平滑肌
    B. 促进肠道腺体分泌
    C. 收缩膀胱括约肌
    D. 收缩外周血管引起血压升高
    E. 收缩脑血管引起颅内压降低

50. 异丙嗪不具备的药理作用是
    A. 镇静作用
    B. 减少胃酸分泌
    C. 抗胆碱作用
    D. 局麻作用
    E. 止吐作用

51. 卡托普利的降血压机制
    A. 抑制肾素的合成
    B. 抑制肾素的释放
    C. 抑制血管紧张素Ⅰ合成酶
    D. 抑制血管紧张素转化酶
    E. 减少心输出量

52. 下列哪项不是钙拮抗剂的适应证
    A. 高血压
    B. 心绞痛
    C. 心律失常
    D. 水钠潴留
    E. 雷诺综合征

53. 治疗阵发性室上性心动过速可使用
    A. 奎尼丁
    B. 维拉帕米
    C. 利多卡因
    D. 普萘洛尔
    E. 普鲁卡因胺

54. 心绞痛发作时,首选的速效药物是
    A. 普萘洛尔
    B. 硝苯地平
    C. 硝酸异山梨醇酯
    D. 硝酸甘油
    E. 硝苯地平

55. 华法林与下列何药合用应加大剂量
    A. 阿司匹林
    B. 四环素
    C. 苯巴比妥
    D. 吲哚美辛
    E. 双嘧达莫

56. 链激酶用于治疗血栓性疾病,是由于其可
    A. 扩张血管
    B. 抑制凝血因子
    C. 抑制血小板聚集
    D. 促进纤溶酶原合成
    E. 激活纤溶酶原

57. 属于糖皮质激素的平喘药物是
    A. 氨茶碱

B. 肾上腺素
C. 色甘酸钠
D. 异丙肾上腺素
E. 二丙酸倍氯米松

58. 下列有皮肤损害的疾病中,禁用糖皮质激素的是
    A. 牛皮癣
    B. 接触性皮炎
    C. 天疱疮
    D. 湿疹
    E. 水痘

59. 下列哪种情况不首选胰岛素
    A. 2型糖尿病患者经饮食治疗无效
    B. 1型糖尿病
    C. 糖尿病并发严重感染
    D. 妊娠糖尿病
    E. 酮症酸中毒

60. 与青霉素的抗菌作用有关的化学结构是
    A. 饱和噻唑环
    B. 内酰胺环
    C. 咪唑环
    D. 哌啶环
    E. 大环内酯环

61. 对军团菌感染效果最好的药物是
    A. 林可霉素
    B. 红霉素
    C. 庆大霉素
    D. 万古霉素
    E. 多黏菌素

62. 治疗伤寒、副伤寒流感杆菌性脑膜炎,应首选
    A. 多西环素
    B. 四环素
    C. 链霉素
    D. 氯霉素
    E. 头孢菌素类

63. 氟康唑抗真菌的作用机制是

A. 阻止核酸合成
B. 抑制细胞膜麦角甾醇合成酶,使麦角甾醇合成受阻
C. 抑制二氢叶酸合成酶
D. 抑制二氢叶酸还原酶
E. 抑制蛋白质合成

64. 乙胺丁醇的主要不良反应是
    A. 结晶尿
    B. 球后视神经炎
    C. 周围神经炎
    D. 肝脏损害
    E. 耳毒性

65. 传染病的基本特征为
    A. 有传染性、感染后免疫性和病原体
    B. 有传染性、流行性、地方性和季节性
    C. 有传染性、病原体、感染后免疫性和流行性
    D. 有传染性、传播途径和感染后免疫性
    E. 有传染性、感染后免疫性和流行性

66. 急性乙型肝炎最早出现异常的血清学标志是
    A. HBsAg
    B. 抗－HBs
    C. HBeAg
    D. 抗－HBe
    E. 抗－HBc

67. 感染过程中最常见的类型是
    A. 隐性感染
    B. 显性感染
    C. 重复感染
    D. 潜伏性感染
    E. 机会性感染

68. 乙型肝炎属于
    A. RNA病毒
    B. DNA病毒
    C. 细菌
    D. 真菌
    E. 螺旋体

69. 肺炎型流感最常见好发人群是
   A. 2 岁以下小儿
   B. 学龄儿童
   C. 青壮年
   D. 孕妇
   E. 未注射流感疫苗人群

70. 下列各项,不属于流感治疗原则的是
   A. 隔离患者
   B. 及早应用抗流感病毒药物
   C. 加强支持治疗和防治并发症
   D. 合理应用对症治疗药物
   E. 常规应用抗生素

71. 下列关于人感染高致病性禽流感的叙述,错误的是
   A. 由禽流感病毒引起
   B. 属人、禽、畜共患传染病
   C. 病毒及带毒健康禽为传染源
   D. 一年四季均可发生
   E. 应在发病 72 小时内应用抗流感病毒药物

72. 感染 HIV 后,临床无明显症状,但血中可检出病毒及抗体,此期的持续时间一般是
   A. 1～2 年
   B. 2～3 年
   C. 4～5 年
   D. 6～8 年
   E. 12～15 年

73. 预防流行性乙型脑炎的关键措施是
   A. 管理患者
   B. 管理猪等家畜
   C. 注射丙种球蛋白
   D. 防鼠、灭鼠
   E. 防蚊、灭蚊和预防接种

74. 确诊流行性脑脊髓膜炎最重要的实验室检查是
   A. 血白细胞总数增高
   B. 脑脊液涂片阳性
   C. 脑脊液呈化脓性改变
   D. 脑脊液培养阳性
   E. 咽拭子培养阳性

75. 典型霍乱的首发症状是
   A. 发热
   B. 呕吐
   C. 腹泻
   D. 恶心
   E. 腹痛

76. 流行性出血热患者全身各组织器官都可有充血、出血、变性、坏死,表现最为明显的器官是
   A. 心
   B. 肺
   C. 肾
   D. 脑垂体
   E. 胃肠

77. 下列各项,不支持艾滋病诊断的是
   A. 口咽念珠菌感染
   B. 持续发热
   C. 头痛,进行性痴呆
   D. 皮肤黏膜出血
   E. 慢性腹泻

78. 不支持流行性脑脊髓膜炎诊断的脑脊液检查是
   A. 外观混浊呈脓性
   B. 蛋白质含量高
   C. 细胞数 $<0.5 \times 10^6/L$,以单核细胞为主
   D. 糖含量明显减少
   E. 氯化物含量减少

79. 治疗伤寒应首选的药物是
   A. 头孢唑啉
   B. 氯霉素
   C. 链霉素
   D. 环丙沙星
   E. 庆大霉素

80. 下列中毒性细菌性痢疾的治疗措施,错误的是
   A. 抗菌治疗

B. 扩充血容量
C. 纠正代谢性酸中毒
D. 应用血管活性药物
E. 纠正代谢性碱中毒

81. 尊重患者知情同意权,其正确的做法是
    A. 婴幼患儿可以由监护人决定其诊疗方案
    B. 家属无承诺,即使患者本人知情同意也不得给予手术
    C. 对特殊急诊患者的抢救都同样对待
    D. 无须做到患者完全知情
    E. 只经患者同意即可手术

82. 在医疗服务中一视同仁,公平、正直地对待每一位患者,公正分配医疗卫生资源,属于
    A. 公正
    B. 尊重
    C. 无伤
    D. 审慎
    E. 良心

83. 对临床诊疗道德中最优化原则理解全面的是
    A. 采取没有风险的治疗手段
    B. 选择以最小代价获得最大效果的治疗方案
    C. 选择让患者花费最少的治疗方案
    D. 尽可能使用保守治疗方案
    E. 采取使患者没有痛苦的治疗手段

84. 临床医生在药物治疗中应遵循的道德要求是
    A. 对症下药,剂量尽可能大
    B. 尽量开价格较高、质量较好的药物
    C. 节约费用,公正分配
    D. 为满足部分病人要求,可开大处方药
    E. 合理配伍,以"多头堵""大包围"为原则

85. 生命价值论指的是
    A. 生命神圣与人道论的统一
    B. 生命神圣与生命质量的统一
    C. 美德论与义务论的统一
    D. 生命质量与生命价值论的统一
    E. 义务论与公益论的统一

86. 目前我国医学伦理学主要的研究方向是
    A. 研究道德问题
    B. 研究医学实践中的道德问题
    C. 关于道德的学说和体系
    D. 生命伦理学发展的新阶段
    E. 临床医学问题

87. 下列哪项人类辅助生殖技术,违背我国国家卫生健康委制定的伦理原则
    A. 使用捐赠的精子
    B. 使用捐赠的卵子
    C. 实施亲属代孕
    D. 实施卵胞浆内单精注射
    E. 使用捐赠的胚胎

88. 受理申请医师执业注册的卫生行政部门,应当在多少日内给予申请人书面答复
    A. 15 日
    B. 20 日
    C. 30 日
    D. 40 日
    E. 45 日

89. 依据《处方管理办法》,为门(急)诊癌症患者开具的麻醉药品注射剂每张处方不得超过
    A. 2 日常用量
    B. 3 日常用量
    C. 4 日常用量
    D. 5 日常用量
    E. 7 日常用量

90. 医疗机构发现法定传染病疫情或者发现其他传染病暴发、流行时,其疫情报告应当遵循的原则是
    A. 属地管理
    B. 层级管理
    C. 级别管理
    D. 特别管理
    E. 专门管理

91. 必须按照国务院卫生行政部门的有关规定,严格

执行消毒隔离制度,防止发生院内感染和医源性感染的机构是
A. 疾病控制中心
B. 卫生监督所
C. 预防保健机构
D. 医疗保健机构
E. 卫生行政管理机构

92.《突发公共卫生事件应急条例》规定,医疗卫生机构应当对传染病做到
A. 早发现、早观察、早隔离、早治疗
B. 早报告、早观察、早治疗、早康复
C. 早发现、早报告、早隔离、早治疗
D. 早发现、早报告、早隔离、早康复
E. 早预防、早发现、早治疗、早康复

A2 型选择题(93~100题)

答题说明

每一道考题是以一个小案例出现的,其下面都有 A、B、C、D、E 五个备选答案。请从中选择一个最佳答案,并在答题卡上将相应题号的相应字母所属的方框涂黑。

93. 患者太阳病,桂枝证,医反下之,利遂不止,脉促,喘而汗出,治宜选用
A. 五苓散
B. 桂枝汤
C. 麻黄细辛附子汤
D. 葛根黄芩黄连汤
E. 白虎汤

94. 患者脉浮,跗肿,按之没指,不恶风,其腹如鼓,诊断为
A. 风水
B. 黄汗
C. 正水
D. 石水
E. 皮水

95. 患者身热面赤,口干舌燥,齿黑唇裂,脉虚大,手足心热甚于手足背,治宜选用
A. 冬地三黄汤
B. 加减复脉汤
C. 黄连阿胶汤
D. 青蒿鳖甲汤
E. 增液承气汤

96. 患者太阴温病,寸脉大,舌绛而干,反不渴,治宜选用
A. 紫雪丹
B. 清营汤去黄连
C. 三仁汤

D. 牛黄承气汤
E. 增液承气汤

97. 患者湿热证,舌根白,舌尖红,湿渐化热,余湿犹滞,治宜选用
A. 辛开
B. 开泄
C. 辛泄
D. 辛泄佐清热
E. 涌泄

98. 患者阳明温病,邪闭心包,神昏舌短,内窍不通,饮不解渴,治宜选用
A. 增液承气汤
B. 牛黄承气汤
C. 新加黄龙汤
D. 宣白承气汤
E. 导赤承气汤

99. 患者,男,58岁。高血压病史20年,近1年常心慌,气短,昨夜睡眠中突然憋醒,胸痛,咳嗽,气喘,急诊入院。经检查诊断为急性肺水肿,左心衰竭。治疗应选用
A. 肾上腺素
B. 异丙肾上腺素
C. 山莨菪碱
D. 吗啡
E. 地高辛

100. 患者,女,60岁。因全身关节疼痛,长期服用某药,昨日出现自发性骨折,导致该不良反应的药物是
    A. 泼尼松
    B. 阿司匹林
    C. 吲哚美辛
    D. 保泰松
    E. 布洛芬

B1 型选择题(101~150题)

答题说明

以下提供若干组考题,每组考题共用在考题前列出的 A、B、C、D、E 五个备选答案。请从中选择一个与问题关系最密切的答案,并在答题卡上将相应题号的相应字母所属方框涂黑。某个备选答案可能被选择一次、多次或不被选择。

　　A. X 线检查
　　B. 数字化减影血管造影
　　C. 超声检查
　　D. CT 检查
　　E. MRI 检查
101. 诊断骨折最常用的检查方法是
102. 诊断心脏和大血管病变最常用的检查方法是

　　A. 咳嗽伴咯血
　　B. 咳嗽伴杵状指
　　C. 咳嗽伴哮鸣音
　　D. 咳嗽伴大量脓痰
　　E. 咳嗽伴双肺底水泡音
103. 脓胸可见
104. 二尖瓣狭窄可见

　　A. 消化性溃疡
　　B. 肝硬化门静脉高压
　　C. 急性再生障碍性贫血
　　D. 急性梗阻性化脓性胆管炎
　　E. 急性传染病
105. 可见呕血伴慢性、周期性、节律性上腹痛症状的是
106. 可见呕血伴肝掌、脾大症状的是

　　A. 癔症
　　B. 破伤风
　　C. 脑血管疾病
　　D. 中毒性痢疾
　　E. 脑膜炎
107. 抽搐伴高血压、肢体瘫痪,见于
108. 抽搐伴苦笑面容,见于

　　A. 俯卧位
　　B. 强迫侧卧位
　　C. 仰靠坐位
　　D. 侧伏坐位
　　E. 强迫停立位
109. 心绞痛的体位是
110. 大量胸腔积液的体位是

　　A. 肩胛区
　　B. 喉部、胸骨上窝
　　C. 心尖部
　　D. 腋中线第七肋
　　E. 肺大部分
111. 支气管呼吸音的听诊部位为
112. 支气管肺泡呼吸音的听诊部位为

　　A. 心尖部舒张期震颤
　　B. 胸骨左缘第2肋间收缩期震颤
　　C. 胸骨左缘第3、4肋间收缩期震颤
　　D. 胸骨右缘第2肋间收缩期震颤
　　E. 胸骨左缘第2肋间连续性震颤
113. 主动脉瓣狭窄,可出现的是
114. 室间隔缺损,可出现的是

　　A. 红细胞管型
　　B. 脂肪管型
　　C. 蜡样管型
　　D. 粗大上皮细胞管型
　　E. 透明管型

115. 见于急性肾小球肾炎的管型是
116. 见于肾衰竭的管型是

    A. 骨质疏松
    B. 骨质软化
    C. 骨质破坏
    D. 骨质增生硬化
    E. 骨膜增生

117. 局限性骨质密度减低,骨小梁消失,形成骨质缺损的是
118. 脊柱骨质密度减低,骨小梁减少,间隙增宽,椎体上、下缘向内凹陷变扁,呈鱼脊椎样的是

    A. 颈部淋巴结肿大
    B. 腋部淋巴结肿大
    C. 左锁骨上淋巴结肿大
    D. 右锁骨上淋巴结肿大
    E. 腹股沟淋巴结肿大

119. 肺癌转移时常出现
120. 胃癌转移时常出现

    A. 虑
    B. 思
    C. 智
    D. 志
    E. 意

121. 《灵枢·本神》中,心有所忆谓之
122. 《灵枢·本神》中,因志而存变谓之

    A. 口苦,咽干,目眩
    B. 脉微细,但欲寐
    C. 脉浮,头项强痛而恶寒
    D. 腹满而吐,食不下,自利益甚,时腹自痛
    E. 消渴,气上撞心,心中疼热,饥而不欲食,食则吐蛔,下之利不止

123. 属于太阳病特点的是
124. 属于少阳病特点的是

    A. 痰饮
    B. 悬饮
    C. 溢饮
    D. 支饮
    E. 消渴

125. 《金匮要略》中,"其人素盛今瘦,水走肠间,沥沥有声"为
126. 《金匮要略》中,"饮水流行,归于四肢,当汗出而不汗出,身体疼痛重"为

    A. 阿托品
    B. 托吡卡胺
    C. 普鲁苯辛
    D. 山莨菪碱
    E. 东莨菪碱

127. 治疗晕动病,应选用
128. 治疗感染中毒性休克,应选用

    A. 酚妥拉明
    B. 异丙肾上腺素
    C. 酚苄明
    D. 普萘洛尔
    E. 噻吗洛尔

129. 用于去甲肾上腺素静脉滴注外漏时的药物是
130. 控制支气管哮喘急性发作的药物是

    A. 曲马朵
    B. 罗通定
    C. 哌替啶
    D. 吗啡
    E. 纳洛酮

131. 与氯丙嗪、异丙嗪合用组成冬眠合剂的药物是
132. 止泻效果明显的药物是

    A. 阿司匹林
    B. 对乙酰氨基酚
    C. 布洛芬
    D. 保泰松
    E. 吲哚美辛

133. 超量服用可引起急性中毒性肝损坏的药物是
134. 长期口服可引起凝血障碍的药物是

    A. 利尿剂
    B. β受体阻滞剂

C. 钙拮抗剂
D. 血管紧张素转换酶抑制剂
E. 血管紧张素Ⅱ受体阻滞剂

135. 卡托普利属于
136. 美托洛尔属于

A. 呋喃唑酮
B. 甲氧苄啶
C. 氧氟沙星
D. 磺胺嘧啶
E. 甲硝唑

137. 能引起儿童软骨发育不良的药物是
138. 服药后应多喝开水,防止尿内结晶形成的药物是

A. 血液传播
B. 飞沫传播
C. 唾液传播
D. 粪－口传播
E. 蚊虫传播

139. 乙型肝炎是
140. 戊型肝炎是

A. 青霉素
B. 阿奇霉素
C. 氯霉素
D. 环丙沙星
E. 复方新诺明

141. 治疗流行性脑脊髓膜炎应首选
142. 治疗细菌性痢疾应首选

A. 医学关系中的主体在道义上应享有的权利和利益
B. 医学关系中的主体在道义上应履行的职责和使命
C. 医学关系的主体对应尽义务的自我认识和自我评价的能力
D. 医学关系中的主体因履行道德职责受到褒奖而产生的自我赞赏
E. 医学关系中的主体在医疗活动中对自己和他人关系的内心体验和感受

143. 作为医学伦理学基本范畴的良心是指
144. 作为医学伦理学基本范畴的情感是指

A. 对危急患者不得拒绝急救处理
B. 遵守法律、法规、技术操作规范
C. 参加专业培训
D. 接受继续医学教育
E. 参加专业学术团体

145. 医务人员应当履行的义务是
146. 医务人员应当享受的权利是

A. 黄热病
B. 霍乱
C. 伤寒
D. 肺炭疽
E. 风疹

147. 按照甲类传染病管理的乙类传染病是
148. 属于甲类传染病的疾病是

A. 有医学专业本科学历,在保健机构试用期满六个月
B. 有医学专业本科学历,在医疗机构试用期满一年
C. 有医学专业专科学历,取得执业助理医师执业证书后,在预防机构工作满一年
D. 有医学专业本科学历,在医疗机构中试用期满六个月
E. 有中等专业学校医学专科学历,在预防机构试用期满一年

149. 可以参加执业医师资格考试的是
150. 可以参加执业助理医师资格考试的是

A1型选择题(1~20题)

答题说明

每一道考试题下面有A、B、C、D、E五个备选答案。请从中选择一个最佳答案,并在答题卡上将相应题号的相应字母所属的方框涂黑。

1. 治疗支气管哮喘寒哮证,应首选
   A. 射干麻黄汤
   B. 玉屏风散
   C. 六君子汤
   D. 定喘汤
   E. 金匮肾气丸

2. 治疗支原体肺炎热闭心神证,应首选
   A. 桑菊饮与青霉素
   B. 麻杏甘石汤与阿昔洛韦
   C. 清营汤与红霉素
   D. 生脉散与左氧氟沙星
   E. 竹叶石膏汤与麦迪霉素

3. 治疗原发性高血压肝阳上亢证,应首选
   A. 龙胆泻肝汤
   B. 天麻钩藤饮
   C. 镇肝熄风汤
   D. 半夏白术天麻汤
   E. 地黄饮子

4. 心绞痛心肾阳虚证的治法是
   A. 辛温通阳,开痹散寒
   B. 通阳泄浊,豁痰开痹
   C. 益气通阳,通脉止痛
   D. 活血化瘀,通脉止痛
   E. 益气壮阳,温络止痛

5. 慢性胃炎脾胃虚弱证的治法是
   A. 温中散寒
   B. 健脾温中
   C. 益气养胃
   D. 理气和胃
   E. 疏肝健脾

6. 与消化性溃疡关系最密切的是
   A. 心、脾

   B. 肝、胆
   C. 肝、脾
   D. 肺、脾
   E. 心、肾

7. 急性肾盂肾炎的主要病机是
   A. 湿热蕴结下焦,膀胱气化不利
   B. 湿热蕴结中焦,膀胱气化失司
   C. 湿热蕴结肝胆,肝胆疏泄失常
   D. 肾气亏虚,肾失蒸化开阖
   E. 肾阴亏虚,湿热蕴结

8. 慢性肾衰竭血瘀证的治疗措施是
   A. 高蛋白、高热量饮食,血府逐瘀汤
   B. 低蛋白、高热量饮食,桃红四物汤
   C. 高蛋白、低热量饮食,补阳还五汤
   D. 高蛋白、低胆固醇饮食,当归补血汤
   E. 低蛋白、高热量饮食,六味地黄丸

9. 五阴煎加味适用于治疗急性白血病的哪种证型
   A. 热毒炽盛
   B. 气阴两虚
   C. 痰热瘀阻
   D. 阴虚火旺
   E. 气营两燔

10. 治疗甲状腺功能亢进症气滞痰凝证,应首选
    A. 逍遥散合二陈汤
    B. 天王补心丹
    C. 知柏地黄丸
    D. 生脉散
    E. 龙胆泻肝汤

11. 下列各项,不属于糖尿病主要中医病因的是
    A. 禀赋不足
    B. 饮食失节
    C. 外感六淫

D. 情志失调
E. 劳欲过度

12. 治疗类风湿关节炎湿热痹阻证,应首选
    A. 四妙丸加减
    B. 丁氏清络饮
    C. 桂枝芍药知母汤
    D. 身痛逐瘀汤
    E. 独活寄生汤

13. 足三阴经从开始部位至内踝上8寸段的分布是
    A. 太阴在前,厥阴在中,少阴在后
    B. 厥阴在前,少阴在中,太阴在后
    C. 少阴在前,太阴在中,厥阴在后
    D. 厥阴在前,太阴在中,少阴在后
    E. 太阴在前,少阴在中,厥阴在后

14. 在经络系统中,具有离、入、出、合循行特点的是
    A. 奇经八脉
    B. 十二经别
    C. 十二经筋
    D. 十二皮部
    E. 十五络脉

15. 迎香穴位于
    A. 鼻孔外缘,旁开0.5寸
    B. 鼻翼外缘,旁开0.5寸
    C. 鼻翼外缘中点,旁开0.5寸
    D. 鼻翼上缘中点,旁开0.5寸
    E. 平鼻孔,当鼻唇沟中

16. 下列操作,属于提插泻法的是
    A. 先浅后深
    B. 轻插重提
    C. 提插幅度小
    D. 频率慢
    E. 操作时间短

17. 根据"子母补泻法",肾经实证应取
    A. 阴谷
    B. 复溜
    C. 然谷
    D. 太溪
    E. 涌泉

18. 治疗胎位不正最常用的腧穴是
    A. 合谷
    B. 至阴
    C. 三阴交
    D. 太冲
    E. 足三里

19. 治疗痛经虚证,应首选
    A. 足太阴经、足阳明经
    B. 任脉、足阳明经
    C. 任脉、足阳明经、手太阴经
    D. 任脉、足太阴经
    E. 任脉、足太阴经、足阳明经

20. 治疗风火牙痛,除选取主穴外,应加用的腧穴是
    A. 太溪、行间
    B. 太溪、外关
    C. 太冲、曲池
    D. 太冲、阳溪
    E. 外关、风池

A2型选择题(21~85题)

答题说明

每一道考题是以一个小案例出现的,其下面都有A、B、C、D、E五个备选答案。请从中选择一个最佳答案,并在答题卡上将相应题号的相应字母所属的方框涂黑。

21. 患者,男,18岁。因高热,胸痛,咯铁锈色痰入院,检查:急性热病病容,体温40℃,脉搏102次/分,X线胸片示左上肺大片片状阴影,白细胞 19×10^9/L。治疗应首选
    A. 青霉素加麻杏甘石汤
    B. 输液加给氧

C. 糖皮质激素
D. 红霉素加庆大霉素
E. 利巴韦林加退热药

22. 患者,男,68 岁。诊为肺癌,症见唇甲紫暗,咯痰不爽,胸痛气急,舌有瘀点,脉弦。其证型是
A. 脾肺气虚
B. 痰热搏结
C. 气滞血瘀
D. 痰湿内阻
E. 肺气郁闭

23. 患者,女,78 岁。慢性肺源性心脏病史 15 年。近日受凉后咳喘加重,气急不能平卧,神志恍惚,谵语,抽搐,烦躁不安,咯痰不爽,舌淡紫,苔白腻,脉细滑数。其中医治法是
A. 清肺化痰,降逆平喘
B. 涤痰开窍,息风止痉
C. 温肾健脾,化饮利水
D. 补肺纳肾,降气平喘
E. 健脾益肺,化痰降气

24. 患者,男,54 岁。高血压病史多年,眩晕头痛,耳鸣,多梦,心烦易怒,口苦咽干,腰酸腿软,手足心热。舌红苔薄白,脉弦细数。其证型是
A. 肝风上扰
B. 痰浊中阻
C. 肝火亢盛
D. 阴虚阳亢
E. 肝肾阴虚

25. 患者,男,70 岁。患冠心病多年,胸痛绵绵,心悸少寐,气短乏力,五心烦热,汗多口干,眩晕耳鸣,两颧微红,舌红少苔,脉细数无力。治疗应首选
A. 生脉散
B. 知柏地黄丸
C. 保元汤
D. 血府逐瘀汤
E. 瓜蒌薤白半夏汤

26. 患者,男,53 岁。形体肥胖,胸闷胸痛反复发作 1 周,含服硝酸甘油 1~2 分钟可缓解。痰多色白,纳呆,脘胀,形寒肢冷,舌淡苔白滑,脉弦滑。其治法是
A. 通阳泄浊,益气养阴
B. 豁痰散结,益气补血
C. 豁痰化痰,行气止痛
D. 通阳泄浊,豁痰散结
E. 疏肝理气,活血化痰

27. 患者,男,65 岁。陈旧性心肌梗死病史,近日劳累后心悸,气短咳喘,乏力,动则加剧,畏寒肢冷,腰部、下肢浮肿,神疲,舌淡有齿痕,脉沉细。治疗应首先考虑的方剂是
A. 真武汤合葶苈大枣泻肺汤
B. 苓桂术甘汤
C. 生脉散
D. 参附龙牡汤
E. 养心汤合补肺汤

28. 患者,女,35 岁。有胃溃疡病史,症见胃痛如刺,痛处固定,肢冷,有呕血,舌质紫暗,脉涩。其证型是
A. 肝气郁结
B. 胃络瘀阻
C. 气随血脱
D. 胃中积热
E. 肝火犯胃

29. 患者,男,48 岁。肝硬化 5 年,腹胀,按之软而不坚,胁下胀痛,纳少,食后胀甚,得嗳气稍减,小便短少,舌苔薄白腻,脉弦。其中医治法是
A. 疏肝理气,健脾利湿
B. 温中散寒,行气利水
C. 活血化瘀,化气行水
D. 清热利湿,攻下逐水
E. 滋养肝肾,化气利水

30. 患者,女,38 岁。双侧膝关节肿痛 6 个月,近有发热伴面部水肿。查体:低热,面部水肿,口腔黏膜溃疡,肝肋下 1cm,脾肋下 1cm,双侧膝关节肿胀,色红有压痛,血压 150/90mmHg,蛋白尿(-),

ANA 阳性,抗 Sm 抗体阳性。其诊断是
A. 系统性红斑狼疮
B. 类风湿关节炎
C. 原发免疫性血小板减少症
D. 骨关节炎
E. 高尿酸血症与痛风

31. 患者,女,44 岁。患有原发免疫性血小板减少症。现下肢皮肤紫斑,月经血块多,色紫暗,面色黧黑,眼睑色青,舌紫暗有瘀斑,脉细涩。治疗应首选
A. 归脾汤
B. 桃红四物汤
C. 茜根散
D. 犀角地黄汤
E. 八珍汤

32. 患者,女,21 岁。春季旅游途中突感胸闷,呼吸困难,大汗。查体:口唇稍发绀,呼吸急促,听诊双肺布满干啰音,心律 96 次/分。既往有类似发作,有时休息后可缓解。应首先考虑的是
A. 上气道阻塞
B. 支气管哮喘
C. 喘息性支气管炎
D. 心源性哮喘
E. 变态反应性肺浸润

33. 患者,男,55 岁。右上腹胀痛、消瘦 2 个月,发热 1 周。查体:体温 38.5℃,皮肤巩膜轻度黄染,肝肋下 3.0cm 触及,质硬,表面有结节。最有助于确诊的检查是
A. 腹部 B 超
B. 血清 AFP 定性
C. 腹部 CT
D. 肝穿刺活检
E. 异常凝血酶原检查

34. 患者,女,35 岁。既往有慢性肾炎。全身浮肿,面白,腰膝冷痛,畏寒,纳少乏力,便溏,月经不调,舌胖齿痕,脉沉细。其证型是
A. 脾肾阳虚

B. 气阴两虚
C. 脾肾气虚
D. 阴阳两虚
E. 湿浊证

35. 患者身热,微恶风,汗少,肢体酸重,头昏重胀痛,咳嗽痰黏,鼻流浊涕,心烦,口渴,舌苔薄黄而腻,脉濡数。治疗应首选
A. 银翘散
B. 桑菊饮
C. 新加香薷饮
D. 桑白皮汤
E. 藿香正气散

36. 患者呼吸急促,喉中哮鸣有声,胸膈满闷,咳嗽痰少,形寒畏冷,舌苔白滑,脉弦紧。其治法是
A. 温肺化痰,纳气平喘
B. 温肺散寒,化痰平喘
C. 温肺散寒,止咳化痰
D. 温肺化痰,散寒解表
E. 散寒温脾,化痰平喘

37. 患者身目俱黄,黄色晦暗,腹胀纳少,神疲畏寒,大便不实,口淡不渴,舌淡苔腻,脉濡缓。诊断为黄疸,其证候是
A. 阴黄
B. 急黄
C. 阳黄湿热并重
D. 阳黄热重于湿
E. 阳黄湿重于热

38. 患者眼睑浮肿,继则四肢全身皆肿,来势迅速,伴恶寒发热,肢体酸楚,小便不利等症。舌苔薄白,脉浮滑。可诊断为
A. 湿毒浸淫
B. 水湿浸渍
C. 湿热壅盛
D. 瘀水互结
E. 风水相搏

39. 患者,女,65 岁。既往患有慢性肾衰竭。近日因

劳累出现倦怠乏力,懒言,纳呆腹胀,便溏,腰膝酸软,舌淡有齿痕,苔白腻,脉沉细。中医治法是
A. 和中降逆,化湿泄浊
B. 清化和中
C. 利水消肿
D. 补气健脾益肾
E. 活血化瘀

40. 患者,男,40岁。患再生障碍性贫血。面色苍白,唇甲色淡,头晕,心悸,乏力,动则加剧,舌淡,脉细弱。治疗应首先考虑的方剂是
A. 右归丸合当归补血汤
B. 左归丸、右归丸合当归补血汤
C. 八珍汤
D. 六味地黄丸合桃红四物汤
E. 左归丸合当归补血汤

41. 患者,女,30岁。有慢性髓细胞性白血病史。形体消瘦,面色晦暗,胸痛,胁下痞块坚硬,皮肤有瘀斑,舌质紫暗,脉细涩。中医治法是
A. 益气养阴
B. 凉血活血
C. 清热解毒
D. 活血化瘀
E. 健脾益肾

42. 患者,女,32岁。有甲状腺功能亢进症病史。颈前肿胀,烦躁易怒,易饥多食,恶热多汗,心悸头晕,大便秘结,失眠,舌红,苔黄,脉弦数。其中医治法是
A. 疏肝理气,化痰散结
B. 清肝泻火,消瘿散结
C. 滋阴降火,消瘿散结
D. 益气养阴,消瘿散结
E. 清肝泻火,益气养阴

43. 患者,男,30岁。有糖尿病史。口渴多尿,多食易饥,形体消瘦,大便干燥,舌红苔黄,脉滑实有力。其中医治法是
A. 活血化瘀祛痰
B. 益气健脾,生津止渴

C. 清胃泻火,养阴增液
D. 滋阴温阳,补肾固摄
E. 活血通络

44. 患者,女,23岁。被人发现时呈昏迷状态。查体:神志不清,两侧瞳孔呈针尖样大小,呼吸有大蒜臭味,应首先考虑的是
A. 急性安眠药物中毒
B. 急性毒蕈中毒
C. 急性有机磷杀虫药中毒
D. 亚硝酸盐中毒
E. 一氧化碳中毒

45. 患者,男,35岁。间断上腹部痛5年,为饥饿痛、夜间痛,向背部放射,伴反酸、嗳气,曾发生4次上消化道大出血,2次行胃镜检查均未见异常,曾服用多种抑酸、保护胃黏膜药物效果欠佳,应考虑
A. 十二指肠球部多发性溃疡
B. 胃溃疡
C. 胃炎
D. 幽门管溃疡
E. 球后溃疡

46. 患者,男,55岁。腰部隐痛,酸软无力,缠绵不愈,心烦少寐,口燥咽干,面色潮红,手足心热,舌红少苔,脉弦细数。治宜选用
A. 左归丸
B. 右归丸
C. 河车大造丸
D. 清骨散
E. 六味地黄丸

47. 患者,女,35岁。寒战发热、腰痛伴尿频尿痛2天。尿常规检查:红细胞(+++),白细胞(+++),尿蛋白(+)。血常规检查:血白细胞18×10^9/L,中性0.86。应首先考虑的诊断是
A. 急性肾盂肾炎
B. 急性膀胱炎
C. 肾病综合征
D. 尿道综合征

E. 慢性肾小球肾炎

48. 患者,女,23 岁。面部蝶形红斑,关节肌肉酸痛,皮肤红斑,高热,满目红赤,咽干,口渴喜冷饮,关节疼痛,大便秘结,小便短赤,舌红绛苔黄,脉洪数。其治法是
    A. 清热祛风通络
    B. 滋阴降火凉血
    C. 清热活血息风
    D. 清热解毒,凉血化斑
    E. 养肝息风化瘀

49. 患者,女,46 岁。神思恍惚,梦魂颠倒,心悸易惊,善悲欲哭,肢体困乏,饮食减少,舌质淡,脉细无力。其治法是
    A. 健脾养心,益气安神
    B. 健脾养心,益气活血
    C. 健脾养心,化痰解郁
    D. 益气养血,化痰祛瘀
    E. 益气和胃,养心安神

50. 患者突然昏倒,神志不清,口吐涎沫,两目上视,四肢抽搐,口中怪叫,移时苏醒,舌苔白腻,脉弦滑。治疗首选
    A. 导痰汤
    B. 二阴煎
    C. 控涎丹
    D. 涤痰汤
    E. 定痫丸

51. 患者,男,58 岁。既往有高血压病史,晨起时突然出现口眼歪斜,语言謇涩,右侧半身不遂,痰多,腹胀便秘,头晕目眩,舌质红,苔黄腻,脉弦滑,即来医院就诊,测血压 180/100mmHg,头颅 CT 未见异常,其诊断是
    A. 高血压,肝阳暴亢,风火上扰证
    B. 高血压,脑梗死,风痰瘀血痹阻脉络证
    C. 高血压,脑出血,气虚血瘀证
    D. 高血压,脑梗死,痰热腑实,风痰上扰证
    E. 高血压,阴虚风动证

52. 患者多食,大便每日 2~3 次。查体:血压 140/60mmHg,双眼突出,心律不齐,脉搏短绌。应首先考虑的
    A. 糖尿病合并缺血性心脏病
    B. 风心病伴心房纤颤
    C. 高血压性心脏病伴心房纤颤
    D. 肺心病伴心房纤颤
    E. 甲状腺功能亢进症伴心房纤颤

53. 患者,男,45 岁。心悸 10 天,心电图示多个导联提前出现宽大畸形 QRS 波群,其前无相关 P 波,其后 T 波与 QRS 波群主波方向相反,代偿间歇完全。其诊断是
    A. 房性早搏
    B. 房室交界性早搏
    C. 室性早搏
    D. 房室传导阻滞
    E. 室内传导阻滞

54. 患者,女,21 岁。四肢关节痛 6 个月,近 2 个月出现面颊部对称性红斑,口腔溃疡反复发作,检查白细胞 2.7×10^9 g/L,血沉 67mm/h,ANA(+)。最可能的诊断是
    A. 类风湿关节炎
    B. 系统性红斑狼疮
    C. 干燥综合征
    D. 白塞病
    E. 风湿性关节炎

55. 患者,男,69 岁。近 5 年出现心悸、气短,于 3 个月前出现双下肢水肿,有夜间阵发性呼吸困难。查体:心界向两侧扩大,心音低钝,听诊心尖区有 3/6 级收缩期吹风样杂音。首先应考虑的诊断是
    A. 缺血性心肌病
    B. 心包积液
    C. 扩张性心肌病
    D. 肥厚型心肌病
    E. 风湿性心脏病

56. 患者,男,30 岁。腹泻 3~5 次/日,便稀时带黏

液及血,2年来时重时轻。近3个月来低热,腹泻,8~10次/日,时有便血,左下腹有压痛。曾用磷霉素钙治疗无效。应首先考虑的诊断是
A. 结肠癌
B. 慢性细菌性痢疾
C. 溃疡性结肠炎
D. 克罗恩病
E. 血吸虫病

57. 患者,女,45岁。久病崩漏,大便秘结,数天一行,面色无华,唇甲色淡,头晕心悸,舌淡,脉细。治疗应首选
A. 麻子仁丸
B. 增液汤
C. 温脾汤
D. 六磨汤
E. 润肠丸

58. 患者因乏力就诊,骨穿示增生减低,考虑为再生障碍性贫血。现面色苍白,倦怠乏力,头晕心悸,手足心热,腰膝酸软,畏寒肢冷,齿鼻衄血,舌质淡,苔白,脉细无力。其中医治法是
A. 滋阴助阳,益气养血
B. 补肾助阳,益气补血
C. 滋阴补肾,益气养血
D. 清热凉血,解毒养阴
E. 补肾活血

59. 患者,男,34岁。因身体不适就诊,全身浮肿,面色苍白,畏寒肢冷,腰脊冷痛,神疲,纳少,便溏,舌嫩淡胖,有齿痕,脉沉细。尿常规检查见尿蛋白,血压160/90mmHg。其中医证型是
A. 脾肾阳虚证
B. 肺肾气虚证
C. 脾肾气虚证
D. 肝肾阴虚证
E. 气阴两虚证

60. 患者,女,60岁。头晕、心悸3~4年,心尖搏动向左下移位,呈抬举性搏动,于胸骨左缘第3、4肋间闻及叹气样舒张期杂音,为递减型,向心尖

传导,在心尖区闻及隆隆样舒张早期杂音,股动脉可闻及射枪音。诊断是
A. 二尖瓣关闭不全
B. 主动脉瓣关闭不全
C. 二尖瓣狭窄
D. 主动脉瓣狭窄
E. 二尖瓣脱垂

61. 患者,男,67岁。慢性呼吸衰竭多年,现呼吸短浅难续,甚则张口抬肩,不能平卧,胸满气短,心悸,咳嗽,痰白如沫,咯吐不利,形寒汗出,舌淡,苔白润,脉沉细无力。治疗应首选
A. 二陈汤合三子养亲汤
B. 补肺汤合参蛤散
C. 苏子降气汤
D. 涤痰汤
E. 真武汤合五苓散

62. 患者,女,30岁。甲亢,甲状腺肿大,经丙基硫氧嘧啶治疗3个月后,症状明显减轻,但甲状腺无缩小,心率78次/分,T_3、T_4正常。应采用的治疗是
A. 手术治疗
B. 继续原治疗
C. 加用甲状腺片
D. 加大丙基硫氧嘧啶剂量
E. 减少丙基硫氧嘧啶剂量

63. 患者,男,45岁。体胖,平素食欲佳。近1个月来饮水量逐渐增多,每日1500mL左右,尿量多,空腹血糖6.7mmol/L(120mg/dL),尿糖(+)。应做哪项检查来确诊糖尿病
A. 葡萄糖耐量试验
B. 皮质素葡萄糖耐量试验
C. 血浆胰岛素浓度测定
D. 24小时尿C肽量测定
E. 24小时尿糖定量

64. 患者,男,35岁。上腹隐痛1年,饭后腹胀,食欲减退,体检一般情况尚可。测定基础胃酸排出量减少,胃镜下可见黏膜充血,粗糙不平,有出血

点。其诊断是
A. 慢性浅表性胃炎
B. 胃溃疡
C. 胃癌
D. 慢性萎缩性胃炎
E. 胃黏膜脱垂症

65. 患者,女,68岁。有高血压病史5年,一直服用硝苯地平和氢氯噻嗪控制血压,有糖尿病病史2年,平时空腹血糖7~8mmol/L,1年前体检血尿酸508μmol/L,未予药物治疗。患者1日前受凉感冒,晨起觉脚趾和脚踝疼痛,局部肿胀、发热。首先考虑的诊断是
A. 风湿性关节炎
B. 系统性红斑狼疮
C. 痛风
D. 骨性关节炎
E. 类风湿关节炎

66. 患者急性肠梗阻3天,腹胀,呕吐剧烈,口渴,尿少,呼吸深,脉细速,血压80/60mmHg,血清钠138mmol/L。诊断是
A. 高渗性失水
B. 等渗性失水
C. 低渗性失水
D. 高钾血症
E. 低钾血症

67. 患者,女,30岁。失眠多梦,易于惊醒,胆怯心悸,遇事善惊,气短乏力,舌淡,脉弦细。治疗应首选
A. 酸枣仁汤
B. 琥珀多寐丸
C. 安神定志丸合酸枣仁汤
D. 朱砂安神丸
E. 养心汤

68. 患者胁部皮肤灼热疼痛,继则出现簇集粟粒大小丘状疱疹,呈带状排列,疱壁紧张,口苦,心烦,脉弦数,治疗本病除局部阿是穴、夹脊外,宜选取
A. 神门、大陵

B. 合谷、列缺
C. 血海、膈俞
D. 血海、内庭
E. 行间、侠溪

69. 患儿睡中遗尿,白天小便频而量少,面白气短,纳差,便溏,舌淡苔白,脉细无力。针灸治疗除中极、关元、三阴交、膀胱俞外,还应选
A. 肾俞、命门、太溪
B. 行间、阳陵泉
C. 四神聪、列缺
D. 肺俞、气海、足三里
E. 百会、命门、阴陵泉

70. 患者,男,40岁。胃脘部暴痛,痛势剧烈,痛处拒按,饥时痛减,饭后痛增,治疗应选取的腧穴是
A. 胃俞、脾俞、太冲
B. 期门、阳陵泉、中脘
C. 三阴交、膈俞、中脘
D. 中脘、足三里、内关
E. 合谷、太冲、中脘

71. 患者,男,32岁。恶寒发热,头痛,鼻流清涕,舌淡红,苔薄白,脉浮紧,治疗应选
A. 督脉、手厥阴及足太阴经穴
B. 相应背俞穴及手太阴、足少阴经穴
C. 手太阴、手阳明经穴及督脉穴
D. 手太阴经穴及相应背俞穴
E. 手太阴、足阳明经穴及督脉穴

72. 患者头晕目眩,泛泛欲吐,急躁易怒,口苦,耳鸣,舌红,苔黄,脉沉。治疗除百会、风池外,还应选取的主穴是
A. 侠溪、太溪
B. 太冲、内关
C. 气海、脾俞
D. 悬钟、三阴交
E. 血海、膈俞

73. 患者,女,68岁。突然出现半身不遂,舌强语謇,口角歪斜,肢体麻木,心烦失眠,眩晕耳鸣,手足

拘挛,舌红,苔少,脉细数。治疗除主穴外,还应
选取的配穴是
A. 气海、血海
B. 曲池、内庭
C. 丰隆、合谷
D. 太冲、太溪
E. 太溪、风池

74. 患者头痛如裹 3 日,痛无休止,肢体困重,舌苔白腻,脉濡。针灸治疗除主穴外,还应应选取的配穴是
A. 风门、列缺
B. 曲池、大椎
C. 丰隆、中脘
D. 足临泣、率谷
E. 头维、阴陵泉

75. 患者腰痛隐隐,绵绵不已,膝腿疲软无力,劳则更甚,反复发作,舌淡红,脉细。治疗除主穴外,还应选取的配穴是
A. 后溪、申脉
B. 肾俞、太溪
C. 膈俞、血海
D. 命门、腰阳关
E. 次髎、志室

76. 患者,女,38 岁。腰部冷痛重着,天气变化或阴雨风冷时加重。治疗除取主穴外,还应选用
A. 腰阳关
B. 膈俞
C. 肾俞
D. 次髎
E. 足三里

77. 患者,女,26 岁。经前腹痛剧烈,拒按,经色紫黑,有血块,血块下后疼痛缓解,伴乳房胀痛,舌有瘀点,脉弦。治疗除主穴外,还应选取的配穴是
A. 太溪、肾俞
B. 太冲、血海
C. 关元、归来

D. 气海、脾俞
E. 中极、血海

78. 患者,男,48 岁。头胀痛近 2 年,时作时止,伴目眩易怒,面赤口苦,舌红苔黄,脉弦数。治疗除取主穴外,还应选用
A. 头维、内庭、三阴交
B. 血海、风池、足三里
C. 风池、列缺、太阳
D. 太溪、太冲
E. 丰隆、太阳、风门

79. 患者,女,48 岁。两膝关节红肿热痛,兼身热,口渴,舌苔黄燥,脉滑数。治疗除选取主穴外,应加用的腧穴是
A. 大椎、曲池
B. 血海、曲池
C. 脾俞、气海
D. 脾俞、胃俞
E. 肾俞、合谷

80. 患者,女,43 岁。眩晕 2 个月,加重 1 周,昏眩欲仆,神疲乏力,面色白,时有心悸,夜寐欠安,舌淡,脉细。治疗应首选
A. 风池、肝俞、肾俞、行间、侠溪
B. 丰隆、中脘、内关、解溪、头维
C. 百会、上星、风池、丰隆、合谷
D. 脾俞、足三里、气海、百会
E. 百会、太阳、印堂、合谷

81. 患者,女,45 岁。失眠 2 年,经常多梦少寐,入睡迟,易惊醒,平常遇事惊怕,多疑善感,气短头晕,舌淡,脉弦细。治疗除取主穴外,还应加
A. 心俞、脾俞
B. 肾俞、太溪
C. 心俞、胆俞
D. 行间、侠溪
E. 脾俞、胃俞

82. 患者,男,22 岁。发热恶寒,寒重热轻,头痛身痛,鼻塞流涕,咳嗽,咳痰清稀,舌苔薄白,脉浮

紧。治疗应首选
A. 手太阴、手阳明经穴及督脉穴
B. 手少阴、手太阳、手太阴经穴
C. 手太阴、足太阳、手少阳经穴
D. 手太阴、手少阳、足少阳经穴
E. 手阳明、足阳明、手太阴经穴

83. 患者,女,40岁。呕吐清水,胃部不适,食久乃吐,喜热畏寒,身倦,便溏,小便可,舌苔白,脉迟。治疗除取主穴外,还应加
A. 脾俞、胃俞
B. 肝俞、太冲
C. 肾俞、太溪
D. 胆俞、丘墟
E. 次髎、血海

84. 患者,女,45岁。2天前感觉胁肋部皮肤灼热疼痛,皮色发红,继则出现簇集性粟粒状大小丘状疱疹,呈带状排列,兼见口苦、心烦,易怒,脉弦数。治疗除取主穴外,还应选用的穴位是
A. 大椎、曲池、合谷
B. 行间、侠溪
C. 阴陵泉、内庭
D. 足三里、阴陵泉、阳陵泉
E. 内庭、曲池、太白

85. 患者,男,31岁。目赤肿痛,羞明,流泪,伴头痛发热,脉浮数。治疗除取主穴外,还应选用的是
A. 太渊、风池
B. 外关、少商
C. 行间、侠溪
D. 太溪、鱼腰
E. 外关、四白

A3型选择题(86~124题)

答题说明

以下提供若干个案例,每个案例下设3道考题。请根据题干所提供的信息,在每一道考题下面的A、B、C、D、E五个备选答案中选择一个最佳答案,并在答题卡上将相应题号的相应字母所属的方框涂黑。

(86~88题共用题干)

患者,女,70岁。慢性咳嗽、咳痰30年,气短5年,2天前咳嗽、咳痰加重,痰量增加,伴发热、喘息。胸中烦闷,口渴喜冷饮,面赤,咽干,小便赤涩,便秘,舌质红,苔薄黄,脉滑数。肺功能检查:FEV_1/FVC 60%及FEV_1占预计值的45%。

86. 该患者最恰当的诊断是
A. 肺炎链球菌肺炎
B. 慢性阻塞性肺疾病
C. 原发性支气管肺癌
D. 支气管哮喘
E. 慢性肺源性心脏病

87. 目前该患者最主要的治疗是
A. 气雾治疗
B. 祛痰、镇咳
C. 解痉、平喘
D. 抗感染、祛痰
E. 提高免疫功能

88. 中医治疗应首选
A. 生脉散合六君子汤
B. 真武汤合五苓散
C. 涤痰汤
D. 桑白皮汤
E. 小青龙汤

(89~91题共用题干)

患者,男,70岁。高血压病30余年,未系统诊治。近几日于劳累后感觉心悸、气短,并逐渐出现夜间卧位则心悸加重,需坐起后得以缓解。近日气温骤降,上述症状加重。现症:心悸,气短,倦怠乏力,面色苍白,动辄汗出,头晕,面颧暗红,夜寐不安,口干。查体:颈静脉怒张,两下肺闻及细湿啰音,心尖搏动弥散,心浊音界向两侧扩大,以左下为主;心率110次/分,闻及早搏10次/分,各瓣膜听诊区未闻及杂音,肝肋下8cm,下肢凹陷性水肿。舌质红,苔薄白,脉细数无力。心电图示:窦性心动过速,频发房性

早搏,T 波低平。胸部 X 线片:心影普遍增大,两肺明显淤血征象,肺动脉圆锥突出。

89. 最可能的诊断是
  A. 急性心力衰竭
  B. 慢性心力衰竭
  C. 慢性肺源性心脏病
  D. 扩张型心肌病
  E. 急性前壁心肌梗死

90. 其中医辨证是
  A. 阳虚喘脱证
  B. 饮凌心肺证
  C. 痰浊壅肺证
  D. 气阴亏虚证
  E. 心肺气虚证

91. 治疗应首选
  A. 三子养亲汤合真武汤加减
  B. 参附龙牡汤加味
  C. 生脉散合酸枣仁汤加味
  D. 人参养荣汤合桃红四物汤加减
  E. 真武汤加减

(92~94 题共用题干)

患者,女,40 岁。发作性心悸 1 年,近 2 个月来发作次数频繁,胸闷烦躁,失眠多梦,口干口苦,大便秘结,舌质红,舌苔黄腻,脉弦滑。今日突发心悸来院就诊,血压 90/60mmHg,心电图示:心率为 160 次/分,QRS 波规则,逆行 P 波出现在 QRS 波之后。

92. 最有可能的诊断为
  A. 心房扑动
  B. 快速房颤
  C. 室上性心动过速
  D. 室性心动过速
  E. 窦性心动过速

93. 其中医治法是
  A. 清热化痰,宁心安神
  B. 活血化瘀,理气通络
  C. 温补心阳,安神定悸
  D. 滋阴清火,养心安神
  E. 补血养心,益气安神

94. 治疗应首选
  A. 参附汤合桂枝甘草龙骨牡蛎汤

B. 桃仁红花煎
C. 黄连温胆汤
D. 归脾汤
E. 天王补心丹

(95~97 题共用题干)

患者,男,24 岁。心悸、气短 10 天,伴恶心欲吐,腹胀腹痛,大便稀溏,困倦乏力,口渴,胸闷。患者在 3 周前有发热、咽痛病史。查体:心界向左下扩大,心音低钝,心电图是窦性心动过速、频发室性期前收缩。舌红苔黄腻,脉濡数。

95. 首先应考虑
  A. 扩张性心肌病
  B. 风湿性心肌炎
  C. 病毒性心肌炎
  D. 感染性心内膜炎
  E. 心包积液

96. 其治法是
  A. 清热解毒,宁心安神
  B. 滋阴清热,养心安神
  C. 解毒化湿,宁心安神
  D. 益气温阳,滋阴通脉
  E. 益气养阴,宁心安神

97. 治疗应首选
  A. 天王补心丹
  B. 参附养荣汤
  C. 炙甘草汤合生脉散
  D. 葛根芩连汤合甘露消毒丹
  E. 银翘散

(98~100 题共用题干)

患者,女,42 岁。双手指间关节疼痛半年,左腕关节肿痛 4 周。查体:左腕关节肿胀,压痛(+),双手第 2、4、5 近端指间关节压痛(+),无肿胀。实验室检查:ESR 45mm/h,CRP 18.7mg/L(正常 <8mg/L),RF(-),抗 CCP 抗体 152RU/mL(正常 <5RU/mL)。

98. 该患者首先考虑的诊断是
  A. 强直性脊柱炎
  B. 痛风性关节炎
  C. 系统性红斑狼疮
  D. 类风湿关节炎

E. 骨关节炎

99. 该患者病变的基本特征是
   A. 血管炎
   B. 软骨炎
   C. 滑膜炎
   D. 附着点炎
   E. 韧带炎

100. 治疗应首选的药物是
   A. 青霉素
   B. 布洛芬
   C. 青霉胺
   D. 地塞米松
   E. 甲氨蝶呤

(101～103题共用题干)

患者,女,58岁。上腹不适、纳差3年。体重减轻、乏力半年,伴食后胀满痞闷,便溏。查体:贫血貌,上腹部轻压痛。舌质淡红,苔薄白,脉沉细。Hb 88g/L,MCV 115fL。胃镜检查示:胃体皱襞稀疏,黏膜血管透见。

101. 应首先考虑的诊断是
   A. 消化性溃疡
   B. 慢性萎缩性胃炎
   C. 胃癌
   D. 慢性胆囊炎
   E. 慢性浅表性胃炎

102. 其治法是
   A. 健脾养阴,益胃止痛
   B. 疏肝理气,和胃止痛
   C. 健脾益气,温中和胃
   D. 益气养血,健脾和营
   E. 化瘀通络,和胃止痛

103. 治疗应首选
   A. 八珍汤
   B. 失笑散合丹参饮
   C. 柴胡疏肝散
   D. 四君子汤
   E. 一贯煎合芍药甘草汤

(104～106题共用题干)

患者,男,28岁。突然发作上腹部剧痛,腹痛持续,但无放射痛,伴有恶心、呕吐。体格检查:全腹压痛,反跳痛,以上腹部及右上腹为著,叩诊肝浊音界不清,肠鸣音减弱。

104. 为明确诊断,应先作哪项检查
   A. 白细胞计数和分类
   B. 血清淀粉酶或尿淀粉酶测定
   C. 腹部X线检查
   D. 诊断性腹腔穿刺
   E. 腹部B型超声波检查

105. 已证实膈下游离气体存在,其最可能的原因是
   A. 胆囊穿孔
   B. 胃、十二指肠穿孔
   C. 肝破裂
   D. 膀胱破裂
   E. 乙状结肠穿孔

106. 疼痛进一步加重,肠鸣音消失,腹部移动性浊音阳性,血白细胞计数$21 \times 10^9/L$,此时应采取的措施是
   A. 镇静镇痛
   B. 胃肠减压,应用抗生素
   C. 补充水、电解质和营养
   D. 穿刺引流
   E. 急诊手术

(107～109题共用题干)

患者,女,38岁。上呼吸道感染2周后出现皮肤瘀点,血小板检查为$30 \times 10^9/L$,骨髓象示骨髓巨核细胞数量轻度增加,巨核细胞发育成熟障碍。现斑色暗淡,多散在出现,时起时消,过劳则加重,心悸,气短,头晕目眩,食欲不振,面色苍白,舌质淡,苔白,脉弱。

107. 最可能的诊断是
   A. 特发性血小板减少性紫癜
   B. 过敏性紫癜
   C. 粒细胞缺乏症
   D. 再生障碍性贫血
   E. 急性白血病

108. 其辨证是
   A. 气不摄血证
   B. 血热妄行证
   C. 气阴两虚证

D. 阴虚火旺证
E. 肝肾阴虚证

109. 治疗应首选
A. 五阴煎
B. 犀角地黄汤
C. 六味地黄丸
D. 茜根散
E. 归脾汤

(110~112题共用题干)
患者,男,56岁。心房颤动患者,突发一过性黑蒙。两周来共发生过5次,每次持续2~15秒。查体无神经系统异常。脑CT无异常。

110. 可能的诊断是
A. 脑动脉瘤
B. 脑血栓形成
C. 脑出血
D. 脑血管畸形
E. 短暂性脑缺血发作

111. 主要累及的血管是
A. 基底动脉系
B. 椎动脉系
C. 颈内动脉系
D. 大脑后动脉
E. 大脑前动脉

112. 最适宜的预防治疗是
A. 阿司匹林
B. 低分子右旋糖酐
C. 丙戊酸钠
D. 胞二磷胆碱
E. 降纤酶

(113~115题共用题干)
患者,男,29岁。2天前感冒之后出现左侧乳突区及面部轻度疼痛,昨日起左侧眼睑闭合不全,额纹消失,眼裂扩大,鼻唇沟平坦,口角歪向右侧,舌红,苔薄黄,脉浮数。

113. 其辨证是
A. 气阴两虚证
B. 风寒侵袭证
C. 风热侵袭证

D. 气血不足证
E. 肝阳上亢证

114. 针刺治疗应选取的主穴是
A. 攒竹、阳白、四白、颧髎、颊车、地仓、合谷、太冲
B. 太阳、阳白、地仓、颊车、颧髎、上关、攒竹、丝竹空
C. 印堂、太阳、头维、百会、合谷、地仓、迎香
D. 水沟、百会、后溪、内关、印堂、间使、太冲
E. 百会、印堂、四神聪、内关、太溪、悬钟、合谷

115. 治疗除主穴外,乳突部疼痛应选取的配穴是
A. 风池
B. 翳风
C. 水沟
D. 承浆
E. 廉泉

(116~118题共用题干)
患者,女,63岁。肩部酸痛、活动受限1年,常因劳累而加重,现上举、外展均受限,肩部喜温喜按,伴头晕乏力,舌质淡,苔薄白,脉细弱。

116. 其诊断为
A. 颈椎病
B. 肱二头肌长头肌腱炎
C. 肩关节脱位
D. 漏肩风
E. 落枕

117. 治疗应选取的经穴是
A. 局部阿是穴和手太阳、足少阳经穴
B. 局部腧穴和手足三阳经穴、督脉穴
C. 局部穴位配合循经远端取穴
D. 局部阿是穴及相应夹脊穴
E. 手、足太阳经穴

118. 针灸治疗除主穴外,还应选取
A. 合谷、风池
B. 内关、膈俞
C. 太冲、行间
D. 曲池、血海
E. 足三里、气海

(119~121题共用题干)

患者,女,20岁。恣食生冷,月经延后10余天,已连续3个周期,量少,色暗有块,小腹冷痛拒按,得热痛减,畏寒肢冷,面色青白,舌质暗,苔白,脉沉紧。

119. 其诊断是
   A. 月经先期虚热证
   B. 月经先期气虚证
   C. 月经后期寒凝证
   D. 月经后期血虚证
   E. 月经先后无定期肾虚证

120. 针灸治疗应选取的主穴是
   A. 关元、三阴交、血海
   B. 气海、三阴交、归来
   C. 关元、三阴交、肝俞
   D. 中极、次髎、地机、三阴交
   E. 关元、足三里、三阴交

121. 治疗除主穴外,应加取的腧穴是
   A. 足三里、血海
   B. 期门、太冲
   C. 足三里、脾俞
   D. 关元、命门
   E. 肾俞、太溪

(122~124共用题干)

患者,男,24岁。颈项强痛,活动受限,头向右侧倾斜,项背牵拉痛,颈项部压痛明显,兼见恶风畏寒,舌苔薄白,脉浮。

122. 针灸治疗应选取的主穴是
   A. 局部阿是穴、相应夹脊穴
   B. 肩髃、肩髎、肩贞、阿是穴、阳陵泉、条口透承山
   C. 颈夹脊、天柱、风池、曲池、悬钟、阿是穴
   D. 阿是穴、风池、绝骨、后溪
   E. 外劳宫、天柱、阿是穴、后溪、悬钟

123. 治疗除取主穴外,还应选用的穴位是
   A. 内关、合谷
   B. 风池、肩井
   C. 风池、合谷
   D. 大椎、束骨
   E. 天宗

124. 治疗本病的经验穴是
   A. 曲池
   B. 悬钟
   C. 阳陵泉
   D. 外劳宫
   E. 合谷

B1型选择题(125~150题)

答题说明

以下提供若干组考题,每组考题共用在考题前列出的A、B、C、D、E五个备选答案。请从中选择一个与问题关系最密切的答案,并在答题卡上将相应题号的相应字母所属方框涂黑。某个备选答案可能被选择一次、多次或不被选择。

   A. 桑白皮汤
   B. 小青龙汤
   C. 涤痰汤、安宫牛黄丸或至宝丹
   D. 二陈汤合三子养亲汤
   E. 生脉散合六君子汤

125. 慢性阻塞性肺疾病痰热郁肺证,治疗应首选
126. 慢性阻塞性肺疾病痰浊壅肺证,治疗应首选

   A. 参附汤合五苓散
   B. 参附汤合葶苈大枣泻肺汤
   C. 参附龙牡汤
   D. 真武汤合五苓散
   E. 苓桂术甘汤合葶苈大枣泻肺汤

127. 治疗慢性心力衰竭痰饮阻肺证,应首选
128. 治疗慢性心力衰竭阳虚水泛证,应首选

   A. 化肝煎
   B. 良附丸
   C. 保和丸
   D. 失笑散
   E. 益胃汤

129. 治疗慢性胃炎胃阴不足证,应首选
130. 治疗急性胃炎寒邪客胃证,应首选

A. 疏肝理气,活血化瘀
B. 清热利湿,化瘀解毒
C. 养阴清热,解毒祛瘀
D. 理气化痰,消食散结
E. 温中散寒,健脾调胃

131. 治疗肝癌湿热瘀毒证,应首选
132. 治疗肝癌气滞血瘀证,应首选

A. 蠲痹汤
B. 身痛逐瘀汤合茯苓丸
C. 独活寄生汤
D. 六味地黄丸
E. 虎潜丸

133. 治疗类风湿关节炎肝肾亏损,邪痹筋骨证,应首选
134. 治疗类风湿关节炎痰瘀互结,经脉痹阻证,应首选

A. 当归补血汤
B. 炙甘草汤
C. 四逆汤
D. 白虎加人参汤合犀角地黄汤
E. 三甲复脉汤

135. 治疗休克阳气暴脱证,应首选
136. 治疗休克心气不足证,应首选

A. 消渴方
B. 玉女煎
C. 人参健脾丸
D. 丹参饮
E. 六味地黄丸

137. 治疗糖尿病中消,可用
138. 治疗糖尿病下消,可用

A. 足少阳胆经
B. 足少阴肾经
C. 足厥阴肝经
D. 足阳明胃经
E. 足太阴脾经

139. 行于下肢外侧前线的经脉是
140. 行于下肢外侧中线的经脉是

A. 足阳明经
B. 任脉
C. 督脉
D. 冲脉
E. 足太阴经

141. 被称作血海的经脉是
142. 被称作五脏六腑之海的经脉是

A. 12寸
B. 13寸
C. 16寸
D. 18寸
E. 19寸

143. 横骨上廉至内辅骨上廉的骨度分寸是
144. 膝中至外踝尖的骨度分寸是

A. 井穴
B. 荥穴
C. 合穴
D. 经穴
E. 输穴

145. 曲池在五输穴中,属
146. 太溪在五输穴中,属

A. 大杼
B. 绝骨
C. 太渊
D. 膈俞
E. 膻中

147. 骨会是
148. 脉会是

A. 在颈前区,胸骨上窝正中央,前正中线上
B. 在颈部,耳垂后方,乳突下端前方凹陷中
C. 在颈后区,枕骨之下,胸锁乳突肌上端与斜方肌上端之间的凹陷中
D. 在颈后区,枕外隆凸直下,两侧斜方肌之间凹陷中
E. 在颈后区,第2颈椎棘突上际凹陷中,后正中线上

149. 翳风穴位于
150. 风池穴位于

A1型选择题(1~18题)

答题说明

每一道考试题下面有 A、B、C、D、E 五个备选答案。请从中选择一个最佳答案，并在答题卡上将相应题号的相应字母所属的方框涂黑。

1. 煮沸法消毒杀灭一般细菌所需时间为
   A. 20 分钟
   B. 40 分钟
   C. 60 分钟
   D. 80 分钟
   E. 100 分钟

2. 外科内治三原则中的补法适用于
   A. 一切肿疡初期
   B. 肿疡疮形已成者
   C. 溃疡中期，正虚毒盛者
   D. 溃疡后期，疮口难敛者
   E. 外科非化脓性肿块性疾病

3. 沿一侧周围神经分布的疾病是
   A. 红斑狼疮
   B. 猩红热
   C. 带状疱疹
   D. 湿疹
   E. 风疹

4. 六味地黄汤合黄连阿胶汤适用于甲状腺功能亢进症的哪种证型
   A. 心肝阴虚
   B. 心肾阴虚
   C. 心脾两虚
   D. 肝火亢盛
   E. 痰热瘀阻

5. 首选用于治疗急性乳腺炎肝胃郁热证的方剂是
   A. 托里消毒散
   B. 普济消毒饮
   C. 瓜蒌牛蒡汤
   D. 柴胡清肝汤
   E. 五味消毒饮

6. 消化道穿孔最有意义的诊断依据是
   A. 腹部按诊
   B. 腹部 B 超不均质回声团
   C. 腹部立位平片游离气体
   D. 腹部 X 线积液
   E. 腹部 CT 液性暗区

7. 内痔的主要症状是
   A. 便血，疼痛
   B. 便血，有分泌物
   C. 便血，脱出
   D. 便血，肛门痒
   E. 便血，异物感

8. 下列不属于先兆流产症状的是
   A. 阴道流血
   B. 腹痛
   C. 腰背痛
   D. 小腹坠胀
   E. 阴道胎块

9. 疑为异位妊娠破裂，最常用的辅助检查方法是
   A. 妊娠试验
   B. B 超
   C. 阴道后穹隆穿刺
   D. 腹腔镜检查
   E. 诊断性刮宫

10. 治疗妊娠期高血压疾病脾肾两虚证，应首选
    A. 天仙藤散
    B. 白术散合五苓散
    C. 真武汤
    D. 肾气丸
    E. 四苓散

11. 第二产程达 1 小时胎头无明显下降，称为
    A. 潜伏期延长
    B. 活跃期停止
    C. 第二产程延长
    D. 第二产程停滞

E. 胎头下降停止

12. 下列哪项不是闭经气血虚弱证的主要症状
    A. 月经闭止,腰膝酸软
    B. 月经量少,经色淡质稀,继而停经
    C. 头晕眼花
    D. 神疲乏力
    E. 食欲不振

13. 治疗不孕症瘀阻胞宫证,应首选
    A. 当归补血汤
    B. 补阳还五汤
    C. 少腹逐瘀汤
    D. 桃红四物汤
    E. 通窍活血汤

14. 下列属于早产儿生理性黄疸特点的是
    A. 出生后 5~6 天出现,30~35 天完全消退
    B. 出生后 3~4 天出现,21~28 天完全消退
    C. 出生后 3~4 天出现,15~20 天完全消退
    D. 出生后 2~3 天出现,10~14 天完全消退
    E. 出生后 1~2 天出现,3~7 天完全消退

15. 小儿支气管哮喘发病的主要内因是
    A. 外感六淫之邪
    B. 嗜食酸、甘、咸、腻
    C. 胎禀不足与伏痰
    D. 接触异常气味

E. 活动过度,情绪激动

16. 诊断病毒性心肌炎最常做的检查是
    A. 心脏彩色多普勒检查
    B. 心电图
    C. 心电向量
    D. 胸部 X 线摄片
    E. 螺旋 CT

17. 治疗疱疹性口炎风热乘脾证宜选用
    A. 凉膈散
    B. 泻黄散
    C. 清热泻脾散
    D. 泻心导赤散
    E. 六味地黄丸

18. 下列关于营养性缺铁性贫血的实验室检查叙述正确的是
    A. 血清铁蛋白降低,血清铁降低,总结合力降低
    B. 血清铁降低,总铁结合力增高,铁粒幼红细胞增加
    C. 总铁结合力降低,血清铁降低,铁粒幼红细胞减少
    D. 血清铁蛋白降低,红细胞游离原卟啉增高,血清铁降低
    E. 红细胞游离原卟啉增高,铁幼粒红细胞增高,血清铁降低

A2 型选择题(19~81 题)

答题说明

每一道考题是以一个小案例出现的,其下面都有 A、B、C、D、E 五个备选答案。请从中选择一个最佳答案,并在答题卡上将相应题号的相应字母所属的方框涂黑。

19. 患者,男,23 岁。右前臂内侧有红丝一条,向上走窜,停于肘部。用砭镰疗法的操作要点是
    A. 沿红线两头,针刺出血
    B. 梅花针沿红线点刺,微微出血
    C. 用三棱针沿红线寸寸挑断,并微微出血
    D. 用三棱针点刺出血
    E. 梅花针沿红线点刺,微微出血,并加神灯照法

20. 患者,男,48 岁。肩背皮肤浅层肿块,与皮肤粘

连,瘤体表面中心有黑色粗大毛孔,挤压时有臭脂浆溢出,其诊断是
    A. 粉瘤
    B. 肉瘤
    C. 流痰
    D. 血瘤
    E. 筋瘤

21. 患者腹痛剧烈,全腹压痛、反跳痛,腹皮挛急,高

热不退,恶心纳差,便秘。舌红绛,苔黄厚,脉洪数。
A. 四妙散合白头翁汤
B. 参苓白术散合吴茱萸汤
C. 大黄牡丹汤合透脓散
D. 大黄牡丹汤合红藤煎剂
E. 黄连解毒汤合茵陈蒿汤

22. 患者腹痛阵作,胀满拒按,恶心呕吐,无排气排便,舌质淡红,苔薄白,脉弦。其辨证是
A. 肠腑寒凝证
B. 气滞血瘀证
C. 肠腑热结证
D. 水结湿阻证
E. 虫积阻滞证

23. 患者,女,56岁,患胆囊炎,症见恶寒发热,口苦咽干,胁腹疼痛难忍,皮肤黄染,不思饮食,便秘尿赤,舌质红苔黄,脉弦滑数,属于
A. 饮食停滞证
B. 肝气犯胃证
C. 瘀血停滞证
D. 肝胆湿热证
E. 肝胃郁热证

24. 患者,男,50岁。多年存在的颈部肿块突然迅速增大,质变硬,吞咽时上下移动受限,伴胸闷,舌淡暗,苔白,脉弦滑。其证型是
A. 热毒蕴结
B. 气郁痰凝
C. 瘀血内阻
D. 毒热未尽
E. 痰凝毒聚

25. 患者,女,26岁。左乳房发现肿块1年,无疼痛。查体:左乳外下象限可扪及2.5cm×1.5cm大小肿块,形如鸡卵,表面光滑,活动度好,应首先考虑的是
A. 乳腺增生病
B. 乳房纤维腺瘤
C. 乳房结核
D. 乳腺癌

E. 乳腺导管内乳头状瘤

26. 患者,女,23岁。产后23天,左乳房肿痛,伴发热恶寒,口干,舌红苔薄黄,脉浮数。查体:左乳外上象限可扪及一硬块,皮肤微红压痛。诊断为急性乳腺炎,治疗应首选青霉素加
A. 瓜蒌牛蒡汤
B. 黄连清解汤
C. 四妙散
D. 黄连解毒汤
E. 仙方活命饮

27. 患者,男,20岁。因车祸致耻骨骨折,3小时后发现下腹胀、排尿困难。应首先考虑的是
A. 膀胱破裂
B. 尿道球部损伤
C. 肾损伤
D. 尿道海绵体损伤
E. 尿道膜部损伤

28. 患者,男,42岁,患慢性前列腺炎10年。少腹、会阴、睾丸坠胀疼痛,排尿不净;肛诊前列腺有压痛,舌质暗,苔薄白,脉弦滑。治疗应首选
A. 龙胆泻肝汤
B. 前列腺汤
C. 右归丸
D. 知柏地黄丸
E. 桃仁四物汤

29. 患者,男,18岁,出游爬山后突感腹部疼痛剧烈,下腹部有一肿物突出,不能回纳,伴恶心、呕吐等症状,诊断为
A. 腹股沟直疝
B. 肠痈
C. 嵌顿疝
D. 小肠疝
E. 腹股沟斜疝

30. 患者,男,58岁。黏液血便1年,形体消瘦,面色白,腹泻,泻后痛减,腹痛喜热,畏寒肢冷;肠鸣音活跃,舌淡,苔白,脉细。其证型是
A. 脾虚湿热

B. 湿热瘀毒
C. 脾肾寒湿
D. 肾阳不固
E. 痰湿凝聚

31. 患者,男,50岁。夜间右足背蛇咬伤8小时,蛇种类不详,局部疼痛不剧烈,逐渐出现头昏,胸闷,恶心,四肢乏力,眼睑下垂,语言不利。最可能的蛇毒种类是
    A. 火毒
    B. 风毒
    C. 风火毒
    D. 热毒
    E. 湿毒

32. 患者,女,64岁。突发性左下肢疼痛,明显肿胀,股三角区及小腿有明显压痛,并见明显静脉曲张,患肢皮肤呈暗红色,应首先考虑的诊断是
    A. 浅静脉炎
    B. 动脉硬化性闭塞症
    C. 血栓闭塞性脉管炎
    D. 下肢深静脉血栓形成
    E. 单纯性下肢静脉曲张

33. 患者颈部肿大,眼突肢颤,心烦心悸,急躁易怒,面红目赤,口干口苦,坐卧不宁,形体消瘦,舌红苔黄,脉弦数有力。治疗应首选
    A. 柴胡疏肝散
    B. 白虎加人参汤
    C. 龙胆泻肝汤合藻药散
    D. 海藻玉壶汤
    E. 当归六黄汤

34. 患者酗酒后突感左上腹剧痛,并向背部放射,伴发热,恶心呕吐。查体:腹平软,左上腹呈束带式压痛,肝脾不大。最可能的诊断是
    A. 急性胰腺炎
    B. 急性阑尾炎
    C. 急性肠梗阻
    D. 胆道蛔虫症
    E. 胆囊结石

35. 患者,女,48岁。针刺麻醉下行胃大部切除术,输血150mL后出现寒战,肌内注射异丙嗪25mg,继续输血,半小时后,体温39.7℃,血压70/60mmHg,脉搏160次/分,发绀,意识不清,烦躁不安。可能的原因是
    A. 输血后出血倾向
    B. 发热反应
    C. 溶血反应
    D. 细菌污染反应
    E. 输血传染疟疾

36. 患者,男,55岁。饮酒后不能自行排尿4小时急诊住院。体检见耻骨上包块,有轻压痛。最可能的病因是
    A. 前列腺增生
    B. 尿道狭窄
    C. 膀胱肿瘤
    D. 尿道结石
    E. 尿道肿瘤

37. 患者,男,5岁。右臂沿神经干走向出现多个肿块,质软,同时皮肤出现大小不等的咖啡色斑块。应首先考虑的诊断是
    A. 纤维瘤
    B. 脂肪瘤
    C. 皮脂腺囊肿
    D. 神经纤维瘤
    E. 海绵状血管瘤

38. 患者,女,23岁。发现颈前区单一肿块3个月,随吞咽上下活动,边界清楚。应首先考虑的诊断是
    A. 甲状腺癌
    B. 结节性甲状腺肿
    C. 甲状腺肿
    D. 甲状腺腺瘤
    E. 甲亢

39. 患者,男,30岁。骨盆部被汽车撞伤1小时。有尿意,但不能排尿,下腹部膨隆有压痛,无肌紧张,叩诊浊音,肠鸣音正常。应首先考虑的诊断是

A. 后尿道损伤
B. 腹膜内膀胱破裂
C. 腹膜外膀胱破裂
D. 尿道球部损伤
E. 尿道阴茎部损伤

40. 患者,男,55岁。乙肝表面抗原阳性多年,近期出现肝区痛、食欲缺乏、消瘦。查体:肝大(肋下4cm)、质硬,肝边缘不整。最有可能的诊断是
A. 急性肝炎
B. 慢性活动性肝炎
C. 大结节性肝硬化
D. 原发性肝癌
E. 胆囊炎

41. 患者,男,42岁。突然大量呕血,既往无腹痛史,体温37℃,脉搏98次/分,血压100/80mmHg,巩膜黄染,肝未触及,脾大,季肋下3cm,质硬,未叩出移动浊音,红细胞 2.24×10^{12}/L,血红蛋白72g/L,白细胞数 9×10^9/L,血小板 80×10^9/L。其诊断是
A. 胃溃疡病
B. 胆道出血
C. 出血性胃炎
D. 胃癌
E. 门静脉高压症

42. 患者,女,26岁。妊娠8周,阵发性下腹痛2天,阴道少量流血5小时,为决定是否继续妊娠。最有价值的检查是
A. 检测血清甲胎蛋白值
B. 尿妊娠试验
C. 检测血清雌三醇值
D. B超检测
E. 检测血清雌二醇值

43. 患者,女,25岁,初孕妇。停经18周,不觉胎动。产科检查:宫底高度在脐耻之间,胎方位及胎心不清。监测宫内胎儿情况首选的方法是
A. 腹部X线摄片
B. 多普勒超声检查
C. B型超声检查

D. 胎儿心电图检查
E. 测定羊水甲胎蛋白

44. 患者,女,25岁,初孕妇。停经50天,阵发性腹痛伴阴道流血3天。妇科检查:宫口开大1cm,羊膜囊堵塞子宫口,子宫孕50天大小。最可能的诊断是
A. 先兆流产
B. 稽留流产
C. 难免流产
D. 完全流产
E. 不全流产

45. 患者,女,29岁。结婚4年未孕,月经周期不规律,经来腹痛,月经量少,色暗有小血块,经前乳胀,烦躁易怒,舌红,苔白,脉弦。治疗应首选
A. 启宫丸
B. 养精种玉汤
C. 开郁种玉汤
D. 温胞饮
E. 毓麟珠

46. 患者,女,52岁。浴后白带多,外阴瘙痒伴尿频,阴道黏膜有散在出血点,后穹隆有多量黄色泡沫状分泌物。其诊断是
A. 老年性阴道炎
B. 真菌性阴道炎
C. 淋菌性阴道炎
D. 滴虫阴道炎
E. 细菌性阴道病

47. 患者,女,35岁。经前小腹灼痛拒按,痛连腰骶,经色紫暗、有块,平素少腹疼痛,带下量多,色黄、质稠,有臭味,舌红,苔黄腻,脉弦数。治疗应首选
A. 血府逐瘀汤
B. 解毒活血汤
C. 止带方
D. 清热调血汤
E. 红藤败酱解毒汤

48. 患者,女,27岁,已婚。停经13周时出现不规则阴道出血,已10余天,量不多,暗红色。妇科检

查:子宫如新生儿头大,张力较大,两侧附件均可触及如小手拳大囊性活动良好的肿物,表面光滑。最可能的诊断是
A. 妊娠合并卵巢囊肿
B. 妊娠合并子宫肌瘤及卵巢囊肿
C. 先兆流产
D. 葡萄胎
E. 双胎妊娠

49. 患者,女,27岁。人工流产术后4天,寒战、高热,小腹疼痛拒按,阴道出血时多时少,色暗如败酱,气味臭秽,口干喜饮,舌质红,苔黄腻,脉弦数。治疗应首选
A. 五味消毒饮合失笑散
B. 生化汤
C. 清经散
D. 清热调血汤
E. 仙方活命饮

50. 患者,女,45岁。月经量多4年,血红蛋白60g/L。妇科检查:子宫增大如孕12周大小,质软硬不均,表面不平,部分有囊性感。盆腔B超:子宫肌瘤。应首选的治疗措施是
A. 子宫切除
B. 手术剔除子宫肌瘤
C. 雄激素治疗
D. 宫腔镜治疗
E. 孕激素治疗

51. 患者,女,18岁,经常经期提前一周,量多,经色紫红,质稠有块,经前乳房、胸胁、少腹胀痛,烦躁易怒,舌红,苔黄,脉弦数。其证候是
A. 肝郁血热证
B. 阳盛血热证
C. 阴虚血热证
D. 肾气虚证
E. 脾气虚证

52. 患者,女,35岁,已婚。患崩漏1年余,经血非时而至,经量甚多、色淡、质稀,面色苍白,气短懒言,大便不成形,舌淡苔薄白,脉沉弱。其证候是
A. 肾阴虚

B. 肾阳虚
C. 脾虚
D. 血瘀
E. 血热

53. 患者,女,30岁,已婚。怀孕3个月,近3天尿频、尿急、尿道灼热刺痛,两颧潮红,五心烦热,舌红苔薄黄,脉细滑数。治疗应首选
A. 五皮饮
B. 加味五苓散
C. 知柏地黄汤
D. 六味地黄汤
E. 导赤散

54. 患者,女,26岁,已婚。分娩时失血较多,产后小腹隐隐作痛,喜按,恶露量少、色淡,头晕耳鸣,大便干燥,舌淡苔薄,脉虚细。应首先考虑的是
A. 产后血晕
B. 产后腹痛
C. 产后大便不通
D. 产后恶露过少
E. 产后郁冒

55. 患者,女,31岁,已婚。停经2个月余,反复少量阴道流血18天,10天前曾下腹剧痛。现小腹坠胀。妇科盆腔及B超检查:子宫大小正常,右附件包块大小约7cm×5cm×5cm,尿妊娠试验可疑(+)。应首先考虑的是
A. 异位妊娠未破损型
B. 异位妊娠不稳定型
C. 异位妊娠包块型
D. 子宫内膜异位症
E. 右附件炎性包块

56. 患者,女,25岁。在分娩时突发呼吸困难,其后咯血而死。尸检发现肺小血管内有胎脂及角化上皮。其死因可能是
A. 血栓栓塞
B. 气体栓塞
C. 脂肪栓塞
D. 羊水栓塞
E. 瘤细胞栓塞

57. 患者,女,26岁,已婚,孕2产1。现孕40周,来院途中分娩,总产程1小时,产后5天出现寒战、高热、下腹痛,无乳胀及腹泻,妇科检查:阴道内有脓血,宫颈轻度裂伤,子宫大而软,压痛明显。应首先考虑的是
   A. 乳腺炎
   B. 子宫颈炎症
   C. 产褥感染
   D. 产后细菌性痢疾
   E. 泌尿系统感染

58. 患者,女,48岁,已婚。月经紊乱1年,停经50天后突然阴道大量出血5天,经色深红、质稠,口渴烦热,舌红苔黄,脉洪数。妇科检查未见异常,子宫内膜为腺囊型增生过长。应首先考虑的是
   A. 无排卵性异常子宫出血,虚热证
   B. 无排卵性异常子宫出血,实热证
   C. 排卵性月经过多,虚热证
   D. 无排卵性异常子宫出血,血瘀证
   E. 排卵性月经过多,血瘀证

59. 患者,女,30岁,已婚。月经停止1年余,形体肥胖,胸胁满闷,神疲倦怠,呕恶痰多,面浮足肿,带下量多、色白,舌苔腻,脉滑。妇科检查未见异常。其证型是
   A. 气滞血瘀
   B. 肝肾不足
   C. 气虚血弱
   D. 痰湿阻滞
   E. 气血两虚

60. 患者,女,23岁。每逢经行小腹胀痛拒按,月经量少,色紫暗有块,块下痛减,伴胸胁、乳房作胀,舌暗,脉弦。治疗应首选
   A. 柴胡疏肝散
   B. 膈下逐瘀汤
   C. 少腹逐瘀汤
   D. 桂枝茯苓丸
   E. 逍遥散

61. 患者,女,50岁。月经不规律,精神萎靡,头晕耳鸣,腰痛如折,腹冷阴坠,形寒肢冷,舌淡苔白滑,脉沉细而迟。其治法是
   A. 温肾壮阳,填精益血
   B. 补肾扶阳,益阳冲任
   C. 滋肾益阴
   D. 滋阴潜阳
   E. 滋肾清肝

62. 患者,女,39岁,已婚。已确诊为子宫肌瘤,症见带下绵绵,畏寒怯冷,四肢不温,遇寒则小腹疼痛,舌暗边有瘀斑,苔薄白,脉弦紧。治疗应首选
   A. 桂枝茯苓丸
   B. 血府逐瘀汤
   C. 逐瘀止血汤
   D. 真武汤
   E. 理中汤

63. 患者,女,30岁,已婚。经期延后及月经量少3年,未避孕未怀孕2年,头晕头重,胸闷泛恶,形体肥胖,多毛,大便不实,舌苔白腻,脉濡。B超检查示双卵巢呈多囊性改变。其证型是
   A. 肾虚
   B. 痰湿阻滞
   C. 肝经郁热
   D. 气滞血瘀
   E. 痰瘀互结

64. 患者,女,34岁,已婚未育。于12小时前性交后发现阴茎套破损,大部分精液积存在阴道中。可以选择的补救方法是
   A. 阴道隔膜
   B. 体外排精
   C. 紧急避孕药
   D. 皮下埋植避孕法
   E. 输卵管绝育术

65. 患儿,女,8岁。发热伴皮疹3天。皮疹呈向心性分布,躯干部多,四肢远端、手掌、足底较少。斑、丘、疱疹和结痂同时存在,疱疹形似露珠水滴,壁薄易破,周围有红晕,发热为38℃左右。应首先考虑的诊断是
   A. 手足口病
   B. 风疹

C. 水痘

D. 丘疹样荨麻疹

E. 脓疱疮

66. 患儿,男,5岁。轻微发热2天,双侧耳根部漫肿疼痛,边缘不清,触之痛甚,咀嚼不便,咽红,舌质红,苔薄黄,脉浮数。诊断为流行性腮腺炎。其中医证型是

A. 邪侵肺卫证

B. 温毒在表证

C. 毒邪内闭证

D. 热毒炽盛证

E. 邪犯肺脾证

67. 患儿,男,5岁。突然高热,恶心呕吐,血压90/60mmHg。神志昏迷,反复惊厥,四肢不温,肛门拭子查到脓血。舌质红,苔黄,脉数。应首先考虑的诊断是

A. 中毒型细菌性痢疾,休克型

B. 中毒型细菌性痢疾,脑型

C. 中毒型细菌性痢疾,肺型

D. 中毒型细菌性痢疾,混合型

E. 中毒型细菌性痢疾,普通型

68. 患儿,女,7岁。发热1周,伴咽痛、躯干部皮疹。查体:体温38.6℃,咽充血,扁桃体Ⅱ度肿大,两侧颈部可触及肿大的淋巴结,肝脾肿大,躯干部见红色斑丘疹,压之退色。舌质红,苔黄,脉数。血常规示白细胞 $12 \times 10^9/L$,异型淋巴细胞16%。其诊断是

A. 川崎病

B. 麻疹

C. 传染性单核细胞增多症

D. 猩红热

E. 风湿热

69. 患儿,男,4岁。脐周腹痛,时作时止,形体消瘦,饮食不振,面色萎黄,睡眠不安,夜间磨牙,面部可见淡白色白斑,巩膜有蓝色斑点。粪便镜检有蛔虫卵。治疗应首选

A. 甘露消毒丹

B. 普济消毒饮

C. 使君子散

D. 乌梅丸

E. 健脾丸

70. 患儿,女,2岁。咳嗽2天,咳声不爽,痰黄黏稠,口渴咽痛,鼻流浊涕,伴发热恶风,微汗出,舌红苔薄黄,脉浮数。其中医证型是

A. 风寒咳嗽

B. 风热咳嗽

C. 痰热咳嗽

D. 痰湿咳嗽

E. 阴虚燥咳

71. 患儿,男,5岁。近3日来脘痛胀痛,疼痛拒按,不思乳食,嗳腐吞酸,时有呕吐,吐物酸馊,腹痛欲泻,泻后痛减,矢气频作,粪便秽臭,夜卧不安,舌淡红,苔厚腻,脉象沉滑。治疗应首选

A. 小建中汤合理中丸

B. 大承气汤

C. 香砂平胃散

D. 少腹逐瘀汤

E. 养脏汤

72. 患儿,足月女婴,25天。出生后2周出现身黄,目黄,其色晦暗,持续不退,精神倦怠,四肢欠温,不欲吮乳,大便溏薄,小便短少,舌质偏淡,舌苔白腻。治疗应首选

A. 茵陈理中汤

B. 茵陈蒿汤

C. 血府逐瘀汤

D. 茵陈四苓汤

E. 茵陈四逆汤

73. 患儿,1岁。发热,鼻塞流涕,咽部充血,兼见咳嗽,喉间痰多,甚则气急痰鸣,舌苔厚腻。其诊断是

A. 风寒感冒

B. 风热感冒

C. 感冒夹痰

D. 感冒夹惊

E. 感冒夹滞

74. 2岁女孩,发热、咳嗽、气促1周,查体:精神不

振,面色苍白,呼吸困难,皮肤可见荨麻疹样皮疹,双肺可闻及细湿啰音,X线检查显示多发性小脓肿,易变。首先考虑诊断为
　A. 革兰阴性杆菌肺炎
　B. 肺炎支原体肺炎
　C. 腺病毒肺炎
　D. 呼吸道合胞病毒肺炎
　E. 葡萄球菌肺炎

75. 患儿,女,3个月。口腔、舌面满布白屑,面赤唇红,烦躁不宁,吮乳啼哭,大便干结,小便短黄。治疗应首选制霉菌素加
　A. 清热泻脾散
　B. 泻黄散
　C. 六味地黄丸
　D. 导赤散
　E. 清胃散

76. 急性肾炎患儿,肢体浮肿,咳嗽气急,心悸胸闷,口唇青紫,脉细无力。治疗应首选
　A. 呋塞米加己椒苈黄丸
　B. 呋塞米加龙胆泻肝汤
　C. 毛花苷C加己椒苈黄丸
　D. 毛花苷C加龙胆泻肝汤
　E. 三氯噻嗪加己椒苈黄丸

77. 患儿,10岁。经常挤眉眨眼,耸肩摇头,口出秽语,肢体震颤,大便干结,五心烦热,两颧潮红,形体消瘦,舌质红绛,舌苔光剥,脉细数无力。治疗应首选
　A. 大定风珠
　B. 醒脾散
　C. 千金龙胆汤
　D. 礞石滚痰丸
　E. 川芎茶调散

78. 某小儿,2个月。足月顺产,母乳喂养,为预防佝偻病服用维生素D,每日补充的合理剂量是
　A. 200U
　B. 400U
　C. 2000U
　D. 5000U
　E. 10000U

79. 患儿,男,3岁。麻疹见疹已6日,高热不退,咳嗽气急,鼻翼扇动,口渴烦躁,舌红苔黄,脉数。其证型是
　A. 顺证,见形期
　B. 顺证,初热期
　C. 逆证,热毒攻喉
　D. 逆证,麻毒闭肺
　E. 逆证,邪陷心肝

80. 患儿,9岁。发热,双侧腮腺肿大9天。现头痛,呕吐。查体:体温39℃,嗜睡,颈项强直。实验室检查:脑脊液蛋白定量20mg/L,细胞数160×10^6/L,以淋巴细胞为主。应首先考虑的是
　A. 化脓性脑膜炎
　B. 化脓性脑膜炎并发脑膜脑炎
　C. 流行性腮腺炎并发脑膜脑炎
　D. 结核性脑膜炎
　E. 流行性腮腺炎并发胰腺炎

81. 患儿,10个月。发热、咳嗽半天,突然痉厥昏迷,舌红,苔薄黄,指纹浮紫,其治法是
　A. 疏风清热,息风定惊
　B. 平肝息风,清心开窍
　C. 清气凉营,息风开窍
　D. 清热化湿,解毒息风
　E. 镇惊安神,平肝息风

A3型选择题(82~120题)

答题说明

以下提供若干个案例,每个案例下设3道考题。请根据题干所提供的信息,在每一道考题下面的A、B、C、D、E五个备选答案中选择一个最佳答案,并在答题卡上将相应题号的相应字母所属的方框涂黑。

(82~84题共用题干)

患儿,女,6岁。左颈项结肿疼痛3天,皮色未变,肿块如鸡卵大,活动度存在,伴咽喉红肿,恶寒发热,头痛,舌苔薄黄,脉细数。

82. 其诊断是
   A. 锁喉痈
   B. 疖病
   C. 火陷证
   D. 颈痈
   E. 红丝疔

83. 其治法是
   A. 散风清热,化痰消肿
   B. 凉血解毒,邪热养阴,清心开窍
   C. 散风清热,化痰解毒
   D. 祛风清热利湿
   E. 清热解毒

84. 内治应首选
   A. 清营汤
   B. 牛蒡解肌汤
   C. 普济消毒饮
   D. 五味消毒饮合黄连解毒汤
   E. 防风通圣散

(85~87题共用题干)

患者,男,40岁。烧伤后3小时入院。疼痛剧烈,感口渴。面色苍白,心率150次/分,BP 80/60mmHg,头颈部、躯干部布满大小不等水疱,可见潮红创面。两上肢呈焦黄色,无水疱。

85. 该患者的烧伤总面积估计为
   A. 7×9%
   B. 6×9%
   C. 5×9%
   D. 4×9%
   E. 3×9%

86. 该患者Ⅲ度烧伤面积为
   A. 1×9%
   B. 2×9%
   C. 3×9%
   D. 4×9%
   E. 5×9%

87. 其中Ⅲ度创面的处理原则是
   A. 休克期常规切痂

B. 开始补液后2小时内切痂
C. 休克期过后半周内切痂
D. 争取复苏平稳,根据病情尽早切痂
E. 常规分次切痂

(88~90题共用题干)

患者,女,45岁。发现左乳腺肿物2周,无痛,既往无乳头溢液史。两胁胀痛,易怒易燥。查体:左乳中央区可触及直径1.5cm、边界尚清、质地较硬的肿块,乳头略有内陷,无水肿,腋窝淋巴结未触及。舌苔薄白,舌红有瘀点,脉弦有力。

88. 最可能诊断是
   A. 乳房纤维腺瘤
   B. 乳管内乳头状瘤
   C. 乳腺癌
   D. 乳腺增生病
   E. 急性乳腺炎

89. 其治法是
   A. 调摄冲任,理气散结
   B. 疏肝解郁,理气化痰
   C. 清热解毒,活血化瘀
   D. 调肝理脾,益气养血
   E. 行气活血,散瘀止痛

90. 治疗应首选
   A. 逍遥散
   B. 桃红四物汤合失笑散
   C. 二仙汤
   D. 人参养荣汤
   E. 清瘟败毒饮合桃红四物汤

(91~93题共用题干)

患者,男,33岁。颈前肿块坚硬如石,推之不移,局部僵硬,形体消瘦,皮肤枯槁,声音嘶哑,腰酸无力,舌质红,少苔,脉沉细数。

91. 其诊断是
   A. 甲状腺瘤
   B. 慢性淋巴性甲状腺炎
   C. 甲状腺癌
   D. 单纯性甲状腺肿
   E. 甲状腺功能亢进症

92. 其治法是
   A. 疏肝解郁,软坚化痰

B. 养阴和营,化痰散结
C. 理气开郁,化痰消坚
D. 理气化痰,活血散结
E. 活血化瘀,软坚化痰

93. 治疗应首选
   A. 逍遥散合海藻玉壶汤
   B. 桃红四物汤合海藻玉壶汤
   C. 通窍活血汤合养阴清肺汤
   D. 海藻玉壶汤合神效瓜蒌散
   E. 龙胆泻肝汤合藻药散

(94~96题共用题干)
患者,男,45岁。肝炎病史20余年,近2个月来出现右侧季肋部持续胀痛,伴厌食、乏力和腹胀。查体:右侧肋缘下可触及肿大的肝脏,质地坚硬,边缘不规则,AFP > 1000μg/L。

94. 首先考虑的疾病是
   A. 肝硬化
   B. 肝脓肿
   C. 原发性肝癌
   D. 病毒性肝炎
   E. 活动性肝病

95. 有确定诊断意义的检查是
   A. 肝功能检查
   B. CT
   C. MRI
   D. 肝穿刺活检
   E. 选择性肝动脉造影

96. 本病最主要的病因是
   A. 遗传因素
   B. 接触致癌物
   C. 病毒性肝炎
   D. 饮用水污染
   E. 黄曲霉素

(97~99题共用题干)
患者,女,45岁。月经不规律8个月,现阴道出血40天,量时多时少,近3天量极多、色淡、质稀,伴气短神疲、面浮肢肿、舌淡胖、边有齿痕、苔薄白、脉缓无力。

97. 其诊断是
   A. 排卵期出血(经间期出血)

B. 黄体功能不足(月经先期)
C. 无排卵性异常子宫出血(崩漏)
D. 排卵性月经过多(月经过多)
E. 子宫内膜不规则脱落(经期延长)

98. 其治法是
   A. 补气摄血,固冲调经
   B. 补气升提,固冲止血
   C. 养阴清热,凉血调经
   D. 滋肾养阴,固冲止血
   E. 健脾益气,固冲调经

99. 治疗应首选
   A. 固本止崩汤合举元煎
   B. 两地汤合二至丸
   C. 加减一阴煎
   D. 补中益气汤
   E. 安冲汤

(100~102题共用题干)
患者,女,24岁。孕20周,阴道少量下血,色淡红,质稀薄,小腹空坠而痛,腰酸,面色㿠白,心悸气短,神疲肢倦,舌淡,苔薄白,脉细弱略滑。

100. 其诊断是
    A. 胎漏
    B. 胎动不安
    C. 妊娠腹痛
    D. 堕胎
    E. 滑胎

101. 其治法是
    A. 补气养血,固肾安胎
    B. 补肾益气,固冲安胎
    C. 活血消癥,补肾安胎
    D. 活血化瘀,消癥散结
    E. 补肾填精,固冲安胎

102. 治疗应首选
    A. 寿胎丸
    B. 理冲丸
    C. 胎元饮
    D. 保阴煎
    E. 桂枝茯苓丸

(103~105题共用题干)
患者,女,28岁。放置宫内节育器后3天,下腹痛、发热、阴道分泌物增多2天。查体:T 39.6℃,P 110次/分,心肺(-)。妇科检查:宫颈充血,举痛(+),子宫及双附件区压痛(+),右侧为重。

103. 首先考虑的诊断是
   A. 子宫颈炎症
   B. 卵巢囊肿蒂扭转
   C. 盆腔炎性疾病
   D. 急性阑尾炎
   E. 异位妊娠

104. 下列对诊断本病无价值的辅助检查是
   A. B型超声检查
   B. 尿HCG检测
   C. 血常规
   D. 宫颈分泌物培养
   E. C反应蛋白

105. 正确的处理是
   A. 平卧位
   B. 取出节育器后抗菌药物治疗
   C. 等待宫颈分泌物细菌培养结果后处理
   D. 广谱抗菌药物治疗
   E. 剖腹探查

(106～108题共用题干)

患者,女,30岁,已婚。患者于半年前不慎经期洗冷水浴后,即出现经行腹痛,以后每值经期发作。现症:行经期间小腹冷痛,拒按,得热痛减,月经量少,经色暗,有血块,伴畏寒肢冷,舌暗,苔白腻,脉沉紧。

106. 其病证诊断是
   A. 寒湿凝滞型痛经
   B. 气滞血瘀型痛经
   C. 湿热瘀阻型痛经
   D. 气血虚弱型痛经
   E. 肾气亏损型痛经

107. 其治法是
   A. 滋肾养肝,调经止痛
   B. 清热除湿,化瘀止痛
   C. 理气活血,逐瘀止痛
   D. 温经散寒祛湿,化瘀止痛
   E. 益气养血,调经止痛

108. 治疗应首选
   A. 清热调血汤
   B. 少腹逐瘀汤
   C. 黄芪建中汤
   D. 调肝汤
   E. 圣愈汤

(109～111题共用题干)

患儿,5岁,因发热、咳嗽1周,浮肿、尿少5天入院。现面白身重,气短乏力,纳少便溏,自汗出。查体:全身明显水肿,呈凹陷性,血压110/60mmHg。舌淡胖,苔薄白,脉虚弱。尿检:蛋白(+++),红细胞5～7个/高倍视野,血浆白蛋白23g/L,胆固醇9.2mmol/L。

109. 该患儿最可能的诊断为
   A. 急性肾小球肾炎
   B. 病毒性肾炎
   C. 单纯性肾病
   D. 肾炎性肾病
   E. 慢性肾小球肾炎

110. 西医治疗首选的药物是
   A. 波尼松
   B. 青霉素
   C. 环孢素A
   D. 硝普钠
   E. 雷公藤多苷

111. 中医治疗应首选
   A. 六味地黄丸加黄芪
   B. 五味消毒饮合小蓟饮子
   C. 己椒苈黄丸合参附汤
   D. 防己黄芪汤合五苓散
   E. 防己黄芪汤合己椒苈黄丸

(112～114题共用题干)

患儿,男,10岁。平素嗜食肥甘厚味,多动多语,烦躁不宁,冲动任性,难以制约,注意力不集中,懊恼不眠,纳少口苦,便秘尿赤,舌红,苔黄腻,脉滑数。查体:翻手试验、指鼻试验阳性。

112. 其诊断是
   A. 狂证
   B. 痫病
   C. 急惊风
   D. 多发性抽动症
   E. 注意力缺陷多动障碍

113. 其辨证是
   A. 心脾两虚证
   B. 气郁化火证
   C. 阴虚风动证
   D. 痰火内扰证
   E. 肾虚肝亢证
114. 治疗应首选
   A. 黄连温胆汤
   B. 甘麦大枣汤
   C. 杞菊地黄丸
   D. 清肝达郁汤
   E. 大定风珠

(115~117题共用题干)
患儿,男,9岁。反复发作哮喘3年。近2日发热面红,咳喘哮鸣,声高息涌,痰稠色黄,胸闷,渴喜冷饮,小便黄赤,大便秘结,2日未行,舌红,苔黄腻,脉滑数,指纹紫。
115. 其辨证是
   A. 毒热闭肺证
   B. 风热郁肺证
   C. 阴虚肺热证
   D. 热性哮喘
   E. 虚实夹杂
116. 其治法是
   A. 清热化痰,止咳定喘
   B. 降气化痰,补肾纳气
   C. 辛凉宣肺,化痰止咳
   D. 养阴清肺,润肺止咳

   E. 清热解毒,泻肺开闭
117. 治疗应首选
   A. 射干麻黄汤合都气丸
   B. 沙参麦冬汤
   C. 麻杏甘石汤
   D. 黄连解毒汤合麻杏甘石汤
   E. 金匮肾气丸

(118~120题共用题干)
患儿,女,5个月。纯母乳喂养,偶加鱼肝油,烦躁不安、多汗、枕部秃发,有颅骨软化。
118. 可能的诊断是
   A. 维生素D缺乏性佝偻病
   B. 先天性甲状腺功能低下
   C. 软骨营养不良
   D. 蛋白质-能量营养不良
   E. 维生素D缺乏性手足搐搦症
119. 本病的病位在
   A. 脾肾
   B. 脾胃
   C. 心肝
   D. 肝胃
   E. 心肺
120. 治疗应首选
   A. 维生素D制剂
   B. 维生素A制剂
   C. B族维生素制剂
   D. 维生素C制剂
   E. 维生素E制剂

B1型选择题(121~150题)

答题说明

以下提供若干组考题,每组考题共用在考题前列出的A、B、C、D、E五个备选答案。请从中选择一个与问题关系最密切的答案,并在答题卡上将相应题号的相应字母所属方框涂黑。某个备选答案可能被选择一次、多次或不被选择。

   A. 透托法
   B. 温通法
   C. 清热法
   D. 消法
   E. 补托法
121. 肿疡已成,毒盛正气不虚,尚未溃破或溃而脓出不畅者,治疗应首选

122. 没有成脓的初期肿疡,治疗应首选
   A. 瓜蒌牛蒡汤透脓散
   B. 四逆散
   C. 龙胆泻肝汤
   D. 四妙汤加味
   E. 托里消毒散

123. 治疗急性乳腺炎溃后热退身凉,肿痛渐消,应首选
124. 治疗急性乳腺炎成脓期,应首选

　A. 四妙散合白头翁汤
　B. 木香分气丸
　C. 参苓白术散合吴茱萸汤
　D. 导痰汤
　E. 益气固本解毒汤

125. 治疗直肠癌湿热瘀毒证,应首选
126. 治疗直肠癌脾肾寒湿证,应首选

　A. 截石位3、7、11点
　B. 截石位3、9点
　C. 截石位6、12点
　D. 截石位1、8点
　E. 截石位4、10点

127. 血栓外痔好发于肛门齿线下
128. 内痔好发于肛门齿线上

　A. 4～6周
　B. 8～10周
　C. 12周
　D. 16周
　E. 20周

129. 正常妊娠时,绒毛膜促性腺激素出现高峰,是在末次月经后的
130. 正常妊娠时,绒毛膜促性腺激素开始下降,是在末次月经后的

　A. 脾胃虚弱
　B. 肝胃不和
　C. 脾虚痰湿
　D. 肝郁脾虚
　E. 肝经湿热

131. 妊娠剧吐,口淡,呕吐清涎者,多为
132. 妊娠剧吐,口苦,呕吐酸水或苦水者,多为

　A. 丹栀逍遥散
　B. 通窍活血汤
　C. 乌药汤
　D. 天仙藤散
　E. 龙胆泻肝丸

133. 治疗经行头痛血瘀证,应首选
134. 治疗子肿气滞证,应首选

　A. 滋阴清热,止血调经
　B. 清热凉血,止血调经
　C. 温肾固冲,止血调经
　D. 滋水益阴,止血调经
　E. 益气摄血,养血调经

135. 崩漏虚热证的治法是
136. 崩漏脾虚证的治法是

　A. 冲任损伤,不能制约经血
　B. 气虚失摄,血失所统
　C. 冲任不固,气血运行失常
　D. 热扰冲任,迫血妄行
　E. 血热气逆,冲任失调

137. 中医认为晚期产后出血的发病机理是
138. 中医认为代偿性月经的发病机理是

　A. HCG
　B. HMG
　C. 氯米芬
　D. 溴隐亭
　E. 皮质类固醇

139. 治疗免疫性不孕,应首选
140. 治疗高催乳素血症性不孕,应首选

　A. 头颅
　B. 胸胁
　C. 腹部
　D. 皮肤
　E. 四肢

141. 小儿水肿,按诊的主要部位是
142. 婴儿颅内压增高,按诊的主要部位是

　A. 清热利湿
　B. 解表化湿
　C. 温脾化湿
　D. 运脾燥湿
　E. 利水渗湿

143. 新生儿黄疸湿热熏蒸证的治法是

144. 新生儿黄疸寒湿阻滞证的治法是

　　A. 补肾纳气
　　B. 补肺固卫
　　C. 健脾化痰
　　D. 温肺化痰,止咳平喘
　　E. 回阳固脱,温肺平喘

145. 哮喘未发之时,常怯寒自汗,容易感冒,发作前每有鼻塞流涕,其治法是

146. 哮喘发作,喘息喉鸣,痰多白沫,形寒无汗,四肢不温,面色晦滞带青,其治法是

　　A. 肺炎
　　B. 脑膜脑炎
　　C. 心肌炎
　　D. 急性肾炎
　　E. 关节

147. 麻疹最常见的并发症是
148. 流行性腮腺炎儿童期最常见的并发症是

　　A. 盗汗为主,手足心热
　　B. 自汗或盗汗,头部和四肢为多
　　C. 自汗为主,头部、肩背部明显
　　D. 盗汗为主,遍身出汗
　　E. 自汗为主,汗出遍身而不

149. 汗证肺卫不固证的主症是
150. 汗证营卫失调证的主症是

试卷标识码:

中西医结合执业医师资格考试
考前自测卷(三)
(医学综合考试部分)

考生姓名:＿＿＿＿＿＿

准考证号:＿＿＿＿＿＿

考　　点:＿＿＿＿＿＿

考 场 号:＿＿＿＿＿＿

A1型选择题(1~92题)

答题说明

每一道考试题下面有A、B、C、D、E五个备选答案。请从中选择一个最佳答案,并在答题卡上将相应题号的相应字母所属的方框涂黑。

1. "证"不包括
   A. 四诊检查所得
   B. 内外致病因素
   C. 疾病的特征
   D. 疾病的性质
   E. 疾病的全过程

2. 四时阴阳的消长变化,从冬至到立春
   A. 阴消阳长
   B. 重阴必阳
   C. 阴长阳消
   D. 重阳必阴
   E. 由阳转阴

3. "阴中求阳"的治法适用于
   A. 阴虚
   B. 阳虚
   C. 阴盛
   D. 阳盛
   E. 阴阳两虚

4. 下列关于五行生克规律的叙述,错误的是
   A. 木为水之子
   B. 火为土之母
   C. 水为火之所不胜
   D. 金为木之所胜
   E. 木为土之所不胜

5. 肺主气的功能取决于
   A. 肺司呼吸的功能
   B. 宗气的生成
   C. 全身气机的调节
   D. 肺朝百脉的功能
   E. 肺主治节的功能

6. 五脏中有主水和纳气功能的是
   A. 肝

   B. 心
   C. 脾
   D. 肺
   E. 肾

7. 脾之液为
   A. 汗
   B. 涕
   C. 泪
   D. 唾
   E. 涎

8. 下列各脏中,生理特性以升为主的是
   A. 肺与脾
   B. 肺与肝
   C. 肝与肾
   D. 心与肾
   E. 肝与脾

9. 《素问·水热穴论》中所称的"胃之关"为
   A. 肝
   B. 心
   C. 脾
   D. 肺
   E. 肾

10. 大肠功能失常,可直接导致
    A. 肾失气化
    B. 肝失疏泄
    C. 肺失肃降
    D. 脾失健运
    E. 脾失升清

11. 气机升降出入的枢纽是
    A. 肝、肺
    B. 肺、肾
    C. 脾、胃

D. 肝、胆
E. 心、肾

C. 伤津
D. 动血
E. 生风

12. 下列被称为"元神之府"的是
    A. 脑
    B. 髓
    C. 骨
    D. 脉
    E. 胆

18. 可导致身热烦渴，胸闷呕恶的邪气是
    A. 风热
    B. 燥热
    C. 暑热
    D. 火热
    E. 暑湿

13. 在十二经脉走向中，足三阴经是
    A. 从脏走手
    B. 从头走足
    C. 从足走胸
    D. 从足走腹
    E. 从手走头

19. 《素问·五脏生成》说"多食甘"，则
    A. 肉胝䐢而唇揭
    B. 骨痛而发落
    C. 筋急而爪枯
    D. 脉凝泣而变色
    E. 皮槁而毛拔

14. 绕阴器的经脉是
    A. 足厥阴经
    B. 手厥阴经
    C. 足少阴经
    D. 手太阴经
    E. 足太阴经

20. 下列哪项与瘀血的形成无直接关系
    A. 气滞
    B. 血寒
    C. 饮食偏嗜
    D. 气虚
    E. 血热

15. 任脉又称
    A. 阳脉之海
    B. 阴脉之海
    C. 气海
    D. 血海
    E. 髓海

21. 元气耗损和功能减退、脏腑功能低下、抗病能力下降的病机是
    A. 气虚
    B. 气脱
    C. 血虚
    D. 津亏
    E. 气陷

16. 六淫之中只有外感而无内生的邪气是
    A. 风
    B. 寒
    C. 暑
    D. 湿
    E. 火

22. 下列关于津枯血燥形成原因的叙述，错误的是
    A. 高热伤津
    B. 烧伤耗津
    C. 失血脱液
    D. 痰瘀阻津
    E. 阴虚劳热

17. 下列哪项是火邪、燥邪、暑邪共同的致病特点
    A. 耗气
    B. 上炎

23. 防止病邪侵害的措施是

A. 避其邪气
B. 阻截病传途径
C. 先安未受邪之地
D. 调摄饮食
E. 顺应自然

24. 适合治疗阳偏衰的治法是
   A. 阴病治阳
   B. 阳病治阴
   C. 阴病治阴
   D. 阳病治阳
   E. 阳中求阴

25. 发热每于劳累后发生或加重,乏力,自汗,气短者,其证型是
   A. 阴虚
   B. 肝郁
   C. 气虚
   D. 血虚
   E. 阳虚

26. 下列哪项不会出现口渴多饮
   A. 热盛伤津
   B. 汗出过多
   C. 剧烈呕吐
   D. 泻下过度
   E. 湿热内阻

27. 下列各项,不能导致妇女月经先期的是
   A. 肾气不足
   B. 阳盛血热
   C. 营血亏损
   D. 阴虚火旺
   E. 脾气亏虚

28. 湿热熏蒸的面色是
   A. 黄而鲜明
   B. 黄如烟熏
   C. 苍黄
   D. 淡黄消瘦
   E. 淡黄浮肿

29. 风痰的特征是
   A. 色黄黏稠
   B. 白而清稀
   C. 清稀多泡沫
   D. 白滑而量多
   E. 少而黏稠

30. 下列除哪项外,均是舌颤动的病因
   A. 气血两虚
   B. 亡阴伤津
   C. 热极生风
   D. 酒毒所伤
   E. 心脾有热

31. 顿咳常见于
   A. 青年
   B. 老年
   C. 小儿
   D. 女性
   E. 男性

32. 按寸口脉分候脏腑,左关脉可候
   A. 心与膻中
   B. 肾与小腹
   C. 脾与胃
   D. 肝、胆与膈
   E. 肺与胸中

33. 结脉、促脉、代脉的共同特点是
   A. 脉来较数
   B. 脉来时止
   C. 止无定数
   D. 脉来缓慢
   E. 止有定数

34. 下列哪项不属于八纲辨证的内容
   A. 病性寒热
   B. 病变吉凶
   C. 邪正盛衰
   D. 病变类别
   E. 病变部位

35. 下列哪项是虚热证与实热证的鉴别要点
   A. 发热口干
   B. 盗汗颧红
   C. 大便干结
   D. 小便短赤
   E. 舌红而干

36. 暑淫的证候表现是
   A. 头昏沉,嗜睡,胸脘痞闷
   B. 口渴饮水,口唇鼻咽干燥
   C. 发热恶热,汗出,气短神疲
   D. 突发皮肤瘙痒、丘疹
   E. 肠鸣腹泻,脘腹拘急冷痛

37. 下列哪项不是气虚证的表现
   A. 自汗
   B. 神倦乏力
   C. 头晕目眩
   D. 耳鸣如蝉
   E. 语声低微

38. 下列哪项是咳嗽肺阴亏虚证的主要特征
   A. 咳逆上气阵作
   B. 干咳声短,痰少而黏
   C. 咳时痰滞咽喉
   D. 反复咳嗽痰多
   E. 咳时胸闷呕恶

39. 下列除哪项外,均为肾虚的症状
   A. 腰膝酸软
   B. 耳鸣耳聋
   C. 牙齿动摇
   D. 尿频急痛
   E. 阳痿遗泄

40. 心胸憋闷刺痛,痛处不移的心脉痹阻证,其病因是
   A. 寒凝
   B. 瘀阻
   C. 气滞
   D. 痰阻
   E. 气虚

41. 下列各组药物中,不属于配伍禁忌的是
   A. 川贝母与川乌
   B. 藜芦与赤芍
   C. 肉桂与赤石脂
   D. 水银与砒霜
   E. 硫黄与厚朴

42. 不是孕妇禁用的中药是
   A. 桃仁
   B. 红花
   C. 乳香
   D. 没药
   E. 天仙藤

43. 解表药的味多是
   A. 辛味
   B. 酸味
   C. 甘味
   D. 苦味
   E. 咸味

44. 蝉蜕的主要归经是
   A. 肺、脾
   B. 肺、肾
   C. 肺、心
   D. 肺、肝
   E. 肺、大肠

45. 具有涩肠,止血,杀虫功效的药物是
   A. 椿皮
   B. 苦楝皮
   C. 贯众
   D. 榧子
   E. 肉豆蔻

46. 下列清热药中,兼有止血功效的是
   A. 穿心莲
   B. 秦皮
   C. 白鲜皮

D. 熊胆
E. 马齿苋

47. 功能泻火除烦,善于清泻三焦火邪的药物是
   A. 栀子
   B. 决明子
   C. 金银花
   D. 夏枯草
   E. 芦根

48. 郁李仁具有的功效是
   A. 活血祛瘀
   B. 清肝泻火
   C. 利水消肿
   D. 软坚散结
   E. 凉血解毒

49. 既能泻下逐水,又能去积杀虫的药物是
   A. 槟榔
   B. 甘遂
   C. 使君子
   D. 牵牛子
   E. 京大戟

50. 五加皮具有的功效是
   A. 通便
   B. 利尿
   C. 凉血
   D. 安胎
   E. 和胃

51. 砂仁具有的功效是
   A. 温肝
   B. 暖肾
   C. 温肺
   D. 温中
   E. 回阳

52. 滑石具有的功效是
   A. 清热除痹
   B. 清肝明目

C. 清肺化痰
D. 清热凉血
E. 清解暑热

53. 具有清热利湿功效的药物是
   A. 丹参
   B. 牛膝
   C. 苏木
   D. 姜黄
   E. 虎杖

54. 治疗热淋、石淋、痈肿疔疮、毒蛇咬伤,应选用的药物是
   A. 泽泻
   B. 茯苓
   C. 金钱草
   D. 车前子
   E. 猪苓

55. 性微寒的行气药是
   A. 木香
   B. 香附
   C. 沉香
   D. 薤白
   E. 枳实

56. 既能消食化积,又能降气化痰的药物是
   A. 山楂
   B. 神曲
   C. 莱菔子
   D. 麦芽
   E. 谷芽

57. 驱虫药的服用时间是
   A. 饭前服
   B. 空腹服
   C. 饭后服
   D. 定时服
   E. 睡前服

58. 既能解毒消痈,又能凉血止血的药物是

A. 侧柏叶、茜草
B. 艾叶、炮姜
C. 三七、蒲黄
D. 紫草、赤芍
E. 大蓟、小蓟

59. 具有利尿通淋功效的药物是
A. 川芎
B. 丹参
C. 郁金
D. 桃仁
E. 牛膝

60. 下列不属于竹沥适应证的是
A. 痰热咳喘
B. 中风痰迷
C. 小儿惊风
D. 胃热呕吐
E. 痰火癫狂

61. 羚羊角具有的功效是
A. 平肝潜阳,软坚散结
B. 息风止痉,降逆止血
C. 平肝潜阳,清热解毒
D. 平肝潜阳,祛风止痛
E. 息风止痉,通络散结

62. 杜仲具有的功效是
A. 补肝肾,强筋骨,安胎
B. 补阳益阴,固精安胎
C. 补肾壮阳,温脾止泻
D. 补肝肾,行血脉,强筋骨
E. 祛风湿,强筋骨,明目

63. 白芍具有的功效是
A. 补益精血,润肠通便
B. 补血养阴,润肺止咳
C. 平抑肝阳,柔肝止痛
D. 养阴润肺,益胃生津
E. 滋阴潜阳,清心除烦

64. 龟甲、鳖甲共同具有的功效是
A. 养血补心
B. 软坚散结
C. 益肾健骨
D. 滋阴潜阳
E. 清肺化痰

65. 山茱萸具有的功效是
A. 补益肝肾,敛疮
B. 收敛固涩,止咳
C. 收敛固涩,止血
D. 补益肝肾,润肺
E. 补肾涩精,止泻

66. 止嗽散的组成药物中含有
A. 青皮
B. 木香
C. 香附
D. 厚朴
E. 陈皮

67. 大承气汤和调胃承气汤的共同组成药物有
A. 大黄、芒硝、甘草
B. 大黄、芒硝
C. 大黄、芒硝、枳实
D. 厚朴、芒硝、甘草
E. 枳实、芒硝、甘草

68. 小柴胡汤的组成药物中不含有的是
A. 柴胡
B. 黄芩
C. 干姜
D. 人参
E. 大枣

69. 清营汤的功用是
A. 泻火养阴,凉血散热
B. 益气养阴,宁心安神
C. 清热凉血,养阴生津
D. 清营透热,养阴透热
E. 泻火解毒,凉血止血

70. 组成药物中含有连翘的方剂是
   A. 温胆汤
   B. 凉膈散
   C. 清骨散
   D. 温脾汤
   E. 清胃散

71. 下列方剂,组成药物中不含有栀子的是
   A. 茵陈蒿汤
   B. 八正散
   C. 凉膈散
   D. 龙胆泻肝汤
   E. 仙方活命饮

72. 具有解表清里功用的方剂是
   A. 葛根黄芩黄连汤
   B. 麻黄杏仁甘草石膏汤
   C. 凉膈散
   D. 小柴胡汤
   E. 竹叶石膏汤

73. 四逆散与四逆汤的组成中均含有药物是
   A. 茯苓
   B. 附子
   C. 白术
   D. 甘草
   E. 人参

74. 左归丸与一贯煎相同的功用是
   A. 滋阴
   B. 疏肝
   C. 补脾
   D. 降火
   E. 益气

75. 参苓白术散中具有芳香醒脾之功的药物是
   A. 桔梗
   B. 砂仁
   C. 藿香
   D. 佩兰
   E. 厚朴

76. 归脾汤除益气补血外,还具有的功用是
   A. 健脾养心
   B. 补血调血
   C. 敛阴止汗
   D. 滋阴复脉
   E. 益阴降火

77. 组成药物中含有熟地、肉桂的方剂是
   A. 一贯煎
   B. 暖肝煎
   C. 肾气丸
   D. 炙甘草汤
   E. 地黄饮子

78. 真人养脏汤主治之久泻久痢的主要病机是
   A. 肾阳衰微
   B. 脾胃虚寒
   C. 肠胃寒积
   D. 脾肾虚寒
   E. 肝肾虚寒

79. 固冲汤除固冲摄血外,还可
   A. 补肾涩精
   B. 益气健脾
   C. 益气生血
   D. 温补脾肾
   E. 温经止痛

80. 天王补心丹中敛心气而安神的药物是
   A. 丹参、五味子
   B. 茯苓、五味子
   C. 远志、五味子
   D. 人参、五味子
   E. 酸枣仁、五味子

81. 酸枣仁汤中养肝血、安心神的药物是
   A. 知母
   B. 川芎
   C. 茯苓
   D. 甘草
   E. 酸枣仁

82. 苏子降气汤组成中不包含的药物是
    A. 当归
    B. 肉桂
    C. 前胡
    D. 厚朴
    E. 葶苈子

83. 血府逐瘀汤除活血祛瘀外,还具有的功用是
    A. 散结消痞
    B. 温经散寒
    C. 补气通络
    D. 行气止痛
    E. 疏肝解郁

84. 咳血方与小蓟饮子中均含有的药物是
    A. 山栀子
    B. 青黛
    C. 炙甘草
    D. 生地
    E. 滑石

85. 大秦艽汤的功用是
    A. 祛风清热,养血活血
    B. 疏风养血,清热除湿
    C. 疏风止血
    D. 祛风化痰止痉
    E. 祛风除湿,化痰通络

86. 增液汤的组成药物中含有
    A. 党参
    B. 白参
    C. 玄参
    D. 沙参
    E. 丹参

87. 羌活胜湿汤与九味羌活汤的组成药物中均含有的是
    A. 防风、川芎
    B. 黄芩、川芎
    C. 羌活、藁本
    D. 羌活、独活
    E. 羌活、蔓荆子

88. 组成药物中不含有甘草的方剂是
    A. 蒿芩清胆汤
    B. 小蓟饮子
    C. 猪苓汤
    D. 桂苓甘露散
    E. 八正散

89. 小陷胸汤的主治证候有
    A. 痰白而稀
    B. 干咳无痰
    C. 咳痰黄稠
    D. 痰中带血
    E. 咳嗽痰多

90. 保和丸的组成中有
    A. 陈皮、甘草
    B. 茯苓、白术
    C. 半夏、生姜
    D. 神曲、银花
    E. 山楂、连翘

91. 体现寒热并用、辛开苦降、消补兼施配伍特点的方剂是
    A. 半夏泻心汤
    B. 生姜泻心汤
    C. 甘草泻心汤
    D. 健脾丸
    E. 枳实消痞丸

92. 完带汤中起燥湿运脾作用的药物是
    A. 苍术
    B. 车前子
    C. 白术
    D. 白芍
    E. 荆芥穗

A2型选择题(93~106题)

答题说明

每一道考题是以一个小案例出现的,其下面都有A、B、C、D、E五个备选答案。请从中选择一个最佳答案,并在答题卡上将相应题号的相应字母所属的方框涂黑。

93. 患者恶寒发热,无汗,头痛,身痛,喘咳,舌苔薄白,脉浮紧。属于
   A. 湿淫
   B. 暑淫
   C. 寒淫
   D. 风淫
   E. 燥淫

94. 患者曾发高热,热退而见口鼻、皮肤干燥,形瘦,目陷,唇舌干燥,舌紫绛边有瘀斑、瘀点。属于
   A. 津液不足
   B. 津亏血瘀
   C. 津枯血燥
   D. 津停气阻
   E. 气阴两亏

95. 患者,女,36岁,已婚。面色萎黄,神疲乏力,气短懒言,食少便溏,月经淋漓不断,经血色淡,舌淡无苔,脉沉细无力。属于
   A. 脾不统血
   B. 脾肾阳虚
   C. 气血两虚
   D. 脾肺气虚
   E. 肝血不足

96. 患者,女,26岁,已婚。胃脘痞满,不思饮食,频频泛恶,干呕,大便秘结,舌红少津,脉细弱。属于
   A. 脾阴不足
   B. 胃阴不足
   C. 胃燥津亏
   D. 胃热炽盛
   E. 肝胃不和

97. 患者心悸怔忡,神识朦胧,困倦易睡,畏寒肢冷,肢面浮肿,下肢为甚,舌淡暗苔白滑,脉沉细微。属于
   A. 痰湿困脾
   B. 脾气虚弱
   C. 心肾阳衰
   D. 脾肾阳虚
   E. 心脾两虚

98. 患者心烦不得卧,口燥咽干,舌尖红,脉细数。属于
   A. 太阴病证
   B. 厥阴病证
   C. 少阳病证
   D. 少阴热化证
   E. 少阴寒化证

99. 患者风热郁闭,咽喉肿痛,大便秘结,应首选
   A. 薄荷
   B. 蝉蜕
   C. 菊花
   D. 蔓荆子
   E. 牛蒡子

100. 患者热病伤津,烦热口渴,呕逆时作,舌燥少津,应首选
   A. 石膏
   B. 知母
   C. 天花粉
   D. 芦根
   E. 栀子

101. 患者脾胃虚寒,脘腹冷痛,兼寒饮伏肺,咳嗽气喘,痰多清稀,应首选
   A. 附子
   B. 肉桂
   C. 干姜
   D. 细辛
   E. 高良姜

102. 患者外感风邪,头痛较甚,伴恶寒发热,目眩鼻塞,舌苔薄白,脉浮。治疗宜选用
    A. 川芎
    B. 丹参
    C. 郁金
    D. 牛膝
    E. 益母草

103. 患者素有高血压病史,猝然昏厥,不省人事,两手握紧,牙关紧闭,右侧肢体偏瘫。治疗应首选的药物是
    A. 石菖蒲
    B. 麝香
    C. 牛黄
    D. 羚羊角
    E. 苏合香

104. 患者阴虚火旺,发热盗汗,面赤心烦,口干唇燥,便结溲黄,舌红,脉数,治疗应选用
    A. 大补阴丸
    B. 知柏地黄丸
    C. 六味地黄丸
    D. 当归六黄汤
    E. 牡蛎散

105. 患者头痛身热,干咳无痰,气逆而喘,咽喉干燥,口渴鼻燥,胸膈满闷,舌干少苔,脉虚大而数,治宜首选
    A. 桑杏汤
    B. 杏苏散
    C. 麦门冬汤
    D. 清燥救肺汤
    E. 百合固金汤

106. 患者胸胁支满,目眩心悸,短气而咳,舌苔白滑,脉弦滑,治宜选用
    A. 十枣汤
    B. 五苓散
    C. 真武汤
    D. 五皮散
    E. 苓桂术甘汤

B1 型选择题(107～150 题)

答题说明

以下提供若干组考题,每组考题共用在考题前列出的 A、B、C、D、E 五个备选答案。请从中选择一个与问题关系最密切的答案,并在答题卡上将相应题号的相应字母所属方框涂黑。某个备选答案可能被选择一次、多次或不被选择。

A. 益火补土法
B. 金水相生法
C. 抑木扶土法
D. 培土制水法
E. 泻火补水法

107. 肾阳虚不能温脾,以致脾阳不振,其治疗宜采用
108. 肾阴不足,心火偏亢,以致心肾不交,其治疗宜采用

A. 心、肺
B. 心、肝
C. 肺、脾
D. 肺、肝
E. 肺、肾

109. 与呼吸运动关系最密切的是
110. 与气机调节关系最密切的脏是

A. 心
B. 脾
C. 肺
D. 肝
E. 肾

111. 被称为"封藏之本"的是
112. 被称为"罢极之本"的是

A. 上荣于目
B. 上出息道,下走气街
C. 熏于肓膜,散于胸腹
D. 通于三焦,流行全身
E. 与血同行,环周不休

113. 元气
114. 卫气

　　A. 心
　　B. 肺
　　C. 脾
　　D. 肝
　　E. 肾

115. 与血液运行关系最密切的脏是
116. 对津液代谢起主宰作用的脏是

　　A. 风
　　B. 火
　　C. 燥
　　D. 心
　　E. 热

117. 诸胀腹大,皆属于
118. 诸痛痒疮,皆属于

　　A. 真虚假实
　　B. 真实假虚
　　C. 真寒假热
　　D. 真热假寒
　　E. 虚中夹实

119. "至虚有盛候"指的是
120. "大实有羸状"指的是

　　A. 热因热用
　　B. 寒因寒用
　　C. 通因通用
　　D. 塞因塞用
　　E. 寒者热之

121. 适用于热结旁流的治则是
122. 适用于真寒假热的治则是

　　A. 黄而黏稠,坚而成块
　　B. 白而清稀
　　C. 清稀而多泡沫
　　D. 白滑而量多,易咯
　　E. 少而黏,难咯

123. 寒痰的特征是

124. 湿痰的特征是

　　A. 舌色淡红
　　B. 舌质淡白
　　C. 舌质绛红
　　D. 舌质紫暗
　　E. 舌起粗大红刺

125. 邪入营血证的舌象是
126. 气血瘀滞证的舌象是

　　A. 脉位的浮沉
　　B. 脉力的大小
　　C. 脉形的长短
　　D. 脉率的快慢
　　E. 脉律的齐否

127. 濡脉与弱脉的主要不同点,在于
128. 结脉与促脉的主要不同点,在于

　　A. 刺痛拒按,固定不移,舌暗,脉涩
　　B. 气短疲乏,脘腹坠胀,舌淡,脉弱
　　C. 胸胁胀闷窜痛,时轻时重,脉弦
　　D. 面色淡白,口唇爪甲色淡,舌淡,脉细
　　E. 少气懒言,疲乏无力,自汗,舌淡,脉虚

129. 血瘀证可见
130. 气陷证可见

　　A. 脾气虚
　　B. 脾阳虚
　　C. 寒湿困脾
　　D. 食滞胃脘
　　E. 命门火衰

131. 患者大便稀溏,纳差,腹胀,食后尤甚,舌淡白有齿痕。其证候是
132. 患者清晨腹痛,痛即作泻,形寒肢冷,神疲,面色白,脉迟无力。其证候是

　　A. 先煎
　　B. 后下
　　C. 研末冲服
　　D. 包煎
　　E. 同煎

133. 石决明入煎剂宜
134. 琥珀宜

    A. 白及
    B. 仙鹤草
    C. 棕榈炭
    D. 血余炭
    E. 炮姜

135. 具有止痢功效的药物是
136. 具有杀虫功效的药物是

    A. 法半夏、厚朴
    B. 沙参、百合
    C. 甘草、桔梗
    D. 党参、白术
    E. 干姜、细辛

137. 久嗽热伤肺津，口干咽燥，舌红者，可在主方中加用
138. 久嗽寒痰重，咯泡沫样痰，畏寒者，可在主方中加用

    A. 合欢皮
    B. 酸枣仁
    C. 远志
    D. 琥珀
    E. 磁石

139. 既能活血消肿，又能解郁安神的药物是
140. 既能活血散瘀，又能镇惊安神的药物是

    A. 独活
    B. 秦艽
    C. 防己
    D. 狗脊
    E. 川乌

141. 既能祛风湿，又能温经止痛的药物是
142. 既能祛风湿，又能退虚热的药物是

    A. 疏散肺经风热
    B. 透达肝经郁热
    C. 辛凉散邪利咽
    D. 清利头目利咽
    E. 辛凉解表疏肝

143. 薄荷在逍遥散中的作用是
144. 薄荷在养阴清肺汤中的作用是

    A. 温中补虚，理气健脾
    B. 温中补虚，和里缓急
    C. 温中散寒，降逆止痛
    D. 温中补虚，降逆止呕
    E. 温中补虚，散寒止痛

145. 大建中汤的功用是
146. 吴茱萸汤的功用是

    A. 牡蛎散
    B. 归脾汤
    C. 补中益气汤
    D. 四物汤
    E. 黄土汤

147. 身常汗出，夜卧尤甚，久而不止，心悸惊惕，短气烦倦者，治疗应选用
148. 月经提前，心悸怔忡，健忘不眠，食少体倦，面色萎黄，舌淡苔薄白，脉细弱者，治疗应选用

    A. 猪苓、茯苓、桂枝、苍术、泽泻
    B. 茯苓、猪苓、桂枝、泽泻、白术
    C. 猪苓、茯苓、泽泻、滑石、甘草
    D. 猪苓、茯苓、泽泻、阿胶、滑石
    E. 茯苓、泽泻、甘草、大枣、桂枝

149. 猪苓汤的药物组成有
150. 五苓散的药物组成有

A1 型选择题(1～91题)

答题说明

每一道考试题下面有 A、B、C、D、E 五个备选答案。请从中选择一个最佳答案,并在答题卡上将相应题号的相应字母所属的方框涂黑。

1. 下列哪项不符合胸壁疾患所致胸痛的特点
   A. 疼痛部位较固定
   B. 局部有压痛
   C. 举臂动作时可加剧
   D. 因情绪激动而诱发
   E. 深呼吸或咳嗽可加剧

2. 发生腹部绞痛的原因
   A. 腹内脏器破裂
   B. 腹膜炎症病变
   C. 空腔脏器梗阻
   D. 腹腔内出血
   E. 腹壁创伤

3. 咳嗽带有鸡鸣样吼声常见于
   A. 肺结核
   B. 极度虚弱患者
   C. 肺癌
   D. 声带炎
   E. 百日咳

4. 严重吸气性呼吸困难最主要的特点是
   A. 鼻翼扇动
   B. 发绀明显
   C. 哮鸣音
   D. 呼吸加深加快
   E. 三凹征

5. 喷射性呕吐,可见于
   A. 耳源性眩晕
   B. 胃炎
   C. 肠梗阻
   D. 尿毒症
   E. 脑炎

6. 正常血清的总胆红素含量为
   A. $0 \sim 6.8\mu mol/L$
   B. $0.7 \sim 1.7\mu mol/L$
   C. $1.7 \sim 10.26\mu mol/L$
   D. $1.7 \sim 17.1\mu mol/L$
   E. $1.7 \sim 21.7\mu mol/L$

7. 下列哪项不属于意识障碍
   A. 嗜睡
   B. 抽搐
   C. 意识模糊
   D. 谵妄
   E. 昏迷

8. 下列除哪项外,均是采录"既往史"所要求的内容
   A. 过去的健康情况
   B. 预防接种情况
   C. 传染病史
   D. 过敏史
   E. 是否到过传染病的流行地区

9. 关于双手触诊法下述哪项叙述不正确
   A. 将左手置于被检查脏器或包块的后部
   B. 将被检查部位推向右手方向
   C. 使被检查脏器或包块更接近于体表
   D. 不利于右手触诊
   E. 用于肝、脾、肾和腹腔肿物的检查

10. 呼吸有烂苹果味最常见于
    A. 糖尿病酮症酸中毒
    B. 肝性脑病
    C. 尿毒症
    D. 酒精中毒
    E. 有机磷农药中毒

11. 下列哪项不是中度水肿的特点
    A. 全身疏松组织均有可见性水肿
    B. 外阴部明显水肿
    C. 指压后可出现明显的组织下陷

D. 平复缓慢

E. 指压后可出现较深的组织下陷

12. 下列哪项属于脑炎常见面容
   A. 伤寒面容
   B. 苦笑面容
   C. 满月面容
   D. 病危面容
   E. 面具面容

13. 可出现强迫蹲位的疾病是
   A. 急性腹膜炎
   B. 发绀型先天性心脏病
   C. 心绞痛
   D. 破伤风
   E. 急性肺水肿

14. 球结膜水肿见于
   A. 肝炎
   B. 颅内高压
   C. 沙眼
   D. 高血压不伴颅内高压
   E. 急性肾小球肾炎

15. 鼻根部与眼内眦之间有压痛提示何部位病变
   A. 上颌窦
   B. 筛窦
   C. 额窦
   D. 蝶窦
   E. 视网膜

16. 甲状腺Ⅱ度肿大是指甲状腺
   A. 能看到肿大又能触及,但在胸锁乳突肌内侧
   B. 不能看到,但能触及
   C. 看不到又触不到
   D. 能看到又能触及,并超过胸锁乳突肌外缘
   E. 能看到又能触及,且超过甲状软骨上缘

17. 正常人于下列哪个部位不能闻及支气管呼吸音
   A. 肩胛下区
   B. 喉部

C. 胸骨上窝

D. 背部第6颈椎附近

E. 背部第2胸椎附近

18. 在胸骨左缘第3、4肋间触及收缩期震颤,应考虑为
   A. 主动脉瓣关闭不全
   B. 室间隔缺损
   C. 二尖瓣狭窄
   D. 三尖瓣狭窄
   E. 肺动脉瓣狭窄

19. 风湿性二尖瓣狭窄的特有体征是
   A. 心尖部第一心音亢进
   B. 心尖部舒张期隆隆样杂音
   C. 心尖部收缩期吹风样杂音
   D. 胸骨左缘第2肋间隙第二心音亢进伴分裂
   E. 开瓣音

20. 空腹听诊出现振水音,可见于
   A. 肝硬化腹水
   B. 肾病综合征
   C. 结核性腹膜炎
   D. 幽门梗阻
   E. 急性肠炎

21. 仰卧位时,前腹壁与胸骨下端到耻骨联合的连线大致在同一水平面上,称为
   A. 腹部平坦
   B. 腹部饱满
   C. 腹部膨隆
   D. 腹部低平
   E. 腹部凹陷

22. 下列脊柱病变,除哪项外,脊柱叩痛常为阳性
   A. 脊柱结核
   B. 棘间韧带损伤
   C. 骨折
   D. 骨质增生
   E. 椎间盘脱出

23. 出现"三偏"征,常见的病变部位是
    A. 内囊
    B. 深皮质
    C. 脑干
    D. 脊髓
    E. 基底节

24. 对诊断急性胰腺炎最有价值的血清酶检查是
    A. 谷草转氨酶
    B. 淀粉酶
    C. 碱性磷酸酶
    D. 谷丙转氨酶
    E. 乳酸脱氢酶

25. 以下有关类风湿因子(RF)的描述,哪一项是错误的
    A. RF 是一种抗自身变性 IgG 的抗体
    B. 主要用于风湿性疾病的疗效观察
    C. 系统性红斑狼疮时可呈阳性
    D. RF 可用胶孔凝集试验检测
    E. 类风湿关节炎患者 RF 阳性率较高

26. 粪便中查到巨噬细胞,多见于
    A. 阿米巴痢疾
    B. 细菌性痢疾
    C. 急性胃肠炎
    D. 血吸虫病
    E. 霍乱

27. 可出现嗜酸性粒细胞减少的疾病是
    A. 支气管哮喘
    B. 伤寒
    C. 荨麻疹
    D. 钩虫病
    E. 慢性粒细胞白血病

28. 下列除哪项外,均可选择胸部 X 线检查进行鉴别
    A. 胸腔积液是血性或脓性
    B. 大叶性肺炎或支气管肺炎
    C. 气胸或肺大疱
    D. 肺不张或肺实变
    E. 肺脓肿或肺肿瘤

29. 某肺叶发生肺不张时,典型的 X 线表现是
    A. 中等密度,边界不清的云絮状阴影
    B. 密度增高,边缘清楚,呈散在小花朵状阴影
    C. 密度增高,边缘锐利的线条状阴影
    D. 斑点状或小块状,密度甚高的致密阴影
    E. 三角形,密度均匀增高的片状阴影

30. 下列各项,不属肝细胞性黄疸特点的是
    A. 尿胆原可增加
    B. 粪便白陶土色
    C. 尿胆红素阳性
    D. 血清结合胆红素增高
    E. 血清非结合胆红素升高

31. 急性有机磷杀虫药中毒患者呼出气的气味是
    A. 酒味
    B. 烂苹果味
    C. 刺激性蒜味
    D. 氨味
    E. 腥臭味

32. 下列各项,最常出现心尖部舒张早期奔马律的是
    A. 心包炎
    B. 肺源性心脏病
    C. 左心衰竭
    D. 感染性心内膜炎
    E. 肺动脉瓣狭窄

33. 引起血红蛋白尿的疾病是
    A. 膀胱炎
    B. 蚕豆病
    C. 阻塞性黄疸
    D. 肾盂肾炎
    E. 血小板减少性紫癜

34. 下列各项,可引起心尖区出现舒张期震颤的是
    A. 二尖瓣狭窄
    B. 主动脉瓣狭窄

C. 肺动脉瓣狭窄
D. 室间隔缺损
E. 动脉导管未闭

35. 引起网织红细胞减少的贫血是
A. 巨幼细胞贫血
B. 缺铁性贫血
C. 再生障碍性贫血
D. 溶血性贫血
E. 失血性贫血

36.《素问·热论》"其满三日者,可泄而已"的"泄"法是指
A. 攻下
B. 泄热
C. 泄汗
D. 漏泄
E. 蒸发

37. 太阳中风证,其发热的特点是
A. 翕翕发热
B. 蒸蒸发热
C. 寒热往来
D. 烦热
E. 潮热

38. 麻黄汤证"无汗而喘"的机理是
A. 风寒束表,腠理闭塞,肺气不宣
B. 外寒内饮,壅塞于肺,肺失清肃
C. 风寒束表,卫强营弱,肺气上逆
D. 素有喘疾,外感风寒,引动宿疾
E. 风寒束表,久郁化热,肺气上逆

39. 肾着乃寒湿痹着于
A. 肾
B. 膀胱
C. 腰部
D. 下肢
E. 胃

40. 新产妇人有三病,其病因均为
A. 津血亏虚
B. 感受外邪
C. 瘀血内阻
D. 津枯肠燥
E. 气血两虚

41. 血痹病的主要症状是
A. 关节疼痛
B. 肢体局部麻木不仁
C. 半身不遂
D. 肢体疼痛
E. 咽喉不利

42.《金匮要略》治疗"大逆上气,咽喉不利"用麦门冬汤,本方主治的脏腑是
A. 心肺
B. 肺肾
C. 肺胃
D. 心肾
E. 心脾

43.《温热论》中所论"通阳"法是指
A. 温补肾阳
B. 温补脾阳
C. 通阳补气
D. 化气利湿,通利小便
E. 温补肺气

44. 奥美拉唑不能用于治疗
A. 胃溃疡
B. 十二指肠球部溃疡
C. 反流性食管炎
D. Zollinger-Ellison 综合征
E. 胃嗜铬细胞瘤

45. 下列各项,不是阿托品化指标的是
A. 抽搐消失
B. 颜面潮红
C. 瞳孔较前增大
D. 心率增快
E. 口干、皮肤干燥

46. 药物的首过消除发生于
    A. 舌下给药后
    B. 吸入给药后
    C. 口服给药后
    D. 静脉给药后
    E. 皮下给药后

47. 下列有关胎盘屏障的叙述,错误的是
    A. 是胎盘绒毛与子宫血窦间的屏障
    B. 通透性与一般毛细血管相同
    C. 几乎所有药物均可通过
    D. 可阻止药物从母体进入胎儿的血液循环中
    E. 妊娠妇女原则上应禁用一切影响胎儿发育的药物

48. 可治疗有机磷农药中毒毒蕈碱样症状的药物是
    A. 阿托品
    B. 氯解磷定
    C. 利多卡因
    D. 甲硝唑
    E. 双复磷

49. 山莨菪碱可用于
    A. 青光眼
    B. 晕动病
    C. 感染中毒性休克
    D. 麻醉前给药
    E. 震颤麻痹

50. 主要兴奋β受体的拟肾上腺素药是
    A. 去甲肾上腺素
    B. 肾上腺素
    C. 间羟胺
    D. 异丙肾上腺素
    E. 多巴胺

51. 苯妥英钠是哪种癫痫发作的首选药物
    A. 单纯部分性发作
    B. 癫痫大发作
    C. 复杂部分性发作
    D. 癫痫持续状态
    E. 失神小发作

52. 苯海索治疗帕金森病的机制是
    A. 补充纹状体中多巴胺的不足
    B. 激动多巴胺受体
    C. 兴奋中枢胆碱受体
    D. 阻断中枢胆碱受体
    E. 抑制多巴脱羧酶活性

53. 可用于预防血栓性疾病的药物是
    A. 链激酶
    B. 双香豆素
    C. 尿激酶
    D. 阿司匹林
    E. 肝素

54. 阿司匹林不具有的不良反应是
    A. 引起瑞夷(Reye)综合征
    B. 引起荨麻疹等过敏反应
    C. 因水钠潴留而引起水肿
    D. 诱发胃溃疡和胃出血
    E. 引起水杨酸反应

55. 下列抗高血压药物中,哪一药物易引起刺激性干咳
    A. 维拉帕米
    B. 卡托普利
    C. 氯沙坦
    D. 硝苯地平
    E. 普萘洛尔

56. 治疗急性心肌梗死引起的室性心律失常的最佳药物是
    A. 奎尼丁
    B. 苯妥英钠
    C. 利多卡因
    D. 维拉帕米
    E. 普萘洛尔

57. 下列哪项是强心苷类药物不具有的药理作用
    A. 减慢心率

B. 增加衰竭心脏的耗氧量
C. 增加衰竭心脏的心输出量
D. 缩短心脏收缩期,相对延长舒张期
E. 抑制心肌细胞膜上的 Na^+-K^+-ATP 酶

58. 肝素抗凝的主要作用机制是增强下列哪项的亲和力
    A. 抗凝血酶Ⅰ和因子Ⅰ
    B. 抗凝血酶Ⅱ和因子Ⅱ
    C. 抗凝血酶Ⅱ和因子Ⅲ
    D. 抗凝血酶Ⅲ和因子Ⅱ
    E. 抗凝血酶Ⅲ和因子Ⅲ

59. 下列对华法林作用的描述,错误的是
    A. 防止静脉血栓栓塞
    B. 可用于治疗脑出血
    C. 防止外周动脉血栓栓塞
    D. 防止心房纤颤伴有附壁血栓
    E. 心肌梗死辅助用药

60. 下列何种药物具有抑制胃酸分泌的作用
    A. 碳酸钙
    B. 三硅酸镁
    C. 氢氧化铝
    D. 西咪替丁
    E. 氢氧化镁

61. 对反复发作的顽固性哮喘或哮喘持续状态疗效较好的药物是
    A. 哌替啶
    B. 异丙肾上腺素
    C. 色甘酸钠
    D. 氯化铵
    E. 二丙酸倍氯米松

62. 下列可用糖皮质激素辅助治疗的是
    A. 角膜溃疡
    B. 真菌感染
    C. 抗菌药不能控制的感染
    D. 中毒性感染或同时伴有休克
    E. 二重感染

63. 对胰岛功能完全丧失的糖尿病患者,仍有降血糖作用的药物是
    A. 格列本脲
    B. 二甲双胍
    C. 甲苯磺丁脲
    D. 氯磺丙脲
    E. 格列齐特

64. 青霉素G对何病菌基本无效
    A. 白喉棒状杆菌
    B. 脑膜炎奈瑟菌
    C. 抗药金黄色葡萄球菌
    D. 淋病奈瑟菌
    E. 梅毒螺旋体

65. 灰婴综合征属于哪种药物的不良反应
    A. 青霉素
    B. 红霉素
    C. 氯霉素
    D. 克拉霉素
    E. 阿奇霉素

66. 异烟肼与利福平合用治疗结核病,应定期检查
    A. 心电图
    B. 肾功能
    C. 肝功能
    D. 血象
    E. X线片

67. 下列各项,不属于传染病基本特征的是
    A. 有病原体
    B. 有感染后免疫性
    C. 有流行病学特征
    D. 有发热
    E. 有传染性

68. 下列各项,不属于急性重型肝炎典型表现的是
    A. 黄疸迅速加深
    B. 出血倾向明显
    C. 肝大
    D. 出现烦躁、谵妄等神经系统症状

E. 急性肾功能不全

69. 下列有关流行性出血热的描述，正确的是
   A. 发病以青少年为主
   B. 一般不经呼吸道传播
   C. 无明显季节性
   D. 所有患者均有五期经过
   E. 可有母婴传播

70. 病原体侵入人体后，仅诱导机体产生特异性免疫应答，而不引起或只引起轻微的组织损伤，因而在临床上不显示任何症状、体征甚至生化改变，只能通过免疫检查才能发现。此种表现属于
   A. 病原携带状态
   B. 潜伏性感染
   C. 隐性感染
   D. 显性感染
   E. 机会性感染

71. 治疗普通型流脑的首选抗生素是
   A. 青霉素
   B. 磺胺药
   C. 氨苄西林
   D. 红霉素
   E. 庆大霉素

72. 下列哪项不是伤寒的典型表现
   A. 发热
   B. 皮疹
   C. 腹泻
   D. 脾大
   E. 表情淡漠

73. 痢疾杆菌的主要致病机制是
   A. 侵入的细菌数量
   B. 外毒素
   C. 神经毒素
   D. 侵袭力和内毒素
   E. 肠毒素

74. 重型霍乱患者治疗的关键是
   A. 大量口服补液
   B. 有效抗菌治疗
   C. 短期应用糖皮质激素
   D. 禁食
   E. 快速静脉补液

75. 下列各项，艾滋病早期诊断的临床表现中不包含
   A. 便血
   B. 发热
   C. 盗汗
   D. 腹泻
   E. 体重减轻

76. 流行性乙型脑炎的主要死因是
   A. 高热抽搐
   B. 意识障碍
   C. 循环衰竭
   D. 呼吸衰竭
   E. 脑水肿

77. 流行性脑脊髓膜炎的主要致病因子是
   A. 肠毒素
   B. 内毒素
   C. 类毒素
   D. 细胞毒素
   E. 神经毒素

78. 丁型肝炎的潜伏期是
   A. 2～6周
   B. 4～24周
   C. 2～26周
   D. 4～20周
   E. 2～9周

79. 流行性感冒病毒分型的依据是
   A. 核蛋白
   B. 血凝素
   C. 神经氨酸酶
   D. RNA 多聚酶
   E. 核酸

80. 在使用辅助检查手段时,不适宜的是
    A. 认真严格地掌握适应证
    B. 可以广泛积极地依赖各种辅助检查
    C. 有利于提高医生诊治疾病的能力
    D. 必要检查能尽早确定诊断和进行治疗
    E. 应从患者的利益出发决定该做的项目

81. 下列哪项不属于人体器官移植的伦理原则
    A. 知情同意原则
    B. 尊重原则
    C. 效用原则
    D. 禁止商业化原则
    E. 保护隐私原则

82. 临床诊疗的道德原则不包括
    A. 最优化原则
    B. 知情同意原则
    C. 保密原则
    D. 生命价值原则
    E. 安全和有效原则

83. 在医疗实践活动中分配医疗收益与平衡时,类似的个案适用相同的准则,不同的个案适合不同的准则,这所体现的医学伦理基本原则是
    A. 尊重原则
    B. 无伤原则
    C. 公正原则
    D. 有利原则
    E. 公益原则

84. 手术中的道德要求最主要的是
    A. 全面系统,认真细致
    B. 综合分析,切忌片面
    C. 密切联系,加强协作
    D. 合理配伍,细致观察
    E. 精诚团结,密切协作

85. 体现尊重原则的是
    A. 杜绝对病人的有意伤害
    B. 选择受益最大、损伤最小的治疗方案
    C. 尊重患者的自主决定权

    D. 对病人一视同仁
    E. 合理筛选肾脏移植受术者

86. 除特殊需要外,第一类精神药品的处方,每次不超过多少日常用量
    A. 1 日
    B. 3 日
    C. 5 日
    D. 7 日
    E. 14 日

87. 《传染病防治法》规定应予以隔离治疗的是
    A. 疑似传染病病人
    B. 甲类传染病病人
    C. 甲类传染病病人和病原携带者
    D. 乙类传染病病人和病原携带者
    E. 除艾滋病病人、炭疽中的肺炭疽以外的乙类传染病病人

88. 以下属于执业医师的权利的是
    A. 医师在执业活动中,人格尊严、人身安全不受侵犯
    B. 医师在执业活动中,应当遵守法律、法规,遵守技术操作规范
    C. 对医学专业技术有重大突破,作出显著贡献的医师,应当给予表彰或者奖励
    D. 医师不得使用未经批准使用的药品、消毒药剂和医疗器械
    E. 对考核不合格的医师,可以责令其接受培训和继续医学教育

89. 下列哪项不属于《药品管理法》的立法目的
    A. 保障人体用药安全
    B. 维护人民身体健康和用药的合法权益
    C. 保证药品质量
    D. 预防、控制和消除传染病的发生与流行
    E. 加强药品监督管理

90. 在突发公共卫生事件应急处理工作中,有关单位和个人不配合有关专业技术人员调查、采样、技术分析和检验的,对有关责任人员给予

A. 行政处分
B. 吊销执照
C. 由公安机关依法予以处罚
D. 行政处分或者纪律处分
E. 追究刑事责任

91. 制定《中华人民共和国中医药法》的核心目的是
 A. 保护人体健康
 B. 保护传统医药学
 C. 发展传统医药学
 D. 继承创新中医药
 E. 保持中医药特色

A2 型选择题(92～98题)

答题说明

每一道考题是以一个小案例出现的,其下面都有 A、B、C、D、E 五个备选答案。请从中选择一个最佳答案,并在答题卡上将相应题号的相应字母所属的方框涂黑。

92. 患者腹满而吐,食不下,自利益甚,时腹自痛,病位在
 A. 阳明
 B. 少阳
 C. 太阴
 D. 少阴
 E. 太阳

93. 患者三阳合病,腹满身重,难以转侧,口不仁,面垢,谵语遗尿,自汗出,治宜选用
 A. 白虎汤
 B. 白虎加人参汤
 C. 大承气汤
 D. 茵陈蒿汤
 E. 小承气汤

94. 患者伤寒汗出解之后,胃中不和,心下痞硬,干噫食臭,胁下有水气,腹中雷鸣,下利,治宜选用
 A. 小建中汤
 B. 生姜泻心汤
 C. 小陷胸汤
 D. 白虎加人参汤
 E. 旋覆代赭汤

95. 患者恶风,一身悉肿,脉浮不渴,续自汗出,无大热,治宜选用
 A. 生姜泻心汤
 B. 小陷胸汤
 C. 五苓散
 D. 越婢汤
 E. 小青龙汤

96. 患者始恶寒,后但热不寒,汗出胸痞,舌白,口渴不引饮,属于
 A. 风温
 B. 暑湿
 C. 湿热证
 D. 阳明温病
 E. 湿温

97. 患者阳明温病,津液不足,无水舟停,间服增液,再不下,治疗宜选
 A. 增液承气汤
 B. 牛黄承气汤
 C. 新加黄龙汤
 D. 宣白承气汤
 E. 导赤承气汤

98. 患者,女,45岁。因急腹症入院,诊断为化脓性胆囊炎穿孔并发绿脓杆菌性腹膜炎。既往有青霉素过敏史。抗感染治疗应选用
 A. 羟苄西林
 B. 头孢氨苄
 C. 红霉素
 D. 克林霉素
 E. 环丙沙星

B1 型选择题(99~150 题)

答题说明

以下提供若干组考题,每组考题共用在考题前列出的 A、B、C、D、E 五个备选答案。请从中选择一个与问题关系最密切的答案,并在答题卡上将相应题号的相应字母所属方框涂黑。某个备选答案可能被选择一次、多次或不被选择。

A. 咯铁锈色痰
B. 咯粉红色泡沫痰
C. 唇色、睑结膜苍白
D. 午后潮热,盗汗
E. 弛张热,巩膜黄染

99. 急性左心功能不全,常伴有
100. 肺炎球菌肺炎,常伴有

A. 红色皮疹
B. 瘀点
C. 紫癜
D. 瘀斑
E. 血肿

101. 直径小于 2mm,加压后退色的是
102. 直径 3~5mm,加压后不退色的是

A. 滑行触诊法
B. 冲击触诊
C. 直接触诊法
D. 深压触诊法
E. 双手触诊法

103. 适用于阑尾炎的触诊手法是
104. 适用于腹水的触诊手法是

A. 面色晦暗,双颊紫红,口唇发绀
B. 表情淡漠,反应迟钝,呈无欲状态
C. 眼裂增大,眼球突出,目光闪烁,呈惊恐貌
D. 面色苍白,颜面浮肿
E. 面色潮红,兴奋不安,口唇干燥

105. 典型二尖瓣面容的特点是
106. 典型伤寒面容的特点是

A. 右侧卧位
B. 上半身前倾坐位
C. 仰卧位深吸气
D. 下蹲时减弱,立位时增强

E. 左侧卧位

107. 听诊二尖瓣狭窄的舒张期杂音,应选取的体位是
108. 听诊主动脉瓣关闭不全的舒张期杂音,应选取的体位是

A. HBsAg(+)
B. 抗-HBs(+)
C. HBeAg(+)
D. 抗-HBc(+)
E. 抗-HBe(+)

109. 作为机体获得对 HBV 免疫力及乙型肝炎患者痊愈的指标是
110. HBV 感染进入后期与传染减低的指标是

A. P 波
B. QRS 波群
C. ST 段
D. T 波
E. QT 间期

111. 代表心室除极和复极总时间的是
112. 代表心房除极波形的是

A. 深吸气时,脾缘不超过肋下 1cm
B. 脾缘超过脐水平线以下或超过前正中线
C. 脾大超过肋下 1cm,但在脐水平线以上
D. 深吸气时,脾缘不超过肋下 2cm
E. 脾大超过肋下 2cm,但在脐水平线以上

113. 脾轻度肿大可见
114. 脾重度肿大见于

A. 黏液便
B. 脓血便
C. 白陶土样便
D. 柏油便
E. 米泔样便

115. 消化道出血可见
116. 胆管阻塞可见

    A. 上
    B. 缓
    C. 消
    D. 下
    E. 结

117. 据《素问·举痛论》,喜则气
118. 据《素问·举痛论》,思则气

    A. 风
    B. 寒
    C. 湿
    D. 火
    E. 热

119. 诸病有声,鼓之如鼓,皆属于
120. 诸病胕肿,疼酸惊骇,皆属于

    A. 银花、豆豉之属
    B. 荆芥、防风之属
    C. 薄荷、牛蒡子之属
    D. 桑叶、菊花之属
    E. 芦根、滑石之属

121. 叶天士认为:温邪在表初用辛凉轻剂,夹风则加入
122. 叶天士认为:温邪在表初用辛凉轻剂,夹湿则加入

    A. 副作用
    B. 毒性反应
    C. 过敏反应
    D. 耐受性
    E. 成瘾性

123. 巴比妥类药物引起皮疹、发热,属于
124. 巴比妥类药物引起呼吸抑制,属于

    A. 耐受性
    B. 成瘾性
    C. 反跳现象
    D. 戒断症状

    E. 急性中毒

125. 长期应用地西泮须加大剂量才产生原有的催眠效果,这是产生了
126. 连续久服地西泮突然停药出现的焦虑、激动、震颤等症状称之为

    A. 诱发或加重支气管哮喘
    B. 诱发或加重溃疡病
    C. 便秘
    D. 凝血障碍
    E. 锥体外系症状

127. 吗啡和阿司匹林共有的不良反应是
128. 吗啡和阿司匹林均不具有的不良反应是

    A. 硝苯地平
    B. 哌唑嗪
    C. 奎尼丁
    D. 苯海拉明
    E. 美托洛尔

129. 易出现首剂效应的药物是
130. 抗组织胺药物中具有中枢抑制作用的是

    A. α 受体阻滞剂
    B. β 受体阻滞剂
    C. 钙拮抗剂
    D. 利尿剂
    E. 血管紧素转化酶抑制剂

131. 治疗高血压伴心率过快,应首选
132. 治疗高血压伴心力衰竭,应首选

    A. 青霉素 G
    B. 头孢氨苄
    C. 林可霉素
    D. 链霉素
    E. 四环素

133. 治疗斑疹伤寒,应首选
134. 治疗钩端螺旋体病,应首选

    A. 抗 – HBe
    B. HBeAg
    C. 抗 – HBs

D. HBsAg

E. 抗-HBc

135. 注射乙肝疫苗后阳性的标志是
136. HBV处于复制状态,有传染性的标志是

A. 虫媒传播
B. 接触传播
C. 母婴传播
D. 消化道传播
E. 呼吸道传播

137. 乙型脑炎主要经
138. 戊型肝炎主要经

A. 黏液脓血便
B. 米泔水样便
C. 醉酒貌
D. 皮肤、巩膜黄染
E. 皮肤黏膜出血点

139. 霍乱的典型表现是
140. 流行性脑脊髓膜炎的典型表现是

A. 肠毒素
B. 内毒素
C. 类毒素
D. 细胞毒素
E. 神经毒素

141. 霍乱的主要致病因子是
142. 流脑的主要致病因子是

A. 医患关系是一种民事法律关系
B. 医患关系是道德意义较强的社会关系
C. 医患关系是一种商家与消费者的关系
D. 医患关系是包括非技术性和技术性方面的关系

E. 医患关系是患者与治疗者在诊疗和保健中所建立的联系

143. 反映医患关系本质的是
144. 概括医患关系内容的是

A. 操作质量
B. 根本质量
C. 主要质量
D. 内在价值
E. 外在价值

145. 生命质量的标准中,智商属于
146. 生命质量的标准中,个人的身体状态属于

A. 从事医师执业活动
B. 中止医师执业活动
C. 申请执业医师注册
D. 不予医师执业注册
E. 注销执业医师注册

147. 取得医师资格的可以
148. 受吊销医师执业证书行政处罚,自处罚之日起不满二年的

A. 1小时内
B. 2小时内
C. 3小时内
D. 4小时内
E. 立即

149. 省、自治区、直辖市人民政府应当在接到发生或可能发生重大职业中毒事件的报告后何时向国务院卫生行政部门报告
150. 县级人民政府应当在接到发生传染病流行的报告后何时向市级人民政府或者上一级人民政府报告

A1 型选择题(1~20 题)

答题说明

每一道考试题下面有 A、B、C、D、E 五个备选答案。请从中选择一个最佳答案,并在答题卡上将相应题号的相应字母所属的方框涂黑。

1. 喘证的病变部位在
   A. 心、肺
   B. 肺、肾
   C. 心、肾
   D. 脾、肾
   E. 肺、脾

2. 治疗热哮的方剂是
   A. 平喘固本汤
   B. 金水六君煎
   C. 六君子汤
   D. 三子养亲汤
   E. 定喘汤

3. 治疗原发性支气管肺癌阴虚毒热证,应首选
   A. 沙参麦门冬汤合五味消毒饮
   B. 血府逐瘀汤
   C. 二陈汤合瓜蒌薤白半夏汤
   D. 沙参麦门冬汤
   E. 十枣汤

4. 治疗原发性高血压肝阳上亢证,应首选
   A. 半夏白术天麻汤
   B. 瓜蒌薤白半夏汤合涤痰汤
   C. 天麻钩藤饮
   D. 通窍活血汤
   E. 济生肾气丸

5. 慢性胃炎脾胃虚弱证的治法是
   A. 健脾益气,温中和胃
   B. 疏肝理气,和胃止痛
   C. 养阴益胃,和中止痛
   D. 化瘀通络,和胃止痛
   E. 清利湿热,醒脾化浊

6. 消化性溃疡瘀血停胃证的治法是
   A. 疏肝理气,健脾和胃

   B. 温中散寒,健脾和胃
   C. 健脾养阴,益胃止痛
   D. 清胃泄热,疏肝理气
   E. 活血化瘀,通络和胃

7. 肾盂肾炎脾肾亏虚,湿热屡犯证的治法是
   A. 疏利气机,通利小便
   B. 健脾补肾
   C. 补脾升清,益气利水
   D. 温阳益气,补肾利水
   E. 理气疏导,利尿通淋

8. 知柏地黄丸治疗尿路感染的治法是
   A. 疏肝理气,清热通淋
   B. 益气健脾,利湿通淋
   C. 滋阴益肾,清热通淋
   D. 清热利湿,利尿通淋
   E. 清心泻火,利湿通淋

9. 急性白血病痰热瘀阻证的治法是
   A. 清热化痰,活血散结
   B. 清热解毒,凉血止血
   C. 滋阴降火,凉血解毒
   D. 益气养阴,清热解毒
   E. 清热解毒,利湿化浊

10. 肾气丸适用于糖尿病的哪种证型
    A. 阴虚阳盛
    B. 气阴两虚
    C. 阴阳两虚
    D. 阴阳欲绝
    E. 气滞血瘀

11. 类风湿关节炎关节僵硬变形的原因是
    A. 感受风寒湿热邪气
    B. 正气不足,肝肾两虚
    C. 气血不行,瘀血内生

D. 气机不畅,津凝成痰
E. 痰瘀互结于关节

12. 治疗癫痫阳痫,应首选
    A. 黄连解毒汤合定痫丸
    B. 通窍活血汤
    C. 醒脾汤
    D. 左归丸
    E. 龙胆泻肝汤合涤痰汤

13. 根据骨度分寸法,脐中至耻骨联合上缘是
    A. 5寸
    B. 7寸
    C. 8寸
    D. 9寸
    E. 12寸

14. 十二经脉中,相表里的阴经与阳经的交接部位在
    A. 四肢部
    B. 胸部
    C. 腹部
    D. 头部
    E. 面部

15. 沿腹中线旁开 5 分,胸中线旁开 2 寸,到达锁骨下缘的经脉是
    A. 足阳明胃经
    B. 手太阴肺经
    C. 足少阴肾经
    D. 足太阴脾经
    E. 足厥阴肝经

16. 下列穴位归经,错误的是

    A. 太白 - 肝经
    B. 列缺 - 肺经
    C. 合谷 - 大肠经
    D. 阳陵泉 - 胆经
    E. 阴陵泉 - 脾经

17. 隔姜灸可用于治疗
    A. 寒性呕吐腹痛
    B. 哮喘
    C. 瘰疬
    D. 疮疡
    E. 小儿脐风

18. 在五输穴中,荥穴主要治疗
    A. 心下满
    B. 身热
    C. 体重节痛
    D. 喘咳寒热
    E. 逆气而泄

19. 下合穴中可治疗肠痈、痢疾的是
    A. 足三里
    B. 上巨虚
    C. 下巨虚
    D. 委中
    E. 阳陵泉

20. 治疗昏迷,癫痫,高热,咽喉肿痛,应首选
    A. 四缝
    B. 十宣
    C. 八邪
    D. 合谷
    E. 曲池

A2 型选择题(21~81 题)

答题说明

每一道考题是以一个小案例出现的,其下面都有 A、B、C、D、E 五个备选答案。请从中选择一个最佳答案,并在答题卡上将相应题号的相应字母所属的方框涂黑。

21. 患者,男,56 岁。患慢性支气管炎 10 余年,近日来咳嗽,喘逆不得卧,咳吐清稀白沫痰,量多,遇冷空气刺激加重,甚至面浮肢肿,常兼恶寒肢冷,微热,小便不利,舌苔白滑,脉弦紧。其治法是
    A. 健脾化痰,降气平喘
    B. 温肺散寒,解表化饮

C. 补肺纳肾,降气平喘
D. 补肺健脾,益气平喘
E. 清肺化痰,降逆平喘

22. 患者,男,23岁。高热5天,无痰,感呼吸困难,张口抬肩,鼻翼扇动,面色苍白,冷汗淋漓,四肢厥冷,烦躁不安,面色紫暗,舌紫暗,脉沉细无力。胸片示双肺大片高密度影。动脉气血分析:$PaO_2$50mmHg,$PaCO_2$32mmHg。其诊断是
A. Ⅱ型呼吸衰竭,痰浊阻肺证
B. Ⅱ型呼吸衰竭,阳微欲脱证
C. Ⅰ型呼吸衰竭,脾肾阳虚证
D. Ⅱ型呼吸衰竭,脾肾阳虚证
E. Ⅰ型呼吸衰竭,阳微欲脱证

23. 患者,男,32岁。患肺炎链球菌肺炎已1周,现低热夜甚,干咳少痰,五心烦热,神疲纳差,舌红少苔,脉细数。其证型是
A. 热陷心包
B. 风热犯肺
C. 痰热犯肺
D. 气阴两伤
E. 阴阳两虚

24. 患者,女,30岁。过敏体质,既往有哮喘病史,1小时前因吸入油漆而出现哮喘急性发作,下列药物患者最先应选择的是
A. 吸入倍他米松
B. 口服泼尼松龙
C. 吸入沙丁胺醇
D. 口服扎鲁司特
E. 口服氨茶碱

25. 患者,女,42岁。心悸气短,动则气促,神疲乏力,自汗,胸闷心痛,咳唾痰涎,舌暗苔白腻,脉弦滑,时有结代。诊断为风心病,心功能3级,其治法是
A. 益气通瘀化痰
B. 益气温阳化瘀
C. 益气温阳祛痰
D. 温阳泻肺逐饮

E. 温阳活血利水

26. 患者,女,25岁。发热、咳嗽、流涕2周后热退,但又出现胸闷心悸,心率120次/分,心律不齐,偶闻早搏。心电图:低电压,T波低平。应首先考虑的诊断是
A. 急性心包炎
B. 病毒性心肌炎
C. 扩张型心肌病
D. 风湿性心肌炎
E. 风湿性心脏病

27. 患者,女,30岁。有风湿热病史,近半年来咳嗽,痰中带血,活动后气短。查体:两肺(-),心尖部听到舒张期隆隆样杂音,X线显示左心房增大。应首先考虑的是
A. 风心病,二尖瓣关闭不全
B. 风心病,二尖瓣狭窄
C. 肺结核
D. 肺癌
E. 支气管扩张症

28. 患者,男,53岁。头晕头痛,目眩,面红目赤,烦躁,口苦,便秘,小便短赤,舌红苔黄,脉弦数。血压170/100mmHg。其治法是
A. 滋阴平肝
B. 泻肝清火
C. 滋阴补阳
D. 化痰胜湿
E. 镇肝息风

29. 患者,女,64岁。因2小时前心绞痛发作,含化硝酸甘油不能缓解而急诊。查体:血压90/60mmHg,心律不齐,频发室性早搏,心音低。天门冬氨酸转氨酶增高,心电图V_1、V_2、V_3导联有深而宽的Q波,ST段抬高。其诊断是
A. 心绞痛
B. 急性心包炎
C. 急性前间壁心肌梗死
D. 急性下壁心肌梗死
E. 急性广泛前壁心肌梗死

30. 患者,男,50岁。有高血压病史10年。今日剧烈头痛,眩晕,呕吐。查体:无肢体活动障碍,血压200/120mmHg,意识模糊。应首先考虑的是
   A. 恶性高血压
   B. 高血压脑病
   C. 高血压性心脏病
   D. 脑出血
   E. 脑血栓形成

31. 患者,男,74岁。胸痛彻背,心痛如绞,胸闷憋气,形寒肢冷,四肢不温,冷汗自出,心悸气短,舌质紫暗,苔薄白,脉沉细。诊断为急性前壁心肌梗死,其证型是
   A. 气滞血瘀
   B. 气虚血瘀
   C. 心阳欲脱
   D. 寒凝心脉
   E. 阳虚水泛

32. 患者,男,50岁。急性心肌梗死第2天,少尿,血压80/50mmHg,烦躁不安,面色苍白,表情淡漠,皮肤湿冷,大汗淋漓,脉细弱无力。应首先考虑的是
   A. 左心衰竭
   B. 急性肾衰竭
   C. 心肌梗死后综合征
   D. 低血糖反应
   E. 心源性休克

33. 患者,男,78岁。因情绪激动突然出现胸痛,心悸汗出,胸痛彻背,气短,畏寒肢冷,下肢浮肿,腰酸无力,面色苍白,唇甲青紫。舌紫暗,脉沉微欲绝。其中医治法是
   A. 辛温通阳,散寒止痛
   B. 益气活血,通脉止痛
   C. 益气养阴,活血通络
   D. 滋阴益肾,养心安神
   E. 益气壮阳,温络止痛

34. 患者,女,62岁。高血压病史15年。近半年出现活动减少,伴尿少肢肿。现症:心悸,喘息不能平卧,形寒肢冷,尿少便溏,舌淡胖,苔白滑,脉沉细。查体:心界向两侧扩大,心率100次/分,两下肺闻及细湿啰音,肝-颈静脉回流征(+),踝部凹陷性水肿。其病证结合诊断是
   A. 心绞痛,痰浊闭阻证
   B. 病毒性心肌炎,阴阳两虚证
   C. 慢性心力衰竭,阳虚饮停证
   D. 慢性心力衰竭,痰饮阻肺证
   E. 缓慢性心律失常,痰浊阻滞证

35. 患者,男,50岁。昏仆抽搐吐涎,两目上视,口中如作猪羊叫,平时情绪急躁,心烦失眠,咯痰不爽,口苦而干,舌红苔黄腻,脉弦滑数。治疗应首选
   A. 知柏地黄丸合定痫丸
   B. 天王补心丹合定痫丸
   C. 顺气导痰汤合二阴煎
   D. 龙胆泻肝汤合涤痰汤
   E. 滋水清肝饮合定痫丸

36. 患者,男,32岁。上腹部疼痛3年,疼痛发作与饮食、情绪变化有关。上腹部有广泛轻压痛。胃镜检查:主要表现为胃窦黏膜可透见黏膜下血管,皱襞平坦。诊断是
   A. 消化性溃疡
   B. 溃疡性结肠炎
   C. 慢性萎缩性胃炎
   D. 胃癌
   E. 慢性浅表性胃炎

37. 患者,男,55岁。有慢性胃炎病史,近1个月出现上腹部不适,伴消瘦,乏力,贫血。查体:上腹部可触及包块,大便隐血持续阳性。应首先考虑的是
   A. 慢性胃炎
   B. 胃神经官能症
   C. 溃疡病
   D. 胆石症
   E. 胃癌

38. 患者,女,50岁。胃脘胀痛,痛窜两胁,每因情志

不舒而加重,嗳气嘈杂,舌淡,脉弦缓。经胃镜检查诊断为慢性浅表性胃炎。治疗应首先考虑的方剂是
A. 四君子汤加减
B. 益胃汤加减
C. 失笑散合丹参饮加减
D. 柴胡舒肝散加减
E. 三仁汤加减

39. 患者,男,56 岁。大便时溏时泻,迁延反复,稍进油腻食物,则大便次数明显增加,食少,食后脘闷不舒,面色萎黄,神疲倦怠,舌质淡,苔白,脉细弱。其证候是
A. 脾阳虚弱
B. 中气下陷
C. 脾胃虚弱
D. 肝气乘脾
E. 肾阳虚衰

40. 患者大便不干硬,虽有便意,临厕努挣无力,挣则汗出短气,便后疲乏,面色白,舌淡嫩苔薄,脉虚。其治法是
A. 补脾和胃
B. 温阳通便
C. 益气补肺
D. 温中健脾
E. 益气润肠

41. 患者,女,45 岁。突发身目发黄,黄色鲜明,右胁胀闷疼痛,牵引肩背,寒热往来,口苦咽干,尿黄便秘,舌红苔黄,脉弦滑数。其证候是
A. 热重于湿
B. 湿重于热
C. 疫毒炽盛
D. 胆腑郁热
E. 脾虚湿滞

42. 患者腹大胀满,按之如囊裹水,伴下肢浮肿,胸脘痞胀,精神困倦,怯寒懒动,尿少便溏,舌苔白腻,脉缓。其治法是
A. 温中健脾,行气利水

B. 温补脾肾,化气行水
C. 健脾益气,化气行水
D. 理气疏肝,化瘀利水
E. 健脾渗湿,行气利水

43. 患者,男,52 岁。右上腹疼痛 2 个月,右胁胀满,胁下痞块触痛,烦躁易怒,恶心纳呆,面色微黄不荣,舌暗有瘀斑,苔薄白,脉弦涩。实验室检查:甲胎蛋白 510μg/L,B 超示右肝叶占位性病变,直径5cm,其证型是
A. 热毒伤阴
B. 湿热瘀毒
C. 气滞血瘀
D. 水湿内停
E. 肝脾瘀血

44. 患者,男,50 岁。反复浮肿,尿血 3 年,经常感冒。症见面色无华,少气乏力,午后低热,口干咽燥,舌红少苔,脉细。检查:血压 140/95mmHg,尿蛋白(++),24 小时尿蛋白定量 3g,内生肌酐清除率48%,血尿素氮 10mmol/L。除对症治疗外,还应加用
A. 参芪地黄丸
B. 六味地黄汤
C. 右归丸
D. 左归饮
E. 大补元煎

45. 患者,女,19 岁。患肾病综合征,症见眼睑浮肿,时有四肢、全身浮肿,身发痛痒,恶风发热,小便不利,舌红,苔薄黄,脉滑数。其证型
A. 湿毒浸淫
B. 风水相搏
C. 水湿浸渍
D. 湿热内蕴
E. 脾虚湿困

46. 患者,女,22 岁。寒战高热,腰痛,尿频、尿急,灼热刺痛,舌红苔黄,脉濡数。检查:体温38℃,双肾区叩击痛,血白细胞 19.5×10^9/L,中性 0.90,尿白细胞 20 个/高倍视野,尿大肠杆菌培养,菌

落记数>10^5/L。治疗应首选
A. 庆大霉素加八正散
B. 诺氟沙星加易黄散
C. 诺氟沙星加龙胆泻肝汤
D. 庆大霉素加萆薢分清饮
E. 庆大霉素加知柏地黄汤

47. 患者,男,60岁。因发热咳嗽,而出现小便不畅,点滴不爽,烦渴欲饮,呼吸急促,舌红苔薄白,脉数。其病机是
A. 肾元亏虚
B. 湿热蕴结
C. 脾气不升
D. 肺热壅盛
E. 气机阻滞

48. 患者,男,21岁。患急性淋巴细胞性白血病,壮热口渴,头痛面赤,咽喉肿痛,时有鼻衄,便秘,舌红绛,苔黄,脉洪大,其证型是
A. 阴虚火旺
B. 气阴两虚
C. 热毒炽盛
D. 痰热瘀阻
E. 肝火上炎

49. 患者,男,22岁。上呼吸道感染2周后,皮肤出现瘀点,血小板检查$30×10^9$/L,骨髓象示巨核细胞数量轻度增加,巨核细胞发育成熟障碍,就诊表现为斑色暗淡,多散在出现,时起时消,过劳则加重,心悸气短,头晕目眩,食欲缺乏,面色苍白,舌质淡,苔白,脉弱,应诊为
A. 原发免疫性血小板减少症,阴虚火旺证
B. 过敏性紫癜,阴虚火旺证
C. 原发免疫性血小板减少症,气不摄血证
D. 过敏性紫癜,瘀血内阻证
E. 过敏性紫癜,气不摄血证

50. 患者吐血缠绵不止,时轻时重,血色暗淡,神疲乏力,心悸气短,面色苍白,舌质淡,脉细弱。其治法是
A. 健脾和胃,宁络止血

B. 和中宁络,凉血止血
C. 益气养阴,宁络止血
D. 健脾益气,摄血止血
E. 健脾升阳,化瘀止血

51. 患者,男,25岁。半年来常有心悸失眠,消瘦,神疲乏力,气短汗出,口干咽燥,手足心热,纳差便溏,双眼突出,颈前肿大,双手颤抖,舌淡红,少苔,脉细。诊断为甲状腺功能亢进症。其证型是
A. 气滞痰凝
B. 肝火旺盛
C. 阴虚火旺
D. 气阴两虚
E. 气血两虚

52. 患者,女,35岁。关节灼热疼痛,形寒肢凉,阴雨天疼痛加重,得温则舒,舌红薄白,脉弦细。诊断为类风湿关节炎,治疗应首选
A. 丁氏清络饮
B. 四妙丸
C. 桂枝芍药知母汤
D. 独活寄生汤
E. 身痛逐瘀汤合指迷茯苓丸

53. 患者,女,30岁。患系统性红斑狼疮。现低热,口苦纳呆,两胁胀痛,黄疸,肝大,烦躁易怒,皮肤红斑,舌紫暗,脉弦。其证型是
A. 瘀热痹阻
B. 气血两亏
C. 阴虚内热
D. 瘀热伤肝
E. 热郁积饮

54. 患者,男,51岁。素患糖尿病10年,未予系统治疗。近2年来病情加重,小便频数量多,混浊如脂膏,面色黧黑,腰膝酸软,形寒畏冷,阳痿不举,舌淡苔白,脉沉细无力。治疗应首选
A. 金匮肾气丸
B. 知柏地黄丸
C. 六味地黄丸
D. 消渴方

E. 玉女煎

55. 患者腰部冷痛重着,转侧不利,每逢阴雨天加重,静卧时其痛不减,舌苔白腻,脉沉缓。其治法是
   A. 散寒行湿,温经通络
   B. 清热利湿,舒筋止痛
   C. 活血化瘀,理气止痛
   D. 温补肾阳,补虚止痛
   E. 滋补肾阴,补虚止痛

56. 患者,女,60岁。平素经常头晕目眩。今日情绪激动后,突然半身不遂,神志昏迷,失语,小便失禁,舌红苔黄腻,脉弦数。应首先考虑的是
   A. 中风中经络
   B. 中风中脏腑
   C. 脏躁
   D. 癫痫肝火痰盛证
   E. 癫痫肝风痰浊证

57. 患者,女,58岁。脑动脉硬化6年。突然发生口眼歪斜,半身不遂,半小时后,自行恢复;平日头晕头痛,耳鸣,腰膝酸软,舌红,苔薄黄,脉弦细。应首先考虑的方剂是
   A. 镇肝熄风汤
   B. 参附汤合生脉散
   C. 涤痰汤
   D. 补阳还五汤
   E. 血府逐瘀汤

58. 患者,男,64岁。患有糖尿病3年,血脂、血糖控制不理想。今晨出现昏厥1次,短暂失忆,视物黑蒙,右侧肢体无力,麻木,休息30分钟后症状消失。应首先考虑的诊断是
   A. 脑出血
   B. 帕金森病
   C. 腔隙性梗死
   D. 脑栓塞
   E. 短暂性脑缺血发作

59. 患者,男,30岁。煤气中毒,经过积极抢救后苏醒,2天后又出现神志不清,右侧肢体偏瘫,体温、血压正常,两肺呼吸音粗。应首选的治疗措施是
   A. 高压氧舱
   B. 地塞米松输注
   C. 甘露醇输注
   D. 维生素C输注
   E. 脑营养物质

60. 患者,女,55岁。喘息,气粗,胸胀,喉中痰鸣,咳痰色黄,黏稠,口苦,身热,面赤,舌红苔黄厚,脉弦滑。治疗应首选
   A. 麻杏甘石汤
   B. 麻黄汤合华盖散
   C. 桑白皮汤
   D. 生脉散合补肺汤
   E. 二陈汤合三子养亲汤

61. 患者,女,68岁。心烦少寐,入睡困难,多梦,头晕目眩,手足心热,盗汗,耳鸣,舌红,少苔,脉细数。治疗应首选
   A. 朱砂安神丸
   B. 六味地黄丸合黄连阿胶汤
   C. 归脾汤
   D. 黄连温胆汤
   E. 龙胆泻肝汤

62. 患者胁肋刺痛,痛有定处,痛处拒按,入夜痛甚,胁肋下有癥块,舌质紫暗,脉沉涩。其诊断为
   A. 积证
   B. 聚证
   C. 胁痛
   D. 腹痛
   E. 胸痹

63. 患者因颜面及下肢反复浮肿4年,加重2个月入院。现症见面浮身肿,按之凹陷不起,面色晦滞,畏寒肢冷,腰膝酸软,神疲纳呆,舌嫩淡胖有齿痕,苔白,脉沉细。治疗应首选
   A. 实脾饮
   B. 济生肾气丸合真武汤
   C. 疏凿饮子

D. 五皮饮合胃苓汤
E. 越婢加术汤

64. 患者咳逆喘息不得卧,咳吐白沫量多,受寒后加重,腰背痛,舌苔白腻,脉弦紧。其病证结合诊断是
   A. 喘证,痰浊阻肺证
   B. 喘证,风寒壅肺证
   C. 支饮,寒饮伏肺证
   D. 痰饮,脾阳虚弱证
   E. 悬饮,邪犯胸肺证

65. 患者突然出现右半身活动不利,舌强语謇,兼肢体麻木,头晕目眩,苔腻,脉弦滑。针灸治疗除主穴外,应加用
   A. 丰隆、合谷
   B. 曲池、内庭
   C. 太冲、太溪
   D. 足三里、气海
   E. 太溪、风池

66. 患者头晕目眩,急躁易怒,口苦,耳鸣,舌红,苔黄,脉弦。治疗选取百会穴,其操作方法是
   A. 毫针泻法
   B. 毫针补法
   C. 毫针平补平泻法
   D. 毫针补法加灸法
   E. 温针灸法

67. 患者腰痛隐隐,酸多痛少,绵绵不已,腰腿酸软无力,劳则更甚,舌红,脉细。治疗除主穴外,还应选取的配穴是
   A. 后溪、申脉
   B. 肾俞、太溪
   C. 外关、志室
   D. 命门、大椎
   E. 百会、志室

68. 患者,女,55岁。头晕头痛,心悸耳鸣,失眠多梦,急躁易怒,脉细弦。治疗应首选
   A. 百会、脾俞、气海、足三里

B. 风池、肝俞、肾俞、行间、侠溪
C. 头维、中脘、内关、丰隆、解溪
D. 脾俞、胃俞、合谷、足三里
E. 四神聪、印堂、太阳、外关

69. 患者哮喘多年,喘促气短,动则喘甚,汗出肢冷,舌淡,脉沉细。治疗除手太阴经穴外,还应选取的是
   A. 足太阴、任脉穴
   B. 足太阴、足少阴经穴
   C. 足厥阴、督脉穴
   D. 足少阴、背俞穴
   E. 足少阴、督脉穴

70. 患者体质素弱,近半年来,呕吐时作时止,倦怠乏力,舌苔薄白,脉弱。治疗除主穴外,应选用
   A. 丰隆、公孙
   B. 上脘、胃俞
   C. 梁门、天枢
   D. 期门、太冲
   E. 脾俞、胃俞

71. 患者,男,40岁。突然眼前发黑,昏倒不省人事,呼吸急促,牙关紧闭,舌淡,苔薄,脉沉弦。治疗选用的主穴为
   A. 百会、太阳、风池、阿是穴、合谷
   B. 水沟、内关、三阴交、极泉、尺泽、委中
   C. 水沟、十二井、太冲、丰隆、劳宫
   D. 关元、神阙
   E. 列缺、合谷、风池、大椎、太阳

72. 患者,男,48岁。腰痛,起病缓慢,隐隐作痛,绵绵不已,腰腿酸软乏力,腰冷,脉细。治疗除取主穴外,还应加
   A. 风府、大杼、阳陵泉
   B. 肾俞、太溪
   C. 水沟、风府、足三里
   D. 风府、三阴交、太冲
   E. 风府、足三里、血海

73. 患者,女,43岁。关节疼痛,屈伸不利,痛处游走

不定。治疗除取阿是穴及局部经穴外,还应选用
A. 膈俞、血海
B. 肾俞、关元
C. 足三里、阴陵泉
D. 大椎、曲池
E. 神阙、关元

74. 患者,女,45 岁,失眠 2 个月,近日来入睡困难,有时睡后易醒,醒后不能再睡,甚至彻夜不眠,舌苔薄,脉沉细。治疗应首选
A. 神门、内关
B. 神门、胆俞
C. 神门、三阴交
D. 心俞、脾俞
E. 心俞、足三里

75. 患者,女,53 岁。咳嗽月余,加重 1 周,咳引胸胁疼痛,痰少而稠,面赤咽干,舌苔黄少津,脉弦数。治疗应首选
A. 足阳明、手阳明经穴
B. 手太阴、手阳明经穴
C. 手阳明、足厥阴经穴
D. 足厥阴、手太阴经穴
E. 手太阴、足太阴经穴

76. 患者,男,20 岁。昨日起大便泄泻,发病势急,一日 5 次,小便减少。治疗应首选
A. 上巨虚、太溪、肾俞、命门
B. 足三里、公孙、脾俞、太白
C. 关元、天枢、足三里、冲阳
D. 天枢、上巨虚、阴陵泉、水分
E. 内庭、上巨虚、神阙、中脘

77. 患者,男,66 岁。小便滴沥不爽,排出无力,甚则点滴不通,精神疲惫,兼见面色白,腰膝酸软,畏寒乏力,舌质淡,脉沉细而弱。治疗除取主穴外还应选用的是
A. 太溪、复溜

B. 曲骨、委阳
C. 太冲、大敦
D. 中极、膀胱俞
E. 血海、三阴交

78. 患者,女,32 岁。行经后小腹部绵绵作痛,喜按,月经色淡,量少。治疗应首选
A. 三阴交、中极、次髎
B. 足三里、太冲、中极
C. 丰隆、天枢、气穴
D. 阴陵泉、中极、阳陵泉
E. 三阴交、足三里、关元

79. 患者,男,50 岁。右颊面部束带状刺痛 5 天,局部皮肤潮红,皮疹呈簇状水疱,排列如带状,小便黄,大便干,舌红苔薄黄,脉弦。治疗除取血海、三阴交、太冲外,还应加
A. 曲池、合谷、大椎
B. 外关、合谷、侠溪
C. 尺泽、合谷、大椎
D. 风池、合谷、膈俞
E. 曲池、合谷、支沟

80. 患者,女,64 岁。耳中如蝉鸣 4 年,时作时止,劳累则加剧,按之鸣声减弱。治疗应首选
A. 太阳、听会、角孙
B. 丘墟、足窍阴、外关
C. 太阳、听会、合谷
D. 听会、侠溪、中渚
E. 太溪、照海、听宫

81. 患者,男,75 岁。牙痛隐隐,时作时止,牙齿浮动,口不臭,脉细。治疗除取主穴外,还应选用
A. 外关
B. 二间
C. 太冲
D. 太溪
E. 内庭

A3型选择题(82~120题)

答题说明

以下提供若干个案例,每个案例下设3道考题。请根据题干所提供的信息,在每一道考题下面的A、B、C、D、E五个备选答案中选择一个最佳答案,并在答题卡上将相应题号的相应字母所属的方框涂黑。

(82~84题共用题干)

患者,男,20岁。接触油漆后发生喘息1天,伴轻咳少量白痰,有过敏性鼻炎史3年。

82. 可能的诊断是
   A. 急性支气管炎
   B. 急性肺水肿
   C. 支气管哮喘急性发作
   D. 肺炎链球菌肺炎
   E. 肺栓塞

83. 最可能出现的体征是
   A. 肺呼吸音增强
   B. 双下肺叩诊浊音
   C. 左肺散在水泡音
   D. 两肺广泛哮鸣音
   E. 两肺底小水泡音

84. 治疗应首选
   A. 静脉注射毛花苷丙(西地兰)
   B. 口服抗生素
   C. 静脉滴注抗生素
   D. 抗凝治疗
   E. 吸入 β_2 受体激动剂

(85~87题共用题干)

患者,女,50岁。每年持续咳嗽约5个月,已连续10年,胸部X片示两肺纹理增粗、紊乱。近日来咳嗽加剧,气促,痰多色黄黏稠,面红咽干,渴喜冷饮,便秘,尿赤,舌苔黄腻,脉滑数。

85. 应首先考虑的诊断是
   A. 急性支气管炎
   B. 慢性阻塞性肺疾病
   C. 慢性支气管炎
   D. 肺炎链球菌肺炎
   E. 支气管哮喘

86. 其辨证是
   A. 痰浊壅肺证
   B. 热哮证
   C. 热闭心神证
   D. 风热犯肺证
   E. 痰热郁肺证

87. 治疗应首选
   A. 三子养亲汤合二陈汤
   B. 定喘汤
   C. 清金化痰汤
   D. 桑菊饮
   E. 清营汤

(88~90题共用题干)

患者,女,66岁。突然感到心前区闷痛,伴心悸4小时,自服硝酸甘油2片,疼痛未能缓解。现症:胸中痛甚,胸闷气促,烦躁,心悸不宁,脘腹胀满,唇甲青暗,舌紫暗,脉沉弦涩。心电图示:Ⅱ、Ⅲ、aVF导联ST段抬高。

88. 该患者的诊断是
   A. 心绞痛
   B. 急性心包炎
   C. 急性心肌梗死
   D. 急性肺动脉栓塞
   E. 肋间神经痛

89. 根据心电图显示,心脏病变部位是
   A. 前壁
   B. 下壁
   C. 正后壁
   D. 前间壁
   E. 广泛前壁

90. 中医治疗应首选
   A. 桃红四物汤
   B. 生脉散
   C. 参附龙牡汤
   D. 血府逐瘀汤
   E. 当归四逆汤

(91~93题共用题干)

患者,男,18岁。反复腹泻、脓血便6个月,抗生素治疗无效。近2周来脓血便2~3次/日,粪便镜检WBC及RBC成堆,细菌培养阴性。

91. 最可能的诊断是
   A. 克罗恩病
   B. 结肠癌
   C. 慢性细菌性痢疾
   D. 阿米巴肠炎
   E. 溃疡性结肠炎

92. 为明确诊断,检查首选
   A. 纤维结肠镜
   B. 腹部X线平片
   C. 腹部CT
   D. 腹部B超
   E. X线钡灌肠造影

93. 治疗药物首选
   A. 异烟肼
   B. 手术治疗
   C. 左氧氟沙星
   D. 柳氮磺胺吡啶
   E. 强的松

(94~96题共用题干)

患者,男,40岁。中上腹饥饿性隐痛反复发作10年,情志不遂时加重,痛引两胁,伴反酸、嗳气、口苦,进食和服用抑酸剂可缓解。舌淡红,苔薄白,脉弦。

94. 该患者最可能的疾病是
   A. 胃癌
   B. 肝硬化
   C. 消化性溃疡
   D. 慢性胆囊炎
   E. 慢性胰腺炎

95. 对于本病最直接的诊断方法是
   A. 胃镜检查
   B. X线钡餐检查
   C. 幽门螺杆菌检测
   D. 胃液分析和血清胃泌素测定
   E. 腹水检查

96. 治疗应首选

   A. 柴胡疏肝散合五磨饮子
   B. 益胃汤
   C. 化肝煎合左金丸
   D. 失笑散合丹参饮
   E. 黄芪建中汤

(97~99题共用题干)

患者,女,42岁。发现血尿、蛋白尿6年。肢体肿胀,疲倦乏力,少语懒言,自汗,易感冒,腰脊酸痛。查体:BP150/90mmHg。面色萎黄,舌淡,苔白,脉细弱。24小时尿蛋白定量1.0~1.7g,血肌酐100μmol/L。

97. 首先考虑的诊断是
   A. 原发性高血压肾损害
   B. 慢性肾小球肾炎
   C. 急性肾小球肾炎
   D. 慢性肾盂肾炎
   E. 肾病综合征

98. 理想的血压控制目标是
   A. <160/95mmHg
   B. <140/90mmHg
   C. <140/85mmHg
   D. <130/80mmHg
   E. <125/75mmHg

99. 治疗应首选
   A. 异功散
   B. 五苓散合五皮饮
   C. 胃苓汤
   D. 附子理中丸
   E. 玉屏风散合金匮肾气丸

(100~102题共用题干)

患者,女,29岁。发热伴鼻出血5天。1周前出现咽喉疼痛,发热,口服抗生素,2天后鼻出血不止,乏力气短。现症:壮热,口渴多汗,烦躁,头痛面赤,咽痛,鼻衄,皮下紫癜、瘀斑。查体:胸骨压痛,肝脾淋巴结肿大。舌红绛,苔黄,脉大。血常规:血红蛋白64g/L,白细胞22.4×10⁹/L,原始、幼稚细胞占21%,血小板50×10⁹/L。骨穿:骨髓有核细胞显著增生,原始细胞为27%。

100. 其诊断是

A. 急性白血病
B. 急性再生障碍性贫血
C. 骨髓增生异常综合征
D. 巨幼细胞贫血
E. 特发性血小板减少性紫癜

101. 其治法是
A. 清热化痰,活血散结
B. 益气养阴,清热解毒
C. 清热解毒,利湿化浊
D. 清热解毒,凉血止血
E. 滋阴降火,凉血解毒

102. 中医治疗应首选
A. 黄连解毒汤合清营汤
B. 知柏地黄丸合二至丸
C. 五阴煎
D. 葛根芩连汤
E. 温胆汤合桃红四物汤

(103~105题共用题干)
患者,男,55岁。平素嗜烟酒、肥甘厚味。近半年来,口干多饮,多食易饥,乏力,肌肉酸胀,四肢沉重,胸闷腹胀,困倦。查体:形体肥胖,舌质暗,苔厚腻,脉滑。空腹血糖 9.1mmol/L,餐后2小时血糖 12.1mmol/L,糖化血红蛋白 8.2%。

103. 在控制饮食和运动的基础上,降血糖药物首选
A. 二甲双胍
B. 阿卡波糖
C. 那格列奈
D. 吡格列酮
E. 格列本脲

104. 其中医治法是
A. 滋阴温阳,补肾固涩
B. 滋阴固肾
C. 活血化瘀祛痰
D. 活血通络
E. 清胃泻火,养阴增液

105. 中医治疗应首选
A. 血府逐瘀汤
B. 平胃散合桃红四物汤
C. 六味地黄丸
D. 玉女煎

E. 金匮肾气丸

(106~108题共用题干)
患者,女,45岁。双手和膝关节肿痛伴晨僵1年。关节屈伸受限,皮肤失去弹性,按之稍硬,肌肤紫暗,面色黧黑。查体:肘部可及皮下结节,质硬,无触痛。舌质暗红,苔薄白,脉弦涩。

106. 首先考虑的诊断是
A. 强直性脊柱炎
B. 类风湿关节炎
C. 系统性红斑狼疮
D. 骨关节炎
E. 痛风性关节炎

107. 最有助于确定诊断的是
A. 关节影像学检查
B. 关节滑液检查
C. 抗核抗体
D. 血象
E. C反应蛋白

108. 治疗应首选
A. 雷公藤总苷、桂枝芍药知母汤
B. 布洛芬、独活寄生汤
C. 青霉胺、丁氏清络饮
D. 柳氮磺胺吡啶、四妙丸
E. 甲氨蝶呤、身痛逐瘀汤合指迷茯苓丸

(109~111题共用题干)
患者,女,55岁。近3日来一侧头痛反复发作,头痛如裹,痛无休止,肢体困重,苔白腻,脉濡。

109. 其辨证是
A. 风湿头痛
B. 血虚头痛
C. 痰浊头痛
D. 瘀血头痛
E. 肝阳上亢头痛

110. 针灸治疗应选的主穴是
A. 百会、太阳、风池、阿是穴、合谷
B. 水沟、内关、三阴交、极泉、尺泽、委中
C. 百会、风池、太冲、内关
D. 百会、风池、肝俞、肾俞、足三里
E. 百会、安眠、神门、三阴交、照海、申脉

111. 针灸治疗除主穴外,应加取
　　A. 脾俞、足三里
　　B. 中脘、丰隆
　　C. 血海、膈俞
　　D. 太溪、太冲
　　E. 头维、阴陵泉

(112~114题共用题干)
患者,女,20岁。恶寒重,发热轻,无汗,鼻塞流涕,喷嚏不断,咳嗽白痰,舌淡红,苔薄白,脉浮紧。

112. 治疗应主取的经穴是
　　A. 手太阴、手阳明经穴
　　B. 手太阴、任脉经穴
　　C. 手阳明、手太阴、督脉经穴
　　D. 手阳明、足厥阴、足少阳经穴
　　E. 足阳明、足太阳经穴

113. 治疗应首选
　　A. 膻中、太渊、太溪、肾俞、大椎
　　B. 列缺、合谷、风池、大椎、太阳
　　C. 肺俞、风门、丰隆、太渊、三阴交
　　D. 天突、定喘、尺泽、膻中、列缺
　　E. 膏肓、肾俞、太溪、丰隆、合谷

114. 治疗除主穴外,应选取的配穴是
　　A. 足三里
　　B. 委中
　　C. 阴陵泉
　　D. 曲池、尺泽
　　E. 风门、肺俞

(115~117题共用题干)
患者,女,47岁。近1年来月经周期紊乱,时而提前,时而错后,有时半月一潮或3个月一至,经来量多,时感头晕耳鸣,失眠多梦,腰酸腿软,口干咽燥,颈面烘热汗出,舌红少苔,脉细数。

115. 其诊断是
　　A. 月经过多
　　B. 月经先后无定期
　　C. 闭经

　　D. 绝经前后诸证
　　E. 月经过少

116. 针灸治疗应选取的主穴是
　　A. 中极、次髎、地机、三阴交
　　B. 气海、三阴交、肾俞、足三里
　　C. 肝俞、肾俞、太溪、气海、三阴交
　　D. 带脉、中极、白环俞、三阴交
　　E. 关元、三阴交、肝俞

117. 针灸治疗应选的配穴是
　　A. 心俞、命门
　　B. 中脘、丰隆
　　C. 风池、太冲
　　D. 关元、命门
　　E. 照海、阴谷

(118~120题共用题干)
患儿,男,9岁。一月前觉眼有异物感,视物不清。现见目赤肿痛,眵多胶结,口苦咽干,苔黄,脉弦数。

118. 针灸治疗应主取的经穴是
　　A. 局部穴及手足少阳经穴
　　B. 局部穴及足少阴经穴
　　C. 手、足阳明经穴
　　D. 近部取穴及手阳明、足厥阴经穴
　　E. 手太阴、手阳明经穴

119. 治疗除睛明、太阳、风池、合谷、太冲外,还应选取
　　A. 少商、外关
　　B. 侠溪、行间
　　C. 丰隆、阴陵泉
　　D. 行间、丘墟
　　E. 内庭、鱼际

120. 治疗的操作是
　　A. 毫针泻法,太阳、少商点刺出血
　　B. 毫针泻法,行间、侠溪点刺出血
　　C. 毫针泻法,外关、牛渚点刺出血
　　D. 毫针泻法,少商、上星毫针泻法
　　E. 毫针泻法,内庭、曲池毫针泻法

B1型选择题(121~150题)

答题说明

以下提供若干组考题,每组考题共用在考题前列出的A、B、C、D、E五个备选答案。请从中选择一个与问题关系最密切的答案,并在答题卡上将相应题号的相应字母所属方框涂黑。某个备选答案可能被选择一次、多次或不被选择。

A. 射干麻黄汤
B. 三子养亲汤
C. 定喘汤
D. 厚朴麻黄汤
E. 麻杏甘石汤

121. 治疗支气管哮喘寒包热哮证,应首选
122. 治疗支气管哮喘风痰哮证,应首选

A. 肺失宣肃
B. 风热犯肺
C. 肺气郁闭
D. 外邪犯肺
E. 痰热蕴肺

123. 肺炎喘嗽的主要病机是
124. 支气管炎咳嗽的主要病机是

A. 越婢加半夏汤
B. 生脉散合血府逐瘀汤
C. 真武汤合五苓散
D. 苏子降气汤
E. 补肺汤

125. 慢性肺源性心脏病,呼吸浅短,声低气怯,张口抬肩,倚息不能平卧,心慌,形寒,汗出,舌淡紫,脉沉细微无力。治疗首选
126. 慢性肺源性心脏病,咳喘无力,气短难续,咳痰不爽,面色晦暗,心慌,唇甲紫绀,神疲乏力,舌淡暗,脉沉细涩无力。治疗应首选

A. 寒邪内侵,饮食不节,情志失调
B. 正气虚弱,外邪侵袭,心血瘀阻
C. 情志失调,寒邪内侵,饮食不节,久病过劳
D. 先天禀赋不足,寒邪内侵,饮食不节,情志失调,年迈体衰
E. 寒邪内侵,饮食不节,情志失调,年迈体衰,痰湿内蕴

127. 冠心病心绞痛的中医病因病机是
128. 风湿性心脏病的中医病因病机是

A. 心悸气短,动则加剧,胸闷心痛,咳喘
B. 喘促气逆,不能平卧,痰稀量多,形寒肢冷
C. 颜面及肢体水肿,喘促气短,形寒肢冷,小便短少
D. 喘促日久,呼吸微少,面赤躁扰,汗出如注
E. 咯痰黄稠,烦躁不安,心烦失眠,口干咽燥

129. 慢性心力衰竭心肾阳虚证的主要临床表现是
130. 慢性心力衰竭阳虚饮停证的主要临床表现是

A. 补阳还五汤
B. 血府逐瘀汤
C. 镇肝熄风汤
D. 地黄饮子
E. 牵正散

131. 治疗中风半身不遂肝阳上亢,脉络瘀阻证,应首选
132. 治疗中风语言不利,肾虚精亏证,应首选

A. 泄热凉血
B. 滋阴凉血
C. 健脾摄血
D. 益气补血
E. 益气补肾

133. 消化性溃疡合并上消化道出血属肝胃郁热者,其治法是
134. 消化性溃疡合并上消化道出血属阴虚血热者,其治法是

A. 茵陈四苓散
B. 茵陈蒿汤
C. 茵陈术附汤
D. 犀角散
E. 大柴胡汤

135. 患者身目俱黄,黄色不甚鲜明,胸脘痞满,头重

身困,食欲减退,恶心呕吐,腹胀,大便溏,舌苔厚腻微黄,脉濡数。治疗应首选

136. 患者身目俱黄,黄色鲜明,发热口渴,脘腹胀闷,口干而苦,恶心呕吐,小便短少黄赤,大便秘结,舌苔黄腻,脉象弦数。治疗应首选

A. 清瘟败毒饮
B. 犀角地黄汤
C. 玉女煎合增液汤
D. 茵陈蒿汤合柴胡疏肝散
E. 葶苈大枣泻肺汤合泻白散

137. 治疗系统性红斑狼疮气营热盛证,应首选
138. 治疗系统性红斑狼疮阴虚内热证,应首选

A. 地机
B. 养老
C. 中都
D. 郄门
E. 梁丘

139. 手厥阴心包经的郄穴是
140. 足厥阴肝经的郄穴是

A. 太渊
B. 合谷
C. 后溪
D. 内关
E. 阳池

141. 既是络穴,又是八脉交会穴的腧穴是
142. 既是原穴,又是八会穴的腧穴是

A. 前臂前区,腕掌侧远端横纹上1寸,尺侧腕屈肌腱的桡侧缘
B. 前臂前区,腕掌侧远端横纹上0.5寸,尺侧腕屈肌腱的桡侧缘
C. 腕前区,腕掌侧远端横纹尺侧端,尺侧腕屈肌腱的桡侧凹陷处
D. 腕前区,桡骨茎突与舟状骨之间,拇长展肌腱尺侧凹陷中
E. 腕前区,腕掌侧远端横纹中,掌长肌腱与桡侧腕屈肌腱之间

143. 神门穴位于
144. 太渊穴位于

A. 肾俞
B. 膀胱俞
C. 大肠俞
D. 胃俞
E. 承扶

145. 以上穴位主治腰痛的是
146. 以上穴位主治便秘的是

A. 内关、郄门、阴郄、膻中
B. 胆囊穴、阳陵泉、胆俞、日月
C. 太冲、丘墟、胆俞、日月
D. 肾俞、膀胱俞、中极、三阴交、阴陵泉
E. 肾俞、膀胱俞、中极、气海、关元

147. 治疗胆绞痛的主穴是
148. 治疗肾绞痛的主穴是

A. 前后配穴
B. 表里配穴
C. 左右配穴
D. 上下配穴
E. 本经配穴

149. 胃脘痛取内关、足三里,其配穴方法是
150. 肺病取中府、肺俞,其配穴方法是

A1型选择题(1～19题)

答题说明

每一道考试题下面有 A、B、C、D、E 五个备选答案。请从中选择一个最佳答案,并在答题卡上将相应题号的相应字母所属的方框涂黑。

1. 下列关于切开法切开方向的叙述,错误的是
   A. 一般疮疡,宜循经直开,刀头向上
   B. 乳部宜放射形切开
   C. 面部脓肿沿皮肤纹理切开
   D. 手指脓肿,最好从正面切开,免伤屈伸功能
   E. 关节附近宜用横切口

2. 下列哪项不是丹毒的临床特点
   A. 病起缓慢,恶寒发热
   B. 局部皮肤焮热肿胀,迅速扩大
   C. 局部皮肤忽然变赤
   D. 好发于小腿部
   E. 容易复发

3. 下列不是恶性肿瘤扩散方式的是
   A. 直接蔓延
   B. 淋巴道转移
   C. 血道转移
   D. 接种转移
   E. 浸润性生长

4. 龙胆泻肝汤合藻药散治疗甲状腺功能亢进症,适用于
   A. 肝郁痰结证
   B. 阴虚火旺证
   C. 胃火炽盛证
   D. 肝火旺盛证
   E. 气阴两虚证

5. 乳腺囊性增生用逍遥散治疗,其证型是
   A. 肝郁气滞
   B. 痰瘀凝结
   C. 气滞血瘀
   D. 冲任失调
   E. 肝脾不和

6. 血栓闭塞性脉管炎寒湿证的治法是

   A. 清热解毒,活血化瘀
   B. 活血通络,散寒止痛
   C. 清热活血,疏通经络
   D. 温阳通脉,祛寒化湿
   E. 清热解毒,化痰通络

7. 临产的重要标志是
   A. 见红,破膜,规律宫缩
   B. 见红,规律宫缩,宫口开张不明显
   C. 见红,先露下降,伴尿频
   D. 规律宫缩,见红
   E. 规律宫缩,进行性宫口扩张和胎先露部下降

8. 中医学认为妊娠剧吐的主要发病机理是
   A. 脾胃虚弱,肝气偏旺
   B. 冲气上逆,胃失和降
   C. 肝失条达,气机郁滞
   D. 痰湿内停,阻遏脾阳
   E. 肝气郁结,胃气上逆

9. 与妊娠期高血压的发生关系最密切的是
   A. 心、脾、肾功能失调
   B. 肺、脾、肾功能失调
   C. 肝、脾、肾功能失调
   D. 肝、脾、肺功能失调
   E. 心、肝、肾功能失调

10. 产褥感染感染邪毒证,应首选
    A. 四物汤加苍附导痰丸
    B. 五味消毒饮合失笑散
    C. 固阴煎
    D. 银翘散
    E. 丹栀逍遥丸

11. 下列哪项不是慢性盆腔炎的临床表现
    A. 少腹一侧或双侧隐痛,反复发作
    B. 突然少腹剧痛,伴有停经史

C. 带下增多,色黄质稠
D. 经量增多,经期延长或婚久不孕
E. 妇科检查附件增厚,有压痛

12. 治疗崩漏的三法是
    A. 塞流、澄源、求因
    B. 补肾、益脾、调肝
    C. 补肾、益脾、化痰
    D. 塞流、澄源、复旧
    E. 塞流、止血、求因

13. 二仙汤合二至丸可用于治疗绝经综合征的何种证型
    A. 肾阴不足
    B. 肾阳亏虚
    C. 肝肾阴虚
    D. 肝阳上亢
    E. 肾阴阳两虚

14. 小儿开始更换恒牙的年龄是
    A. 2~3 岁
    B. 4~5 岁
    C. 6~7 岁
    D. 8~9 岁
    E. 10 岁

15. 治疗新生儿黄疸湿热熏蒸证应选用
    A. 茵陈术附汤
    B. 茵陈蒿汤加味
    C. 八正散
    D. 清胃黄连丸

E. 参苓白术散

16. 小儿感冒容易出现兼证,多见
    A. 夹火、夹痰、夹湿
    B. 夹火、夹痰、夹滞
    C. 夹风、夹痰、夹滞
    D. 夹惊、夹痰、夹滞
    E. 夹湿、夹惊、夹滞

17. 下列各项,与哮喘发病密切相关的脏是
    A. 心、肝、肾
    B. 肝、脾、肾
    C. 心、脾、肾
    D. 肺、脾、心
    E. 肺、脾、肾

18. 治疗小儿病毒性心肌炎,主张大量使用的维生素是
    A. 维生素 A
    B. B 族维生素
    C. 维生素 C
    D. 维生素 D
    E. 维生素 E

19. 风疹的皮疹特点是
    A. 发热 3~4 天后出疹
    B. 红色丘疹,疹后脱皮
    C. 淡红色斑丘疹,先见于面部,24 小时内波及全身
    D. 疹退后有色素沉着
    E. 全身皮肤充血潮红

A2 型选择题(20~83 题)

答题说明
每一道考题是以一个小案例出现的,其下面都有 A、B、C、D、E 五个备选答案。请从中选择一个最佳答案,并在答题卡上将相应题号的相应字母所属的方框涂黑。

20. 患者烧伤后 8 天,高热不退,入夜尤甚,神昏谵语,舌红绛光剥无苔,脉细数。应辨证为
    A. 火热伤津
    B. 气阴两伤
    C. 阴损及阳

D. 热入营血
E. 气营两燔

21. 患者,女,32 岁。右腹疼痛 3 天,伴发热,口干欲饮,大便秘结,小便黄,舌红苔黄腻,脉滑数。查

体:右下腹麦氏点压痛、反跳痛,诊断为急性阑尾炎,其证型是

A. 瘀滞
B. 湿热
C. 热毒
D. 气血瘀滞
E. 热毒蕴滞

22. 患者,男,27岁。发现颈前肿块3个月,诊断为甲状腺腺瘤,腰膝酸软,头晕耳鸣,舌质红,苔少,脉细数。局部时有发胀,胸闷,有痰难咯,舌淡红苔薄白,脉弦。治疗应首选

A. 八珍汤
B. 知柏地黄丸合海藻玉壶汤
C. 逍遥散
D. 柴胡疏肝散
E. 二陈汤

23. 患者,女,21岁。两小腿皮炎,在亚急性阶段,渗液与糜烂很少,红肿减轻,有鳞屑和结痂。外治剂宜选用

A. 洗剂
B. 粉剂
C. 溶液湿敷
D. 软膏
E. 油剂

24. 患者,男,30岁。右小腿出现水肿性红斑,灼热疼痛4天,伴发热、口渴。查体:右小腿肿胀,色鲜红,有小水疱,扪之灼热。其诊断是

A. 痈
B. 附骨疽
C. 发
D. 丹毒
E. 蜂窝织炎

25. 患者,男,56岁。诊断为痈,症见局部疮形平塌,根盘散漫,疮色紫滞,不易化脓腐脱,溃出脓水稀少,疼痛剧烈,伴有高热,唇燥咽干,纳呆,大便秘结,小便短赤,舌红,苔黄,脉细数。治疗应首选

A. 仙方活命饮

B. 竹叶黄芪汤
C. 十全大补汤
D. 知柏地黄汤
E. 防风通圣散

26. 患者,男,40岁。呕血、黑便2天;晕厥1次,患者面色苍白,四肢湿冷,心率110次/分,血压90/60mmHg,小便少,估计失血量是

A. 400mL
B. 500mL
C. 600mL
D. 700mL
E. 800mL

27. 患者,男,30岁。左腰部胀痛反复发作3年,舌有瘀点,脉沉涩,经B超及X线检查发现左肾盂结石2.5cm×2cm,左肾大量积液、功能不全。治疗应首选

A. 针灸
B. 总攻疗法
C. 口服尿石合剂
D. 手术取石
E. 超声波碎石

28. 患者,男,29岁。患急性淋病,尿液浑浊如脂,尿频、尿急、尿痛,淋沥不尽,尿道黏膜水肿,尿道口红且分泌物多,小腹拘急,舌红苔黄腻,脉滑数。治疗应首选

A. 萆薢渗湿汤
B. 龙胆泻肝汤
C. 五神汤
D. 三妙丸
E. 萆薢化毒汤

29. 患者,女,26岁。大便时有物脱出肛外,便后能自动回纳,伴见面色苍白,唇舌爪甲色淡无华,头晕目眩,疲倦无力,舌淡苔薄白,脉细,其诊断是

A. Ⅰ度脱肛,气虚证
B. Ⅱ度脱肛,气血两虚证
C. Ⅲ度脱肛,气虚证
D. Ⅰ度脱肛,血虚证

E. Ⅱ度脱肛,肾虚证

30. 患者,男,61岁。1个月来,大便次数由每日1次变为每日2~3次,并有下坠及排便不尽之感,便中带血,色暗红,量不多。初步诊断为直肠癌,为确诊,应作哪项简便而有意义的检查
   A. 结肠造影
   B. 肛门直肠指诊
   C. 亚甲蓝染色
   D. 结肠镜检查
   E. 病理切片

31. 患者,男,45岁。因背部发现一肿物来诊,无明显异常感觉,挤压时偶有刺痛感。肿块表面皮肤正常,触诊瘤体柔软,呈分叶状,境界清楚。应诊断为
   A. 脂肪瘤
   B. 皮脂腺囊肿
   C. 纤维瘤
   D. 海绵状血管瘤
   E. 神经纤维瘤

32. 患者,男,60岁。腰胁部出现红色成簇丘疹、水疱3天,疼痛剧烈,舌红苔薄,脉弦数。应首先考虑的是
   A. 隐疹
   B. 热疮
   C. 丹毒
   D. 药毒
   E. 带状疱疹

33. 患者,女,67岁。左下肢发凉、怕冷、麻木,足部及小腿有酸痛,继而出现间歇性跛行,最后发展为静息痛,尤以夜间为甚。下肢肢端皮肤呈紫红或苍白,皮温降低,皮肤干燥,小腿肌肉萎缩,足趾发生溃疡及干性坏疽。舌白润,苔白腻,脉沉濡,方选
   A. 济生肾气丸
   B. 大分清饮
   C. 人参养荣汤
   D. 附桂八味丸

E. 阳和汤

34. 患者,男,55岁。确诊为胃癌,现感胃脘胀满疼痛,痛引两胁,情志不舒,易怒,喜太息,嗳腐吞酸,呃逆呕吐,吞咽不畅,脉弦。其证型是
   A. 肝胃不和
   B. 脾胃虚寒
   C. 胃热伤阴
   D. 气血双亏
   E. 脾虚痰湿

35. 患者,男,5岁。双上肢及右下肢Ⅲ度烧伤20%体表面积,伤后第8天体温不升,呼吸40次/分,淡漠不语,右下肢创面颜色转暗,疮缘下陷,痂下少量积脓。应首选的处理疗法是
   A. 包扎疗法
   B. 暴露疗法
   C. 半暴露疗法
   D. 湿敷疗法
   E. 手术疗法

36. 患者面部突发肿物,直径约1cm,质软,边界清楚,表面与皮肤粘连,肿物中央皮肤表面有一小孔。应首先考虑的诊断是
   A. 脂肪瘤
   B. 纤维瘤
   C. 神经纤维瘤
   D. 皮脂腺囊肿
   E. 蔓状血管瘤

37. 患者突发腹痛,并逐渐转移至右下腹,进行性加剧,右下腹压痛、反跳痛阳性,腹皮挛急,可触及包块,壮热,恶心纳差,便秘,舌红,苔黄腻,脉滑数。治疗可与大黄牡丹汤合用的方剂是
   A. 红藤煎剂
   B. 透脓散
   C. 白虎汤
   D. 犀角地黄汤
   E. 托里消毒散

38. 患者,女,39岁。诊断为急性胰腺炎,症见上腹

胀满,疼痛拒按,身热口渴,小便短赤,大便秘结,舌红,苔黄腻,脉滑数。其证型是
A. 肝郁气滞
B. 肠胃实热
C. 肝胆湿热
D. 肝郁脾虚
E. 血瘀内停

39. 患者,男,45岁。既往有溃疡病病史。突然大量呕血,面色苍白,冷汗出,手足冷,表情淡漠,舌淡苔白,脉细无力。其中医治法是
A. 清胃泻火
B. 益气固脱
C. 清肝泻火
D. 益气健脾
E. 温经散寒

40. 患者,女,68岁。全身皮肤瘙痒,以夜间为甚。皮肤较干燥,躯干四肢抓痕累累,伴头晕眼花,失眠多梦,舌淡,苔薄白,脉细。其诊断是
A. 带状疱疹
B. 白癜风
C. 湿疹
D. 黄癣
E. 皮肤瘙痒症

41. 患者,女,28岁。周期性无痛性便血2年,呈滴血,新鲜,量较多,痔核较大,便时痔核脱出肛外,便后能自行还纳。应首先考虑的诊断是
A. Ⅰ期内痔
B. Ⅱ期内痔
C. Ⅲ期内痔
D. Ⅳ期内痔
E. 血栓外痔

42. 患者,女,65岁。诊断为血栓闭塞性脉管炎,症见右下肢暗红,下垂时更甚,足趾茸毛脱落,趺阳脉搏动消失,患肢持久性静息痛,尤以夜间痛甚,舌紫暗,苔薄白,脉沉细而涩。其中医证型为
A. 寒湿证
B. 血瘀证

C. 气滞血瘀证
D. 寒凝血瘀证
E. 血瘀脉络证

43. 患者,女,55岁。面部出现一红肿热痛的小结节,逐渐肿大并隆起,出现脓栓。应首先考虑的诊断是
A. 疖
B. 痈
C. 脓肿
D. 丹毒
E. 管状淋巴管炎

44. 患者,男,32岁。左下肢红、肿、热、痛,边界不清,压痛明显。应首先考虑的诊断是
A. 疖
B. 痈
C. 单纯性下肢静脉曲张
D. 丹毒
E. 急性蜂窝织炎

45. 患者,女,18岁。右手食指被铁钉刺伤7天,现头晕头痛,张口不利,咀嚼无力。其诊断是
A. 毒血症
B. 右食指感染
C. 破伤风
D. 败血症
E. 右食指骨折

46. 患者,女,28岁,已婚。妊娠后阴道少量出血,伴小腹隐痛,腰酸,恶心纳差,舌苔白,脉细滑。B超检查示宫内可见胎囊。应首先考虑的是
A. 难免流产
B. 先兆流产
C. 习惯性流产
D. 稽留流产
E. 不全流产

47. 患者,女,26岁,已婚。孕36周余,小腿水肿,胸闷气短,疲乏无力,口淡纳少,腹胀便溏。舌胖嫩边有齿痕,苔薄白,脉滑缓无力。检查:水肿

(+),血压130/90mmHg。治疗应首选
A. 降压药肼苯达嗪
B. 利尿药氨苯喋啶
C. 补气方四君子汤
D. 健脾行水方白术散
E. 化气行水方真武汤

48. 患者,女,33岁,已婚。曾孕3次均自然流产,本次孕7周,阴道下血,色鲜红,腰腹坠胀疼痛,手足心热,口干心烦,小便黄,大便秘结,舌红苔黄,脉滑数。治疗应首选
A. 补肾固冲丸
B. 胎元饮
C. 泰山磐石散
D. 寿胎丸
E. 保阴煎

49. 患者,女,27岁,已婚。产后恶露35天不止,色深红、质稠黏、有臭气,口燥咽干,舌红,脉虚细而数。治疗应首选
A. 清热固经汤
B. 保阴煎
C. 清热调血汤
D. 清经散
E. 牡丹散

50. 患者,女,30岁,已婚。分娩一女婴。因小事与家人发生争吵后,情志抑郁,食欲不振,2天后乳汁减少,乳房胀硬,低热,舌质正常,脉弦。其证型是
A. 气血虚弱
B. 肝郁气滞
C. 心脾两虚
D. 肝胃不和
E. 肝经郁热

51. 患者,女,32岁,已婚。近半年感下腹部疼痛,痛及腰骶,经行加重,神疲乏力,食少纳呆。舌质暗红,苔白,脉弦涩无力,妇科检查:双附件轻度增厚,轻压痛,治疗应首选
A. 理冲汤

B. 血府逐瘀汤
C. 少腹逐瘀汤
D. 桂枝茯苓丸
E. 银甲丸

52. 患者,女,30岁,已婚。月经周期正常,但经量多(5包纸/次),色深红、质稠,心烦口渴,尿黄便结,舌红苔黄,脉滑数。妇科盆腔及B超检查无异常,基础体温呈双相。治疗应首选
A. 黄体酮加保阴煎
B. 黄体酮加清经散
C. 丙酸睾酮加保阴煎
D. 丙酸睾酮加清经散
E. 丙酸睾酮加丹栀逍遥散

53. 患者,女,46岁。月经紊乱近1年,先后不定期,量少、色红,伴烘热汗出,烦躁易怒,头晕耳鸣,舌红少苔,脉细数。治疗应首选
A. 左归丸
B. 六味地黄丸
C. 杞菊地黄丸
D. 知柏地黄丸
E. 归肾丸

54. 患者,女,32岁。结婚5年未孕,月经规则,自觉胸脘痞闷,带下量多、色白、质黏,舌苔白腻,脉细滑。妇科检查:子宫如孕2个月大小,宫底部明显突出,质硬,B超检查为单个结节,血红蛋白90g/L。应首选的治疗措施是
A. 甲睾酮加开郁二陈汤
B. 雌激素加开郁二陈汤
C. 输血加开郁二陈汤
D. 子宫肌瘤摘除术
E. 子宫次全切除术

55. 患者,女,30岁,已婚。结婚4年未孕,月经周期正常,量少、色红无血块,小腹隐痛,腰腿酸软,头晕眼花,午后低热,口干咽燥,舌红,少苔,脉细数。治疗应首选
A. 温胞饮或者右归丸
B. 开郁种玉汤

C. 养精种玉汤

D. 少腹逐瘀汤或膈下逐瘀汤

E. 苍术导痰丸

56. 患者,女,32岁。产后小便不通,小腹胀满刺痛,乍寒乍热,舌紫暗,苔薄白,脉沉涩。应首先考虑的病证结合诊断是

A. 产后尿潴留,气滞证

B. 产后尿潴留,血瘀证

C. 产后尿潴留,肾虚证

D. 产后尿潴留,气虚证

E. 产后尿失禁,肾虚证

57. 患者,女,26岁,已婚。孕48天,阴道不规则出血5天,突感一侧下腹撕裂样剧痛,拒按。首先应考虑的诊断是

A. 胎动不安

B. 胎漏

C. 异位妊娠

D. 滑胎

E. 不全流产

58. 患者,女,27岁。孕36周,面浮肢肿,皮薄光亮,按之凹陷,脘腹胀满,气短懒言,食欲不振,腰膝酸软,小便短少,舌淡胖,边有齿痕,苔白滑,脉沉滑无力。治疗应首选

A. 千金鲤鱼汤

B. 白术散合五苓散

C. 半夏白术天麻汤

D. 真武汤

E. 天仙藤散

59. 患者,女,48岁。外阴瘙痒逐渐加重3年,抓破后伴有局部疼痛。查见大阴唇、阴唇间沟等处皮肤有抓痕,黏膜变白,皮肤变薄、干燥、失去弹性。首先应考虑的诊断是

A. 外阴慢性单纯性苔藓

B. 外阴硬化性苔藓

C. 外阴白癜风

D. 外阴银屑病

E. 外阴湿疹

60. 患者,女,46岁。月经紊乱近1年,头晕耳鸣,腰膝酸软,时有烘热汗出,舌红,少苔,脉细数。治疗应首选

A. 右归丸

B. 杞菊地黄丸去泽泻

C. 右归丸合二至丸

D. 丹栀逍遥丸

E. 二仙汤

61. 患者,女,21岁,未婚。17岁月经初潮,量少、色淡红,渐至闭经1年余,头晕耳鸣,腰膝酸软,舌淡红,少苔,脉细涩。其中医证型是

A. 肾气亏损证

B. 气血虚弱证

C. 肝肾阴虚证

D. 气滞血瘀证

E. 阴虚血燥证

62. 患者,女,24岁,已婚。停经12周,阴道流血1日,下腹疼痛。查体:子宫异常增大变软。超声检查见子宫腔内呈"落雪状"。首先应考虑的诊断是

A. 早期妊娠

B. 多胎妊娠

C. 先兆流产

D. 异位妊娠

E. 葡萄胎

63. 患者,女,62岁。近2年劳动、行走或咳嗽时阴道内有物脱出,小腹坠痛,四肢无力,少气懒言,面色无华,小便频数,舌淡,苔薄,脉虚细。诊断为子宫脱垂,治疗应首选

A. 归脾汤

B. 补中益气汤加枳壳

C. 大补元煎加黄芪、升麻、枳壳

D. 龙胆泻肝汤合五味消毒饮

E. 举元煎

64. 患者,女,35岁。结婚6年未孕,月经先后不定期,经前乳胀,胸闷不舒,经来腹痛,月经量少,经行不畅,有小血块,舌红,苔薄,脉弦。其中医治

法是

A. 滋阴养血,调冲益精
B. 温肾养血益气,调补冲任
C. 疏肝解郁,养血理脾
D. 燥湿化痰,调理冲任
E. 活血化瘀,调理冲任

65. 患者,女,30岁。妊娠47天,恶心呕吐,多为食物,呕不能食,脘腹胀满,不思饮食,头晕乏力,倦怠思睡,舌淡,苔白,脉缓滑无力。治疗应首选

A. 加味温胆汤
B. 香砂六君子汤加生姜
C. 小半夏加茯苓汤
D. 干姜人参半夏丸
E. 苏叶黄连汤

66. 患者,女,20岁。近半年来出现月经提前,甚则半月一行,经量时多时少,色紫红,夹有瘀块,伴胸闷胁胀,烦躁易怒,口苦咽干,舌红,苔薄黄,脉弦数。其证型是

A. 阳盛血热证
B. 气虚证
C. 虚热证
D. 血瘀证
E. 肝郁血热证

67. 患者,女,30岁,已婚。分娩一女婴。因小事与家人发生争吵后,情志抑郁,食欲缺乏,2天后乳汁减少,乳房胀硬,低热,舌质正常,脉弦。其证型是

A. 气血虚弱
B. 肝郁气滞
C. 心脾两虚
D. 肝胃不和
E. 肝经郁热

68. 患者,女,41岁,G_1P_1。月经量多,经期延长,血色素78g/L。妇科检查:宫颈中糜、肥大,子宫后位,如孕3个月大小,表面不平,质硬,无压痛,附件(-),盆腔B超提示子宫有多个低回声结节。应首选的治疗措施是

A. 子宫颈全切除术
B. 子宫颈部分切除术
C. 子宫全切术
D. 肌瘤剔除术
E. 介入疗法

69. 患儿,10个月,入院时诊断为腺病毒肺炎痰热闭肺证。今突然虚烦不安,额汗不温,口唇发绀。查体:体温38℃,呼吸64次/分,心率165次/分,心音低钝,肝脏比入院时增大2cm,舌暗紫,指纹沉而色青,达于命关。治疗应首选

A. 毛花苷C加参附龙牡汤
B. 青霉素加生脉散
C. 地塞米松加参附龙牡汤
D. 毛花苷C加真武汤
E. 地塞米松加麻杏石甘汤

70. 患儿,女,4岁。入幼儿园1年来,患肺炎2次,支气管炎2次,每1~2个月感冒1次。平时不耐寒凉,多汗,汗出不温,肌肉松弛,咽红不退,扁桃体肿大,舌淡红,苔薄白,脉浮数无力。应首先考虑的病证结合诊断是

A. 反复呼吸道感染,营卫失和,邪毒留恋证
B. 支气管哮喘,寒性哮喘
C. 急性上呼吸道感染,风寒感冒
D. 肺炎,风寒闭肺证
E. 肺炎,肺脾气虚证

71. 患儿,5个月。急性腹泻,频繁呕吐2天,检查头颅,可能发现的体征是

A. 囟门逾期不闭
B. 囟门凹陷
C. 囟门高凸
D. 囟门宽大,头缝开解
E. 囟门早闭

72. 患儿,女,3岁。发热咳嗽1天,壮热口渴,烦躁哭闹,全身皮肤可见红色皮疹,疹色鲜红,部分紫暗,皮疹融合成片,枕后淋巴结肿大,小便短赤,大便2天未解,舌红苔黄,脉浮数有力。其证型是

A. 邪郁肺卫
B. 邪入气营
C. 阴津耗伤
D. 血瘀阻络
E. 血热妄行

73. 患儿,男,5岁,臀部及下肢紫癜1天,呈对称性,色鲜红,瘙痒,发热,舌红,苔薄黄,脉浮数。治疗应首选
  A. 大补阴丸
  B. 连翘散
  C. 归脾汤
  D. 犀角地黄汤
  E. 化斑汤

74. 患儿,男,6个月。夜惊多汗,烦躁不安,乏力,面色不华,纳食不佳,枕秃,舌淡苔白,指纹淡。实验室检查:血钙磷乘积稍低、血碱性磷酸酶升高。诊断为佝偻病,其分期及证型是
  A. 活动早期,肾精亏损
  B. 活动早期,肾虚骨弱
  C. 活动早期,肺脾气虚
  D. 活动期,肾精亏损
  E. 活动期,肾虚骨弱

75. 患儿,男,3岁。发热3天,鼻塞流涕,眼睑红赤,泪水汪汪,口腔颊黏膜见一有细小白色疹点,周围红晕,舌苔薄黄。治疗应首选
  A. 清解透表汤
  B. 宣毒发表汤
  C. 银翘散
  D. 桑菊饮
  E. 透疹发表汤

76. 患儿,女,3岁,面色少华,不思饮食,形体偏瘦,舌淡苔薄白。其治法是
  A. 健脾化湿
  B. 健脾和胃
  C. 疏肝和胃
  D. 消食导滞
  E. 健脾益气,佐以助运

77. 患儿,女,18个月。壮热不退8天,目赤唇红,斑疹鲜红,颈部核肿大,坚硬触痛,表面不红、不化脓,舌质红绛,状如草莓,指纹紫。治疗应首选
  A. 沙参麦冬汤加味
  B. 普济消毒饮
  C. 柴胡葛根汤
  D. 凉营清气汤
  E. 解肌透痧汤

78. 患儿,男,10个月。消瘦,面色少华,毛发稀疏,食欲不振,精神欠佳,性急易怒,大便干稀不调,舌质略淡,苔薄微腻,脉细有力。应考虑的病证结合诊断是
  A. 小儿腹泻,气阴两伤证
  B. 蛋白质-能量营养不良,疳积
  C. 蛋白质-能量营养不良,疳气
  D. 维生素D缺乏性佝偻病,肺脾气虚证
  E. 维生素D缺乏性佝偻病,脾虚肝旺证

79. 患儿,男,2岁。5天前因感冒发热,热退后皮肤突然出现瘀点、瘀斑,色鲜红,伴鼻衄1次,心烦口渴,便秘尿少,舌质红,苔薄黄,脉数。血小板计数 $56 \times 10^9/L$,应首先考虑的病证结合诊断是
  A. 免疫性血小板减少症,血热伤络证
  B. 免疫性血小板减少症,气不摄血证
  C. 免疫性血小板减少症,气滞血瘀证
  D. 营养性缺铁性贫血,心脾两虚证
  E. 营养性缺铁性贫血,肝肾阴虚证

80. 患儿,女,5岁。突然出现全身肢体抽搐,伴神志丧失,持续约5分钟,自行缓解。无发热,大便稀溏。大便常规:未见异常。脑电图:可见棘、尖慢波,呈暴发现象。有高热惊厥史3次。其诊断是
  A. 多发性抽动症
  B. 癫痫
  C. 急惊风
  D. 注意力缺陷多动障碍
  E. 病毒性脑炎

81. 患儿,男,7岁。哮喘病史2年。2天前出现发热,鼻流浊涕,今日突然咳喘哮鸣,痰稠色黄,胸

闷膈满,声高息涌,呼气延长,面红口渴,大便干燥,小便黄赤,舌苔薄黄,脉滑数。治疗首选方剂是

A. 玉屏风散
B. 射干麻黄汤合都气丸
C. 小青龙汤合三子养亲汤
D. 麻杏甘石汤或定喘汤
E. 六君子汤

82. 患儿,男,7岁。神疲乏力、心悸不适2周,现发热咳嗽,就诊时突然面色苍白,呼吸急促,额汗不温,四肢厥冷,唇指发青,舌质淡胖,脉缓无力。其证候是
A. 湿热侵心
B. 痰瘀阻络
C. 风热犯心
D. 心阳虚弱
E. 气阴亏虚

83. 患儿,女,6岁。大便干结,欲便不得出,肠鸣矢气,腹中胀痛,嗳气频作,纳食减少,胸胁痞满,舌苔薄腻,脉弦。治疗应首选
A. 麻子仁丸
B. 枳实导滞丸
C. 大承气汤
D. 黄芪汤合润肠丸加减
E. 六磨汤

A3型选择题(84~122题)

答题说明

以下提供若干个案例,每个案例下设3道考题。请根据题干所提供的信息,在每一道考题下面的A、B、C、D、E五个备选答案中选择一个最佳答案,并在答题卡上将相应题号的相应字母所属的方框涂黑。

(84~86题共用题干)

患者,女,51岁。上腹痛20小时,以左上腹为著,伴腹胀。既往有胆囊结石病史。查体:T 37.6℃,P 90次/分,BP 120/70mmHg。皮肤巩膜无黄染,剑下偏左有压痛、反跳痛、肌紧张,肠鸣音弱。血常规:WBC18×10^9/L,中性粒细胞0.92。血淀粉酶:7000(U/L,苏氏单位)。

84. 初步诊断是
    A. 急性胆囊炎
    B. 急性阑尾炎
    C. 急性胰腺炎
    D. 急性肠梗阻
    E. 消化道溃疡穿孔

85. 确定诊断需要的检查是
    A. 尿淀粉酶
    B. 腹部B超
    C. 立位腹部X线平片
    D. 腹部CT
    E. 血生化检查

86. 其治疗不正确的是
    A. 急诊胆囊切除手术

B. 禁食,胃肠减压
C. 补液
D. 支持治疗
E. 抗生素预防感染

(87~89题共用题干)

患者,男,63岁。上腹部不适、消瘦半年。体重下降8kg,伴心悸头晕,面色无华,自汗盗汗,纳呆食少,虚烦不眠,胃脘隐痛。查体:剑突下深压痛,无反跳痛。舌淡有齿痕,脉虚细无力。粪便隐血试验阳性。

87. 应首先考虑的诊断是
    A. 慢性萎缩性胃炎
    B. 胃溃疡
    C. 功能性消化不良
    D. 胃癌
    E. 慢性胆囊炎

88. 其中医治法是
    A. 补气养血,健脾补肾
    B. 温中健脾,散寒和胃
    C. 活血化瘀,通络和胃
    D. 健脾化湿,软坚散结

E. 养阴益胃,和中止痛
89. 中医治疗应首选
   A. 参苓白术散合二陈汤
   B. 活络效灵丹合丹参饮
   C. 益胃汤
   D. 附子理中汤
   E. 十全大补汤

(90~92题共用题干)
患者,男,50岁。间歇性便血10余年。近1个月持续便血,量多,常呈喷射状,血色鲜红,肛门瘙痒,舌红,苔薄黄,脉浮数。肛诊齿状线上黏膜呈较大的串珠形隆起。

90. 其诊断是
   A. 外痔
   B. 内痔
   C. 混合痔
   D. 直肠癌
   E. 直肠肛管周围脓肿

91. 其治法是
   A. 补气升提
   B. 清热解毒,消肿止痛
   C. 清热凉血祛风
   D. 清热渗湿止血
   E. 清热透脓解毒

92. 治疗应首选
   A. 凉血地黄汤
   B. 补中益气汤
   C. 脏连丸
   D. 透脓散
   E. 仙方活命饮

(93~95题共用题干)
患者,女,18岁。左乳外上象限一黄豆大小肿块,不红不热,不觉疼痛,质地坚韧,表面光滑,边缘清楚,与周围组织无粘连,极易推动,挤压无乳头溢液,伴胸闷叹息,舌质正常,苔薄白,脉弦。

93. 应首先考虑的诊断是
   A. 乳腺增生病
   B. 乳腺纤维腺瘤
   C. 乳腺癌
   D. 乳腺结核
   E. 急性乳腺炎

94. 其辨证是
   A. 气血两虚证
   B. 肝胃郁热证
   C. 冲任失调证
   D. 肝气郁结证
   E. 血瘀痰凝证

95. 治疗应首选
   A. 逍遥散
   B. 逍遥散合桃红四物汤
   C. 瓜蒌牛蒡汤
   D. 二仙汤
   E. 人参养荣汤

(96~98题共用题干)
患者,男,52岁。间歇性跛行1年,冠心病病史3年。左下肢发凉,肤色苍白,肢体疼痛,舌质淡,苔薄白,脉沉迟。心电图检查示冠状动脉供血不足。

96. 应首先考虑的诊断是
   A. 下肢深静脉血栓形成
   B. 动脉硬化性闭塞症
   C. 单纯性下肢静脉曲张
   D. 血栓闭塞性脉管炎
   E. 气性坏疽

97. 其治法是
   A. 活血化瘀,通络止痛
   B. 补气养血,益气通络
   C. 行气活血,祛瘀除滞
   D. 益气活血,通阳利水
   E. 温经散寒,活血化瘀

98. 治疗应首选
   A. 桃红四物汤
   B. 柴胡疏肝散
   C. 十全大补丸
   D. 补阳还五汤合阳和汤
   E. 阳和汤

(99~101题共用题干)
患者,女,18岁。患者年过16周岁,月经尚未来潮,体质素弱,腰膝酸软,两目干涩,头晕耳鸣,夜尿频多,舌淡,苔少,脉沉细弱。

99. 其诊断是
   A. 月经后期
   B. 多囊卵巢综合征
   C. 闭经
   D. 早期妊娠
   E. 月经过少

100. 其治法是
   A. 行气活血,祛瘀通经
   B. 温经散寒,活血通经
   C. 益气健脾,养血调经
   D. 养阴清热,养血调经
   E. 滋补肝肾,养血调经

101. 治疗应首选
   A. 人参养营汤
   B. 育阴汤
   C. 血府逐瘀汤
   D. 温经汤
   E. 加减一阴煎

(102~104题共用题干)

患者,女,34岁。带下量多,呈灰黄色稀薄泡沫状,有臭味,外阴瘙痒,头晕目胀,心烦口苦,胸胁、少腹胀痛,尿黄便结。查体:阴道黏膜点状充血,后穹隆有多量灰黄色稀薄脓性分泌物,多呈泡沫状。舌质红,苔黄腻,脉弦数。阴道分泌物中可见滴虫。

102. 其诊断是
   A. 滴虫阴道炎
   B. 细菌性阴道病
   C. 萎缩性阴道炎
   D. 外阴阴道假丝酵母菌病
   E. 外阴炎

103. 全身用药应首选
   A. 蛇床子散
   B. 制霉菌素
   C. 尼尔雌醇
   D. 甲硝唑
   E. 克林霉素软膏

104. 中医治疗首选
   A. 完带汤
   B. 知柏地黄汤
   C. 龙胆泻肝汤
   D. 萆薢渗湿汤
   E. 五味消毒饮

(105~107题共用题干)

患者,女,32岁。经期小腹疼痛,有灼热感,拒按,遇热痛增,月经先期、量多经色深红、质黏稠夹血块,心烦口渴,溲黄便结,不孕,性交疼痛。查体:盆腔结节包块触痛明显。舌红有瘀点,苔黄,脉弦数。CA125值测定:190U/mL。

105. 最可能的诊断是
   A. 子宫肌瘤
   B. 子宫腺肌病
   C. 宫颈炎症
   D. 子宫内膜异位症
   E. 盆腔炎性疾病

106. 为进一步明确诊断,检查应首选
   A. 细胞学检查
   B. MRI
   C. 盆腔CT
   D. B超
   E. 腹腔镜检查

107. 中医治疗应首选
   A. 清热调血汤
   B. 少腹逐瘀汤
   C. 膈下逐瘀汤
   D. 理冲汤
   E. 苍附导痰丸合桃红四物汤

(108~110题共用题干)

患者,女,34岁。产后5天,高热寒战,小腹疼痛拒按,恶露量多,色紫暗如败酱,气臭秽,烦躁,口渴引饮,尿少色黄,大便燥结,舌红,苔黄而干,脉数有力。

108. 其诊断是
   A. 产褥感染
   B. 晚期产后出血
   C. 产褥中暑
   D. 产后关节痛
   E. 产后排尿异常

109. 其治法是
   A. 清热解暑,益气生津

B. 养血活血,祛瘀利尿
C. 养血活络,行瘀止痛
D. 清热凉血,安冲止血
E. 清热解毒,凉血化瘀

110. 治疗应首选
A. 清暑益气汤
B. 加味四物汤
C. 保阴煎
D. 生化汤
E. 五味消毒饮合失笑散

(111~113题共用题干)
患儿,男,5岁。发热1天,颜面、躯干见丘疹及水疱疹。现低热恶寒,鼻塞流涕,疹色红润,疱浆清亮,点粒稀疏,舌质红,苔薄白,脉浮数。

111. 其诊断是
A. 风疹
B. 麻疹
C. 幼儿急疹
D. 猩红热
E. 水痘

112. 其治法是
A. 辛凉透表,清宣肺卫
B. 疏风清热,解表透疹
C. 疏风清热,解毒利湿
D. 疏风透疹,清热解毒
E. 清气凉营,泻火解毒

113. 治疗应首选
A. 银翘散
B. 透疹凉解汤
C. 化斑解毒汤
D. 宣毒发表汤
E. 解肌透痧汤

(114~116题共用题干)
患儿,男,9岁。心悸、气短10天。3周前有发热、咽痛病史。现症见寒热起伏,全身肌肉酸痛,恶心呕吐,腹痛泄泻,心悸胸闷,肢体乏力,舌红,苔黄腻,脉结代。体格检查:心界向左下扩大,心音低钝。心电图示:窦性心动过速、频发室性期前收缩。心肌肌钙蛋白阳性。

114. 其辨证是
A. 风热犯心证
B. 心阳虚弱证
C. 痰瘀阻络证
D. 湿热侵心证
E. 气阴亏虚证

115. 其治法是
A. 清热化湿,宁心复脉
B. 益气养阴,宁心复脉
C. 清热解毒,宁心复脉
D. 豁痰化瘀,宁心通络
E. 温振心阳,宁心复脉

116. 治疗应首选
A. 炙甘草汤合生脉散
B. 瓜蒌薤白半夏汤合失笑散
C. 桂枝甘草龙骨牡蛎汤
D. 葛根黄芩黄连汤
E. 银翘散

(117~119题共用题干)
患儿,女,6岁。口颊、上颚、齿龈、口角溃烂,周围黏膜色红,疼痛明显,拒食,烦躁不安,口臭,涎多,小便短赤,大便秘结,舌红,苔薄黄,脉浮数,指纹浮紫。

117. 其辨证是
A. 虚火上炎
B. 心脾积热
C. 风热乘脾
D. 心火上炎
E. 脾胃虚弱

118. 其治法是
A. 清心泻脾
B. 健运脾胃,益气养血
C. 疏风清热,泻火解毒
D. 滋阴降火,引火归原
E. 清心泻火,凉血解毒

119. 中医治疗应首选
A. 参苓白术散
B. 凉膈散
C. 六味地黄丸
D. 清热泻脾散
E. 泻心导赤散

(120～122题共用题干)

患儿,女,4个月。单纯母乳喂养。面色苍白,食欲减退2个月。查体:肤色苍白,肝肋下3.5cm,脾肋下1.5cm。血 Hb 80g/L,RBC 3.3×10^{12}/L,MCV 60fL,MCH 24pg,MCHC 25%,Plt、WBC 正常。

120. 最可能的诊断是

　　A. 营养性巨幼细胞性贫血

　　B. 地中海贫血

　　C. 营养性缺铁性贫血

　　D. 溶血性贫血

　　E. 再生障碍性贫血

121. 正确的治疗方法是

　　A. 无需特殊处理

　　B. 肌注维生素 B$_{12}$ + 口服叶酸

　　C. 输血

　　D. 口服硫酸亚铁 + 维生素 C

　　E. 肌注右旋糖酐铁

122. 若 Hb 恢复正常,还需继续药物治疗的时间是

　　A. 3～4周

　　B. 1～2周

　　C. 9～12周

　　D. 13～18周

　　E. 6～8周

B1 型选择题(123～150题)

答题说明

以下提供若干组考题,每组考题共用在考题前列出的 A、B、C、D、E 五个备选答案。请从中选择一个与问题关系最密切的答案,并在答题卡上将相应题号的相应字母所属方框涂黑。某个备选答案可能被选择一次、多次或不被选择。

　　A. 普鲁卡因
　　B. 乙醚
　　C. 利多卡因
　　D. 硫喷妥钠
　　E. 丁哌卡因

123. 吸入麻醉,应首选

124. 静脉麻醉,应首选

　　A. 海藻玉壶汤
　　B. 普济消毒饮合丹栀逍遥散
　　C. 透脓散合仙方活命饮
　　D. 龙胆泻肝汤合芍药散
　　E. 知柏地黄汤合当归六黄汤

125. 治疗甲状腺功能亢进症阴虚火旺证,应首选

126. 治疗甲状腺炎气滞痰凝证,应首选

　　A. 沿乳晕边缘做弧形切口
　　B. 以乳头为中心循乳管方向做放射状切口
　　C. 沿乳房下缘做弧形切口
　　D. 对口引流
　　E. 洞式切口与中药线引流

127. 乳晕下脓肿,切开引流应

128. 乳房后脓肿,切开排脓应

　　A. 金锁固精丸
　　B. 济生肾气丸
　　C. 真武汤
　　D. 附桂八味丸
　　E. 调元肾气丸

129. 治疗前列腺炎肾阳虚衰证,应首选

130. 治疗前列腺增生,肾阳衰微证,应首选

　　A. 妇科内诊,基础体温测定
　　B. 阴道后穹隆穿刺,基础体温测定
　　C. 基础体温测定,HCG 测定
　　D. 尿妊娠试验,基础体温测定
　　E. B 超检查,尿妊娠试验

131. 确诊早孕,最可靠的辅助方法是

132. 确诊异位妊娠(未破裂型),最可靠的辅助方法是

　　A. 左归丸
　　B. 右归丸
　　C. 温经汤
　　D. 血府逐瘀汤
　　E. 丹溪治湿痰方

133. 治疗闭经寒凝血瘀证,应首选

134. 治疗闭经痰湿阻滞证,应首选

　　A. 少腹逐瘀汤
　　B. 生化汤
　　C. 清热调血汤
　　D. 大黄牡丹皮汤
　　E. 大柴胡汤

135. 产后高热,小腹剧痛,恶露有臭气,大便秘结。治疗应首选

136. 产后寒热时作,恶露甚少,色紫暗,腹痛拒按,口干不欲饮。治疗应首选

　　A. 塞流、澄源、复旧
　　B. 急则治其标,缓则治其本
　　C. 调理气血冲任
　　D. 虚者补之,实者泻之
　　E. 热者清之,逆则降之

137. 产后出血的治疗原则是

138. 无排卵性异常子宫出血的治疗原则是

　　A. 桂枝茯苓丸
　　B. 血府逐瘀汤
　　C. 失笑散
　　D. 膈下逐瘀汤
　　E. 桃红四物汤

139. 治疗子宫肌瘤气滞血瘀证,应首选

140. 治疗子宫内膜异位症气滞血瘀证,应首选

　　A. 沉而有力
　　B. 数而有力
　　C. 数而无力
　　D. 浮而无力
　　E. 迟而有力

141. 小儿实热证的脉象是

142. 小儿虚热证的脉象是

　　A. 血府逐瘀汤
　　B. 茵陈蒿汤
　　C. 茵陈理中汤
　　D. 茵陈栀子汤
　　E. 一贯煎

143. 新生儿黄疸属瘀积发黄宜选用

144. 新生儿黄疸属湿热熏蒸宜选用

　　A. 清热泻脾散
　　B. 参苓白术散
　　C. 泻心导赤散
　　D. 黄连解毒汤
　　E. 六味地黄丸

145. 治疗鹅口疮心脾积热证,应首选

146. 治疗鹅口疮虚火上炎证,应首选

　　A. 泻火涤痰
　　B. 健脾化痰
　　C. 涤痰开窍
　　D. 涤痰通络,活血化瘀
　　E. 活血化瘀,通窍息风

147. 病毒性脑炎痰热壅盛证的治法是

148. 病毒性脑炎痰瘀阻络证的治法是

　　A. 清解透表汤
　　B. 紫雪
　　C. 导赤丹
　　D. 甘露消毒丹
　　E. 清瘟败毒饮

149. 治疗手足口病邪犯肺脾证,首选

150. 治疗手足口病湿热蒸盛证,首选

中西医结合执业医师资格考试
考前自测卷答案与解析

中西医结合北区神经科专科
考前自测答案参考解析

考前自测卷(一)答案与解析

第 一 单 元

1. E	2. B	3. B	4. C	5. B	6. D	7. A	8. B	9. C	10. D
11. E	12. B	13. E	14. B	15. A	16. C	17. E	18. C	19. D	20. C
21. B	22. B	23. C	24. C	25. D	26. D	27. B	28. A	29. D	30. C
31. D	32. E	33. B	34. D	35. D	36. B	37. C	38. E	39. C	40. E
41. B	42. C	43. B	44. B	45. B	46. D	47. A	48. E	49. C	50. A
51. A	52. A	53. A	54. A	55. A	56. E	57. B	58. A	59. B	60. D
61. C	62. B	63. B	64. D	65. B	66. D	67. B	68. B	69. D	70. B
71. D	72. C	73. A	74. A	75. D	76. C	77. B	78. D	79. B	80. D
81. D	82. D	83. E	84. A	85. B	86. D	87. B	88. E	89. A	90. C
91. C	92. B	93. A	94. C	95. D	96. D	97. C	98. C	99. C	100. D
101. C	102. D	103. D	104. B	105. C	106. B	107. D	108. C	109. E	110. D
111. A	112. D	113. A	114. E	115. D	116. E	117. E	118. A	119. B	120. A
121. B	122. D	123. B	124. A	125. C	126. D	127. C	128. D	129. A	130. E
131. A	132. D	133. C	134. B	135. D	136. C	137. B	138. E	139. E	140. A
141. C	142. E	143. C	144. A	145. A	146. B	147. B	148. D	149. E	150. D

第 二 单 元

1. B	2. D	3. A	4. B	5. D	6. A	7. D	8. B	9. C	10. A
11. A	12. C	13. B	14. B	15. B	16. E	17. D	18. D	19. E	20. E
21. A	22. A	23. E	24. D	25. D	26. B	27. C	28. E	29. C	30. D
31. B	32. E	33. C	34. D	35. A	36. B	37. B	38. C	39. A	40. C
41. B	42. A	43. B	44. B	45. A	46. C	47. A	48. D	49. A	50. C
51. B	52. C	53. A	54. A	55. C	56. C	57. B	58. C	59. E	60. A
61. B	62. D	63. C	64. D	65. E	66. D	67. A	68. E	69. C	70. B
71. B	72. D	73. E	74. B	75. D	76. B	77. B	78. D	79. D	80. C
81. B	82. A	83. D	84. B	85. D	86. E	87. B	88. B	89. B	90. D
91. E	92. D	93. B	94. D	95. D	96. C	97. C	98. C	99. C	100. E
101. C	102. D	103. E	104. D	105. E	106. B	107. D	108. E	109. B	110. C
111. D	112. B	113. A	114. B	115. D	116. C	117. B	118. E	119. B	120. C
121. C	122. D	123. B	124. B	125. A	126. D	127. B	128. D	129. B	130. E
131. E	132. C	133. A	134. C	135. D	136. B	137. D	138. C	139. A	140. A
141. A	142. B	143. A	144. E	145. A	146. E	147. B	148. D	149. A	150. B

第三单元

1. B	2. D	3. E	4. C	5. D	6. E	7. D	8. D	9. B	10. D
11. C	12. C	13. C	14. E	15. B	16. B	17. C	18. D	19. D	20. D
21. E	22. C	23. B	24. E	25. D	26. E	27. C	28. A	29. D	30. C
31. D	32. C	33. B	34. D	35. A	36. D	37. A	38. D	39. C	40. B
41. D	42. A	43. B	44. B	45. C	46. B	47. A	48. D	49. E	50. D
51. B	52. B	53. E	54. C	55. D	56. D	57. D	58. D	59. E	60. E
61. B	62. B	63. E	64. C	65. D	66. D	67. A	68. D	69. D	70. A
71. E	72. A	73. A	74. A	75. E	76. E	77. E	78. A	79. B	80. D
81. C	82. B	83. B	84. E	85. C	86. E	87. D	88. D	89. C	90. E
91. D	92. D	93. A	94. D	95. A	96. A	97. C	98. C	99. A	100. A
101. C	102. B	103. E	104. B	105. C	106. A	107. D	108. B	109. A	110. B
111. B	112. A	113. D	114. A	115. A	116. C	117. E	118. D	119. A	120. D
121. B	122. C	123. A	124. E	125. D	126. D	127. A	128. D	129. C	130. A
131. D	132. A	133. C	134. D	135. A	136. B	137. B	138. D	139. C	140. B
141. E	142. C	143. D	144. B	145. B	146. E	147. E	148. C	149. B	150. C

第四单元

1. B	2. B	3. C	4. D	5. B	6. C	7. C	8. C	9. E	10. E
11. D	12. D	13. D	14. B	15. E	16. C	17. D	18. D	19. C	20. A
21. A	22. B	23. B	24. B	25. D	26. A	27. B	28. D	29. E	30. A
31. D	32. D	33. C	34. B	35. A	36. C	37. D	38. C	39. A	40. B
41. A	42. C	43. A	44. A	45. D	46. B	47. E	48. C	49. C	50. C
51. B	52. C	53. D	54. C	55. D	56. D	57. D	58. D	59. A	60. B
61. A	62. B	63. C	64. C	65. D	66. D	67. A	68. E	69. D	70. B
71. B	72. D	73. B	74. E	75. C	76. D	77. B	78. A	79. E	80. D
81. E	82. C	83. B	84. B	85. E	86. A	87. A	88. A	89. B	90. D
91. D	92. E	93. E	94. C	95. D	96. B	97. D	98. A	99. B	100. A
101. D	102. A	103. B	104. E	105. E	106. A	107. E	108. C	109. D	110. A
111. A	112. C	113. C	114. A	115. E	116. A	117. C	118. E	119. B	120. A
121. A	122. D	123. A	124. B	125. D	126. A	127. C	128. B	129. E	130. B
131. D	132. C	133. E	134. B	135. A	136. A	137. B	138. D	139. A	140. B
141. E	142. A	143. C	144. B	145. D	146. C	147. A	148. A	149. A	150. B

考前自测卷(一)

第 一 单 元

1. 答案:E 解析:中医学认为,人体是一个有机的整体,人与自然有密切的联系。整个自然界也是一个有机的整体。

2. 答案:B 解析:同病异治是指同一种疾病,由于发病的时间、地区以及患者机体的反应性不同,或处于不同的发展阶段,所表现出的证不同,因而治法各异。

3. 答案:B 解析:阴阳学说认为阴阳之间存在着互根互用的关系。阴阳互根,是指一切事物或现象中相互对立着的阴阳两个方面,具有相互依存、互为根本的关系。即阴和阳任何一方都不能脱离另一方而单独存在,每一方都以相对的另一方的存在作为自己存在的前提和条件。例如,阳依赖于阴而存在,阴也依赖于阳而存在。如果由于某些原因,阴和阳之间的互根关系遭到破坏,就会导致"孤阴不生,独阳不长",甚则"阴阳离决,精气乃绝"。所以,"阴阳离决,精气乃绝"所反映的阴阳关系是阴阳之间的互根互用。

4. 答案:C 解析:阴阳学说认为,宇宙间凡属相互关联且又相互对立的事物或现象,或同一事物内部相互对立的两个方面,都可以用阴阳来概括分析其各自的属性,所以用它可以来划分脏腑及形体组织的阴阳属性,如五脏分阴阳,心肺居于上属阳,心属火,主温通,为阳中之阳;肺属金,主肃降,为阳中之阴。肝、脾、肾居下属阴,肝属木,主升发,为阴中之阳;肾属水,主闭藏,为阴中之阴;脾属土,居中焦,为阴中之至阴。

5. 答案:B 解析:根据五行理论,肝属木,脾属土。五行之间存在着相乘相侮的关系。五行相乘,指五行中一行对其所胜的过度制约或克制。五行相乘的原因有太过和不及两种。太过导致的相乘,是指五行中的某一行太过亢盛,对其所胜行超过正常限度的克制。如木能克土,土为木之所胜。若木气过于亢盛,对土克制太过,可致土之不足。这种由于木的亢盛而引起的相乘,称为"木旺乘土"。

6. 答案:D 解析:脾胃同居中焦,是人体对水饮食物进行消化、吸收并输布其精微的主要脏器。人出生之后,生命活动的继续和精气血津液的化生和充实,均有赖于脾胃运化的水谷精微,故称脾胃为气血生化之源,后天之本。

7. 答案:A 解析:肾主纳气,指肾气有摄纳肺所吸入的自然界清气,保持吸气的深度,防止呼吸表浅的作用。人体的呼吸,由肺所主,但吸入的清气,由肺气的肃降下达于肾,必须再经肾气的摄纳潜藏,使其维持一定的深度,以利于气体的交换。

8. 答案:B 解析:心合脉,脾合肉,肺合皮,肾合骨,肝合筋。

9. 答案:C 解析:连接"肺主呼吸"和"心主血脉"的中心环节是宗气的贯通和运行。

10. 答案:D 解析:胃喜润恶燥,是指胃当保持充足的津液以利水饮食物的受纳和腐熟。胃的受纳腐熟,不仅依赖胃气的推动和蒸化,亦需胃中津液的濡润。胃中津液充足,则能维持其受纳腐熟的功能和通降下行的特性。

11. 答案:E 解析:《灵枢·本输》说:"三焦者,中渎之府也,水道出焉,属膀胱,是孤之腑也。"

12. 答案:B 解析:本题中脑为髓海,冲脉为十二经脉之海,冲脉为血海,胃为水谷之海均正确。

13. 答案:E 解析:宗气的生理功能主要有行呼吸、行血气和资先天三个方面的功能。

14. 答案:B 解析:诸阳经在头面部的分布特点是阳明经主要行于面部,其中足阳明经行于额部;少阳经主要行于侧头部;手太阳经行于面颊部,足太阳经行于头顶和头后部。

15. 答案:A 解析:手太阴肺经——手阳明大肠经——足阳明胃经——足太阴脾经——手少阴心经——手太阳小肠经——足太阳膀胱经——足少阴肾经——手厥阴心包经——手少阳三焦经——足少阳胆经——足厥阴肝经——手太阴肺经,如此循环无端。

16. 答案:C 解析:在奇经八脉中,其循行多次与手、足三阳经及阳维脉交会的经脉是督脉。

17. 答案：E　解析："生风"，是指火热之邪侵犯人体，燔灼肝经，耗劫津液，筋脉失养失润，易引起肝风内动的病证。由于此肝风为热甚引起，故又称"热极生风"。临床表现为高热神昏、四肢抽搐、两目上视、角弓反张等。

18. 答案：C　解析：喜燥恶湿是脾的生理特性之一。脾之所以有喜燥恶湿的特性，是与其运化水液的生理功能分不开的。脾气健旺，运化水液功能正常，水精四布，自然无痰饮水湿的停聚。然脾气升动，才能将水液上输于肺，即所谓"脾气散精，上输于肺"，而脾气升运的条件之一就是脾体干燥不被痰饮水湿所困，若脾气虚衰，运化水液的功能障碍，痰饮水湿内生，即所谓"脾生湿"；水湿产生之后，又反过来困遏脾气，致使脾气不升，脾阳不振，称为"湿困脾"。

19. 答案：D　解析：劳神过度，又称"心劳"。指长期用脑过度，思虑过度而积劳成疾。由于心藏神，脾主思，血是神志活动的重要物质基础，故用神过度，长思久虑，则易耗伤心血，损伤脾气，以致心神失养，神志不宁而心悸、健忘、失眠、多梦和脾失健运而纳少、腹胀、便溏、消瘦等。

20. 答案：C　解析：精神状态能影响内环境的协调平衡，故能影响发病。精神状态好，情志舒畅，气机通畅，气血调和，脏腑功能旺盛，则正气强盛，邪气难以入侵，或虽受邪也易祛除。

21. 答案：B　解析：虚，指正气不足，是以正气虚损为主要矛盾的一种病理反映。亦即机体的正气虚弱，防御和调节能力低下，与邪气的斗争无力，而邪气已退或不明显，故难以出现邪正斗争剧烈的病理反映，临床上表现为一系列虚弱、衰退和不足的证候，称为虚证。所以，它主要的病机是正气虚损。

22. 答案：B　解析：阳盛格阴，系指阳热偏盛至极，深伏于里，阳气被遏，郁闭于内，不能外达于肢体而将阴气排斥于外的一种病理状态。阳盛于内是疾病的本质，但由于格阴于外，可在原有壮热、面红、气粗、烦躁、舌红、脉数大有力等邪热内盛表现的基础上，又现四肢厥冷、脉象沉伏等假寒之象，故又称为真热假寒证。所以，邪热内盛，深伏于里，阳气被遏，不能外达，手足厥冷，属于阳盛格阴。

23. 答案：C　解析：寒从中生的原因是阳偏衰。阳偏衰，即阳虚，是指机体阳气虚损，功能减退或衰弱，代谢减缓，产热不足的病理状态。多表现为机体阳气不足，阳不制阴，阴气相对偏亢的虚寒证。阳气不足，可发于五脏六腑，但一般以脾肾阳虚衰最为重要。脾阳充足则运化功能正常。肾阳为诸阳之本，"五脏之阳气，非此不能发"，所以肾阳虚衰（命门之火不足）在阳气偏衰的病机中占有极其重要的地位。所以形成寒从中生的原因，主要是脾肾阳虚，温煦气化失司。

24. 答案：C　解析：阴阳偏衰的治疗原则是"虚则补之"，即补其不足。阴偏衰产生的是"阴虚则热"的虚热证，治疗当滋阴制阳，用"壮水之主，以制阳光"的治法，《内经》称之为"阳病治阴"。阳偏衰产生的是"阳虚则寒"的虚寒证，治疗当扶阳抑阴，用"益火之源，以消阴翳"的治法，《内经》称之为"阴病治阳"。

25. 答案：D　解析：少阴经头痛连齿；A 为阳明经头痛；B 为少阳经头痛；C 为太阳经头痛。

26. 答案：D　解析：情志郁结不舒所致胸痛多走窜不定，称为窜痛；A 多为筋脉失养或筋脉瘀滞不通所致；B 为热邪壅肺，肺络不利所致；C 为肺阴亏虚、虚火灼络所致；E 为瘀血致痛。

27. 答案：B　解析：痰湿内阻所致头晕为头晕昏沉；头晕胀痛见于肝火上炎、肝阳上亢、脑神被扰所致；头晕眼花多为肝阴不足；头晕耳鸣多为肾虚精亏、髓海失养所致。

28. 答案：A　解析：口中泛酸多见于肝胃蕴热，B 见于伤食，C 见于痰热内盛，D 见于肝胆火热，E 见于肾病及寒水上泛。

29. 答案：D　解析：假神是因为脏腑精气极度衰竭，正气将脱，阴不敛阳，虚阳外越，阴阳即将离决所致。

30. 答案：C　解析：疹的主要特点是高于皮肤，抚之碍手，压之退色，A、B、D、E 为斑的特点。

31. 答案：D　解析：独语多因心气虚弱，神气不足，或气郁痰阻，蒙蔽心神所致；错语多因心气虚弱，神气不足，或痰湿瘀血气滞阻碍心窍所致，故两者的共同病因是心气不足。

32. 答案：E　解析：错语、呃逆、嗳气、咳嗽均属四诊中听声音的内容，而耳鸣属患者的自觉症状。

33. **答案:B** 解析:脉体宽大,无汹涌之势,称为脉大,可见于健康人,或表示邪盛病进。A 见于实证和正常人,C 见于实寒证、疼痛和宿食,D 见于痰湿、食积、实热、青壮年和孕妇,E 见于阳证、热证和平人。

34. **答案:D** 解析:滑脉主痰湿、食积、实热、青壮年和孕妇。

35. **答案:D** 解析:辨别寒热的真假,应以表现于内部、中心的症状为准、为真,肢末、外部的症状可能为假象。

36. **答案:B** 解析:亡阳表现为大汗出,汗冷,味淡微黏,身凉恶寒,四肢厥冷,蜷卧神疲,口淡不渴,或喜热饮,舌淡白润,脉微欲绝;亡阴表现为烦躁不安,口渴咽干,唇干舌燥,肌肤皱瘪,小便极少,舌红干,脉细数无力,大汗淋漓,其汗温、咸而稀。

37. **答案:C** 解析:血虚证在临床上表现为经少经闭、头晕眼花、面色淡白、肢体麻木等。

38. **答案:E** 解析:脾气虚证表现为饥不欲食,纳少,脘腹胀满,食后胀甚,或饥时饱胀,大便稀溏,肢体倦怠,神疲乏力,少气懒言,舌淡苔白,脉缓或弱。而腰膝酸软属肾气亏虚的表现。

39. **答案:C** 解析:阳明腑证表现为日晡潮热,手足濈然汗出,脐腹胀满硬痛而拒按,大便秘结不通,甚则谵语、狂乱、不得眠,舌苔黄厚干燥,或起芒刺,甚至苔焦黑燥裂,脉沉迟而实或滑数。

40. **答案:E** 解析:归经理论的形成是在中医基本理论指导下,以脏腑经络理论为基础,以药物所治疗的具体病证为依据,经过长期临床实践总结出来的用药理论。

41. **答案:B** 解析:大黄与芒硝的功效相近,相须使用可增强清热泻火的功效。

42. **答案:C** 解析:孕妇慎用的药物包括通经去瘀、行气破滞及辛热滑利之品,如桃仁、红花、牛膝、大黄、枳实、附子、肉桂、干姜、木通、冬葵子、瞿麦等。

43. **答案:B** 解析:有效成分不耐煎煮,久煎容易被破坏的药(如青蒿、大黄、番泻叶、臭梧桐、麦芽、谷芽、神曲、白芥子、杏仁、钩藤等),入汤剂宜后下。

44. **答案:B** 解析:白芷具有祛风解表,散寒止痛,除湿通窍,燥湿止带,消肿排脓的功效。

45. **答案:B** 解析:清热药适于气分实热证及脏腑火热证、湿热证、血热证、热毒证、虚热证。

46. **答案:D** 解析:黄芩功能清热燥湿,泻火解毒,止血,安胎。黄柏功能清热解毒,泻火燥湿,退虚热。

47. **答案:A** 解析:射干主治热毒蕴结,咽喉红肿疼痛,又兼肺热咳嗽,痰多者。鱼腥草主治肺痈吐脓,痰热喘咳,喉蛾,热痢,痈肿疮毒,热淋。马勃内服可用于风热郁肺咽痛、咳嗽,音哑,外治鼻衄、创伤出血。板蓝根主治温毒发斑,高热头痛,大头瘟疫,舌绛紫暗,烂喉丹痧,丹毒,痄腮,喉痹,疮肿痈肿,水痘,麻疹。山豆根治喉痈,喉风,喉痹,牙龈肿痛,喘满热咳,黄疸,下痢,痔疾,热肿,秃疮,疥癣,蛇、虫、犬咬伤。

48. **答案:C** 解析:生地功能清热生津,滋阴凉血。玄参功能清热凉血,泻火解毒,滋阴。

49. **答案:C** 解析:芫花功能泻下逐饮,祛痰止咳,外用杀虫疗疮。巴豆功能泻下冷积,逐水退肿,祛痰利咽。甘遂功能泻下逐饮,消肿散结。牵牛子功能泻下逐水,去积杀虫。芦荟可泻下凉肝,杀虫。

50. **答案:A** 解析:藿香具有的功效为化湿,解暑,止呕。

51. **答案:A** 解析:泽泻功能利水渗湿,泄热。

52. **答案:A** 解析:附子功能回阳救逆,补火助阳,散寒止痛。干姜功能温中散寒,回阳通脉,温肺化饮。细辛功能发散风寒,通鼻窍,止痛,温肺止咳。花椒功能温中止痛,驱蛔虫;外用杀虫止痒。高良姜功能温中,止痛,止呕。

53. **答案:A** 解析:橘皮功能行气调中,燥湿,化痰。青皮功能行气疏肝,破气消积。枳实功能破气消痞,化痰消积。木香功能行气调中止痛。香附功能疏肝理气,调经止痛。

54. **答案:A** 解析:山楂的功效是消食化积,行气散瘀。

55. **答案:A** 解析:小蓟具有解毒消痈、凉血止血的功效。

56. **答案:E** 解析:川芎功能活血行气,祛风止痛。丹参功能活血祛瘀,凉血消痈,除烦安神。郁金功能活血止痛,行气解郁,清心凉血,利胆退黄。延胡索功能活血、行气、止痛。姜黄功能活血消肿止痛。

57. 答案:B 解析:百部的功效是润肺止咳,杀虫灭虱。

58. 答案:A 解析:白芥子用于寒痰壅滞、咳嗽气喘、胸满胁痛等证。紫苏子温而不燥,既可化痰,又可止咳平喘,宜于痰浊阻肺而咳喘者。杏仁苦降肺气,又略兼宣散之性,具有良好的止咳平喘之效,为治咳喘之要药,无论外感内伤、寒热新久等咳、喘证,皆可配伍应用。葶苈子苦寒之性较强,长于消痰浊,又能泻肺火以平喘咳,用于痰浊阻肺之喘咳实证。桔梗能促进呼吸道黏膜分泌,稀释痰液,具有良好的祛痰和止咳之效,又能开宣肺气畅利胸膈。

59. 答案:B 解析:朱砂既能宁心安神,又可清心热,尤适用火热内扰之心神不宁,及惊风、癫狂等证。酸枣仁性味甘平,既可宁心安神,又有滋养心肝阴血之功,为治疗阴血不足之心神不宁的要药,亦可用于体虚多汗。合欢皮用于心神不宁、跌打损伤及痈疽疮肿等。远志用于心神不宁、癫痫及咳嗽痰多等。磁石用于耳聋、目暗不明。

60. 答案:D 解析:羚羊角的功效为息风止痉,平肝潜阳,清肝明目,清热解毒。石决明的功效为平肝潜阳,清肝明目。决明子的功效为清肝,明目,通便。天麻的功效为息风止痉,祛风湿,止痹痛,平抑肝阳。珍珠的功效为平肝潜阳,清肝明目。

61. 答案:C 解析:何首乌功能补益精血,截疟,解毒,润肠通便。

62. 答案:B 解析:补骨脂的功效为补肾壮阳,固精缩尿,温脾止泻。

63. 答案:B 解析:西洋参药性寒,能伤湿碍中,故中阳衰微,胃有寒湿者忌用。

64. 答案:D 解析:硫黄的功效为解毒杀虫,补火助阳,通便。

65. 答案:B 解析:止嗽散的功用为宣肺利气,疏风止咳。主治风邪犯肺证。

66. 答案:C 解析:小青龙汤的药物组成有麻黄、芍药、细辛、干姜、炙甘草、桂枝、五味子、半夏。

67. 答案:A 解析:济川煎的药物组成有当归、牛膝、肉苁蓉、泽泻、升麻、枳壳。

68. 答案:E 解析:柴葛解肌汤的药物组成有柴胡、葛根、甘草、黄芩、羌活、白芷、芍药、桔梗。大柴胡汤的药物组成为柴胡、黄芩、芍药、半夏、生姜、枳实、大枣、大黄。

69. 答案:E 解析:犀角地黄汤主治热入血分证。茜根散主治热病,下痢脓血不止。归脾汤主治心脾气血两虚证。泻心汤主治邪火内炽,迫血妄行,或湿热内蕴。龙胆泻肝主治肝胆实火上扰。

70. 答案:B 解析:芍药汤的药物组成有芍药、当归、黄连、槟榔、木香、炙甘草、大黄、黄芩、肉桂。白头翁汤的药物组成有白头翁、黄柏、黄连、秦皮。

71. 答案:D 解析:A 辛凉解表,清热解毒,主治温病初起,温邪初犯肺卫证。B 辛凉宣泄,清肺平喘,主治表邪未解,肺热壅盛证。C 利湿化浊,清热解毒,主治湿温时疫之湿热并重证。D 祛暑解表,清热化湿,主治暑温夹湿,复感寒证。E 清虚热,退骨蒸,主治骨蒸潮热。

72. 答案:C 解析:小建中汤是桂枝汤倍芍药加饴糖组成的。饴糖温中补血、缓急止痛、益阴生津为君药;桂枝助君药,有辛甘化阳以补中阳之意,白芍合君药酸甘化阴,养营阴,缓肝急,止腹痛,共为臣药;生姜温中散寒,大枣益脾生津,均为佐药;甘草益气缓中,兼调诸药,为使药。

73. 答案:A 解析:补中益气汤主治病证的临床表现为脾胃气虚,少气懒言,四肢无力,困倦少食,饮食乏味,不耐劳累,动则气短,或气虚发热,气高而喘,身热而烦,渴喜热饮,其脉洪大,按之无力,皮肤不任风寒,而生寒热头痛;或气虚下陷,久泻脱肛。现用于子宫下垂、胃下垂或其他内脏下垂者。

74. 答案:A 解析:玉屏风散功能益气固表止汗。

75. 答案:D 解析:六味地黄丸主治证候的临床表现有头晕耳鸣,腰膝酸软,遗精盗汗,骨蒸潮热,盗汗遗精,消渴,舌红少苔,脉沉细数。

76. 答案:C 解析:四神丸的组成药物有补骨脂、肉豆蔻、五味子、吴茱萸。

77. 答案:C 解析:固冲汤的组成药物有白术、生黄芪、龙骨、牡蛎、山萸肉、生杭芍、海螵蛸、茜草、棕边炭、五倍子。

78. 答案:E 解析:天王补心丹的药物组成为酸枣仁、柏子仁、当归、天门冬、麦门冬、生地、人参、丹参、玄参、云苓、五味子、远志肉、桔梗。朱砂安神丸的药物组成为朱砂、黄连、生地、当归、甘草。

79. 答案:C 解析:至宝丹功能清热开窍,化浊解毒。

80. 答案：D 解析：旋覆代赭汤降逆化痰，益气和胃。

81. 答案：D 解析：温经汤中吴茱萸、桂枝为君药。当归、川芎、丹皮共为臣药。阿胶、白芍、麦门冬、人参、甘草、半夏、生姜均为佐药。甘草兼为使药。

82. 答案：D 解析：槐花散的功用为清肠凉血，疏风行气。

83. 答案：E 解析：A 凉肝息风，增液舒筋，主治肝热生风证。B 滋肾阴，补肾阳，化痰开窍，主治喑痱。C 滋阴息风，主治阴虚风动证。D 平肝息风，清热活血，补益肝肾，主治肝阳偏亢、肝风上扰证。E 镇肝息风，滋阴潜阳，主治肝阳上亢、气血上逆之类中风。

84. 答案：A 解析：桑菊饮的药物组成有桑叶、菊花、杏仁、连翘、薄荷、桔梗、甘草、芦根。桑杏汤的药物组成有桑叶、杏仁、沙参、贝母、栀子皮、淡豆豉、梨皮。

85. 答案：B 解析：平胃散的药物组成为苍术、厚朴、陈皮、甘草。藿香正气散组成为大腹皮、白芷、紫苏、茯苓、半夏曲、白术、陈皮、厚朴、姜汁、苦桔梗、藿香、甘草。

86. 答案：D 解析：实脾散温阳健脾，行气利水，主治脾肾阳虚，水气内停之阴水。

87. 答案：E 解析：二陈汤的药物组成为半夏、橘红、白茯苓、炙甘草、生姜、乌梅。

88. 答案：E 解析：健脾丸的组成有白术、木香、黄连、甘草、白茯苓、人参、神曲、陈皮、砂仁、麦芽、山楂、山药、肉豆蔻。

89. 答案：A 解析：乌梅丸功能温脏驱蛔。主治脏寒，蛔上入膈，烦闷不安，手足厥冷，得食而呕，腹痛、吐蛔，时发时止，或久痢不止。

90. 答案：C 解析：半夏厚朴汤的药物组成有半夏、厚朴、茯苓、生姜、苏叶。

91. 答案：C 解析：因本患者发热 10 日，心烦躁扰，鼻衄 2 次，为热入营血，且高热伤津，故见口干、脉细数，舌象应表现为舌红苔少而干。

92. 答案：B 解析：患者面色苍白、四肢厥冷、精神委顿，看起来像是虚证表现，但从内部、中心症状来看，即胃肠热盛，大便秘结腹满硬痛而拒按、

潮热、神昏谵语，故实属实证。

93. 答案：A 解析：气虚在临床上表现为气短声低、少气懒言、精神疲倦、体倦乏力、脉虚、舌质淡嫩，或有头晕目眩、自汗、动则诸症加重。气陷在临床上表现为头晕眼花、气短疲乏、脘腹坠胀感、大便稀溏、形体消瘦，或见内脏下垂、脱肛等。气逆症见咳嗽频作，呼吸喘促；呃逆、嗳气不止，或呕吐、呕血；头痛、眩晕，甚至昏厥、咯血等。气滞以胸胁、脘腹或损伤部位的胀闷、胀痛、窜痛为主要表现。气微指呼吸微弱而声低，气少不足以吸，言语无力的症状，属诸虚劳损。气滞多见脘腹胸胁胀闷、疼痛，痛为胀痛、窜痛，部位不固定，痛随嗳气、矢气而消，症状随情志变化，脉多弦，舌正常。气脱以病势危重、气息微弱、汗出不止、口开目合、全身瘫痪、脉微等为主要表现。

94. 答案：C 解析：阴液亏虚，心失濡养，故临床可见心烦、心悸、失眠、多梦、口燥咽干、形体消瘦，或见手足心热、潮热盗汗、两颧潮红、舌红少苔、脉细数。

95. 答案：D 解析：肝阴不足在临床上表现为头晕眼花，两目干涩，视力减退，或胁肋隐隐灼痛，面部烘热或两颧潮红，或手足蠕动，口咽干燥，五心烦热，潮热盗汗，舌红少苔少津，脉弦细数。

96. 答案：D 解析：肾阴亏损，水不济火，不能上养心阴，心火偏亢，故可见心烦失眠，惊悸健忘，头晕耳鸣，腰膝酸软，口咽干燥，五心烦热，潮热盗汗，舌红少津，脉细数。

97. 答案：C 解析：肺为气之主，肾为气之根，肺司呼吸，肾主纳气，肺肾气虚，故可见咳嗽无力，呼多吸少，气短而喘，动则尤甚，吐痰清稀，声低乏力，自汗，耳鸣，腰膝酸软，或尿随咳出，舌淡紫，脉弱。

98. 答案：C 解析：黄连功能清热泻火，可用于治疗多种脏腑的实热证，而尤以清泻心、胃二经实热见长。

99. 答案：C 解析：石膏长于清肺胃之热，主治热病壮热不退，心烦神昏，谵语发狂，口渴咽干，肺热喘急，中暑自汗，胃火头痛、牙痛，热毒壅盛，发斑发疹，口舌生疮。

100. 答案：D 解析：茯苓功能利水渗湿，健脾补中，宁心安神。猪苓功能利水渗湿。金钱草功能

除湿退黄,利尿通淋,清热解毒。滑石内服利水通淋,清解暑热;外用收湿敛疮。泽泻功能利水渗湿,泻下焦热。

101. 答案:C 解析:艾叶用于下焦虚寒或寒客胞宫所致的月经不调、痛经或腹部疼痛等。白及用于体内外多种出血证。三七微涩能止血,又辛散而善化瘀止痛,药效卓著,有止血不留瘀,化瘀而不伤正的特点,对出血兼有瘀滞肿痛者尤为适宜,现代还用治冠心病、心绞痛及其他多种内科、妇科瘀血证,均有一定疗效。槐花用于血热出血、肝火上炎等。小蓟能利尿通淋,治疗血淋更为多用。

102. 答案:D 解析:因脾气不足,运化失健,往往导致水湿内生而形成脾虚湿滞证。白术既长于补气以健脾,又能燥湿、利水,有标本兼顾之效,故前人誉之为"脾脏补气健脾第一要药",对脾虚湿滞之食少、便溏或泄泻、痰饮、水肿、带下诸证,效果颇佳。

103. 答案:D 解析:参苓白术散主治证候的临床表现为饮食不化,胸脘痞闷,肠鸣泄泻,四肢乏力,形体消瘦,面色萎黄,舌淡苔白腻,脉虚缓。其他方剂不符合。

104. 答案:B 解析:A燥湿化痰,理气和中,主治湿痰证。B理气化痰,和胃利胆,主治胆胃不和,胆郁痰扰证。C燥湿豁痰,行气开郁,主治痰涎壅盛,胸膈痞塞,或咳嗽恶心,饮食少思。D养血安神,清热除烦,主治肝血不足,虚热内扰之证。E化痰息风,健脾祛湿,主治风痰上扰证。

105~106. 答案:C、B 解析:阴偏胜即是阴盛,指机体在疾病过程中所出现的一种阴气病理性偏盛、机能抑制、热量耗伤过多的病理变化。一般地说,其病机特点多表现为阴盛而阳未虚的实寒病变。阴偏衰即阴虚,指机体阴气不足,凉润、宁静、抑制等作用减退,出现代谢相对增快,机能虚性亢奋,产热相对增多的病理变化。一般地说,其病机特点多表现为阴气不足,阴不制阳,阳气相对偏盛的虚热证。阳偏胜导致实热证,阳偏衰导致虚寒证,阴阳不相顺接导致寒热错杂证。

107~108. 答案:D、C 解析:因为木乘土,肝病及脾属五行相乘传变。金侮木,肝病及肺属五行相侮传变。

109~110. 答案:E、D 解析:肝肾之间的关系,有"肝肾同源"或"乙癸同源"(以天干配五行,肝属乙木,肾属癸水,故称)之称。肝主藏血而肾主藏精,肝主疏泄而肾主封藏,两者相互资生,故曰同源而互化。心肾不交就是水火不济,可以用泻南补北法治疗。肝阳上亢的机制是肾水不能滋养肝阴,使肝阴不能制约肝阳,导致肝阳上亢,所以可以用滋水涵木法进行治疗。

111~112. 答案:A、D 解析:肝的生理特性:①肝为刚脏;②肝气升发。肺的生理特性:①肺为华盖;②肺为娇脏;③肺气宣降。心的生理特性:①心为阳脏而主通明;②心气下降。脾的生理特性:①脾气上升;②喜燥恶湿。肾的生理特性:①主蛰守位;②肾气上升。

113~114. 答案:A、E 解析:风邪的性质及致病特点:风为阳邪,其性开泄;风邪善行数变;风为百病之长,百病之始也;风性主动。寒邪的性质及致病特点:寒为阴邪,易伤阳气;寒性凝滞;寒性收引。湿邪的性质及致病特点:湿性重浊;湿性黏滞,易阻气机;湿为阴邪,损伤阳气。燥邪的性质及致病特点:燥性干涩,易伤津液;燥易伤肺。火(热)邪的性质及致病特点:火热为阳邪,其性燔灼趋上;火热易扰心神。

115~116. 答案:D、E 解析:阴经行于内侧面,阳经行于外侧面。上肢内侧为太阴在前,厥阴在中,少阴在后;上肢外侧为阳明在前,少阳在中,太阳在后。患者疼痛沿三焦经放散,其病变部位在上肢外侧中线。患者病发心绞痛,沿手少阴经放散,其病变部位在上肢内侧后缘。

117~118. 答案:E、A 解析:怒则气上是指过怒导致肝气疏泄太过,气机上逆,甚则血随气逆,走于上的病机变化,临床可见呕血、昏厥等症状。恐则气下是指过度恐惧伤肾,致使肾气失固,气陷于下的病机变化,临床可见二便失禁,甚则遗精等症。

119~120. 答案:B、A 解析:寒从中生,又称"内寒",是指机体阳气虚衰,温煦气化功能减退,虚寒内生,或阴寒之气弥漫的病理状态。风气内动,即是"内风",由于"内风"与肝的关系较为密切,故又称肝风内动或肝风,是指疾病发展过程中,主要因为阳盛,或阴虚不能制阳,阳升无制,出现动摇、眩晕、抽搐、震颤等症状。所以,久病累及脾肾,以致脾肾阳虚,温煦气化失司,可以形成寒从中生;邪热炽盛,煎灼津液,伤及营血,燔灼肝经,可以形成风气内动。

121～122. 答案:B、D 解析:目睛微定是指病人的两眼固定,不能转动,常为肝风内动之先兆,或见于痰热内闭证。双睑下垂多为先天不足,脾肾亏虚。A 指病人眼睛上视不能转动,多见于小儿急惊风;C 多见于脾胃虚衰,或吐泻伤津。

123～124. 答案:B、A 解析:透关射甲提示病情凶险,预后不良;达于命关提示邪入脏腑,病情严重;达于气关提示邪气入经,邪深病重;显于风关提示邪气入络,邪轻病浅。

125～126. 答案:C、D 解析:语言謇涩多因风痰阻络,脉络不畅所致;独语多因心气虚弱,神气不足,或气郁痰阻,蒙蔽心神所致。

127～128. 答案:C、D 解析:热邪壅肺可见发热、口渴、咳嗽、咯痰黄稠、小便黄、大便秘、舌红苔黄、脉洪数。燥邪犯肺表现为干咳无痰,或痰少而黏、不易咯出,甚则胸痛,痰中带血,或见鼻衄、口唇鼻咽干燥、皮肤干燥、尿少,舌苔薄而干燥少津、脉浮数。

129～130. 答案:A、E 解析:阳明热盛表现为身大热,不恶寒,反恶热,汗大出,大渴引饮,心烦躁扰,面赤,气粗,苔黄燥,脉洪大。阳明热结表现为潮热,脐腹胀满疼痛,拒按,大便秘结,甚则神昏谵语,舌苔黄厚干燥,或起芒刺,甚至苔焦黑燥裂,脉沉实或滑数。

131～132. 答案:A、D 解析:知母归肺、胃、肾经。龟甲归心、肝、肾经。

133～134. 答案:C、C 解析:知母用于外感热病、高热烦渴、肺热燥咳、骨蒸潮热、内热消渴、肠燥便秘。芦根用于热病烦渴、胃热呕吐、肺热咳嗽、肺痈吐脓、热淋涩痛。天花粉用于热病烦渴、肺热燥咳、内热消渴、疮疡肿毒。夏枯草主治温病、乳痈、瘰疬痰核、目痛、黄疸、淋病、高血压等病。

135～136. 答案:D、C 解析:泽泻可利水渗湿,泻下焦热。滑石可利水通淋,清解暑热;外用收湿敛疮。茵陈可清利湿热,利胆退黄,解毒疗疮。草薢可利湿祛浊,祛风除痹。地肤子功能清热利湿,通淋,止痒。

137～138. 答案:B、E 解析:郁金具有活血行气,清心凉血的功效。红花具有活血通经,祛瘀止痛的功效。

139～140. 答案:E、A 解析:补骨脂的功效为补肾壮阳,固精缩尿,温脾止泻。仙茅的功效为温肾壮阳,祛寒除湿。

141～142. 答案:C、E 解析:佐助药,即配合君臣药以加强治疗作用,或直接治疗次要兼证的药物。反佐药,即病重邪甚,可能拒药时,配用与君药性味相反而又能在治疗中起相成作用的药物,以防止药病格拒。

143～144. 答案:C、A 解析:A 清虚热,退骨蒸。B 滋阴清热。C 清营解毒,透热养阴。D 泻火解毒。E 清热解毒,消散疔疮。

145～146. 答案:A、B 解析:A 回阳救逆,主治少阴病之阳气衰微,阴寒内盛证,症见四肢厥逆,恶寒蜷卧,呕吐不渴,腹痛下利,神衰欲寐,舌苔白滑,脉微细等。B 温经散寒,养血通脉,主治血虚而寒凝经脉证,症见手足厥寒,舌淡苔白,脉沉细等。C 回阳救急,益气生脉,主治寒邪直中三阴,真阳衰微证。D 温补肾阳,填精益髓,主治肾阳不足,命门火衰证。E 温中散寒,降逆止痛,主治中阳虚衰,阴寒内盛证。

147～148. 答案:B、D 解析:羚角钩藤汤凉肝息风,增液舒筋,主治肝热生风证。地黄饮子滋肾阴,补肾阳,化痰开窍,主治喑痱。大定风珠滋阴息风,主治阴虚风动证。天麻钩藤饮平肝息风,清热活血,补益肝肾,主治肝阳偏亢,肝风上扰证。镇肝熄风汤镇肝息风,滋阴潜阳,主治肝阳上亢,气血上逆之类中风。

149～150. 答案:E、D 解析:A 行气破泄,逐水消肿,通利二便。B 消食,导滞,和胃。C 消痞除满,健脾和胃。D 行气导滞,攻积泄热。E 消导化积,清热祛湿。

第二单元

1. 答案:B 解析:热型是指发热时的体温曲线类型,在临床病例的诊断和鉴别诊断中有重要参考意义。由于长期使用退热药物,干扰患者的体温调节,使得患者不能形成明确规律的体温曲线,故发热病人体温曲线无一定规律。C 指体温急骤上升至

39℃或以上,持续数天下降至正常,有热期与无热期规律性交替,见于回归热、霍奇金病。D 指体温恒定在 39～40℃以上,见于大叶性肺炎、伤寒高热期等。E 指体温在 39℃以上,24 小时内波动超过 2℃,见于败血症、风湿热、重症肺结核、化脓性炎症等。

2. 答案:D 解析:咳嗽无痰或量甚少者为干咳,见于急性咽喉炎、急性支气管炎初期、胸膜炎、肺结核等。

3. 答案:A 解析:左心衰竭是一种以呼吸困难、胸闷、咳嗽、气喘为主要表现的心脏病急症。左室前后负荷过重导致急性心肌收缩力下降、左室舒张末期压力增高、排血量下降,从而引起以肺循环淤血为主的缺血缺氧、呼吸困难等临床症候群。肺淤血使气体弥散功能降低,引起缺氧和呼吸困难。

4. 答案:B 解析:①伴腹痛、腹泻者多见于急性胃肠炎或细菌性食物中毒、霍乱、副霍乱及各种原因引起的急性中毒;②伴右上腹痛及发热、寒战或有黄疸者应考虑胆囊炎或胆石症;③伴头痛及喷射性呕吐者常见于颅内高压症或青光眼;④伴眩晕、眼球震颤者,见于前庭器官疾病;⑤应用某些药物如抗生素与抗癌药物等,则呕吐可能与药物副作用有关;⑥已婚育龄妇女早晨呕吐者应注意早孕。

5. 答案:D 解析:根据总胆红素、结合胆红素与非结合胆红素升高的程度判断黄疸类型。若总胆红素增高伴非结合胆红素明显增高提示为溶血性黄疸,总胆红素增高伴结合胆红素明显升高为胆汁淤积性黄疸,三者均增高为肝细胞性黄疸。而蚕豆病、珠蛋白生成障碍性贫血属于溶血性黄疸,胆石症、胰头癌为胆汁淤积性黄疸。急性黄疸性肝炎为肝细胞性黄疸。

6. 答案:A 解析:嗜睡是最轻的意识障碍,患者陷入持续的睡眠状态,可被唤醒,并能正确回答和做出各种反应,但当刺激去除后很快又再入睡。意识模糊是意识水平轻度下降,较嗜睡为深的一种意识障碍。昏睡是接近于人事不省的意识状态,患者处于熟睡状态,不易唤醒。昏迷是严重的意识障碍,表现为意识持续的中断或完全丧失。此外,还有一种以兴奋性增高为主的高级神经中枢急性活动失调状态,称为谵妄。

7. 答案:D 解析:主诉为患者感受到的最主要的痛苦或最明显的症状和(或)体征,也就是本次就诊最主要的原因及其持续时间,确切的主诉可初步反映病情轻重与缓急,并提供对某系统疾患的诊断线索。主诉应用一两句话加以概括,并同时注明主诉自发生到就诊的时间,记录主诉要简明,应尽可能用病人自己描述的症状,而不是医生对患者的诊断用语。

8. 答案:B 解析:口测法的体温正常值为 36.3～37.2℃,肛测法的体温正常值为 36.5～37.7℃,腋测法的体温正常值为 36～37℃。

9. 答案:C 解析:体位是指患者身体所处的状态,体位的改变对某些疾病的诊断具有一定的意义。常见的体位有以下几种,①自主体位:身体活动自如,不受限制,见于正常人、轻症和疾病早期患者;②被动体位:患者不能自己调整或变换身体的位置,见于极度衰竭、意识丧失或肢体瘫痪者;③强迫体位:患者为减轻痛苦,被迫采取某种特殊的体位,如角弓反张、端坐呼吸等。

10. 答案:A 解析:甲状腺功能亢进症的眼征:①Stellwag 征:瞬目(即眨眼)减少;②Graefe 征:眼球下转时上睑不能相应下垂;③Mobius 征:表现为集合运动减弱,即目标由远处逐渐移近眼球时,两侧眼球不能适度内聚;④Joffroy 征:上视时无额纹出现。

11. 答案:A 解析:腮腺位于耳屏、下颌角、颧弓所构成的三角区内,正常腮腺体薄而软,触诊时摸不出腺体轮廓。腮腺肿大时可见到以耳垂为中心的隆起,并可触及边缘不明显的包块。腮腺导管位于颧骨下 1.5cm 处,横过咀嚼肌表面,开口相当于上颌第 2 臼齿(磨牙)对应的颊黏膜。

12. 答案:C 解析:桶状胸为胸廓前后径增加,有时与左右径几乎相等,甚或超过左右径,故呈圆桶状;肋骨的斜度变小,其与脊柱的夹角常大于 45°;肋间隙增宽且饱满,腹上角增大,且呼吸时改变不明显。见于严重肺气肿的患者,亦可发生于老年或矮胖体型者。

13. 答案:B 解析:主动脉瓣关闭不全的体征:①视诊:心尖搏动向左下移位,部分重度关闭不全者颈动脉搏动明显,并可随心搏出现点头运动。②触诊:心尖搏动移向左下,呈抬举样搏动,有水冲脉及毛细血管搏动征等。③叩诊:心界向左下增大而心腰不大,因而心浊音界轮廓似靴形。④听诊:瓣膜活动很差或反流严重时主动脉瓣第二心音减弱或消失,主动脉瓣关闭不全等使心室充盈过度和二尖瓣位置较高,主动脉瓣第二听诊区可闻及叹气样、递减型、舒张期杂音,向胸骨左下方和心尖区传导,前倾坐位最易听清。

14. 答案:B　解析:肺泡组织较多,胸壁肌肉较薄的部位,如乳房下部及肩胛下部肺泡呼吸音最强,其次为腋窝下部,而肺尖及肺下缘区域则较弱。此外,矮胖体型者肺泡呼吸音亦较瘦长者为弱。

15. 答案:B　解析:心浊音界的改变受心脏本身病变和心脏以外因素的影响。心脏以外因素可以造成心脏移位或心浊音界改变。如一侧大量胸腔积液或气胸,可使心界移向健侧。一侧胸膜粘连、增厚与肺不张则使心界移向病侧。大量腹水或腹腔巨大肿瘤可使膈肌抬高、心脏横位,以致心界向左增大等。肺气肿时心浊音界变小。

16. 答案:E　解析:听诊时,患者多取卧位或坐位。然而,对疑有二尖瓣狭窄者,宜嘱患者取左侧卧位;对疑有主动脉瓣关闭不全者宜取坐位且上半身前倾。

17. 答案:D　解析:如因急性胃肠穿孔或脏器破裂所致急性弥漫性腹膜炎,腹膜受刺激而引起腹肌痉挛,腹壁常有明显紧张感,甚至强直硬如木板,称板状腹。结核性炎症或其他慢性病变由于发展较慢,对腹膜刺激缓和,且有腹膜增厚和肠管、肠系膜的粘连,故腹壁柔韧而具抵抗力,不易压陷,称揉面感或柔韧感,此征亦可见于癌性腹膜炎。

18. 答案:D　解析:A、B、C、E指锥体束病损时,大脑失去了对脑干和脊髓的抑制作用而出现的异常反射。Hoffmann征出现于锥体束或大脑运动皮层损害,是上肢锥体束征的一种表现形式。

19. 答案:E　解析:血清钾升高见于:①肾脏排钾减少,如急慢性肾功能不全及肾上腺皮质功能减退等;②摄入或注射大量钾盐,超过肾脏排钾能力;③严重溶血或组织损伤;④组织缺氧或代谢性酸中毒。

20. 答案:E　解析:尿比重固定,常在1.010左右,称为等张尿,见于肾实质严重损害。

21. 答案:A　解析:痰内含有色素细胞,如吞噬含铁血黄素者,多见于心功能不全所致的肺淤血;若吞噬炭粒者,见于炭末沉着症或吸入大量烟尘者。

22. 答案:A　解析:P波代表心房肌除极的电位变化;PR间期指从P波的起点至QRS波群的起点,代表心房开始除极至心室开始除极;QRS波群代表心室肌除极的电位变化;ST段自QRS波群的终点至T波起点间的线段,代表心室缓慢复极过程;T波代表心室快速复极时的电位变化;QT间期指QRS波群的起点至T波终点的间距,代表心室肌除极和复极全过程所需的时间。

23. 答案:E　解析:可以通过听诊了解二尖瓣狭窄的有无,大致推断二尖瓣瓣膜的情况;胸部X线摄片只能了解有无心脏增大,有无肺淤血;心电图检查主要是了解有无心肌缺血,有无心律失常,有无心肌肥厚;胸部CT不能看到二尖瓣狭窄程度,而二维超声心动图检查可以了解二尖瓣狭窄的程度、部位,有无赘生物等。

24. 答案:D　解析:龛影是钡悬液填充溃疡凹陷部所造成。从正面观,龛影呈圆形或椭圆形,边缘整齐,向腔外突出的钡斑阴影是主要表现。因周围的炎性水肿而形成环形透亮区,在溃疡口部可见一较宽的(0.5～1.0cm)透光带,宛如颈部带有一个项圈,称为溃疡项圈,它是悬浮的水肿黏膜所造成。

25. 答案:D　解析:颅脑感染性疾病,如各种脑炎及脑膜炎、脑脓肿、脑寄生虫病等。外伤、脑挫伤、脑血肿、神经胶质瘤均为非感染性疾病。

26. 答案:B　解析:清音是正常肺部的叩诊音。浊音是一种音调较高,音响较弱,振动持续时间较短的非乐性叩诊音,在叩击被少量含气组织覆盖的实质脏器时产生,如叩击被肺的边缘所覆盖的心脏或肝脏部分,或病理状态下肺组织含气量减少(如肺炎)所表现的叩诊音。鼓音正常见于左下胸的胃泡区及腹部;病理情况下,见于肺空洞、气胸或气腹等。实音生理情况下见于叩击不含气的实质性脏器,如心脏、肝脏;病理状态下,见于大量胸腔积液或肺实变。过清音的出现提示肺组织含气量多、弹性减弱,临床常见于肺气肿。

27. 答案:C　解析:双侧瞳孔大小不等可见脑外伤、脑肿瘤、脑疝及中枢神经梅毒等颅内病变。病理情况下,瞳孔缩小见于虹膜炎、有机磷农药中毒、毒蕈中毒,以及吗啡、氯丙嗪、毛果芸香碱等药物影响。瞳孔扩大可见于外伤、青光眼绝对期、视神经萎缩、完全失明、濒死状态、颈交感神经刺激,以及阿托品、可卡因等药物影响。

28. 答案:E 解析:肺动脉瓣听诊区第二心音分裂可见于主动脉瓣狭窄、左束支传导阻滞、左心功能不全或房间隔缺损。正常心音:正常心音有4个。按其在心动周期中出现的顺序,依次命名为第一心音(S_1)、第二心音(S_2)、第三心音(S_3)及第四心音(S_4)。S_1主要是二尖瓣、三尖瓣关闭振动而产生,提示心室收缩的开始。S_2主要是主动脉瓣、肺动脉瓣关闭振动而产生,提示心脏舒张期的开始。正常青少年肺动脉瓣区第二心音(P_2)较主动脉瓣区第二心音(A_2)强,即$P_2 > A_2$。

29. 答案:C 解析:尿β_2-MG测定可反映近端肾小管的重吸收功能。

30. 答案:D 解析:粪便隐血试验阳性见于消化性溃疡活动期、胃癌、钩虫病、消化道炎症、出血性疾病等。消化道癌呈持续阳性,消化性溃疡呈间断阳性。

31. 答案:B 解析:漏出液的细胞计数常<100×10^6/L,渗出液的细胞计数常>500×10^6/L。

32. 答案:E 解析:《素问·生气通天论》"阴者,藏精而起亟也;阳者,卫外而为固也"论述了阴阳互根互制的关系。阴精和阳气的作用分别是"藏精"和"卫外"。阴藏精于内,不断地为阳气的功能活动提供物质基础;阳主卫外,固护并推动阴精的气化,与"阴在内,阳之守也;阳在外,阴之使也"(《素问·阴阳应象大论》)观点一致。阴阳互用才能保持阴阳协调,维持正常生命活动,"无阴则阳无以生,无阳则阴无以化"(《素问·四气调神大论》王冰注)。若阴阳互根互用关系失调,就会出现阴损及阳、阳损及阴的病变,甚者阴阳两虚或离决。

33. 答案:C 解析:劳风法在肺下,其为病也,使人强上冥视,唾出若涕,恶风而振寒,此为劳风之病。

34. 答案:D 解析:凡痹之客五藏者,肺痹者,烦满,喘而呕。心痹者,脉不通,烦则心下鼓,暴上气而喘,嗌干,善噫,厥气上则恐。肝痹者,夜卧则惊,多饮,数小便,上为引如怀。肾痹者,善胀,尻以代踵,脊以代头。脾痹者,四支解堕,发咳,呕汁,上为大塞。肠痹者,数饮而出不得,中气喘争,时发飧泄。胞痹者,少腹膀胱按之内痛,若沃以汤,涩于小便,上为清涕。

35. 答案:A 解析:太阳病,发汗后,大汗出,胃中干,烦躁不得眠,欲得饮水者,少少与饮之,令胃气和则愈;若脉浮,小便不利,微热消渴者,五苓散主之。

36. 答案:B 解析:手足厥寒,脉细欲绝者,当归四逆汤主之。少阴病,下利清谷,里寒外热,手足厥逆,脉微欲绝,身反不恶寒,其人面色赤,或腹痛,或干呕,或咽痛,或利止脉不出者,通脉四逆汤主之。四逆汤证以阳衰阴盛为主,四逆乃阳气衰微不温四末,可见脉微细,但欲寐,下利清谷,手足厥逆的症状,用回阳救逆之法。

37. 答案:C 解析:自利不渴者,属太阴,以其藏有寒故也,当温之,宜服四逆辈。少阴之为病,脉微细,但欲寐也。厥阴之为病,消渴,气上撞心,心中疼热,饥而不欲食,食则吐蛔,下之利不止。太阴之为病,腹满而吐,食不下,自利益甚,时腹自痛。若下之,必胸下结硬。少阳之为病,口苦,咽干,目眩也。太阳之为病,脉浮,头项强痛而恶寒。

38. 答案:C 解析:桂枝芍药知母汤桂枝的组成:桂枝四两、芍药三两、甘草二两、麻黄二两、生姜五两、白术五两、知母四两、防风四两、附子二枚(炮)。上九味,以水七升,煮取二升,温服七合,日三服。

39. 答案:A 解析:再论气病有不传血分,而邪留三焦,亦如伤寒中少阳病也。彼则和解表里之半,此则分消上下之势,随证变法,如近时杏、朴、苓等类,或如温胆汤之走泄。因其仍在气分,犹可望其战汗之门户,转疟之机括。

40. 答案:C 解析:药物不良反应是指按正常用法、用量应用药物,预防、诊断或治疗疾病过程中,发生与治疗目的无关的有害反应。

41. 答案:B 解析:半衰期公式:放射性物质的原子核改变速度N/t与当时剩余的原子核的总数(N)还有时间(t)成正比。即N/t = λt,其中λ为衰变率。所以95/5 = 19。

42. 答案:A 解析:毛果芸香碱的主要适应证是青光眼、虹膜睫状体炎。

43. 答案:B 解析:阿托品为阻断M胆碱受体的抗胆碱药,可以缓解微循环血管壁平滑肌的痉挛,进而改善微循环。

44. 答案:B 解析:去甲肾上腺素大剂量静脉注射可引起心率减慢。肾上腺素大剂量静脉注射可引起心率加快。异丙肾上腺素大剂量静脉注射可引起心率加快。多巴胺大剂量静脉滴注可使血压升高。间羟胺大剂量静脉注射可引起心律失常。

45. 答案:A 解析:小剂量多巴胺主要作用于DA受体,使肾及肠系膜血管扩张,肾血流量及肾小球滤过率增加,尿量及钠排泄量增加;中剂量时还能直接激动β_1受体及间接促使去甲肾上腺素自储藏部位释放,对心肌产生正性肌力作用,使心肌收缩力及心搏量增加,最终使心排血量增加,收缩压升高,脉压可能增大,舒张压无变化或有轻度升高,外周总阻力常无改变,冠脉血流及耗氧改善。

46. 答案:C 解析:氯丙嗪用于治疗精神病、镇吐、低温麻醉及人工冬眠,与镇痛药合用可治疗癌症晚期病人的剧痛,还可治疗心力衰竭。吗啡具有镇痛、镇静、镇咳、抑制呼吸及肠蠕动的作用;丙咪嗪有较强的抗抑郁作用;苯海索用于治疗震颤麻痹(帕金森病)和精神药物引起的锥体外系反应;左旋多巴为抗震颤麻痹药。

47. 答案:A 解析:左旋多巴是用于治疗肝性脑病的抗帕金森药。苯海索用于治疗震颤麻痹、脑炎后或动脉硬化引起的震颤麻痹;溴隐亭用于抗震颤麻痹;金刚烷胺用于治疗原发性帕金林病、脑炎后的帕金森综合征、药物诱发的锥体外系反应、一氧化碳中毒后帕金森综合征及老年人合并有脑动脉硬化的帕金森综合征;司来吉兰与多巴胺相似。

48. 答案:D 解析:氢氯噻嗪可抑制髓袢升支皮质对Na^+和Cl^-的重吸收,不直接作用于K^+-Na^+交换,但由于尿量增多,排出的K^+也增多,故长期使用可出现低血钾。

49. 答案:A 解析:卡托普利的不良反应较少,久用会引起咳嗽,剂量过大可产生蛋白尿、粒细胞减少症、肾功能损害、低血压、低血钾、味觉及嗅觉损伤。

50. 答案:C 解析:可乐定为非阿片受体激动剂,多用于吗啡类药物成瘾者的戒毒治疗。

51. 答案:B 解析:强心苷可促使心肌细胞内K^+大量丢失,增加心肌兴奋性,提高异位节律点自律性,引起心律失常,甚至室颤。室颤为恶性心律失常,临床死亡率高,故为最严重的毒性反应。

52. 答案:C 解析:普萘洛尔主要用于治疗室上性心律失常。

53. 答案:A 解析:肝素用于体外循环抗凝血,抑制血小板,具有调血脂的作用,可作用于补体系统的多个环节,以抑制系统过度激活。B、C、D、E均为香豆素类抗凝药,具有在体内拮抗维生素K的作用,体外无效。

54. 答案:B 解析:心脏手术使用抗凝药物要兼顾抗凝和防止出血两方面。肝素体内体外均有抗凝作用,起效迅速,但是有自发性出血的不良反应,一般不运用于心脏手术;华法林是香豆素类抗凝药,只有体内有抗凝作用,是通过抑制凝血因子合成起效的,起效缓慢但药效持续,常用于心脏手术中的抗凝;尿激酶是纤维蛋白溶解药,作用为溶解血栓;阿司匹林作为抗血小板聚集药物,抑制血小板聚集而防止血栓形成;枸橼酸钠具有抗凝血功效和防腐功效,可以用作抗凝血剂和输血剂,保存和加工血制品。

55. 答案:C 解析:雷尼替丁为H_2受体阻断剂,可阻断胃腺细胞的H_2受体,抑制胃酸分泌。

56. 答案:C 解析:糖皮质激素具有拮抗胰岛素的作用,可以促进肝糖原异生,增加糖原贮存,同时又抑制外周组织对糖的利用,使血糖升高。

57. 答案:B 解析:甲硫氧嘧啶治疗甲状腺功能亢进症的机制为能阻止甲状腺内酪氨酸碘化,以及碘化酪氨酸的缩合,从而抑制甲状腺激素的合成,但不影响机体对碘的摄取,不能对抗已形成的激素。

58. 答案:C 解析:磺酰脲类药物引起的不良反应有胆汁淤积性黄疸、突发严重低血糖、皮肤过敏、粒细胞减少。

59. 答案:E 解析:青霉素G是β-内酰胺类抗生素,不能耐受耐药菌株(如耐药金葡)所产生的酶,易被其破坏,且其抗菌谱较窄,主要对革兰阳性菌有效。红霉素的抗菌谱与青霉素近似,对革兰阳性菌,如葡萄球菌、化脓性链球菌、绿色链球菌、肺炎链球菌、梭状芽孢杆菌、白喉杆菌等有较强的抑制作用;对革兰阴性菌,如淋球菌、螺旋杆菌、百日咳杆菌、布氏杆菌、军团菌,以及流感嗜血杆菌、拟杆菌也有相当的抑制作用;此外,对支原体、放线菌、螺旋体、立克次体、衣原体、奴卡菌、少数分枝杆菌和阿米巴原虫有抑制作用。金黄色葡萄球菌对青霉素 G 易耐药。

60. 答案:A 解析:鼠疫杆菌对外界抵抗力强,在寒冷、潮湿的条件下,不易死亡,在 -30℃仍能存活,于 5~10℃条件下尚能生存。可耐日光直射 1~4 小时,在干燥痰液和蚤粪中可存活数周,在冻尸中能存活 4~5 个月,但对一般消毒剂、杀菌剂的抵抗力不强。对链霉素、卡那霉素及四环素敏感。

61. 答案:B 解析:流行性脑脊髓膜炎首选抗生素为青霉素,但因现今耐药程度逐渐增强,故磺胺类抗生素也作为治疗的首选药物之一,其中磺胺嘧啶较常用。

62. 答案:D 解析:异烟肼的不良反应主要为神经系统毒性,周围神经炎继发于维生素 B_6 缺乏,多见于营养不良及慢乙酰化型患者,表现为手脚震颤、麻木,同服维生素 B_6 可预防及治疗此反应。

63. 答案:C 解析:感染是指病原体入侵机体并引起一系列临床表现的过程。病原体被清除和隐性感染都属于感染过程,但都没有临床表现,这就推翻了 C 项的观点,感染过程应该是从病原体入侵机体开始的。

64. 答案:D 解析:乙脑初期起病急骤,发热,体温在 1~3 日内达到 39~40℃,伴头痛、食欲不振、呕吐,多有嗜睡和精神倦怠。少数患者可有颈项强直。头痛是乙脑最常见和最早出现的症状,疼痛部位不定。

65. 答案:E 解析:狂犬病是所有传染病中最凶险的疾病,一旦发病,预后极差。目前无特效治疗方法,强调在咬伤后及时预防性治疗,对发病后患者以对症综合治疗为主。包括:严格隔离患者,防止唾液等污染;病室要避光、安静,没有噪音和流水声;注意营养、水及电解质的平衡;对狂躁者可用镇静剂,如苯巴比妥或地西泮;有心动过速、高血压时,可用 β 受体阻滞剂;有脑水肿时给予脱水治疗;采取一切措施维护患者心血管系统和呼吸系统功能。呼吸衰竭是死亡的主要原因,必要时采用气管切开、人工呼吸机等维持呼吸,纠正呼吸衰竭。

66. 答案:D 解析:流行性出血热少尿期治疗为稳定内环境、促进利尿、导泻和放血疗法、透析疗法。发热期的治疗为抗病毒、减轻外渗、改善中毒症状和预防 DIC。低血压休克期的治疗为补充血容量、纠正酸中毒、使用血管活性药、应用糖皮质激素、强心。多尿期的治疗为维持水与电解质平衡、防治继发感染。

67. 答案:A 解析:潜伏期一般为 1~3 日,通常在 7 日以内。急性起病,早期表现类似流感。主要为发热,体温大多持续在 39℃以上,热程 1~7 日,一般为 3~4 日,可伴有眼结膜炎、流涕、鼻塞、咳嗽、咽痛、头痛和全身不适。部分患者可有恶心、腹痛、腹泻、稀水样便等消化道症状。重症患者病情发展迅速,可出现肺炎、急性呼吸窘迫综合征(ARDS)、肺出血、胸腔积液、全血细胞减少、肾衰竭、败血症、休克及 Reye 综合征等多种并发症。体征可见眼结膜轻度充血,咽部充血,肺部有干啰音等,半数患者有肺部实变体征。

68. 答案:E 解析:细菌性痢疾的主要病变部位是乙状结肠和直肠,严重者可波及整个结肠甚至回肠末端。

69. 答案:C 解析:慢性病毒性肝炎的治疗应根据患者的具体情况采用综合性治疗方案,主要包括一般及对症治疗、抗病毒、免疫调节、保肝、抗肝纤维化等治疗措施。抗病毒治疗是慢性乙型肝炎和丙型肝炎的关键治疗,只要有适应证,且条件允许,就应进行规范的抗病毒治疗。

70. 答案:B 解析:自觉症状轻是淤胆型肝炎的临床特点之一。其他选项都是正确的临床表现。

71. 答案:B 解析:肝病时转氨酶测定实际上是反映肝细胞损伤情况,且较敏感,ALT 为目前诊断肝炎最有价值的酶活力测定。

72. 答案:D 解析:这种传染性疾病的诊断都以病原体检测为确诊依据。其中包括直接法和间接法。特异性 IgM 抗体就是间接的病原体诊断法,其他都仅具有辅助诊断的作用。

73. 答案:E 解析:艾滋病的传播途径:①性接触传播:是本病主要传播途径。②血源传播:通过输血、器官移植、药瘾者共用针具等方式传播。③母婴传播:感染 HIV 的孕妇可以通过胎盘、产程中及产后血性分泌物、哺乳等传给婴儿。④其他途径:接受 HIV 感染者的人工授精,医务人员被 HIV 污染的针头刺伤或皮肤破损处受污染等。目前尚无证据证明一般日常生活接触、食物、水、昆虫能够传播本病。除蚊虫叮咬外,其余均正确。

74. 答案:B 解析:高热、头痛、呕吐和颈项强直都是脑膜炎的表现,瘀点瘀斑是流脑的特异性临床表现,由流脑双球菌栓塞血管导致。颈项强直为脑膜刺激征。伤寒的特异性体征为玫瑰疹。其他选项一般不伴有皮疹。

75. 答案:C 解析:玫瑰疹是由伤寒杆菌栓塞血管所致,一般在第2次菌血症时出现,也就是极期时出现。

76. 答案:A 解析:黏液脓血便是细菌性痢疾的特征性临床表现。阿米巴痢疾患者的大便为果酱样便。

77. 答案:E 解析:医院感染是指与住院有关的感染。被感染者包括住院的病人、陪护、探望者及医务人员。婴幼儿经胎盘获得的感染属于垂直传播,并不属于以上范畴。

78. 答案:D 解析:1976年美国学者提出的医患关系基本模式是主动-被动型,指导-合作型,共同参与型。

79. 答案:D 解析:无伤原则既界定了个人自由的界限,同时也界定了社会控制的界限。对个人来说,不能伤害他人或社会整体的利益;对社会来说,除非某一个体的行为在未经同意的情况下伤害了他人,否则不得任意干涉;对政府来说,作为社会整体的代表,所以合法施用于个人的行政权力也必须符合"无伤"原则。所以无伤原则要求对医学行为进行受益与伤害的权衡,把可控伤害控制在最低限度之内。

80. 答案:C 解析:医生要严格遵守各种抗生素的用药规则,尽可能开患者要求的药,但是要完全符用药规则,对患者进行解释说明。所以要严格遵守各种抗生素的用药规则,不能完全开患者要求的好药、贵重药物。

81. 答案:B 解析:医学伦理学的研究对象是医学活动当中的道德现象和道德关系。医学活动当中的道德现象包括:医德意识现象、医德规范现象和医德活动现象。医学活动当中的道德关系包括:医务人员与患者(包括患者家属)的关系,医务人员之间的关系,医务人员与社会的关系,医务人员与医学发展的关系。

82. 答案:A 解析:诊治急症病人的道德要求:①随机性强,时间性强,协作性强。②争分夺秒,全力抢救,及时与家属沟通。③敢于承担风险,与相关科室医务人员密切配合。合理配伍,细致观察属于药物治疗的道德要求。

83. 答案:B 解析:社会舆论、内心信念、传统习俗是医德评价的方式;医德评价的标准是疗效标准、社会标准和科学标准。

84. 答案:B 解析:2001年2月28日第九届全国人大常委会第20次会议修订的《药品管理法》第一章:总则"提出制定药品管理法的目的为加强药品监督管理,保证药品质量,保障人体用药安全,维护人民身体健康和用药的合法权益,特制定本法"。所以制定药品管理法的目的不包括增进药品疗效。

85. 答案:B 解析:2001年2月28日第九届全国人大常委会第20次会议修订的《药品管理法》第四十九条明示:有下列情形之一的药品,按劣药论处:①未标明有效期或者更改有效期的;②不注明或者更改生产批号的;③超过有效期的;④直接接触药品的包装材料和容器未经批准的;⑤擅自添加着色剂、防腐剂、香料、矫味剂及辅料的;⑥其他不符合药品标准规定的。

86. 答案:E 解析:除特殊需要外,药品的处方每张不超过7日常用量。

87. 答案:E 解析:卫生法的基本原则是卫生保护原则、预防为主原则、公平原则、保护社会健康原则、患者自主原则。

88. 答案:B 解析:《突发公共卫生事件应急条例》规定,突发事件工作应遵循的原则为预防为主,常备不懈。

89. 答案:B 解析:中医药条例的内容第三条规定为全面发展中医药事业,国家鼓励中西医相互学习、相互补充、共同提高。

90. 答案:C 解析:太阳病,头痛发热,身疼腰痛,骨节疼痛,恶风,无汗而喘者,麻黄汤主之。小青龙汤证属表寒里饮,证见干呕,发热而咳,或渴,或利,或噎,或小便不利,少腹满,或喘。大青龙汤证属表寒里热,证见脉浮紧,发热恶寒,身疼痛,不汗出而烦躁。麻杏甘石汤证是汗出而喘,咳吐黄稠痰,伴高热、口渴,苔黄,脉数等肺热症状,为热邪壅肺,肺热气逆致喘,治以清宣肺热平喘。桂枝加厚朴杏子汤证是宿喘被风寒之邪诱发,见汗出、喘咳,发热恶寒,脉浮缓。

91. 答案：E 解析：伤寒若吐若下后，七八日不解，热结在里，表里俱热，时时恶风，大渴，舌上干燥而烦，欲饮水数升者，白虎加人参汤主之。伤寒发汗，若吐若下，解后心下痞硬，噫气不除者，旋覆代赭汤主之。伤寒汗出解之后，胃中不和，心下痞硬，干噫食臭，胁下有水气，腹中雷鸣，下利者，生姜泻心汤主之。小结胸病，正在心下，按之则痛，脉浮滑者，小陷胸汤主之。伤寒二三日，心中悸而烦者，小建中汤主之。

92. 答案：D 解析：妇人脏躁，喜悲伤欲哭，象如神灵所作，数欠伸，甘麦大枣汤主之。百合病不经吐、下、发汗，病形如初者，百合地黄汤主之。妇人咽中如有炙脔，半夏厚朴汤主之。大逆上气，咽喉不利，止逆下气者，麦门冬汤主之。胸痹之病，喘息咳唾，胸背痛，短气，寸口脉沉而迟，关上小紧数，栝蒌薤白白酒汤主之。

93. 答案：B 解析：胸痹之病，喘息咳唾，胸背痛，短气，寸口脉沉而迟，关上小紧数，栝蒌薤白白酒汤主之。病腹满，发热十日，脉浮而数，饮食如故，厚朴七物汤主之。肾着之病，其人身体重，腰中冷，如坐水中，形如水状，反不渴，小便自利，饮食如故，病属下焦，身劳汗出，衣（一作表）里冷湿，久久得之，腰以下冷痛，腹重如带五千钱，甘姜苓术汤主之。心下有痰饮，胸胁支满，目眩，苓桂术甘汤主之。男子消渴，小便反多，以饮一斗，小便一斗，肾气丸主之。

94. 答案：D 解析：面目俱赤，语声重浊，呼吸俱粗，大便闭，小便涩，舌苔老黄，甚则黑有芒刺，但恶热，不恶寒，日晡益甚者，传至中焦，阳明温病也。脉浮洪躁甚者，白虎汤主之；脉沉数有力，甚则脉体反小而实者，大承气汤主之。暑温、湿温、温疟，不在此例。

95. 答案：D 解析：夜热早凉，热退无汗，热自阴来者，青蒿鳖甲汤主之。风温、温热、温疫、温毒、冬温，邪在阳明久羁，或已下，或未下，身热面赤，口干舌燥，甚则齿黑唇裂，脉沉实者，仍可下之；脉虚大，手足心热甚于手足背者，加减复脉汤主之。阳明温病，无汗，实证未剧，不可下。小便不利者，甘苦合化，冬地三黄汤主之。少阴温病，真阴欲竭，壮火复炽，心中烦，不得卧者，黄连阿胶汤主之。津液不足，无水舟停者，间服增液，再不下者，增液承气

汤主之。

96. 答案：C 解析：氟马西尼为苯二氮䓬类（BDZ）选择性拮抗药。本品阻滞BDZ受体用来逆转BDZ类的中枢镇静作用。因此可以用于急性BDZ类中毒的解毒药。

97. 答案：C 解析：普萘洛尔的作用机理为肾上腺素β受体部位竞争性地抑制儿茶酚胺。通过减弱或防止β受体兴奋而使心脏的收缩力与收缩速度下降，通过减慢传导系统的传导速度，使心脏对运动或应激的反应减弱，因此可用于治疗心动过速。且患者有甲状腺功能亢进病史，甲亢时甲状腺激素分泌过多，导致β肾上腺素能活性亢进，普萘洛尔可以拮抗肾上腺素β受体，从而使甲亢症状得以缓解。

98. 答案：C 解析：沙丁胺醇为选择性β_2受体激动剂，能选择性激动支气管平滑肌的β_2受体，有较强的支气管扩张作用。对于哮喘患者，其支气管扩张作用至少与异丙肾上腺素相等。

99~100. 答案：C、E 解析：腹痛伴呕吐、反酸、腹泻提示食管、胃肠病变，呕吐量大提示胃肠道梗阻；伴反酸、嗳气者提示胃十二指肠溃疡或胃炎；伴腹泻者提示消化吸收障碍或肠道炎症、溃疡或肿瘤；腹痛伴便血见于肠道血运障碍，如绞窄性肠梗阻、肠套叠、肠系膜血管栓塞等。

101~102. 答案：C、D 解析：呼吸困难临床上常分为三种类型：①吸气性呼吸困难：主要表现为吸气显著费力，严重者吸气时可见三凹征，见于喉部、气管、大支气管的狭窄与阻塞，如喉水肿。②呼气性呼吸困难：主要表现为呼气费力、呼气缓慢、呼吸时间明显延长，常伴有呼气期哮鸣音，见于慢性支气管炎（喘息型）、慢性阻塞性肺气肿、支气管哮喘、弥漫性泛细支气管炎等。③混合性呼吸困难：主要表现为吸气期及呼气期均感呼吸费力，呼吸频率增快，深度变浅，可伴有呼吸音异常或病理性呼吸音，常见于重症肺炎、重症肺结核、大面积肺栓塞（梗死）、弥漫性肺间质疾病、大量胸腔积液、气胸、广泛性胸膜增厚等。

103~104. 答案：E、D 解析：肝外梗阻性黄疸多由于胆总管结石、狭窄、炎性水肿、肿瘤及蛔虫等阻塞所引起。溶血性黄疸见于能引起溶血的疾病，如白血病、蚕豆病、海洋性贫血、自身免疫性溶血性

贫血、新生儿溶血等。

105~106. 答案：E、B　解析：胸廓一侧膨隆多见于大量胸腔积液、气胸，或一侧严重代偿性肺气肿；胸廓一侧平坦或下陷常见于肺不张、肺纤维化、广泛性胸膜增厚和粘连等。正常情况下胸壁无压痛，肋间神经炎、肋软骨炎、胸壁软组织炎及肋骨骨折的患者，胸壁受累的局部可有压痛。骨髓异常增生者，常有胸骨压痛和叩击痛，见于白血病患者。

107~108. 答案：D、E　解析：A 项轻微时可无明显体征，一般在扩张部可听到大小不等的湿性啰音，且持久存在。B 项可见桶状胸、呼吸运动减弱，语颤减弱，叩诊呈过清音，听诊呼气时间延长，语音共振减弱，两肺满布哮鸣音。C 项在两肺可闻及较多的干性啰音，咳大量粉红色的泡沫痰。D 项在肺底部可听到干、湿啰音。E 项视病变特征及检查时病人所处的阶段而定，可有肺叶实变或胸膜渗出的典型肺部体征，呼吸运动减弱，叩诊呈浊音，可闻及支气管呼吸音。

109~110. 答案：B、C　解析：脉搏短绌常见于房颤。水冲脉常见于主动脉瓣关闭不全、先天性心脏病动脉导管未闭、动静脉瘘等。奇脉是指大量心包积液、缩窄性心包炎患者在触诊时桡动脉搏动呈吸气性显著减弱或消失，呼气时复原的现象。也可通过血压测量来诊断，即吸气时动脉收缩压较吸气前下降 10mmHg 或更多，而正常人吸气时收缩压仅稍有下降。此外，严重的哮喘也可见到奇脉。颈静脉搏动主要见于三尖瓣关闭不全。交替脉常见于高血压性心脏病、急性心梗和主动脉瓣关闭不全。

111~112. 答案：D、B　解析：透明管型由 TH 糖蛋白、清蛋白和氯化物构成，为无色透明、内部结构均匀的圆柱状体，两端钝圆，偶尔含有少量颗粒。由于折光性低，需在暗视野下观察，在肾病综合征、慢性肾炎、恶性高血压和心力衰竭时可见增多。正常人的尿中可偶见。白细胞管型常见于肾盂肾炎、间质性肾炎等。红细胞管型常与肾小管血尿同时存在，临床意义同血尿；上皮细胞管型在肾小管损伤时出现；蜡样管型多提示有严重的肾小管变性坏死，预后不良。

113~114. 答案：A、B　解析：肺部叩诊呈过清音的是肺气肿。肺部叩诊呈实音的是大量胸腔积液粘连、肺不张等。

115~116. 答案：D、C　解析：食气入胃，散精于肝，淫气于筋。食气入胃，浊气归心，淫精于脉。脉气流经，经气归于肺，肺朝百脉，输精于皮毛。毛脉合精，行气于府，府精神明，留于四藏，气归于权衡。权衡以平，气口成寸，以决死生。饮入于胃，游溢精气，上输于脾，脾气散精，上归于肺，通调水道，下输膀胱。水精四布，五经并行。合于四时五藏阴阳，揆度以为常也。

117~118. 答案：B、E　解析：邪在于络，肌肤不仁；邪在于经，即重不胜；邪入于腑，即不识人；邪入于脏，舌即难言，口吐涎。

119~120. 答案：B、C　解析：且吾吴湿邪害人最广，如面色白者，须要顾其阳气，湿胜则阳微也，法应清凉，然到十分之六七，即不可过于寒凉，恐成功反弃，何以故耶？湿热一去，阳亦衰微也；面色苍者，须要顾其津液，清凉到十分之六七，往往热减身寒者，不可就云虚寒，而投补剂，恐炉烟虽熄，灰中有火也，须细察精详，方少少与之，慎不可直率而往也。

121~122. 答案：C、D　解析：具有抗毒蕈碱作用的药物常用阿托品；胆碱酯酶复活剂是碘解磷定。

123~124. 答案：A、B　解析：毛果芸香碱主要用于青光眼、虹膜睫状体炎。新斯的明的临床用途是重症肌无力、术后腹气胀和尿潴留、阵发性室上性心动过速、非去极化型肌松药的解救。

125~126. 答案：A、D　解析：肾上腺素加入局麻药液中可延长其作用时间。中毒性休克伴有少尿治疗首选多巴胺。

127~128. 答案：B、D　解析：氯丙嗪为中枢多巴胺受体阻断剂，用于精神分裂症的躁狂症状。丙咪嗪为三环类抗抑郁药之一，镇静作用和抗胆碱作用均属中等，适用于迟缓性的内因性抑郁症。

129~130. 答案：B、E　解析：阿司匹林的作用包括解热、镇痛、抗炎、抗血栓形成。小剂量阿司匹林抑制环氧酶活性，从而减少血小板中血栓素 A_2 的生成，有抗血小板聚集和抗血栓形成的作用。扑热息痛的解热镇痛作用缓和持久，解热作用与阿司匹林相似，镇痛作用较强，抗炎作用很弱，用于感冒发热、头痛、牙痛、神经痛、肌肉痛、关节痛、痛经等。布洛芬的抗炎镇痛比阿司匹林强 16~32 倍，用于风湿性及类风湿关节炎的疼痛、发热。保泰松是非甾体抗炎药,解热镇痛作用较弱,而抗炎作用较强,对炎性疼痛效果较好,有促进尿酸排泄作用。双氯芬酸为非甾体类抗炎药具有抑制机体内前列腺素(PG)的生物合成,有解热、镇痛的作用。

131~132. 答案:E、C 解析:螺内酯的利尿作用是通过拮抗醛固酮实现的。氨苯喋啶的利尿作用机制是直接抑制肾小管 K^+-Na^+ 交换。

133~134. 答案:A、C 解析:利多卡因用于治疗急性心肌梗死当日出现的室性早搏;地高辛用于高血压、瓣膜性心脏病、先天性心脏病等急性和慢性心功能不全;维拉帕米用于治疗心功能正常的阵发性室上性心动过速;苯妥英钠为抗癫痫、抗心律失常药;阿托品可缓解内脏绞痛,用于抗心律失常及抗心绞痛。

135~136. 答案:A、B 解析:对于军团菌感染有强力杀菌作用的是红霉素。庆大霉素、多黏菌素B、多黏菌素E、氨基苷类、第三和第四代头孢菌素(头孢哌酮、头孢曲松、头孢匹罗、头孢唑南等,后两种为三线抗菌药物,应慎用)等抗生素对铜绿假单胞菌作用较明显。

137~138. 答案:E、C 解析:A 为病原体被清除;B 为隐性感染;C 为显性感染;D 为潜伏感染;E 为病原携带状态。

139~140. 答案:A、A 解析:流行性出血热发热期会出现感染中毒症状、毛细血管损伤和肾脏损害。起病急骤,突然畏寒、发热,体温在1~2日内可达39~40℃,热型多为弛张热或稽留热,一般持续3~7日。同时出现全身中毒症状,极度乏力,周身酸痛,常伴较突出的胃肠道症状和典型的"三痛":头痛、腰痛、眼眶痛,毛细血管损伤主要表现为"三红"征:颜面、颈部及上胸部呈弥漫性潮红,酒醉貌。

141~142. 答案:A、B 解析:伤寒的实验室检查为白细胞计数减少或正常,中性粒细胞减少;嗜酸粒细胞计数减少或消失。选项BCDE由于有感染性炎症,所以白细胞计数都会增高,但是临床上有明显发热表现,只有霍乱的实验室检查虽显示白细胞和中性粒细胞增高但无发热表现。

143~144. 答案:A、E 解析:医学道德评价的标准:①疗效标准:是指医疗行为是否有利于病人疾病的缓解、愈合及保障生命的安全。这是评价和衡量医务人员医疗行为是否符合道德及道德水平高低的重要标志。②社会标准:是指医疗行为是否有利于人类生存环境的保护和改善。③科学标准:是指医疗行为是否有利于促进医学科学的发展和社会的进步。

145~146. 答案:A、E 解析:患者权利包括:平等享有医疗的权利;获得自己所患疾病真实情况、共同参与诊断和医疗方案的制订和实施等知情同意的权利;监督医疗过程的权利;有要求对个人隐私保密的权利;拒绝治疗、拒绝参加临床试验的权利。医务人员的权利具有一定的自主性。自主性包括:有权对患者的疾病作出判断,采取必要的治疗措施;有权根据病情的需要开具诊断证明;有权要求患者或患者家属配合诊治。在特殊情况下,医师还享有干涉权。如患者的自主选择意向违背社会利益、他人利益、其自身根本利益时,医师可干涉患者的权利,使患者的自主选择无效。

147~148. 答案:B、D 解析:处方由调剂处方药品的医疗机构妥善保存。普通处方、急诊处方、儿科处方保存期限为1年,医疗用毒性药品、第二类精神药品处方保存期限为2年,麻醉药品和第一类精神药品处方保存期限为3年。

149~150. 答案:A、B 解析:劣药是指药品成分含量不符合国家药品标准。假药是指药品所含成分与国家药品标准规定的成分不符合。仿制药是指与商品名药在剂量、安全性和效力、质量、作用以及适应证上相同的一种仿制品。麻醉药品、精神药品、医疗用毒性药品、放射性药品等属于特殊管理药品。所以药品成分含量不符合国家药品标准的是劣药,药品所含成分与国家药品标准规定的成分不符合的是假药。

第 三 单 元

1. 答案:B 解析:支气管哮喘发生多因宿痰内伏于肺,由外邪侵袭、饮食不当、体虚病后等诱因引触,以致痰阻气道,肺失肃降,气道挛急。

2. 答案:D 解析:慢性肺源性心脏病痰浊壅肺证的治法为健脾益肺,化痰降气,方选苏子降气汤加减。涤痰汤主要用于治疗痰蒙神窍,真武汤主要用于治疗阳虚水泛,补肺汤主要用于治疗肺肾气虚。

3. 答案:E 解析:心律失常气阴两虚证的治法为益气养阴,养心安神,方选炙甘草汤。A用于气血两虚证,B用于阴虚血少、神志不安证,C用于心脾气血两虚证,D用于心虚血少、神气不宁证。

4. 答案:C 解析:慢性胃炎胃阴不足证的代表方剂为益胃汤。柴胡疏肝散用于肝气瘀滞型胃炎;四君子汤用于脾胃虚弱型胃炎;三仁汤用于湿温初起、暑温夹湿、湿重于热证;失笑散合丹参饮用于治疗瘀血停胃证。

5. 答案:D 解析:中医学认为肝硬化的病位主要在肝、脾、肾三脏。

6. 答案:E 解析:慢性肾小球肾炎主因先天禀赋不足或劳倦太甚、饮食不节、情志不遂等,导致肺、脾、肾虚损,气血阴阳不足,又常因外感风、寒、湿、热之邪而发病。

7. 答案:D 解析:治疗肾盂肾炎膀胱湿热证方选八正散。知柏地黄汤用于阴虚证,程氏萆薢分清饮用于膏淋,猪苓汤用于水热互结证。

8. 答案:D 解析:缺铁性贫血的临床表现为因含铁酶和铁依赖酶活性降低引起的临床表现,常见有黏膜损害如口角炎、舌炎、咽下困难及外胚叶组织营养缺乏的表现如皮肤干燥、毛发枯萎、反甲等。在发生缺铁的基础疾病表现,还可以出现神经、精神系统表现如异食癖。杵状指(趾)常见于肢体末端慢性缺氧、代谢障碍、中毒性损伤性疾病。

9. 答案:B 解析:再生障碍性贫血热毒炽盛证的治法为清热凉血,解毒养阴,首选清瘟败毒饮加减。A用于恶疮出血过多,气血两虚;C用于真阴不足之证;D用于肝胆实火上扰;E用于肺痈,热毒壅滞,痰瘀互结证。

10. 答案:D 解析:治疗甲状腺功能亢进症气阴两虚证需益气养阴,消瘿散结,方选生脉散加减。

11. 答案:C 解析:糖尿病酮症酸中毒的临床特点有"三多一少"症状加重,病情迅速恶化,食欲减退、恶心呕吐,多尿、口干、头痛、嗜睡、呼吸深大、呼气中有烂苹果味。

12. 答案:C 解析:中医认为系统性红斑狼疮由先天禀赋不足,肝肾亏虚而成。因肝主藏精,精血不足,虚火上炎;兼因腠理不密,日光曝晒,外热入侵,热毒入里,二热相搏,瘀阻脉络,内伤脏腑,外

伤皮肤而发病。在病程后期,每多阴损及阳,累及脾肾,以致脾肾阳虚,水湿泛滥。

13. 答案:C 解析:A 环唇内。B 夹舌本。D 环口夹唇。E 下耳后,入耳中,出耳前。C 夹咽,连舌本,散舌下。

14. 答案:E 解析:A 为胫骨内侧髁下方至内踝尖。B 无此长度。C 为腘横纹(膝中)至外踝尖。D 为耻骨联合(横骨)上缘至股骨内上髁(内辅骨)上缘。E 为股骨大转子(髀枢)至腘横纹(膝中)。

15. 答案:B 解析:足阳明胃经循行于腹中线旁开2寸,胸中线旁开4寸。

16. 答案:B 解析:下关在耳屏前,下颌骨髁突的前方,当颧弓与下颌切迹所形成的凹陷中。听宫在耳屏前,下颌骨髁状突的后方,张口时呈凹陷处。听会当耳屏间切迹的前方,下颌骨髁突的后缘,张口有凹陷处。耳门当耳屏上切迹的前方,下颌骨髁突后缘,张口有凹陷处。颧髎在目外眦直下,颧骨下缘凹陷处。

17. 答案:C 解析:A 主要适用于短针进针。B 适用于长针进针。C 主要适用于皮肉浅薄部位的腧穴,如印堂穴。D 主要适用于皮肉松弛部位的腧穴。E 多用于儿童和惧针者。

18. 答案:D 解析:丹毒首选的拔罐法为刺血拔罐法,选取皮损局部阿是穴,用三棱针散刺或用皮肤针叩刺出血,刺后加拔罐。

19. 答案:D 解析:合谷配列缺,排除 A。太溪配飞扬,排除 B。太渊配偏历,排除 C。冲阳配公孙,排除 E。

20. 答案:D 解析:丰隆为足阳明胃经的络穴。大钟为足少阴肾经的络穴。飞扬为足太阳膀胱经的络穴。光明为足少阳胆经的络穴。蠡沟为足厥阴肝经的络穴。

21. 答案:E 解析:根据症状可以诊断为热哮证,治法为化痰定喘,方选定喘汤。糖皮质激素是控制哮喘发作最有效的药物。虽然β受体激动剂为治疗哮喘急性发作的首选药,但射干麻黄汤为治疗寒哮的药物,与病情不符。

22. 答案:C 解析:根据上述症状,可判断患者有热,且无心神方面异常,故可诊断为痰热壅肺证。

23. 答案:B 解析:患者发热,咳喘大作,咯吐黄痰,舌暗苔黄腻,脉滑数,其证型是热证,故属于

痰热壅肺。

24. 答案：E 解析：患者心悸气短，神疲乏力，咳嗽喘促，颧颊暗红，唇甲青紫，舌有瘀斑，脉细结代。说明该患者心气虚无力推动血液运行而导致心血瘀阻的症状，治法应益气活血。

25. 答案：D 解析：肺炎球菌肺炎表现为寒战、发热、胸痛、咳嗽、咳痰、呼吸困难。X线早期仅见肺纹理增粗或受累的肺段、肺叶稍模糊。随病情进展可见大片炎症浸润阴影或实变影，沿大叶、肺段或亚肺段分布，实变阴影中可见支气管充气征。肋膈角可有少量胸腔积液。大多数细菌性肺炎，血中白细胞总数可增高，以中性粒细胞增加为主。放射性肺炎常见刺激性干咳、气急和胸痛，呈进行性加重。严重者可因广泛肺纤维化而出现进行性呼吸困难、发绀，甚至呼吸衰竭。病毒性肺炎初起见上呼吸道症状，阵发性咳嗽，或少量白色黏痰，伴胸痛、气喘、持续发热，体征多不明显。肺炎支原体肺炎表现为持久的阵发性刺激性呛咳，无痰或偶有少量黏痰或少量脓性痰，可有痰中带血丝。葡萄球菌肺炎院外感染起病较急，寒战、高热、胸痛、咳嗽、咳脓痰、痰带血丝或呈粉红色乳状，常有进行性呼吸困难、发绀。院内感染起病稍缓慢，亦有高热、脓痰，老年人症状多不典型。

26. 答案：E 解析：根据患者临床表现诊断为急性上呼吸道感染之风寒束表证，治法为辛温解表，首选方为荆防败毒散。三拗汤合止嗽散为急性支气管炎风寒袭肺证首选，二陈汤合三子养亲汤为慢性支气管炎痰浊阻肺证首选，新加香薷饮为急性上呼吸道感染暑湿伤表证首选，银翘散为急性上呼吸道感染风热犯表证首选。

27. 答案：C 解析：急性左心衰竭时，常可出现夜间阵发性呼吸困难，患者常在熟睡后突然憋醒，可伴阵咳、呼吸急促、咳泡沫样痰或呈哮喘状态，又称为"心源性哮喘"（轻者坐起数分钟即缓解，重者发生肺水肿）。支气管哮喘发作时可见伴有哮鸣音的呼吸性呼吸困难或发作性胸闷和咳嗽，严重者被迫采取坐位或呈端坐呼吸，甚至出现发绀、汗出、干咳等，缓解前常咳大量白色泡沫痰。哮喘症状可在数分钟内发作，经数小时至数天，经用支气管舒张剂治疗或自行缓解，某些患者在缓解数小时后可再次发作。右心衰竭可见腹胀、食欲不振、恶

心、呕吐、肝区胀痛、少尿等。肺气肿早期可无症状或仅在劳动、运动时感到气短。随着肺气肿进展，呼吸困难程度随之加重，以至稍一活动甚或完全休息时仍感气短。患者感到乏力、体重下降、食欲减退、上腹胀满。自发性气胸可见呼吸困难、胸痛、刺激性咳嗽。

28. 答案：A 解析：前间壁心肌梗死特征性心电图改变，常表现在 V_1～V_3 导联，下壁心肌梗死表现在 Ⅱ、Ⅲ、aVF 导联，前壁心肌梗死表现在 V_3～V_5 导联，广泛前壁心肌梗死表现在 V_1～V_6 导联，正后壁心肌梗死表现在 V_7～V_8 导联。

29. 答案：D 解析：患者出现发热、咳嗽等上呼吸道感染症状，并伴有心电图 T 波低平和心动过速的改变，诊断为病毒性心肌炎。胸闷心悸，气短乏力，失眠多梦，自汗，舌质红，苔薄，脉细数无力，辨证为气阴两虚证，治宜益气养阴，宁心安神，首选方为炙甘草汤合生脉散加减。清热解毒，宁心安神为热毒侵心证的治法；解毒化湿，宁心安神为湿毒犯心证的治法；滋阴清热，养心安神为心阴虚损证的治法；益气温阳，滋阴通脉为阴阳两虚证的治法。

30. 答案：C 解析：患者眩晕头痛，腰膝酸软，耳鸣多梦，心烦易怒，咽干，手足心热，舌红少苔，脉弦细数。可知此病人是由于肾阴不足不能上济肝阴，而引起肝阳上亢的疾病，所以其证型应是阴虚阳亢。

31. 答案：D 解析：根据患者症状可诊断为心绞痛之气虚血瘀证，治宜益气活血，通脉止痛，首选补阳还五汤加减。血府逐瘀汤为心血瘀阻证首选，左归丸为心肾阴虚证首选，枳实薤白桂枝汤为阴寒凝滞证首选，右归丸为心肾阳虚证首选。

32. 答案：C 解析：胸闷气短，甚则胸痛彻背为急性心肌梗死的主要症状，属于中医"胸痹"的范畴。腰酸乏力，畏寒肢冷为肾阳不足，心悸汗出，脉沉微欲绝为心阳不振，因此诊断为心肾阳虚。当治以益气壮阳，温络止痛，用参附汤合右归饮治疗。

33. 答案：B 解析：患者心悸心慌，脉搏有间歇，坐卧不安，动则加剧，时有突然昏倒，汗出倦怠，面色苍白，四末欠温，舌淡苔白，脉象虚弱。此为心气虚而导致的心阳虚衰，心阳虚衰无以温养心神，治法应以温补心阳，通脉定悸为主。

34. 答案：D 解析：患者发现胃癌1个月，胃脘

嘈杂灼热,食后痛胀,口干咽燥,五心烦热,舌红绛少苔,脉细数,属于胃阴不足,治疗应先考虑的是玉女煎。A能化痰软坚,理气散结,主治瘿瘤初起;B功能疏肝行气,活血止痛;C可温中祛寒,补气健脾;D主治气郁窒闭证。

35. 答案:A 解析:患者肝硬化腹水,腹大坚满,脘闷纳呆,大便溏,小便不利,舌苔白腻,脉弦缓。此为水湿困脾证,治法为运脾利湿,化气行水。

36. 答案:D 解析:幽门管溃疡缺乏典型溃疡的周期性和节律性疼痛,餐后即出现剧烈疼痛,制酸剂疗效差,易出现呕吐或幽门梗阻,易穿孔或出血。幽门梗阻可见胃排空延迟,上腹胀满,餐后加重;恶心、呕吐宿食,吐后缓解;严重呕吐可导致失水和低氯低钾性碱中毒;营养不良和体重减轻。根据患者临床表现诊断为幽门管溃疡并发幽门梗阻。胃溃疡多表现为餐后1小时上腹痛,十二指肠球部溃疡表现为两餐间疼痛,食after缓解;球后溃疡除具有十二指肠溃疡特点外,以夜间痛及背部放射痛多见。癌变:患者有长期慢性胃溃疡病史、年龄大于45岁,溃疡顽固不愈者应提高警惕。

37. 答案:A 解析:急性肾损伤的诊断标准:①急剧地发生少尿(<400mL/24h),个别严重病例(肾皮质坏死)可无尿(<100mL/24h),但在非少尿型者可无少尿表现。②急骤发生和与日俱增的氮质血症,血肌酐每日上升88.4~176.8μmol/L,尿素氮上升3.6~10.7mmol/L。③经数日至数周后,如处理恰当,会出现多尿期。④尿常规检查:尿呈等张(比重1.010~1.016),蛋白尿(常为+~++),尿沉渣常有颗粒管型、上皮细胞碎片、红细胞和白细胞。

38. 答案:D 解析:患者有慢性肾炎病史,肾主水,肾阳不足,气化失司,水邪泛溢肌肤,则面浮肢肿;湿热外蒸,可见身热汗出;湿热蕴结,气机受阻,则胸腹胀满,纳食不香,便溏不爽;湿热下注,故尿黄短少;湿遏热伏,热处湿中,则口干不欲饮;舌红,苔黄腻,脉滑数为湿热内蕴之象。辨证为湿热证。

39. 答案:C 解析:甲胎蛋白持续4周在200μg/L以上,应考虑肝癌。B型超声是目前肝癌筛查的首选检查方法。

40. 答案:B 解析:患者低热,脾大,肋缘下6cm,血红蛋白70g/L,外周血原始粒细胞比例大于20%,可以判断为慢粒急变。

41. 答案:D 解析:患者颜面及下肢浮肿,面色无华,乏力气短,腰膝酸软,五心烦热,咽干,舌红,少苔,脉沉细,此为气阴两虚证。尿蛋白(++),伴有镜下血尿可诊断为肾小球肾炎。

42. 答案:A 解析:患者高热,鼻衄,心烦口渴,皮肤见瘀点及瘀斑,舌红绛苔黄燥,脉数,此为热入营血证。又因全血细胞减少,骨髓增生减低,无巨核细胞,说明此患者是再生障碍性贫血。再生障碍性贫血热入营血证,应首选清心凉营的犀角地黄汤进行治疗。圣愈汤主治气血虚弱,气不摄血证,多用于妇科疾病;右归丸主治肾阳不足,命门火衰证;左归丸主治真阴不足证;小营煎主治阴虚血少之证。

43. 答案:B 解析:患者高热,口渴多汗,头痛面赤,咽喉肿痛,便秘,尿血,舌红绛,苔黄,脉大。属于热毒炽盛证,应用黄连解毒汤合清营汤进行治疗。A用于阴虚火旺证;C用于痰热瘀阻证;D用于湿热内蕴证。

44. 答案:B 解析:患者口干,心悸,腰膝酸软,耳鸣目眩,舌红少苔,脉细数,证属心肾阴虚,治疗应首选补益肝肾的六味地黄丸。A用于气阴两虚证,C用于血虚证,D用于肝气郁结证,E用于肾阳不足证。

45. 答案:C 解析:患者患有糖尿病,现恶心呕吐,神志不清,尿糖(+++),血糖28mmol/L,血液pH7.2,脱水貌。所以,应以补液、纠正电解质及酸碱平衡紊乱,患者有糖尿病史,胰岛素亦不能停用。

46. 答案:B 解析:根据症状,患者属于阴虚致病,治疗应养阴清热,祛风通络。A用于治疗湿热痹阻证;C用于治疗寒热错杂证;D用于治疗痰瘀互结,经脉痹阻证;E用于治疗肝肾亏虚,邪痹筋骨证。

47. 答案:A 解析:根据症状,患者证属肝肾阴虚,阴虚风动导致的癫痫发作,治法为补益肝肾,育阴息风。B为脾虚痰湿证的治法;C为肝郁痰火证的治法;D为风痰上扰证的治法;E为痰阻清窍证的治法。

48. 答案:B 解析:根据症状,患者是热盛动风,肝阳暴亢,阳亢风动气血上逆引起的,治疗首选羚角钩藤汤。A用于治疗肝胆实火上扰证;C用于治疗阴虚风动证;D用于治疗温病邪热羁留下焦;E用于治疗肝阳暴亢,风阳上扰证。

49. 答案:D 解析:治疗癫痫持续状态,首选地西泮。苯巴比妥钠与地西泮并用效果较好。大发作首选苯妥英钠、卡马西平,次选丙戊酸钠。典型失神发作及肌阵挛发作首选丙戊酸钠,次选乙琥胺、氯硝西泮。氯丙嗪应用于精神分裂症、呕吐、低温麻醉及人工冬眠。

50. 答案:D 解析:原发免疫性血小板减少症急性型常见于儿童。有上呼吸道感染史,特别是病毒感染史。起病急骤,部分患者可有畏寒、寒战、发热,全身皮肤出现瘀点、瘀斑,可有血疱及血肿形成。鼻出血、牙龈出血、口腔黏膜及舌出血常见。血小板多在 $20 \times 10^9/L$ 以下,骨髓巨核细胞数量轻度增加或正常。慢性型主要见于青年和中年女性。起病隐匿,一般无前驱症状,多为皮肤、黏膜出血,外伤后出血不止等,鼻出血、牙龈出血亦常见。血小板常在 $50 \times 10^9/L$ 左右,骨髓巨核细胞数量显著增加。急性白血病表现为贫血、发热、出血,淋巴结和肝脾肿大、骨骼和关节疼痛、眼球突出等,骨髓原始细胞≥20%。再生障碍性贫血主要表现为贫血、感染和出血。贫血多呈进行性;出血以皮肤黏膜多见,严重者有内脏出血;容易感染,引起发热。体检时均有贫血面容,眼结膜、甲床及黏膜苍白,皮肤可见出血点及紫癜。贫血重者,可有心率加快,心尖部收缩期吹风样杂音,一般无肝脾肿大。过敏性紫癜起病前 1~3 周常有上呼吸道感染史,紫癜多见于下肢、臀部,为出血性斑丘疹,呈对称分布,血小板不减少。常伴有荨麻疹及不同程度的关节痛和腹痛。

51. 答案:B 解析:根据患者表现诊断为上消化道出血。应积极补充血容量。改善急性失血性周围循环衰竭的关键是输血。

52. 答案:B 解析:患者有糖尿病病史,现空腹血糖 8.0mmol/L,餐后 2 小时血糖 11.13mmol/L;血压 160/100mmHg,可诊断为糖尿病,且尿蛋白(+++),双下肢浮肿可确诊为糖尿病肾病。1 级高血压:收缩压为 140~159 mmHg 和/或舒张压为 90~99mmHg。慢性肾炎有水肿、高血压、蛋白尿、血尿及管型尿等表现中的一种或数种,临床表现多种多样,有时可伴有肾病综合征或重度高血压。肾性糖尿因肾糖阈降低所致,尿糖阳性,但血糖及 OGTT 正常。原发性高血压肾损害多见于中老年患者,出现高血压病、蛋白尿,镜下可见少量红细胞及管型,肾小管功能损害早于肾小球功能损害,常伴有高血压的心脑并发症。

53. 答案:E 解析:全血胆碱酯酶活力降低是对有机磷杀虫药中毒诊断最有帮助的辅助检查。瞳孔缩小、大小便失禁是由于副交感神经末梢过度兴奋,产生的毒蕈碱症状。肌肉抽动为烟碱样症状。

54. 答案:C 解析:急性白血病表现为贫血、发热、出血,淋巴结和肝脾肿大、骨骼和关节疼痛、眼球突出等,骨髓原始细胞≥20%。巨幼细胞贫血骨髓中原始细胞不增多,幼红细胞 PAS 反应常为阴性。骨髓增生异常综合征表现为骨髓中原始细胞少于 20%,全血细胞减少和染色体异常,外周血中有原始和幼稚细胞。白细胞减少症起病缓,可无症状,可有头晕、乏力疲困、食欲减退及低热等表现,外周血白细胞计数 $<4.0 \times 10^9/L$。再生障碍性贫血表现为贫血、感染、出血,全血细胞减少,网织红细胞百分数 <0.01,淋巴细胞比例增高,一般无脾大,骨髓检查显示至少一部位增生减低或重度减低。

55. 答案:D 解析:根据症状,患者是阳气衰竭,虚阳外越,治疗应首选益气生脉,回阳固脱的生脉注射液加清开灵注射液进行治疗。

56. 答案:B 解析:一般腹痛部位多为病变所在部位。如胃、十二指肠和胰腺疾病,疼痛多在中上腹部;胃溃疡腹痛多慢性,反复周期性腹痛,局部按压有压痛;胃穿孔为持续性、广泛性剧烈腹痛伴腹壁肌紧张或板样强直;胃炎为上腹部隐痛或钝痛;急性胃扩张多有上腹痛伴呕吐,按压不会缓解;而胃痉挛为一过性、突发性疼痛,按压后疼痛程度减轻。

57. 答案:D 解析:心房颤动的听诊特点是心律绝对不规则,第一心音强弱不等和脉率少于心率,后者称脉搏短绌,产生的原因是过早的心室收缩(心室内仅有少量的血液充盈)不能将足够的血液输送到周围血管所致,心房颤动者脉律绝对不规则。

58. 答案:D 解析:根据患者的临床表现可诊断为不寐。不寐的治疗操作:毫针平补平泻,照海用补法,申脉用泻法。配穴则虚补实泻,心胆气虚者可配合灸法。

59. 答案：E　解析：根据患儿的临床表现可诊断为遗尿之脾肺气虚证。治法为调理膀胱，温肾健脾。取任脉、足太阴经穴及膀胱的背俞穴、募穴为主。主穴：关元、中极、膀胱俞、三阴交。肺脾气虚配肺俞、气海、足三里。

60. 答案：E　解析：根据患者的临床表现可诊断为崩漏之肾虚证。治法为健脾补肾，固冲止血。取任脉及足太阴、足阳明经穴为主。主穴：气海、肾俞、足三里、三阴交。

61. 答案：B　解析：根据患者的临床表现可诊断为耳鸣耳聋之肾精亏虚证。治法为补肾养窍。取局部穴及足少阴经穴为主。主穴：听宫、翳风、太溪、肾俞。

62. 答案：B　解析：根据患者的临床表现可诊断为咽喉肿痛之阴虚火旺证。治法为滋阴降火，利咽止痛。取足少阴经穴为主。主穴：太溪、照海、列缺、鱼际。太溪为肾经原穴，有滋阴降火作用。照海亦属肾经，又通阴跷脉，列缺属手太阴肺经，通任脉，二穴相配，为八脉交会组穴，擅治咽喉疾患。鱼际为手太阴经的荥穴，可清肺热、利咽喉。

63. 答案：E　解析：根据患者临床表现可诊断为心绞痛。治法为通阳行气，活血止痛。以手厥阴、手少阴经穴为主。主穴：内关、郄门、阴郄、膻中。

64. 答案：C　解析：根据患者临床表现可诊断为眩晕虚证之肾精不足。治疗操作：实证毫针用泻法，虚证百会、风池用平补平泻法，余穴用补法，可灸。

65. 答案：D　解析：根据患者临床表现诊断为气滞血瘀型痛经，属实证。治法为行气活血，调经止痛。取任脉、足太阴经穴为主。主穴为中极、次髎、地机、三阴交。

66. 答案：B　解析：根据患者的临床表现可诊断为膝部扭伤。治法为祛瘀消肿，舒筋通络。以扭伤局部腧穴为主。主穴：阿是穴、膝眼、膝阳关、梁丘。环跳、秩边、巨髎为髋部扭伤的主穴，申脉、解溪、丘墟为踝部扭伤的主穴，阳溪、阳池、合谷为腕部扭伤的主穴，风池、绝骨、后溪为颈部扭伤的主穴。

67. 答案：A　解析：根据患者临床表现诊断为痹证之痛痹。治法为通络止痛，以局部穴为主，配合循经取穴及辨证取穴。主穴为阿是穴和局部穴。行痹配膈俞、血海，痛痹配肾俞、关元，着痹配阴陵泉、足三里，热痹配大椎、曲池。

68. 答案：D　解析：患者头重如裹，视物旋转，舌淡，苔白腻，为眩晕实证之痰湿中阻。治宜化痰祛湿定眩，除主穴百会、风池、太冲、内关外，还应配头维止眩，中脘、丰隆化痰祛湿。

69. 答案：D　解析：根据患者表现诊断为晕厥实证。治法为苏厥醒神，以督脉穴为主。主穴为水沟、百会、内关、足三里，实证配合谷、太冲。

70. 答案：A　解析：当在临床针刺过程中患者突然出现头晕目眩，多汗，四肢发冷，脉沉细等晕针现象时，医者应立即停止针刺，将针全部取出，使患者平卧，注意保暖。

71. 答案：E　解析：病人经常不易入睡，甚则彻夜不眠，诊为不寐。头晕耳鸣，腰膝酸软，五心烦热，舌红，脉细数，是心肾不交的临床表现。所以治疗时除取主穴外还应选取的穴位是太溪、肾俞。

72. 答案：A　解析：患者年轻男性，头痛以后头部为主，阵阵发作，痛如锥刺，时有胀痛，每当劳累时疼痛加重为太阳头痛，治法为调和气血，通络止痛。后溪可治头项强痛，天柱穴位于后头骨正下方凹处，和患者的头痛部位一致。昆仑穴虽不在头部，但主治后头痛，项强，腰骶疼痛，足踝肿痛。此三穴与头部的阿是穴共用，能治疗患者的头痛。

73. 答案：A　解析：患者腰部触之僵硬，俯仰困难，痛处固定不移，舌紫暗，脉弦涩，辨证为瘀血腰痛。治法为通经止痛，取局部阿是穴及足太阳经穴为主。主穴为大肠俞、阿是穴、委中。瘀血腰痛配膈俞、次髎。

74. 答案：A　解析：根据患者临床表现诊断为漏肩风，肩周疼痛以肩后部为重为手太阳经证。治疗以局部穴位为主，配合手太阳经取穴。

75. 答案：E　解析：患者中年女性，眩晕已经两个月，并伴有昏眩欲仆，神疲乏力，面色白，时有心悸，夜寐欠安，属于气血不足，不能上荣头目的虚证。故在选取穴位时，应以补为主。脾俞能直接补脾的气血；足三里擅长各种虚证；气海属于任脉，使气血调畅；百会位于颠顶，治疗头晕。四穴配合对此患者有效。

76. 答案：E　解析：患者男性，出现了面瘫症状，应选择主要循行于面部的经脉进行针刺治疗。

首选手足阳明经。

77. 答案：E 解析：根据患者临床表现诊断为牙痛之虚火牙痛。治法为祛风泻火，通络止痛，取手、足阳明经穴为主。主穴为合谷、颊车、下关。虚火牙痛配太溪、行间。

78. 答案：A 解析：合谷为阳明经穴，功可镇静止痛，通经活络，清热解表。主治呼吸系统疾病如感冒、头痛、咽炎、扁桃体炎。鱼际主治咳嗽、咯血、咽干、咽喉肿痛等肺系热性病。内庭主清胃热。太溪滋补下焦，调理冲任。廉泉治疗中风失语、吞咽困难、喉痹等口舌病证。本题为感冒，为外邪侵袭肺卫所致，治疗应祛风解表，又太阴、阳明互为表里。

79. 答案：B 解析：A 列缺主治头痛、齿痛、项强等头项部疾患；尺泽主治肺结核、咯血、肺炎等。B 膻中，心包经之募穴、八会穴之气会，主调畅气机。丰隆，胃经络穴，功效为和胃气，化痰湿，清神志。C 曲池泄热，治疗五官热性病证；外关主治目赤肿痛。D 风池可治疗项强、头晕、癫痫等。E 列缺、合谷为原络配穴，加强宣肺解表的作用，可治疗外邪犯胃证。本题患者为痰饮内阻之呕吐。治疗应温中化饮，和胃降逆。

80. 答案：D 解析：患者为热秘；除选用主穴外，还应加用合谷、曲池。血虚者，加用足三里、三阴交，排除 A；气秘者，用中脘、太冲，排除 B；阳虚者，用神阙、关元，排除 C；气虚者，用气海、脾俞，排除 E。

81. 答案：C 解析：患者月经提前，治疗应清热调经，主穴应选关元、三阴交、血海；关元属任脉穴，为调理冲任的要穴。血海调理血分，清血分之热。三阴交调理肝脾肾，为调经之要穴。经迟，应选气海、三阴交、归来；经乱，应选关元、三阴交、肝俞。

82. 答案：B 解析：患者痛经为气机郁滞，血行不畅，妨碍瘀血正常排出所致。治法应行气活血，调经止痛。中极穴为任脉重要穴位，主治痛经。次髎主治月经不调诸证。地机为脾经郄穴，主治月经不调、痛经、崩漏等妇科病证。三阴交为足三阴经交会穴，能调理肝、脾、肾，活血止痛。故四穴合用，可治疗患者痛经。

83. 答案：B 解析：患儿为遗尿之脾肺气虚证。治宜调理膀胱，温肾健脾，取任脉、足太阴经穴及膀胱的背俞穴、募穴为主。主穴为关元、中极、膀胱俞、三阴交，脾肺气虚配肺俞、气海、足三里。

84. 答案：A 解析：根据患儿临床表现诊断为目赤肿痛之外感风热证。治宜疏风散热，消肿止痛，以近部取穴及手阳明、足厥阴经穴为主。主穴为睛明、太阳、风池、合谷、太冲，外感风热配少商、外关。基本刺灸方法为毫针泻法，太阳、少商点刺出血。

85. 答案：C 解析：瘾疹的治疗可在神阙穴处拔火罐，留罐 5 分钟，取下后再拔罐，留罐 5 分钟，如此 3 次为 1 个疗程。

86. 答案：E 解析：患者咳嗽，咯痰，发热，右下肺叩诊浊音，听诊呼吸音减低，可闻及湿啰音，血常规示白细胞总数、中性粒细胞升高，胸部 X 线示右下肺片状浸润阴影，符合肺炎链球菌肺炎的诊断。胸膜炎主要表现为胸痛、咳嗽、胸闷、气急，甚则呼吸困难，感染性胸膜炎或胸腔积液继发感染时，可有恶寒、发热；病情轻者可无症状。白细胞计数正常或早期略增高，血沉增快。痰菌阳性。胸部 X 线检查示中、下肺野大片密度增深阴影，少量积液时仅见肋膈角变钝。肺癌多见于中老年嗜烟男性，常无明显毒性症状，多有刺激性咳嗽、痰中带血、胸痛及进行性消瘦。X 线胸片示肿瘤呈分叶状，病灶边缘常有切迹、毛刺。肺脓肿起病较急，高热，大量脓痰，痰中无结核菌，但有多种其他细菌，血白细胞总数及嗜中性粒细胞增多，抗生素治疗有效。空洞多见于肺下叶，洞内常有液平面，周围有炎性浸润。肺结核有潮热、盗汗、消瘦、乏力等结核中毒症状，痰中可找到结核杆菌。X 线见病灶多在肺尖或锁骨上下，密度不均匀，久不消散，可形成空洞和肺内播散。一般抗炎治疗无效。

87. 答案：D 解析：治疗肺炎链球菌肺炎首选青霉素 G。对青霉素过敏者，可用大环内酯类，如红霉素或罗红霉素，亦可用喹诺酮类药物口服或静脉滴注。红霉素主要用于军团菌肺炎、肺炎衣原体肺炎。耐酶青霉素用于治疗葡萄球菌肺炎。克林霉素主要用于厌氧菌，包括脆弱类杆菌、产气荚膜梭菌、放线菌等引起的口腔、腹腔和妇科感染；治疗需氧革兰阳性球菌引起的呼吸道、骨及软组织、胆道感染及败血症、心内膜炎等；对金黄色葡萄球菌引起的骨髓炎为首选药。

88. 答案:D 解析:根据患者症状辨证为邪犯肺卫证,治宜疏风清热,宣肺止咳,首选三拗汤或桑菊饮加减。生脉散合四逆汤为阴竭阳脱证首选,竹叶石膏汤为正虚邪恋证首选,麻杏甘石汤为痰热壅肺证首选,清营汤为热闭心神证首选。

89. 答案:C 解析:患者慢性咳嗽、咳痰、活动后气急,双肺散在干、湿啰音,外周血白细胞增高,X线胸片示双肺中下叶纹理增强,可诊断为慢性阻塞性肺疾病。支气管哮喘多在儿童或青少年期起病,常有家族或个人过敏史,以发作性喘息为特征,突发突止,发作时两肺满布哮鸣音,应用解痉药症状可明显缓解,也可自行缓解。哮喘的气流受限多为可逆性,支气管舒张试验阳性。支气管扩张症以反复发作咳嗽、咳痰为特点,常表现为咯大量脓性痰或反复咯血。查体常有肺部固定性湿性啰音,部分胸部X片显示肺纹理粗乱或呈卷发状或多发蜂窝状影像,高分辨率CT可见支气管扩张改变。肺炎链球菌肺炎表现为寒战、高热、咳嗽、咳黏液血性或铁锈色痰,伴病侧胸痛,呼吸困难,急性热病容,患侧呼吸运动减弱、触觉语颤增强、叩诊呈浊音或实音、听诊呼吸音减低或消失,并可出现支气管呼吸音。X线早期仅见肺纹理增粗、紊乱,肺实变期呈肺叶、肺段分布的密度均匀阴影,并在实变阴影中可见支气管气道征,肋膈角可有少量胸腔积液征。肺结核可有午后低热、乏力、盗汗等结核中毒症状,痰检可发现抗酸杆菌,胸部X线片检查可发现病灶。

90. 答案:E 解析:慢性阻塞性肺疾病早期胸片可无变化,以后可出现肺纹理增粗、紊乱等非特异性改变,也可出现肺气肿改变。X线胸片改变对慢性阻塞性肺疾病诊断特异性不高,主要作为确定肺部并发症及与其他肺疾病鉴别之用。高分辨率CT,对有疑问病例的鉴别诊断有一定意义。

91. 答案:D 解析:感染是COPD发生与进展的重要因素之一,应控制感染。

92. 答案:D 解析:急性心肌梗死的症状:①疼痛。②全身症状:有发热、心动过速、白细胞增高和红细胞沉降率增快等。③胃肠道症状:疼痛剧烈时常伴有频繁的恶心、呕吐和上腹胀痛,重症者可发生呃逆。④心律失常。⑤低血压和休克。⑥心力衰竭。体征:几乎所有患者都有血压降低。部分患者可出现心脏浊音界轻度至中度增大,心尖区第一心音减弱,可出现第四心音(心房性)奔马律,少数有第三心音(心室性)奔马律;可有与心律失常、休克或心力衰竭相关的其他体征。根据患者临床表现诊断为急性心肌梗死。

93. 答案:A 解析:心电图可反映急性心肌梗死的特征性改变。

94. 答案:D 解析:急性心肌梗死心肌再灌注治疗有:①溶栓疗法。②介入治疗。③消除心律失常。④控制休克。⑤治疗心力衰竭:梗死发生24小时内尽量避免使用洋地黄制剂。⑥其他。⑦非ST段抬高心肌梗死处理。

95. 答案:A 解析:一般高血压患者,应将血压降至140/90mmHg以下;60岁及以上的老年人的血压应控制在150/90mmHg以下,如能耐受可进一步降低;伴有肾脏疾病、糖尿病或病情稳定的冠心病的高血压患者治疗更宜个体化,一般可以将血压降至130/80mmHg以下。脑卒中后的高血压患者一般血压目标为<140/90mmHg。该患者有糖尿病病史,故血压应降至130/80mmHg以下。

96. 答案:A 解析:患者有糖尿病病史,间歇性头痛,BP 165/95mmHg,诊断为原发性高血压。瘀血内停,不通则痛,故头痛,痛有定处,固定不移,心前区痛,偏身麻木;瘀血阻滞,清阳无法上升头面,故头晕阵作;舌紫,脉弦细涩,为瘀血内停之象,故辨证为瘀血内停证。

97. 答案:C 解析:瘀血内停证的治法为活血化瘀,首选血府逐瘀汤加减。半夏白术天麻汤为痰湿内盛证首选,天麻钩藤饮为肝阳上亢证首选,杞菊地黄丸为肝肾阴虚证首选,济生肾气丸为肾阳虚衰证首选。

98. 答案:C 解析:消化性溃疡以上腹痛为主要症状,性质可为钝痛、灼痛、胀痛、剧痛或饥饿样不适等。十二指肠溃疡为疼痛在两餐间发生(饥饿痛),胃溃疡为餐后痛。上腹痛通常在服用抗酸药后缓解。胃癌1/3患者可扪及上腹部肿块,质坚而不规则,可有压痛。进展期胃癌最早出现的症状是上腹痛,可伴早饱、纳差、腹胀、体重下降等。早期胃癌可无任何体征,中晚期癌的体征中以上腹压痛最为常见。胃癌晚期或转移可有以下体征,如肝脏肿大、质坚、表面不规则,黄疸,腹水,左锁骨上淋巴结肿大。胰腺癌表现为腹痛、黄疸、消化道症状、消瘦、乏力、腹部包块、症状性糖尿病、血栓性静脉炎、精神症状等。慢性胆囊炎急性发作时与急性胆囊炎一致，隐痛性胆囊炎长期出现右上腹隐痛，餐后上腹饱胀、嗳气等。慢性胰腺炎表现为腹痛，起始于中上腹，也可偏重于右上腹或左上腹，放射至背部，累及全胰则呈腰带状向腰背部放射痛；恶心、呕吐常与腹痛伴发；腹胀，腹膜炎体征等。

99. 答案：A　解析：内镜检查是消化性溃疡最直接的诊断方法。观察溃疡部位、大小、数目与形态，还可取材做病理学和幽门螺杆菌检查，对良性与恶性溃疡的鉴别诊断有很高价值。

100. 答案：A　解析：根据患者表现辨证为肝胃不和证，治宜疏肝理气，健脾和胃，首选柴胡疏肝散和五磨饮子加减。一贯煎合芍药甘草汤为胃阴不足证首选，化肝煎合左金丸为肝胃郁热证首选，活络效灵丹合丹参饮为胃络瘀阻证首选，黄芪建中汤为脾胃虚寒证首选。

101. 答案：C　解析：患者出现全身症状（寒战、发热）、泌尿系统症状（尿频、尿急、尿痛、腰痛），左侧肾区有叩击痛，肋脊角压痛，尿沉渣镜检白细胞6个/高倍视野，可见白细胞管型，诊断为急性肾盂肾炎。急性肾小球肾炎急性起病，1～3周前有链球菌感染史（上呼吸道或皮肤感染），典型表现为浮肿、高血压和血尿，不同程度蛋白尿，急性期血清ASO滴度升高，总补体及C_3暂时性下降。急性膀胱炎表现为尿频、尿急、尿痛、排尿困难、下腹部疼痛等，部分患者迅速出现排尿困难。一般无全身症状，少数患者可有腰痛、发热，体温多在38℃以下。慢性肾盂肾炎泌尿系统及全身表现均不太典型，半数以上患者有急性肾盂肾炎病史，可间断出现尿频、排尿不适、腰酸痛等，部分患者有不同程度的低热以及肾小管功能受损表现（夜尿增多、低比重尿等）。肾结核多并发生殖道结核或有其他器官结核病史，血尿多与尿路刺激征同时发生，而膀胱炎时，血尿常为终末血尿且抗菌药物治疗有效。尿结核菌阳性，或结核菌素试验和静脉肾盂造影等有助于诊断。

102. 答案：B　解析：清洁中段尿沉渣涂片，用高倍镜检查，若每个视野下可见1个或更多细菌，提示尿路感染。检出率达80%～90%。

103. 答案：E　解析：尿细菌培养可采用清洁中段尿、导尿及膀胱穿刺尿做细菌培养，其中膀胱穿刺尿培养结果最可靠。中段尿细菌定量培养≥10^5/mL，称为真性菌尿，可确诊尿路感染。尿细菌定量培养10^4～10^5/mL，为可疑阳性，需复查；如<10^4/mL，可能为污染。耻骨上膀胱穿刺尿细菌定性培养有细菌生长，即为真性菌尿。

104. 答案：B　解析：根据患者表现诊断为甲状腺功能亢进症。血清甲状腺激素测定：①TT_3和TT_4：TT_3较TT_4更为灵敏，更能反映甲亢的程度与预后。②FT_3和FT_4：是诊断甲状腺的首选指标。③TSH测定：是反映甲状腺功能最敏感的指标。

105. 答案：C　解析：甲状腺功能亢进症出现的心律失常，以心房颤动、房性早搏等房性心律失常多见。

106. 答案：A　解析：根据患者症状宜采用抗甲状腺药物治疗，有硫脲类（如丙硫氧嘧啶）和咪唑类（如甲巯咪唑和卡马西平）两类药物。

107. 答案：D　解析：年轻女性，中度发热，全身肌痛，四肢关节肿痛，口腔溃疡及肾等多系统损害，最可能的诊断为系统性红斑狼疮。类风湿关节炎以腕关节、掌指关节和近端指间关节最常见，多表现为晨僵、疼痛与压痛、肿胀、关节畸形、关节功能障碍，类风湿因子阳性。骨关节炎发病年龄多在50岁以上，主要累及膝、髋等负重关节和手指远端指间关节，关节活动后疼痛加重，经休息后明显减轻。血沉轻度增快，RF阴性，X线显示关节边缘呈唇样骨质增生或骨疣形成。痛风性关节炎的好发部位为第一跖趾关节，有高尿酸血症，关节附近或皮下可见痛风结节，血清自身抗体阴性。急性肾小球肾炎急性起病，1～3周前有链球菌感染史（上呼吸道或皮肤感染），典型表现为浮肿，高血压和血尿，不同程度蛋白尿，急性期血清ASO滴度升高，总补体及C_3暂时性下降。

108. 答案：B　解析：系统性红斑狼疮合理治疗后可缓解，包括糖皮质激素、免疫抑制剂、静脉注射丙种球蛋白。糖皮质激素是治疗SLE的首选药物。

109. 答案：A　解析：根据患者表现辨证为瘀热痹阻证，治宜清热凉血，活血散瘀，首选犀角地黄汤加减。清瘟败毒饮为气营热盛证首选，济生肾气丸为脾肾两虚证首选，葶苈大枣泻肺汤合泻白散为热郁积饮证首选,茵陈蒿汤合柴胡疏肝散为瘀热伤肝证首选。

110. 答案:B 解析:全面性强直-阵挛发作即大发作,以意识丧失和全身对称性抽搐为特征。①强直期:患者突然意识丧失,跌倒在地,全身肌肉强直性收缩;喉部痉挛,发出叫声;强直期持续10～20秒后,在肢端出现细微的震颤。②阵挛期:持续30秒～1分钟,最后一次强烈阵挛后,抽搐突然终止,所有肌肉松弛。在以上两期中,可见心率加快,血压增高,汗液、唾液和支气管分泌物增多,瞳孔散大、对光反射消失等自主神经征象;呼吸暂时中断,深、浅反射消失,病理反射征阳性。③惊厥后期:呼吸首先恢复,心率、血压、瞳孔等恢复正常,肌张力松弛,意识恢复。自发作开始到意识恢复历时5～10分钟;清醒后常感到头昏、头痛、全身乏力和无力,对抽搐全无记忆;不少患者发作后进入昏睡。患者表现符合全面性强直-阵挛发作的诊断。

111. 答案:B 解析:脑电图上出现棘波、尖波、棘-慢复合波等痫性发作波形对癫痫的诊断具有重要参考价值。然而其更重要的意义是区分发作的类型:局限性发作为局限部位的痫性波形;GTCS强直期呈低电压快活动,10Hz以上,逐渐转为较慢、较高的尖波,阵挛期为与节律性肌收缩相应的爆发尖波和与停止肌收缩相应的慢波;失神发作可见各导程同步发生短暂3Hz的棘-慢波放电,背景电活动正常。

112. 答案:A 解析:大发作首选苯妥英钠、卡马西平,次选丙戊酸钠。典型失神发作及肌阵挛发作首选丙戊酸钠,次选乙琥胺、氯硝西泮。非典型失神发作首选乙琥胺或丙戊酸钠,次选氯硝西泮。部分性发作和继发全面性发作首选卡马西平,其次为苯妥英钠、丙戊酸钠或苯巴比妥。儿童肌阵挛发作首选丙戊酸钠,其次为乙琥胺或氯硝西泮。

113. 答案:D 解析:患者半身不遂,舌强语謇,口角歪斜,神志清,可诊断为中风之中经络。痉证以项背强直,四肢抽搐,甚至口噤、角弓反张为主要临床表现。面瘫以口眼歪斜为特点,通常急性发作,常在睡眠醒来时发现一侧面部肌肉板滞、麻木、瘫痪,额纹消失,眼裂变大,露睛流泪,鼻唇沟变浅,口角下垂歪向健侧,病侧不能皱眉、蹙额、闭目、露齿、鼓颊;部分患者初起时有耳后疼痛,还可出现患侧舌前2/3味觉减退或消失,听觉过敏等症状。痹证以关节肌肉疼痛,屈伸不利为主症。痿证以肢体筋脉弛缓,软弱无力,不能随意运动,或伴有肌肉萎缩为主要表现。

114. 答案:A 解析:中风中经络的治法为疏通经络,醒脑调神。取督脉、手厥阴及足太阴经穴为主。

115. 答案:A 解析:中风之中经络的主穴是内关、水沟、三阴交、极泉、尺泽、委中。

116. 答案:C 解析:肝气郁结,横逆犯胃,胃气阻滞,则胃脘胀痛,痛连两胁,嗳气反酸,喜太息;苔薄白,脉弦为肝气犯胃之象,故辨证为肝气犯胃证。

117. 答案:E 解析:胃痛的治法为和胃止痛,取胃的募穴、下合穴为主。主穴为中脘、足三里、内关。

118. 答案:D 解析:肝气犯胃配期门、太冲;饮食伤胃配梁门、下脘;瘀血停胃配膈俞、三阴交;脾胃虚寒配关元、脾俞、胃俞;胃阴不足配胃俞、三阴交、内庭。

119. 答案:A 解析:凡在经期或经行前后,出现周期性小腹疼痛,或痛引腰骶,甚至剧痛晕厥者,称为痛经。根据患者表现可诊断为痛经实证之寒凝血瘀证。绝经前后诸证表现为月经紊乱,潮热出汗,心悸,情绪不稳定。月经后期表现为月经周期错后7天以上,甚至错后3～5个月一行,经期正常。崩漏指妇女在非行经期间阴道大量流血或持续淋漓不断,前者称"崩中"或"经崩",后者称"漏下"或"经漏"。闭经有原发闭经和继发性闭经两类。年过16岁,第二性征已经发育尚未来经者或者年龄超过14岁第二性征没有发育者称原发性闭经;月经已来潮又停止超过6个月或3个周期以上者称继发性闭经。

120. 答案:D 解析:痛经实证的治法为行气活血,调经止痛。取任脉、足太阴经穴为主。主穴为中极、次髎、地机、三阴交。肾俞、肝俞、太溪、气海、三阴交为绝经前后诸证的主穴,气海、三阴交、归来为月经后期的主穴,关元、足三里、三阴交为痛经虚证的主穴,关元、三阴交、隐白为崩漏实证的主穴。

121. 答案:B 解析:痛经寒凝血瘀配关元、归来,气滞血瘀配太冲、血海,肾气亏损配太溪、肾俞,气血虚弱配气海、脾俞,崩漏血热配中极、血海。

122. 答案:C 解析:患者耳中有胀感,耳鸣如潮,鸣声隆隆不断,按之不减,诊断为耳鸣耳聋。畏寒发热,舌红,苔薄,脉浮数,辨证为外感风邪证。

123. 答案:A 解析:耳鸣耳聋实证的治法为疏风泻火,通络开窍,取局部穴及手足少阳经穴为主。耳鸣虚证治以局部穴及足少阴经穴为主,牙痛治以手、足阳明经穴为主,目赤肿痛治以近部取穴及手阳明、足厥阴经穴为主,咽喉肿痛实证治以手太阴、手阳明经穴为主。

124. 答案:E 解析:外感风邪配外关、合谷;肝胆火盛配行间、丘墟;痰火郁结配丰隆、阴陵泉;脾胃虚弱配气海、足三里;风火牙痛配外关、风池。

125~126. 答案:B、C 解析:慢性支气管炎寒饮伏肺证的治法为温肺化饮,散寒止咳,首选小青龙汤加减。支气管哮喘寒哮证的治法为温肺散寒,化痰平喘,首选射干麻黄汤加减。

127~128. 答案:A、D 解析:肺炎邪闭肺卫证治以疏风清热,宣肺止咳,首选三拗汤或桑菊饮加减;肺炎痰热壅肺证治以清热化痰,宽胸止咳,首选麻杏甘石汤合千金苇茎汤加减。B用来治疗气血均热,发热、发斑之证;C用以治疗阳明气分热盛之证;E用以治疗外感肺热咳嗽。

129~130. 答案:C、A 解析:风心病患者,心悸喘促,不能平卧,四肢浮肿,形寒肢冷,便溏尿少,舌淡苔白,脉沉细弱,其证型是心肾阳虚。风心病患者,心悸盗汗,倦怠乏力,头晕目眩,心烦不寐,两颧发红,干咳带血,舌红少苔,脉细数,其证型是气阴两虚。

131~132. 答案:D、A 解析:治疗心绞痛心肾阳虚证应首选当归参附汤合右归丸。治疗高血压肾阳虚衰证应首选济生肾气丸。B用于高血压痰湿内盛证;C用于高血压肝肾阴虚证;E用于心梗寒凝心脉证。

133~134. 答案:C、D 解析:治疗肝硬化脾肾阳虚证需温肾补脾,化气利水,方选附子理中汤合五苓散。治疗肝硬化肝肾阴虚证需滋养肝肾,化气利水,方选一贯煎合膈下逐瘀汤。A合E用于气滞湿阻证,B用于肝脾血瘀证。

135~136. 答案:A、B 解析:治疗缺铁性贫血脾胃虚弱证,应首选香砂六君子汤合当归补血汤以健脾和胃,益气养血;治疗缺铁性贫血心脾两虚证,

应首选八珍汤以益气补血,养心安神。四神丸主要用于脾肾阳虚的泄泻;四物汤治疗营血虚滞病证;金匮肾气丸主要治疗肾阳虚证。

137~138. 答案:B、D 解析:治疗甲状腺功能亢进症阴虚火旺证,应首选甲巯咪唑与天王补心丹;治疗甲状腺功能亢进症气阴两虚证,应首选甲巯咪唑与生脉散。逍遥散合二陈汤用于气滞痰凝证,龙胆泻肝汤用于肝火旺盛证。

139~140. 答案:C、B 解析:任脉总任一身阴经,故称为"阴脉之海"。督脉总督一身之阳经,故称为"阳脉之海"。冲脉能调节十二经气血,故称为十二经脉之海;且与生殖机能关系密切,冲任脉盛,月经才能正常排泄,故又称血海。《灵枢·逆顺肥瘦》:"夫冲脉者,五脏六腑之海也,五脏六腑皆禀焉。"

141~142. 答案:E、C 解析:足太阴脾经另有一条分支分布于胸腹部第三侧线。即腹部前正中线旁开4寸和胸部前正中线旁开6寸。足少阴肾经另有分支向上行于腹部前正中线旁开0.5寸,胸部前正中线旁开2寸。

143~144. 答案:D、B 解析:灯草灸,用于腮腺炎、呃逆、呕吐、阴瘄腹痛、小儿消化不良、功能性子宫出血、手足厥冷等病证;隔姜灸,用于呕吐、泄泻、脘腹隐痛、遗精、阳痿、痛经、面瘫等;隔蒜灸,具有清热解毒、消肿散结、杀虫、健胃等作用;隔盐灸,治疗腹痛、吐泻、虚脱等症。

145~146. 答案:B、E 解析:A 地机为脾经郄穴。C 外丘为胆经郄穴。D 郄门为心包经郄穴。B 养老为小肠经郄穴。E 梁丘为胃经郄穴。

147~148. 答案:E、C 解析:络穴可沟通表里两经。因此,不仅能治本经病,也能治相表里的经脉的病证。下合穴为六腑之气下合于下肢足三阳经的腧穴。能治疗六腑病证。

149~150. 答案:B、C 解析:太冲,主治肝经风热病证;内关,主要调理心气,疏导气血;后溪,清心安神,通经活络。通天,清热除湿。率谷,主治少阳头痛;太阳,痰浊头痛用之。风池,活血通经,清利头目,调和气血;百会,疏通头部经络气血;悬颅,主治偏头痛;侠溪,足少阳胆经荥穴,主治内伤头痛之肝阳上亢头痛;行间,主治肝经风热病证,头目疾患。上星,可治疗前额神经痛;头维,疏通头部经络气

血;合谷,主治外感头痛之阳明头痛。

第 四 单 元

1. 答案:B 解析:蛛网膜下腔麻醉的并发症有术后头痛(最常见)、腰背痛、尿潴留、下肢瘫痪。

2. 答案:B 解析:茵陈蒿汤功能清热利湿并佐以通腑,大柴胡汤重在清热化湿、利胆退黄。两方合用可清热利湿、通腑利胆退黄,适用于肝胆湿热型胆囊炎。

3. 答案:C 解析:急性乳腺炎热毒炽盛证的治法为清热解毒,托里透脓,首选瓜蒌牛蒡汤合透脓散加减。

4. 答案:D 解析:乳腺纤维腺瘤血瘀痰凝证的治法为疏肝活血,化痰散结,首选逍遥散合桃红四物汤加味。

5. 答案:B 解析:肾脏受损影响排尿功能会引起排尿困难;贮尿困难引起尿潴留、尿外渗;由于水液代谢问题引起肾性高血压。但是没有损及膀胱不会出现膀胱刺激征。

6. 答案:C 解析:国际上一般将自怀孕第28周到出生后1周这段时期定为围生期。

7. 答案:C 解析:异位妊娠的基本病机是少腹血瘀实证。常见病因病机有瘀阻胞络、气虚血瘀、气陷血脱、瘀结成癥。

8. 答案:C 解析:治疗产褥中暑暑伤津气证应清热解暑,益气生津,选择清暑益气汤加减。A用于暑入阳明证。其余不相关。

9. 答案:E 解析:痛经的常见证型有气滞血瘀、寒凝血瘀、湿热瘀阻、气血虚弱、肝肾亏损证。

10. 答案:E 解析:治疗不孕症肾气虚弱证用毓麟珠,肾阴虚证用养精种玉汤合清骨滋肾汤,肾阳虚证用温胞饮。

11. 答案:D 解析:支气管哮喘的病机为外因诱发,触动伏痰,痰阻气道。小儿因先天禀赋不足,或因后天调护失养,或病后体弱,导致肺、脾、肾三脏不足,水湿代谢异常,凝聚成痰,痰饮留伏于体内,这是发病的内在因素。

12. 答案:D 解析:痰瘀阻络证的治则应该包括豁痰、化瘀、活血、通络四个方面。

13. 答案:D 解析:小儿鹅口疮是口腔、颊黏膜、舌上有白色如乳块样白屑,不易拭去。A为疱疹性口腔炎的临床表现,C是溃疡性口腔炎的临床表现,E是口腔溃疡(口疮)的临床表现。

14. 答案:B 解析:过敏性紫癜血热妄行证的治法是清热解毒,凉血止血。犀角地黄汤具有清热解毒,凉血散瘀之功,主治热入血分证。银翘散辛凉解表;四妙散主治湿热下注;葛根芩连汤合小承气汤可表里两解,轻下热结,除满消痞;茜根散主治阴虚出血证。

15. 答案:E 解析:麻疹恢复期疹点自上而下依次渐回,皮肤呈糠麸状脱屑,并有色素沉着。

16. 答案:C 解析:根据患者临床表现可诊断为溶血反应。典型的急性溶血反应多在输血10～20mL后,患者突感头痛、呼吸急促、心前区压迫感、全身麻木或剧烈腰背部疼痛(有时可反射到小腿)。严重时可出现寒战高热,呼吸困难,脉搏细弱,血压下降,休克,继而出现黄疸、血红蛋白尿,并相继出现少尿、无尿等肾衰竭的症状。非溶血性发热反应多发生在输血后1～2小时内(快者可在15分钟左右)。患者先出现发冷或寒战,继而出现高热,体温可达39～41℃,常伴有恶心、呕吐、头痛、皮肤潮红及周身不适,但血压无明显变化,症状可于1～2小时内完全消退,伴随大汗,体温逐渐降至正常。过敏反应表现为面色潮红、局部红斑、皮肤瘙痒,出现局限性或广泛性的等麻疹,严重者可出现哮喘、喉头水肿、呼吸困难、神志不清、血压降低,甚至过敏性休克而危及生命。组菌污染反应轻者常被误认为发热反应。在输入少量血液后即可突然出现寒战、高热、头痛、烦躁不安、大汗、呼吸困难、发绀、恶心、呕吐、腹痛、腹泻、脉搏细数、血压下降等类似感染性休克的表现,白细胞计数明显升高。循环超负荷突发心率加快、咳嗽甚至呼吸困难、肺部大量湿性啰音、咳大量血性泡沫样痰、皮肤发绀。X线摄片显示肺水肿影像。

17. 答案:D 解析:丹毒:好发部位为下肢和头面部。起病急,患者常有头痛、畏寒、发热等全身症状。局部表现呈片状红疹,颜色鲜红,中间较淡,边缘清楚,略为隆起。手指轻压可使红色消退,松压后很快恢复鲜红色。红肿向四周扩展时,中央红色逐渐消退、脱屑,转为棕黄色。红肿区有时有水疱形成,局部有烧灼样疼痛。常伴附近淋巴结肿大、疼痛。患者常有头痛、畏寒、发热等全身症状。脓肿：浅表脓肿可见局部隆起，红肿热痛明显，压之剧痛，有波动感。深部脓肿则红肿和波动感不明显，但局部疼痛、水肿、有压痛，患处可发生功能障碍。

红丝疔：多发于下肢小腿部，先有足部疔或足癣感染，上延红丝，常伴有发热、头痛，行动不便。局部肿胀、压痛。重者畏寒，纳呆。舌红，苔黄腻，脉数。

腓发：见于下肢，患部初起胀痛不舒，活动受限，继而皮肤焮红，边界不清，中间略紫，高肿疼痛，伴有恶寒发热，纳呆，便干，溲赤，舌红，苔黄腻，脉滑数。

委中毒：初起委中穴处木硬疼痛，皮色如常或微红，形成肿块则患肢小腿屈伸困难，行动不便。伴有寒热，纳呆。舌红，苔黄腻，脉滑数。

18. 答案：D　解析：患者临床表现为腹痛，腹胀，停止排便排气，X线检查见孤立胀大的肠袢，位置固定，诊断为绞窄性肠梗阻，首选治疗为手术治疗。

19. 答案：C　解析：根据患者临床表现诊断为甲状腺功能亢进症之肝郁痰结证，治法为疏肝理气，软坚散结，代表方为柴胡疏肝散合海藻玉壶汤加减。清胃泻火，生津止渴为胃火炽盛证的治法；清肝泻火，解郁散结为肝火旺盛证的治法；滋阴清热，化痰软坚为阴虚火旺证的治法；益气养阴，泻火化痰为气阴两虚证的治法。

20. 答案：A　解析：难复性斜疝除坠胀感、牵引痛稍重外，其主要表现为包块不能完全回纳，尚有消化不良和便秘等症状。易复性斜疝用手轻按疝囊，嘱患者咳嗽，可扪及膨胀性冲击感。患者平卧或用手法将包块向腹环处推挤，包块可回纳消失。嵌顿性和绞窄性斜疝常发生在高强度劳动或剧烈咳嗽及严重便秘等腹内压骤增时，主要表现为包块突然增大，伴有明显疼痛，包块变硬无弹性，触痛明显，不能回纳。如疝内容物为肠管，可出现急性肠梗阻或绞窄性肠梗阻症状，如腹部绞痛、恶心、呕吐、便秘、腹胀等。若疝内容物为大网膜，局部触痛常较轻。疝一旦嵌顿则自行回纳的机会很少，在临床上嵌顿和绞窄是不能完全分开的两个发展阶段。包块位于腹股沟内侧和耻骨结节的外上方，多呈半球状，不进入阴囊，不伴有疼痛及其他症状。起立时出现，平卧时消失。因其基底部较宽，容易还纳，极少发生嵌顿。还纳后指压内环不能阻止其出

21. 答案：A　解析：患者出现肾绞痛、血尿，右肾盂内有结石，诊断为上尿路结石。体外冲击波碎石适用于直径≤2.5cm的上尿路结石。输尿管镜碎石术适用于中、下段输尿管结石，平片不显影结石，因肥胖、结石硬、停留时间长等不宜采用体外冲击波碎石治疗者。经皮肾镜取石术适用于直径大于2.5cm的肾盂结石或肾下盏结石，对远端有梗阻而质硬的结石、残余结石、有活跃性代谢疾病及需要再次手术者尤为适宜。开放手术包括肾切除术、肾部分切除术。

22. 答案：B　解析：急性细菌性前列腺炎临床表现为起病突然，发热，寒战，乏力，伴尿频、尿急、尿痛，排尿不尽及尿道口脓性分泌物，排尿时尿道灼热感，尿道口红肿发痒等。治疗首选药为复方新诺明，该药可在前列腺内保持较高浓度，抗菌效果显著。

23. 答案：B　解析：患者为老年男性，尿频不爽，排尿费力，尿线变细，滴沥不畅，诊断为前列腺增生症。治疗药物包括激素类药物、α受体阻滞剂、降胆固醇药及植物药。

24. 答案：B　解析：白癣多发于学龄前儿童，好发于头顶中间，开始时为大小不一的灰白色鳞屑性斑片，呈圆形或椭圆形，时有瘙痒，其上头发失去光泽，白色斑片日久蔓延扩大，形成大片，病程缠绵不愈，但至青春期大多自愈，新发再生，不留瘢痕。黄癣初起毛发根部红色丘疹或脓疱，干后形成黄痂，逐渐增厚扩大，形成碟形黄癣痂，边缘翘起，中心微凹，上有毛发贯穿，剥去痂皮，其下为鲜红湿润的糜烂面或浅表溃疡，有特殊的鼠尿臭味，病发失去光泽，易于脱落，但不折断。黑点癣发病初起为散在性、局限性点状红斑，以后发展为大小不等的圆形或不规则形灰白色鳞屑斑，边缘清楚，病发长出头皮后即折断，远望形如黑点，自觉瘙痒。银屑病头部皮损为大小不一略高起的银白色鳞屑性斑块，边界清楚，刮去鳞屑可见出血点，无断发及白色菌鞘，真菌镜检阴性。头皮脂溢性皮炎好发于青年人，皮损为白色鳞屑堆叠，搔抓脱落，脱发而不断发，无传染性，真菌检查阴性。

25. 答案：D　解析：急性湿疹的局部治疗：急性红肿，有大量浆液或脓液，有或多或少痂皮的糜烂

面和溃破面,宜用药湿敷;红肿,有丘疹、水疱,甚至脓疱疹,但无糜烂面或溢液,宜用干燥疗法。

26. 答案:A 解析:根据患者临床表现诊断为脑震荡恢复期,治法为益气补肾,养血健脑,方药可服保立苏汤加减。

27. 答案:B 解析:根据患者临床表现诊断为急性胆道感染之蕴热证(肝胆蕴热),治法为疏肝清热,通下利胆,代表方为金铃子散合大柴胡汤加减。大黄牡丹汤合红藤煎剂为急性阑尾炎瘀滞证的首选,大黄牡丹汤合透脓散为急性阑尾炎之热毒证的首选,大柴胡汤合茵陈蒿汤为急性胆道感染之湿热证(肝胆湿热)的首选,黄连解毒汤合茵陈蒿汤为急性胆道感染之毒热证(肝胆脓毒)的首选。

28. 答案:D 解析:纤维瘤多见于面、颈、胸背部,质地较硬,生长缓慢,与周围组织无粘连,活动度大,无压痛,很少引起压迫症状和功能障碍。粉瘤又称皮脂腺囊肿,多呈圆形,直径多在1~3cm,略隆起。质软,界清,表面与皮肤粘连,稍可移动,肿物中央皮肤表面可见一小孔,有时可见一黑色粉样小栓。脂肪瘤单发或多发,好发于肩、背、臀部,边界清楚,呈圆形、扁圆形或分叶状,无痛,有假性波动感,基底活动度不大。神经纤维腺瘤数目不定,大小不一,突出皮肤表面,或软或硬,沿神经干走向生长,呈念珠状或蚯蚓节状,皮肤出现咖啡斑。海绵状血管瘤呈紫红或暗红色,柔软如海绵,大小不等,边界清楚,位于皮下或黏膜下组织内者可境界不清,指压柔软,有波动感。蔓状血管瘤外观常见蚯蚓状蜿蜒迂曲的血管,有压缩性和膨胀性,紫红色,有搏动、震颤及血管杂音,局部温度稍高。肿瘤周围有交通的小动脉,压之搏动消失。

29. 答案:E 解析:急性肠胃炎临床多表现为腹泻、呕吐、发热等症状,并无腹膜刺激征。急性胆囊炎有胆囊区压痛、黄疸等表现。急性胰腺炎多表现为突发的腹痛、恶心、呕吐、黄疸等。宫外孕破裂多表现为月经后期,突发性的少腹部疼痛,随后可出现腹膜刺激征,后穹隆穿刺有不凝血,白细胞计数多正常。阑尾炎穿孔并发腹膜炎可表现为转移性右下腹疼痛,腹膜刺激征阳性,肠鸣音减弱,白细胞计数升高,伴头痛、腹胀、乏力、汗出、心率加快等。

30. 答案:A 解析:根据患者临床表现诊断为甲状腺腺瘤。肝郁气滞证首选逍遥散合海藻玉壶汤加减。痰凝血瘀证者用海藻玉壶汤合神效瓜蒌散加减。肝肾亏虚证者用知柏地黄丸合海藻玉壶汤加减。

31. 答案:D 解析:火热之邪,结于胃肠,腑气不通,则腹胀,疼痛拒按;邪热灼伤津液故出现大便干结,小便黄赤,据此判断证型为胃肠实热。肝气郁结型无明显的热象,脾胃不和者则多以纳呆等饮食消化不良症状为主,气血阻闭者无明显的热象,热伤气阴者舌干红,苔非腻苔。

32. 答案:D 解析:据患者舌象脉象,可诊断为气滞血瘀型。故治疗应选用具有理气活血化瘀功效的汤剂。八正散清热利湿通淋,适用于湿热为患的淋证。大分清饮主治积热闭结,小水不利,或致腰腹下部极痛;或湿热下痢,黄疸溺血,邪热蓄血,腹痛淋闭。抵当汤为理血之剂,主治下焦蓄血证。前列腺汤活血化瘀,行气导滞,主治痰瘀阻络证。右归饮温补肾阳,主治肾阳不足,阳衰阴胜者。

33. 答案:C 解析:患者有内痔病史,现出现大便带血,血色鲜红,间或便后滴血提示内痔出血;舌淡红,苔薄黄提示为风热证。治疗应遵循清热凉血祛风之法。患者并无内湿、腑气不通等表现故可排除A、B、D、E。

34. 答案:B 解析:患者肿块为可复性,肿块冷,牵引睾丸出现疼痛,喜暖恶寒,舌苔白腻,脉弦紧。可诊断为寒湿气滞为患,治疗应遵循温阳化湿兼理气的治法。

35. 答案:A 解析:患者症状提示腑气不通;舌紫暗有瘀斑,脉弦涩,提示气滞血瘀为患。治疗应行气活血,通腑攻下,方选桃仁承气汤。

36. 答案:C 解析:洗剂,适用于无渗性的急性或亚急性的皮炎类皮肤病,排除A;粉剂,适应证同洗剂,排除B;油剂,适用于亚急性皮肤病见糜烂、渗出、鳞屑的皮损,排除D;软膏适用于慢性皮肤病中具有结痂、皲裂、苔藓样变等皮损,排除E。溶液湿敷,适用于急性皮肤病,渗出较多或脓性分泌物多的皮损。

37. 答案:D 解析:手指脓肿应从指掌侧方纵行切开,必要时可贯穿指端到对侧。

38. 答案:C 解析:接触性皮炎,是指皮肤或黏膜因接触某些外界致病物质引起的皮肤急性或慢性炎症,排除A;药物性皮炎,药物通过口服、注射或皮肤黏膜直接用药等途径,进入人体后所引起的皮肤或黏膜的急性炎症,排除B;热疮,是指发热或高热过程中皮肤黏膜交界处所发生的急性疱疹性皮肤病,排除D;湿疹,是一种过敏性炎症性皮肤病,排除E。蛇串疮,是一种皮肤上出现成串水疱,呈身体单侧带状分布,痛如火燎的急性疱疹性皮肤病。

39. 答案:A 解析:患者妊娠期间阴道少量流血,伴腰腹坠痛,可诊断为胎动不安。根据临床表现辨证为气血虚弱证。治法为补气养血,固肾安胎,首选胎元饮。补肾固冲丸为滑胎肾气亏损证的首选,桂枝茯苓丸为胎漏、胎动不安血瘀证的首选,保阴煎为胎漏、胎动不安血热证的首选,寿胎丸为为胎漏、胎动不安肾虚证的首选。

40. 答案:B 解析:患者妊娠25周出现面目及下肢浮肿,可诊断为子肿。按之凹陷,即时难起,伴倦怠无力,气短懒言,舌淡胖有齿印,苔薄腻,脉沉滑无力,辨证为为脾肾两虚证。治法为健脾温肾,行水消肿,首选白术散合五苓散。血压150/90mmHg,尿蛋白0.35g/24h可诊断为轻度子痫前期,治疗原则为休息、解痉、镇静、降压、合理扩容、必要时利尿、密切监测母胎状态、适时终止妊娠。

41. 答案:A 解析:患者产后2小时阴道出血600mL,检查见宫底升高,轮廓不清,诊断为产后出血。西医治疗应加强宫缩。头晕目花,心悸怔忡,气短懒言,舌淡,脉虚数,辨证为气虚证,治法为补气固冲,摄血止崩,首选升举大补汤去黄连,加地榆炭、乌贼骨。

42. 答案:C 解析:患者产后小便频繁,夜尿增多,诊断为产后排尿异常(产后小便频数与失禁)。肾气亏虚,骨髓、耳窍失养,故腰膝酸软,头晕耳鸣;肾气亏虚,固摄无权,膀胱失约,则小便频繁,夜尿增多;舌淡,苔白滑,脉沉细无力为肾气虚衰之象。故辨证为肾虚证。

43. 答案:A 解析:患者外阴干燥瘙痒,妇科检查见局部皮肤黏膜萎缩,色素减退,诊断为外阴硬化性苔藓。根据临床表现辨证为肝肾阴虚证。治法补益肝肾,养荣润燥,首选归肾丸合二至丸。疏肝解郁,养血通络为外阴慢性单纯性苔藓肝郁气

滞证的治法;益气养血,润燥止痒为外阴硬化性苔藓血虚化燥证的治法;温肾健脾,养血润燥为外阴硬化性苔藓脾肾阳虚证的治法;清热利湿,通络止痒为外阴慢性单纯性苔藓湿热下注证的治法。

44. 答案:A 解析:患者月经不规律,月经淋漓不断近1个月,血常规检查未见明显异常,基础体温呈单相型,诊断为无排卵性异常子宫出血(崩漏)。经色淡质稀,伴面唇淡白,神倦懒言,舌淡胖,脉缓无力,辨证为脾虚证。治法为补气摄血,固冲调经,首选固本止崩汤合举元煎。归脾汤为经间期出血脾气虚证首选,安冲汤为月经过多气虚证首选,清热固经汤为崩漏血热(实热)证的首选,补中益气汤为月经先期脾气虚弱证首选。

45. 答案:D 解析:患者月经不调、不孕、肥胖、多毛,B超提示双侧卵巢多囊样改变,诊断为多囊卵巢综合征。痰湿停聚阻碍脾胃的运化,则胸闷泛恶;脾胃运化功能受阻,水湿难化,则形体肥胖,带下量多;舌体胖大,苔白腻,脉滑均为痰湿内阻之象。故辨证为痰湿阻滞证。

46. 答案:B 解析:患者小腹有包块,月经后期,带下量多,诊断为子宫肌瘤。根据临床表现辨证为痰湿瘀阻证。治法为化痰除湿,活血消癥,首选开郁二陈汤加丹参、水蛭。清热利湿,活血消癥为湿热瘀阻证的治法;温经散寒,活血消癥为寒湿凝滞证的治法;行气活血,化瘀消癥为气滞血瘀证的治法;补肾活血,消癥散结为肾虚血瘀证的治法。

47. 答案:E 解析:根据患者临床表现诊断为子宫内膜异位症之寒凝血瘀证。治法为温经散寒,化瘀止痛,首选少腹逐瘀汤。用于治疗的西医药物:①非甾体类抗炎药:吲哚美辛、萘普生、布洛芬等。②避孕药:孕激素和炔雌醇复合制剂。③高效孕激素。④孕激素受体拮抗剂。⑤孕三烯酮。⑥促性腺激素释放激素激动剂。

48. 答案:C 解析:根据患者临床表现诊断为子宫脱垂之中气下陷证。治法为补益中气,升阳举陷,首选补中益气汤加枳壳。龙胆泻肝汤为湿热下注证首选,大补元煎为肾气亏虚证首选,八珍汤为气血两虚证首选,六君子汤为脾胃气虚兼痰湿证首选。

49. 答案:C 解析:患者停经后阴道流血,下腹痛,人绒毛膜促性腺激素值明显高于正常妊娠月份

值,有时可见水泡状组织排出,妊娠呕吐,可诊断为葡萄胎。先兆流产指妊娠28周前出现少量阴道流血,下腹痛或腰背痛。妇科检查:子宫颈口未开,胎膜未破,子宫大小与停经周数相符。异位妊娠表现为下腹一侧疼痛、阴道不规则流血、晕厥和休克。患侧下腹压痛及反跳痛,叩诊有移动性浊音。后穹隆饱满,宫颈举痛或摇摆痛,子宫有漂浮感等。难免流产多由先兆流产发展而来,阴道流血增多,阵发性腹痛逐渐加剧,或胎膜破裂出现阴道流水。不全流产由难免流产发展而来,部分妊娠物已排出体外,尚有部分残留于宫腔内或嵌顿于宫颈口处,影响子宫收缩,出血量多而发生失血性休克。妇科检查:宫颈口已扩张,子宫颈口妊娠组织堵塞及持续性血液流出,一般子宫小于停经周数。

50. 答案:C 解析:第一产程:①规律宫缩,产程开始时,子宫收缩力弱,持续时间较短(约30秒),间隔时间较长(5~6分钟)。随着产程的进展,子宫收缩强度不断增加,持续时间不断延长(40~50秒),间隔时间逐渐缩短(2~3分钟),当宫口近开全时,宫缩持续时间可长达60秒,间歇时间仅2分钟。②宫颈扩张,子宫颈口逐渐扩张,从1cm开张到10cm为宫口开全。③胎头下降:伴随着宫缩和宫颈扩张,胎先露逐渐下降。第一产程结束时,胎头可降至坐骨棘平面下2~3cm,并完成了衔接、下降、俯屈、内旋转的过程。胎头下降的程度是决定能否经阴道分娩的重要指标。④胎膜破裂。

51. 答案:B 解析:上述症状是由于阴虚肝旺,肝阳上亢,虚火内扰导致的,治疗应滋阴养血,平肝潜阳,用杞菊地黄丸加减。A用于妊娠期高血压疾病脾虚肝旺证;C用于肝风内动证;D用于阴虚火旺证;E孕妇慎用。

52. 答案:C 解析:本案例是由于气机阻滞,不能运化水湿,水湿内停,泛溢肌肤引起的。

53. 答案:D 解析:子宫内膜不规则脱落表现为月经间隔时间正常,但是经期延长,基础体温双相,内膜切片检查仍可见到呈分泌反应的内膜,出血坏死组织及新生的内膜混杂。根据患者症状可以判断为子宫内膜不规则脱落。

54. 答案:C 解析:根据患者以往月经不规律,停经4个月提示无排卵,20天前月经来潮,开始量少,后经量增多,至今量未减少,B超检查:子宫附件未见异常,排除器质性病变引起的,诊断为无排卵性异常子宫出血,根据舌象、脉象、经血色深红,质稠,口干烦热,大便干结,舌红,苔黄,脉洪数,应辨证为血热证。

55. 答案:D 解析:患者已婚,月经紊乱,常感汗出恶风,腰背冷痛,苔薄白,脉沉细,属于肾阳虚证;颜面烘热,头晕耳鸣,为肾阴虚证;故可以判断为阴阳两虚,治疗应该滋阴补肾,调补冲任。

56. 答案:D 解析:根据上述症状可以判断为子宫肌瘤,由于肌瘤体积较大,发生血管破裂,出血弥散组织内,导致腹痛、发热,故判断为子宫肌瘤的红色变。A、B多无体征或症状,需在镜下鉴别;C无此变性;E多见于年龄较大的妇女,肌瘤在短期内增大,或伴不规则阴道流血,为恶性变性。

57. 答案:B 解析:根据患者的症状、舌象、脉象可以诊断为子宫内膜异位症瘀热互结证,应治以清热凉血,活血化瘀,方用清热调血汤。A用于胸中血瘀证,C用于瘀血阻膈下,D用于瘀血致痛,E用于湿热蕴结下焦。

58. 答案:D 解析:工具避孕法适于已婚育龄妇女,但使用前必须排除妊娠及生殖器官炎症。

59. 答案:A 解析:年近七七,精亏于下,精不化气,冲任虚衰,导致肾阳虚弱,肾气不足。肾虚则封藏失司,冲任失固,不能约制经血,乃成崩漏。色淡,质稀,腰酸腿软,溲频清冷,舌淡苔白,脉沉,均为肾阳虚表现。辨证属崩漏之肾阳虚证,治以温肾益气,固冲止血。

60. 答案:B 解析:寒客冲任,与血搏结,以致气血凝滞不畅,经前经时气血下注冲任,胞脉气血更加壅滞,"不通则痛",故见痛经。量少,色暗,有块,舌苔白腻,脉沉紧,小腹冷痛,得热痛减,诊断为痛经之寒凝血瘀证,治以温经散寒,化瘀止痛。

61. 答案:A 解析:肾阴亏虚,精血不足,冲任血海匮乏,阴虚血少,不能摄精,则婚久不孕;若因虚生内热,冲任胞宫蕴热,不能摄精成孕则亦可不孕;腰膝酸软,午后低热,舌脉均为肾阴虚之征。

62. 答案:B 解析:面目皮肤发黄,色泽晦暗是因寒湿内阻,肝胆疏泄失常,吮乳少,四肢欠温,腹胀便溏,是因寒湿中阻,脾阳不振;舌淡、苔白腻、指纹色淡为寒湿之象。

63. 答案:C 解析:根据患儿临床表现诊断为

急性上呼吸道感染之风热感冒夹痰。治法为辛凉解表,清肺化痰。辛温宣肺,化痰止咳为肺炎风寒闭肺证的治法;辛凉宣肺,清热化痰为肺炎风热闭肺证的治法;辛温解表,宣肺化痰为风寒感冒夹痰的治法;清热涤痰,开肺定喘为肺炎痰热闭肺证的治法。

64. 答案:C 解析:患儿发热,咳嗽喘促,呼吸困难,气急鼻扇,诊断为肺炎。痰热蕴结于肺,肺失清肃而气上逆,则咳嗽喘促;痰热交阻,气道不利,则呼吸困难,气急鼻扇,喉间痰鸣,吐痰;热盛伤津,则发热烦躁,面赤口渴;舌质红,舌苔黄厚腻,指纹紫滞为痰热内盛之象。故辨证为痰热闭肺证。

65. 答案:B 解析:根据患儿临床表现辨证为心火上炎证,治法为清心泻火,凉血解毒,首选泻心导赤散。凉膈散为疱疹性口炎风热乘脾证首选,清热泻脾散为鹅口疮心脾积热证首选,益胃汤为胃炎胃阴不足证首选,知柏地黄丸为鹅口疮虚火上浮证首选。

66. 答案:D 解析:患儿腹泻2天,大便如蛋花汤样,诊断为小儿腹泻。湿热之邪,蕴结肠胃气机,下注大肠,传化失司,故腹泻,大便如蛋花汤样;热性急迫,湿热交蒸,壅遏胃肠气机,故泻下急迫,气味秽臭;湿热困脾胃,故食欲不振;热盛伤津,则发热烦躁,口渴;湿热下注,则小便短黄;舌质红,苔黄腻,指纹紫为湿热内蕴之象。故辨证为湿热泻。

67. 答案:A 解析:患儿体内水邪泛滥,则肢体浮肿,尿少;水邪上凌心肺,损及心阳,闭阻肺气,心失所养,肺失肃降,则咳嗽气急,喘息不得平卧,心悸,胸闷,口唇青紫,脉细无力,辨证为水凌心肺证。

68. 答案:E 解析:根据患儿临床表现可诊断为肾病综合征之肺脾气虚证,治法为益气健脾,宣肺利水。泻肺逐水,温阳扶正为急性肾小球肾炎水凌心肺证的治法;益气养阴,化湿清热为肾病综合征气阴两虚证的治法;疏风宣肺,利水消肿为急性肾小球肾炎风水相搏证的治法;温肾健脾,化气行水为肾病综合征脾阳虚证的治法。

69. 答案:D 解析:根据患儿临床表现可诊断为病毒性脑炎之痰热壅盛证。治法为泻火涤痰,首选清瘟败毒饮加减。涤痰汤为痰蒙清窍证首选,指迷茯苓汤为痰阻经络证首选,犀角地黄汤为热入血分证首选,羚角钩藤汤为热盛动风证首选。

70. 答案:B 解析:患儿头面、躯干、四肢肌肉抽动,怪声不断,诊断为多发性抽动症。痰火耗伤阴精,肝血不足,筋脉失养,则四肢抽动;痰火内壅,则喉中痰鸣,怪声不断;痰火上扰心神,则睡眠不安;火热伤津,则烦躁口渴;舌质红,苔黄腻,脉滑数均为痰火内蕴之象。故辨证为痰火扰心证。

71. 答案:B 解析:根据患儿临床表现诊断为注意力缺陷多动障碍之肾虚肝亢证,治法为滋水涵木,平肝潜阳,首选杞菊地黄丸加减。千金龙胆汤为多发性抽动症肝亢风动首选,大定风珠为多发性抽动症阴虚风动首选,黄连温胆汤为注意力缺陷多动障碍痰火内扰证首选,甘麦大枣汤为注意力缺陷多动障碍心脾两虚证首选。

72. 答案:D 解析:根据患儿临床表现诊断为支气管哮喘之肺气虚弱证,治法为补肺固表,代表方为玉屏风散加减。麻杏石甘汤或定喘汤为热性哮喘首选,射干麻黄汤为虚实夹杂证首选,三子养亲汤为寒性哮喘首选,六君子汤为肾虚不纳证首选。

73. 答案:B 解析:患儿臀部及双下肢皮肤出现紫癜,且伴随消化道症状,可诊断为过敏性紫癜。胃肠积热,迫血妄行,则出现紫癜、便血;胃肠积热影响气机运行,则腹痛阵作,口臭纳呆,腹胀便秘;舌红,苔黄,脉滑数均为热象。故辨证为胃肠积热证。

74. 答案:E 解析:患儿8个月,除有维生素D缺乏性佝偻病初期的临床表现外,还出现颅骨软化、前囟开大、乳牙未萌的骨骼改变,由此可诊断为激期。激期维生素D制剂每日口服3000~6000U。

75. 答案:C 解析:下肺固定中细湿啰音,血白细胞总数及中性粒细胞增高是肺炎球菌导致支气管肺炎的特征,青霉素是首选的抗生素。口渴,小便短赤,舌红苔黄是风热闭肺证,首选方是银翘散合麻杏甘石汤。二陈汤用于痰湿证;三拗汤用于风寒表证,肺气不宣。

76. 答案:D 解析:患儿的诊断是病毒性心肌炎,该病治疗后需休息3~6周,有心功能不全及心脏扩大者应强调绝对卧床休息,重症卧床6个月至1年。此外,可予营养心肌药物、控制心力衰竭等。

77. 答案:B 解析:患儿腹泻时轻时重,已3个月,久泻不止;大便清稀无臭,夹不消化食物,是脾肾阳虚,命门火衰,不能温煦脾土;有时便后脱肛,是脾虚气陷的表现;形寒肢冷,面色白,精神萎靡,睡时露睛,舌淡苔白,指纹色淡,是肾阳不足,阴寒内生的表现。综上,患儿是典型的脾肾阳虚泄泻,治疗应温补脾肾,固涩止泻,首选附子理中汤合四神丸加减。

78. 答案:A　解析:根据症状,患儿是急性肾小球肾炎湿热内侵证,治疗应清热利湿,凉血止血,首选五味消毒饮合小蓟饮子加减。

79. 答案:E　解析:脾肾阳虚,不能温化水液,泛溢肌肤,故全身浮肿呈凹陷性,腰腹下肢尤甚;阳虚不能温煦全身,故畏寒肢冷;脾虚运化失常,故腹水,纳少便溏;阳虚水气上泛,故面白无华;舌质淡胖,苔白滑,脉沉细无力为虚寒之象。故辨证为脾肾阳虚证。

80. 答案:D　解析:脾虚气弱,故多汗;肝失阴血濡养,肝木偏旺,则夜啼不宁;肝主筋,肝气不足,则行走无力;体虚发育迟缓,渐次由脾及肾,故囟门迟闭,齿生亦晚;苔薄白,指纹淡均为脾虚肝旺之象。治疗应健脾平肝,应首选益脾镇惊散。

81. 答案:E　解析:风疹:发热后1~2日出疹,先见于面部,24小时内波及全身,皮疹为淡红色斑丘疹。麻疹:发热2~3天出现"麻疹黏膜斑",出疹自耳后延至躯干。幼儿急疹:多见于6~18个月幼儿,3岁后少见。猩红热:发热1~2天出疹,皮肤弥漫充血,上有密集针尖小丘疹,1周后开始脱屑。水痘:发热,皮疹分批出现,在同一时期,丘疹、疱疹、干痂并见,皮疹躯干头面较多,四肢少。

82. 答案:C　解析:据疼痛按压辨不是虚证,排除A;舌质淡红,苔厚腻,脉象沉滑不是气滞血瘀、腹部中寒、胃肠积热,排除B、D、E;粪便秽臭,夜卧不安是乳食积滞。

83. 答案:A　解析:食欲不振是因脾虚运化乏力,胃纳不开;面色少华,倦怠乏力是因精微转输不足,气虚失养;大便偏稀,夹有不消化食物是因脾弱清气不升,清浊相混,这些均是脾胃气虚证的表现。

84. 答案:B　解析:非溶血性发热反应:多发生在输血后1~2小时内,快者可在15分钟左右。患者先出现发冷或寒战,继而出现高热,体温可达39~41℃,常伴有恶心、呕吐、头痛、皮肤潮红及周身不适,但血压无明显变化,症状可于1~2小时内完全消退,伴随大汗,体温逐渐降至正常。溶血反应:多在输血10~20mL后,患者突感头痛、呼吸急促、心前区压迫感、全身麻木或剧烈腰背部疼痛(有时可反射到小腿)。严重时可出现寒战高热,呼吸困难,脉搏细弱,血压下降,休克,继而出现黄疸、血红蛋白尿,并相继出现少尿、无尿等肾衰竭的症状。过敏反应:面色潮红、局部红斑、皮肤瘙痒,出现局限性或广泛性的荨麻疹,严重者可出现哮喘、喉头水肿、呼吸困难、神志不清、血压降低,甚至过敏性休克而危及生命。细菌污染反应:轻者常被误认为发热反应。在输入少量血液后即可突然出现寒战、高热、头痛、烦躁不安、大汗、呼吸困难、发绀、恶心、呕吐、腹痛、腹泻、脉搏细数、血压下降等类似感染性休克的表现,白细胞计数明显升高。循环超负荷:突发心率加快、咳嗽甚至呼吸困难、肺部大量湿性啰音、咳大量血性泡沫样痰、皮肤发绀。X线摄片显示肺水肿影像。

85. 答案:E　解析:出现头痛、恶心、寒战、呼吸困难、心前区压迫感,首要的措施是停止输血,核对受血者、供血者姓名和血型。

86. 答案:A　解析:溶血反应若血压降低,则使用多巴胺、间羟胺升压;若DIC明显,则使用肝素。过敏反应轻者可用抗组胺药或糖皮质激素。发热反应伴寒战者可肌注异丙嗪。循环超负荷应使用速效洋地黄制剂及利尿剂。

87. 答案:A　解析:患者发热,胸痛,干咳,咳白色泡沫痰,左下肺呼吸音减弱,左下肺叶可见直径3cm的块影,分叶状,边缘毛糙,符合原发性支气管肺癌的诊断。原发性肺脓肿起病急,伴高热,咳大量脓痰,中毒症状明显,胸片上表现为薄壁空洞,内有液平,周围有炎症改变。肺结核可见发热、咳嗽、咳痰、咯血、胸痛、呼吸困难,叩诊呈浊音,听诊可闻及病理性支气管呼吸音(管状呼吸音)和细湿啰音,X线典型特征有原发灶、淋巴管炎和肺门或纵隔肿大的淋巴结炎组成的哑铃状病灶。肺炎起病急骤,先有寒战、高热等毒血症状,然后出现呼吸道症状,X线为云絮影,不呈段叶分布,无支气管阻塞,少见肺不张,经抗感染治疗病灶吸收迅速而完全。炎性假瘤有呼吸道感染史,也可有痰中带血,X线呈单发圆形、椭圆形或哑铃形,轮廓不清,密度淡而均匀,无分叶,有长毛样改变。

88. 答案：A　解析：痰液细胞学检查是肺癌确诊的重要手段之一。X线摄片、CT、MRI、纤维支气管镜、经皮肺针吸、纵隔镜、淋巴结活检等检查都能提高肺癌的诊断率。

89. 答案：A　解析：手术是治疗肺癌的重要方法。患者左下肺叶见直径3cm的块影，分叶状，边缘毛糙，治疗应采用左下肺叶切除术。

90. 答案：D　解析：患者出现转移性右下腹疼痛，无发热，腹部柔软，右下腹压痛，无包块，血白细胞正常，可诊断为急性单纯性阑尾炎。单纯性阑尾炎常呈阵发性或持续性胀痛和钝痛，持续性剧痛往往提示为化脓性或坏疽性阑尾炎。持续剧痛波及中下腹或两侧下腹，常为阑尾坏疽穿孔的征象。溃疡病穿孔多有上消化道溃疡病史，突然出现上腹部剧烈疼痛并迅速波及全腹。腹膜刺激征明显，多有肝浊音界消失，可出现休克，X线检查常可发现膈下游离气体。阑尾周围脓肿有急性阑尾炎相关表现；间歇性右下腹痛，右下腹局限性固定压痛点，可伴有局限性或弥漫性腹膜刺激征；全身感染中毒症状；麻痹性肠梗阻导致的腹胀等症状；持续性高热、脉率增加。

91. 答案：D　解析：患者转移性右下腹疼痛，伴恶心纳差，苔白腻，脉弦滑，辨证为瘀滞证，治宜行气活血，通腑泄热。理气通下，攻逐水饮用于水结湿阻证；疏肝理气，清热燥湿用于肝郁气滞证；消导积滞，驱蛔杀虫用于虫积阻滞证；通腑排毒，养阴清热用于急性阑尾炎热毒证。

92. 答案：E　解析：治疗急性阑尾炎瘀滞证，首选大黄牡丹汤合红藤煎剂。甘遂通结汤为水结湿阻证首选，驱蛔承气汤为虫积阻滞证首选，柴胡清肝饮为肝郁气滞证首选，大黄牡丹汤合透脓散为热毒证首选。

93. 答案：E　解析：根据患者临床表现可诊断为急性乳腺炎。急性乳腺炎表现为乳房肿胀疼痛、发热，初起时患部压痛，结块或有或无，皮色微红或不红，化脓时患部肿块逐渐增大，结块明显，皮肤红热水肿，触痛显著，拒按，脓已成时肿块变软，按之有波动感。乳腺癌可见乳房内包块，无疼痛、单发包块，质地硬，表面不光滑，与周围组织粘连，界限不清，不易推动、无自觉症状，包块表面皮肤出现明显的凹陷性酒窝征，晚期呈橘皮样改变，乳头内陷等。乳腺增生病表现为乳房内肿块，肿块常为多发性，呈结节状，形态不规则，大小不等，质韧而不硬，与皮肤和深部组织之间无粘连，推之能移，但与周围组织分界并不清楚，乳房胀痛，乳头溢液等。乳腺纤维腺瘤表现为乳房肿块多发生于乳房外上象限，圆形，光滑，大小不等，小如黄豆、弹丸，大者如禽蛋，个别的直径可超过10cm，乳房轻微疼痛，乳房内可扪及单个或多个圆形或卵圆形肿块，质地坚韧，表面光滑，边缘清楚，无粘连，极易推动，患乳外观无异常，腋窝淋巴结不肿大。乳腺结核表现为乳房内出现结节，无疼痛或触痛、乳头内陷等。

94. 答案：C　解析：乳房有波动感提示脓肿形成，脓肿形成后宜及时切开排脓。

95. 答案：A　解析：根据患者临床表现辨证为肝胃郁热证。治法为疏肝清胃，通乳散结，首选瓜蒌牛蒡汤。托里消毒散为急性乳腺炎正虚毒恋证首选，失笑散合开郁散为乳腺增生病痰瘀凝结证首选，桃红四物汤合失笑散为乳腺增生病气滞血瘀证首选，清瘟败毒饮合桃红四物汤为乳腺癌毒热蕴结证首选。

96. 答案：B　解析：根据患者临床表现可诊断为食管癌。食管癌早期吞咽食物梗噎感，胸骨后疼痛，食管内异物感，咽喉部干燥与紧缩感，食物吞咽缓慢并有滞留感；中晚期吞咽困难、梗阻、疼痛、出血、声音嘶哑、体重减轻和厌食。胃食管反流表现为胃灼热和反酸，吞咽疼痛和吞咽困难，内镜检查有食管黏膜破损表现，食管pH监测证实存在反流。食管平滑肌瘤常见较轻的吞咽梗阻或胸骨后钝痛，症状多呈间歇性发作，伴上腹部不适、反酸、嗳气及食欲不振等。胃癌表现为胃部痛、食欲减退、消瘦、乏力、恶心、呕吐、出血和黑便，早期常无明显的体征，晚期可出现上腹部肿块、直肠前触及肿物、脐部肿块、锁骨上淋巴结肿大等体征。原发性肝癌早期无明显症状，常见症状为肝区疼痛、腹胀、消瘦乏力、纳差、上腹肿块。

97. 答案：D　解析：食管镜检查可以在直视下观察肿瘤大小、形态和部位。

98. 答案：A　解析：手术是治疗食管癌的首选方法。

99. 答案：B　解析：根据患者临床表现可诊断为萎缩性阴道炎。萎缩性阴道炎表现为阴道分泌物增多及外阴瘙痒、灼热感,阴道分泌物 pH 值增高,血雌激素水平明显低下。子宫颈炎症表现为阴道分泌物增多,呈黏液脓性或乳白色黏液状,甚至有血性白带或性交后出血,或伴有外阴瘙痒或腰酸,下腹坠痛。妇科检查可见宫颈充血、水肿、黏膜外翻,有脓性白带从宫颈口流出,量多;宫颈有不同程度的糜烂、肥大、息肉、裂伤或宫颈腺囊肿。滴虫阴道炎表现为白带多,呈灰黄色稀薄泡沫状,阴道分泌物中可找到滴虫。细菌性阴道病的诊断:灰白色、均质、稀薄、腥臭味白带;阴道 pH>4.5(pH 多为 5.0~5.5);胺臭味试验阳性;或分泌物加生理盐水见到线索细胞。上述 4 项中 3 项阳性即可诊断。外阴阴道假丝酵母菌病表现为白带多,呈凝乳状或豆渣样,阴道分泌物镜检找到芽孢或假菌丝。

100. 答案:A 解析:萎缩性阴道炎的病因为卵巢功能减退,阴道上皮糖原减少,抵抗力下降,致病菌过度繁殖。滴虫感染为滴虫阴道炎的病因,假丝酵母菌为外阴阴道假丝酵母菌病的病因,加德纳菌为细菌性阴道病的病因,淋病奈瑟菌为子宫颈炎症的病因。

101. 答案:D 解析:萎缩性阴道炎的治疗:①阴道冲洗:用 1% 乳酸或 0.5% 醋酸液冲洗阴道。②局部用药:己烯雌酚片或甲硝唑放入阴道。③全身用药:口服己烯雌酚或尼尔雌醇。

102. 答案:A 解析:先兆流产指妊娠 28 周前出现少量阴道流血,下腹痛或腰背痛。妇科检查:子宫颈口未开,胎膜未破,子宫大小与停经周数相符。难免流产一般由先兆流产发展而来,阴道流血增多,阵发性腹痛加重,或胎膜破裂出现阴道流水。妇科检查:子宫颈口已扩张,有时宫颈口可见胚胎组织或羊膜囊堵塞,子宫与妊娠周数相符或略小。不全流产由难免流产发展而来,部分妊娠物已排出体外,尚有部分残留在宫腔内或嵌顿于宫颈口处,影响子宫收缩,出血量多,甚至发生失血性休克。妇科检查:宫颈口已扩张,子宫颈口妊娠组织堵塞及持续性血液流出,一般子宫小于停经周数。稽留流产指胚胎或胎儿已死亡,滞留在宫腔内未及时自然排出,又称过期流产。胚胎或胎儿死亡后子宫不再增大反而缩小,早孕反应消失,如至妊娠中期,孕妇腹部不见增大,胎动消失。妇科检查:子宫颈口闭,子宫明显小于停经周数,质地不软,未闻及胎心音。习惯性流产指连续 3 次或 3 次以上自然流产者,每次流产往往发生于同一妊娠月份,其流产过程与一般流产相同。本例患者符合先兆流产的表现。

103. 答案:B 解析:难免流产一般由先兆流产发展而来,阴道流血增多,阵发性腹痛加重,或胎膜破裂出现阴道流水。妇科检查:子宫颈口已扩张,有时宫颈口可见胚胎组织或羊膜囊堵塞,子宫与妊娠周数相符或略小。患者符合难免流产的表现。

104. 答案:E 解析:最有效的止血紧急措施是刮宫术。

105. 答案:E 解析:患者出现高热,白细胞总数升高,中性粒细胞增高,妇科检查示子宫大而软,有压痛,可诊断为产褥感染。产妇在产褥期间出现抑郁症状,称为产褥期抑郁症。产褥期内,出现关节或肢体酸楚、疼痛、麻木、重着者,称产后关节痛。产褥中暑是指在产褥期因高温环境中体内余热不能及时散发,引起中枢性体温调节功能障碍的急性热病,表现为高热,水、电解质紊乱,循环衰竭和神经系统功能损害等。晚期产后出血是指分娩 24 小时后,在产褥期内发生的子宫大量出血。

106. 答案:A 解析:热窜血络,心神被扰,则神昏谵语;舌红绛,脉微而数为热邪内陷之象,辨证为热陷心包证。

107. 答案:E 解析:产褥感染热陷心包证的治法为清心开窍,首选清营汤送服安宫牛黄丸或紫雪丹。清营汤为热入营血证首选,白虎汤为暑入阳明证首选,清暑益气汤为暑伤津气证首选,五味消毒饮合失笑散为感染邪毒证首选。

108. 答案:C 解析:患者月经周期紊乱,经量时多时少,经期长短不一,基础体温呈单相型,中度贫血。B 超示子宫及双侧附件未见明显异常,诊刮病理提示子宫内膜简单型增生过长,尿妊娠试验阴性,可诊断为功能失调性子宫出血(无排卵性功血)。异位妊娠表现为下腹一侧疼痛、阴道不规则流血、晕厥和休克;患侧下腹压痛及反跳痛,叩诊有移动性浊音;后穹隆饱满,宫颈举痛或摇摆痛,子宫有漂浮感等;B 超若能在宫旁低回声区内探及胚芽及原始心管搏动,即可确诊。闭经有原发性闭经和继发性闭经两类。前者系指年逾 16 岁第二性征已发育、月经尚未来潮,或年龄超过 14 岁,第二性征未发育者。后者则指已建立月经周期后,停经时间超过6个月,或按自身原有月经周期计算停止3个周期以上者。先兆流产指妊娠28周前出现少量阴道流血,下腹痛或腰背痛。妇科检查:子宫颈口未开,胎膜未破,子宫大小与停经周数相符。经治疗及休息后症状消失,可继续妊娠。多囊卵巢综合征表现为月经不调,闭经,不孕,多毛,痤疮,黑棘皮症,腹部肥胖。

109. 答案:D 解析:脾虚运化失职,气血生化不足,则经色淡,质清稀;气虚推动乏力,则神疲乏力;气血生化不足,则倦怠懒言,面色㿠白;脾虚失于运化水液,水湿不运,充斥形体,泛溢肌肤,则肢体面目浮肿;脾气虚弱,运化无力,水谷不化,则不思饮食;舌质淡,边有齿痕,脉细弱均为脾虚之象,辨证为脾虚证。

110. 答案:A 解析:治疗无排卵性功血脾虚证,首选固本止崩汤合举元煎。健固汤合四神丸为脾肾阳虚证首选,苍附导痰丸为痰湿阻滞证首选,右归丸为肾阳虚证首选,温经汤为寒凝血瘀证首选。

111. 答案:A 解析:患儿发病前有上呼吸道感染表现,发热、咳嗽、气促,双肺听诊呼吸音粗糙,可闻及少许中、细湿啰音,白细胞总数增多,胸部X线示双肺纹理增粗,右肺可见散在斑片状阴影,符合支气管肺炎的诊断。腺病毒肺炎多见于6个月~2岁的婴幼儿,以发热、咳嗽、呼吸困难为主要症状,重症者可出现鼻翼扇动、三凹征、喘憋及口唇甲床青紫。肺部体征出现较晚,初期听诊仅有呼吸音粗糙或干啰音,发热4~5日后方可闻及湿啰音。合胞病毒肺炎多见于2岁以内,尤以2~6个月婴儿多见,发热、咳嗽、喘憋为主要症状,中、重症病儿有喘憋、呼吸困难,出现呼吸增快、三凹征、鼻翼扇动及口唇发绀。肺部听诊可闻及喘鸣音、肺底部可闻及细湿啰音。支原体肺炎以发热、咳嗽、咯痰为主要症状。刺激性剧烈咳嗽为突出表现,年长儿常伴有咽痛、胸闷及胸痛等症状。婴幼儿则起病急,病情重,常有呼吸困难及喘憋。肺部体征因年龄而异,年长儿大多缺乏显著的肺部体征,婴幼儿叩诊呈浊音,听诊呼吸音减弱,有时可闻及湿啰音,部分婴儿可闻及哮鸣音。金黄色葡萄球菌肺炎院外感染起病较急,寒战、高热、胸痛、咳嗽、咳脓痰、痰带血丝或呈粉红色乳状,常有进行性呼吸困难、发绀。院内感染起病稍缓慢,亦有高热、脓痰。病情发展可出现两肺散在湿啰音,病变较大或融合时可有肺实变体征。

112. 答案:C 解析:根据患儿临床表现辨证为肺脾气虚证,治宜补肺健脾,益气化痰。辛凉宣肺,清热化痰用于风热闭肺证;清热涤痰,开肺定喘用于痰热闭肺证;辛温宣肺,化痰止咳用于风寒闭肺证;清热解毒,泻肺开闭用于毒热闭肺证。

113. 答案:A 解析:治疗小儿肺炎肺脾气虚证,首选人参五味子汤加减。华盖散为风寒闭肺证首选,银翘散合麻杏甘石汤为风热闭肺证首选,五虎汤合葶苈大枣泻肺汤为痰热闭肺证首选,黄连解毒汤合麻杏甘石汤为毒热闭肺证首选。

114. 答案:A 解析:患儿精神略差,皮肤弹性可,眼窝轻度凹陷,口唇黏膜稍干,尿量稍减少,可知为轻度脱水。中度脱水表现为精神萎靡或烦躁不安,皮肤干燥、弹力差;眼窝、前囟明显凹陷;哭时泪少;口唇黏膜干燥;四肢稍凉,尿量明显减少,脉搏增快,血压稍降或正常。重度脱水呈重病容,精神极度萎靡,表情淡漠,昏睡甚至昏迷;皮肤灰白或有花纹,干燥,失去弹性;眼窝、前囟深度凹陷,闭目露睛;哭时无泪;舌无津,口唇黏膜极干燥;因血容量明显减少可出现休克症状,如心音低钝,脉细而快,血压下降,四肢厥冷,尿极少或无尿等。

115. 答案:E 解析:脾阳虚弱,运化失常,则腹泻次数多;命门火衰,阴寒凝滞,则大便清稀、完谷不化;脾虚清阳不升,胞睑失养,启闭失常,则睡时露睛;阳虚不能温煦全身,则畏寒、四肢欠温;脾肾阳虚,不能温化水液,泛溢肌肤,则小便稍减少;阳虚水气上泛,则面色㿠白;舌淡,苔白,脉缓弱为虚证之象,辨证为脾肾阳虚证。

116. 答案:A 解析:小儿腹泻脾肾阳虚证的治法是温补脾肾,固涩止泻,首选附子理中丸合四神丸。葛根黄芩黄连汤为湿热泻首选,藿香正气散为风寒泻首选,保和丸为伤食泻首选,参苓白术散为脾虚泻首选。

117. 答案:C 解析:患儿尿少,颜面与下肢非凹陷性水肿,高血压,尿常规蛋白(+),红细胞20个/高倍视野,白细胞2个/高倍视野,均符合急性肾小球肾炎的症状。急进性肾炎起病与急性肾小球肾炎相同,常在3个月内病情持续进展恶化,血尿、高血压、急性肾功能衰竭伴少尿或无尿持续不缓解,病死率高。典型的尿路感染有尿路刺激征、感染中毒症状、腰部不适等;正规清洁中段尿细菌定量培养,菌落数≥10^5/mL,清洁离心中段尿沉渣白细胞数>10/HP,有尿路感染症状。单纯性肾病可见大量蛋白尿(尿蛋白+++~++++,1周内3次测定24小时尿蛋白定量≥50mg/kg);血浆白蛋白低于30g/L;血浆胆固醇高于5.7mmol/L;不同程度的水肿。在符合单纯性肾病基础上凡具有以下四项之一或多项者属于肾炎性肾病:①2周内分别3次以上离心尿检查红细胞>10/HP,并证实为肾小球源性血尿者。②反复或持续高血压(学龄儿童≥130/90mmHg,学龄前儿童≥120/80mmHg)并除外使用糖皮质激素等原因所致。③肾功能不全,并排除由于血容量不足等所致。④持续低补体血症。

118. 答案:E 解析:高血压脑病:由于血压骤升,脑血管痉挛,导致脑组织缺血、缺氧、血管渗透性增高而发生脑水肿。常见于病程早期,血压在150~160/100~110mmHg以上,并有剧烈头痛、恶心呕吐、视力障碍、惊厥、昏迷等临床表现。患儿的症状符合高血压脑病的诊断。

119. 答案:B 解析:治疗高血压脑病应选用降压效力强而迅速的药物,首选硝普钠。

120. 答案:A 解析:根据患儿临床表现诊断为免疫性血小板减少症。免疫性血小板减少症急性型起病前1~3周或同时有急性病毒感染史。病急骤,出血症状较重,以自发性皮肤和/或黏膜出血为突出表现,瘀点、瘀斑呈针尖至米粒大,遍布全身,而以四肢多见。常见鼻衄、牙龈出血、呕血、便血少见,偶见肉眼血尿。血小板计数<$100×10^9$/L。过敏性紫癜多见于下肢、臀部皮肤,为出血性斑丘疹,呈对称分布,伸侧面多于屈侧面,血小板不减少。常伴有荨麻疹及不同程度的关节痛和腹痛。营养性缺铁性贫血发病缓慢,皮肤黏膜逐渐苍白或苍黄,以口唇、口腔黏膜及甲床最为明显,神疲乏力,食欲减退,或异食癖。年长儿有头晕耳鸣、眼花等症状。部分患儿可有肝脾肿大。麻疹以发热、流涕、流泪、咳嗽、口腔麻疹黏膜斑及全身斑丘疹为特征。风疹全身症状轻,出疹迅速,消退亦快,临床以耳后、枕后和颈部淋巴结肿大、有触痛为特点。

121. 答案:A 解析:血热伤及络脉导致出血,则见瘀点、瘀斑,色鲜红、鼻衄。热邪内蕴,伤及津液,则见心烦口渴,便秘尿少;苔薄黄、脉数均为热邪内盛的表现。故辨证为血热伤络证。

122. 答案:D 解析:血热伤络证治宜清热解毒,凉血止血,首选犀角地黄汤加减。归脾汤为气不摄血证首选,桃仁汤为气滞血瘀证首选,左归丸为肝肾阴虚证首选,透疹凉解汤为邪入气营证首选。

123~124. 答案:A、B 解析:冲和膏活血止痛、祛风散寒,适用于半阴半阳证。玉露膏适用于疮疡阳证,对局部灼热明显、肿势散漫者效果更佳。回阳玉龙膏有温经散寒、活血化瘀的作用,适用于阴证。生肌白玉膏润肤生肌收敛,适用于溃疡已净,疮口不敛者。

125~126. 答案:D、A 解析:心肝阴虚证临床以心阴虚肝阴虚症状同见为特点,主要表现为心悸不宁,心烦不寐,目眩手颤,口干咽燥,舌红少苔,脉细数。心脾两虚临床以心神失养,脾失健运证候为主,见心悸,失眠多梦,食欲不振,腹胀便溏,倦怠乏力,舌淡脉细弱等。心胆气虚临床以失眠多梦,易惊为特点。心肾阴虚临床多见心悸,腰膝酸软,耳鸣目眩,舌红少苔,脉细数等。心阴亏虚多表现为虚热内扰的证候,见心悸失眠,五心烦热,午后潮热,盗汗等。

127~128. 答案:C、B 解析:输血过程中由于致热原的影响较易产生非溶血性发热性输血反应,这是输血最常见的并发症。除此之外输血还会发生过敏反应、溶血反应、循环超负荷、枸橼酸盐中毒、细菌污染反应、疾病传播等并发症,其中溶血反应易引发休克和急性肾衰等严重后果,为最严重的并发症。

129~130. 答案:E、B 解析:缝线的拆除时间为头、面、颈部4~5日拆线,下腹部、会阴部6~7日,胸部、上腹部、背部、臀部7~9日,四肢10~12日,减张缝线14日。

131~132. 答案:D、C 解析:孕激素的主要作用有:①使子宫肌肉松弛,对外界刺激的反应能力降低,降低妊娠子宫对催产素的敏感性;②使增生期子宫内膜转化为分泌期内膜,为受精卵着床做好准备;③使子宫颈口闭合,黏液减少、变稠、拉丝度降低;④抑制输卵管肌肉节律性收缩的振幅;⑤使阴道上皮细胞脱落加快;⑥在雌激素影响的基础上,促进乳腺腺泡的发育;⑦通过对丘脑下部的负反馈作用,影响脑垂体促性腺激素的分泌;⑧孕激素能通过中枢神经系统起到升温作用,正常妇女在排卵后基础体温可升高0.3~0.5℃,这种基础体温的改变,可以作为排卵的重要指标,即排卵前基础体温低,排卵后由于孕激素作用基础体温升高。孕激素通常是在雌激素作用的基础上,进一步促使女性生殖器和乳房发育,为妊娠准备条件,二者有协同作用。

133~134. 答案:E、B 解析:产后三冲指产后因感染恶露不下等原因引起的三种危重证候。即"败血冲心""败血冲胃""败血冲肺",合称"三冲"。产后三审指审腹痛与否、大便秘结否,以及乳汁通畅否来确定恶露之有无、津液之盛衰、胃气之充馁。

135~136. 答案:A、A 解析:痛经气滞血瘀证的治法为理气活血,逐瘀止痛,代表方为膈下逐瘀汤加蒲黄。多囊卵巢综合征气滞血瘀证的治法为行气活血,祛瘀通经,代表方为膈下逐瘀汤。

137~138. 答案:B、D 解析:子宫Ⅲ度脱垂及阴道壁膨出属于阴道前后壁的原因导致的,无生育要求者,应选择阴道子宫全切术及阴道前后壁修补术。阴道纵隔形成术适用于年老体弱,不能耐受大手术,不须保留性功能者。

139~140. 答案:A、B 解析:不孕症肾气虚证治法为补肾益气,温养冲任,方用毓麟珠;肾阳虚证治法为温肾养血益气,调补冲任,方用温胞饮或右归丸;肾阴虚证治法为滋肾养血,调补冲任,方用养精种玉汤合清骨滋肾汤;肝气郁结证治法为疏肝解郁,养血理脾,方用开郁种玉汤;瘀滞胞宫证治法为活血化瘀,调理冲任,方用少腹逐瘀汤;痰湿内阻证治法为燥湿化痰,调理冲任,方用启宫丸。

141~142. 答案:E、A 解析:标准体重公式为:2岁至青春前期体重(kg)=年龄×2+8;标准身高公式为:2~12岁儿童身长(cm)=75+7×年龄。

143~144. 答案:C、B 解析:小儿感冒夹惊是因神气怯弱,感邪之后热扰肝经,导致心神不宁,生痰动风,出现一时性惊厥。小儿感冒夹滞是因脾常不足,感受外邪后往往影响中焦气机,减弱运化功能,致乳食停积不化,阻滞中焦,出现脘腹胀满、不思乳食,或伴呕吐、泄泻。

145~146. 答案:D、C 解析:病毒性心肌炎气阴亏虚证的治法为益气养阴,宁心复脉,首选炙甘草汤合生脉散加减;湿热侵心证的治法为清热化湿,宁心复脉,首选葛根黄芩黄连汤加减。

147~148. 答案:A、A 解析:风疹邪郁肺卫证的治法是疏风清热,方用银翘散。水痘邪郁肺卫证的治法为疏风清热,解毒利湿,首选银翘散加减治疗。桑菊饮疏风清热,宣肺止咳;透疹凉解汤用于风疹邪热炽盛证;清胃解毒汤用于毒热炽盛证;清解透表汤用于麻疹出疹期。

149~150. 答案:A、B 解析:急惊风感受风邪证的治法是疏风清热,息风定惊,应选用银翘散加减;温热疫毒,邪陷心肝证应选用羚角钩藤汤合紫雪丹加减以清心开窍,平肝息风;湿热疫毒证应选用黄连解毒汤加减以清化湿热,解毒息风;暴受惊恐证应选用琥珀抱龙丸加减以镇惊安神,平肝息风;温热疫毒,邪陷心肝证应选用清瘟败毒饮加减以清气凉营,息风止痉。

考前自测卷(二)答案与解析

第 一 单 元

1. E	2. A	3. E	4. D	5. B	6. B	7. E	8. B	9. B	10. E
11. D	12. D	13. D	14. C	15. B	16. D	17. A	18. E	19. C	20. E
21. E	22. B	23. D	24. A	25. A	26. D	27. E	28. D	29. C	30. B
31. C	32. C	33. B	34. B	35. B	36. D	37. A	38. D	39. E	40. D
41. E	42. D	43. B	44. D	45. A	46. A	47. D	48. B	49. E	50. A
51. A	52. A	53. C	54. B	55. A	56. C	57. B	58. D	59. D	60. D
61. C	62. E	63. A	64. E	65. B	66. B	67. C	68. B	69. E	70. C
71. B	72. B	73. B	74. E	75. A	76. C	77. D	78. E	79. A	80. A
81. B	82. B	83. C	84. B	85. B	86. B	87. C	88. A	89. C	90. A
91. A	92. D	93. B	94. C	95. A	96. A	97. B	98. C	99. C	100. D
101. A	102. B	103. A	104. E	105. A	106. C	107. C	108. D	109. C	110. A
111. C	112. E	113. D	114. B	115. D	116. A	117. E	118. D	119. A	120. C
121. B	122. A	123. B	124. C	125. A	126. E	127. D	128. E	129. D	130. B
131. A	132. C	133. A	134. A	135. D	136. A	137. E	138. B	139. C	140. C
141. D	142. E	143. A	144. E	145. D	146. E	147. A	148. B	149. A	150. D

第 二 单 元

1. C	2. A	3. E	4. D	5. C	6. B	7. D	8. A	9. E	10. A
11. C	12. E	13. B	14. A	15. B	16. A	17. B	18. C	19. B	20. E
21. E	22. B	23. B	24. D	25. D	26. D	27. C	28. D	29. E	30. B
31. D	32. C	33. E	34. A	35. E	36. A	37. C	38. D	39. A	40. D
41. B	42. E	43. D	44. D	45. B	46. E	47. E	48. E	49. C	50. B
51. D	52. D	53. E	54. D	55. C	56. E	57. E	58. E	59. A	60. B
61. B	62. D	63. B	64. B	65. C	66. A	67. A	68. B	69. A	70. E
71. E	72. D	73. E	74. D	75. C	76. B	77. D	78. C	79. D	80. E
81. A	82. A	83. B	84. C	85. B	86. B	87. C	88. C	89. B	90. A
91. D	92. C	93. D	94. E	95. B	96. B	97. D	98. B	99. D	100. A
101. A	102. C	103. B	104. A	105. A	106. E	107. C	108. B	109. E	110. B
111. B	112. A	113. D	114. C	115. D	116. E	117. C	118. D	119. D	120. C
121. E	122. B	123. C	124. A	125. A	126. C	127. E	128. D	129. A	130. B
131. C	132. D	133. B	134. A	135. D	136. D	137. D	138. D	139. A	140. D
141. A	142. D	143. C	144. E	145. B	146. D	147. D	148. B	149. B	150. E

第 三 单 元

1. A	2. C	3. B	4. E	5. B	6. C	7. A	8. B	9. B	10. A
11. C	12. A	13. D	14. B	15. C	16. B	17. E	18. B	19. E	20. E
21. A	22. C	23. B	24. E	25. A	26. D	27. A	28. B	29. A	30. A
31. B	32. B	33. D	34. A	35. C	36. B	37. A	38. E	39. D	40. C
41. D	42. B	43. C	44. C	45. E	46. A	47. A	48. D	49. A	50. E
51. D	52. E	53. C	54. B	55. C	56. C	57. E	58. A	59. A	60. B
61. B	62. A	63. A	64. A	65. C	66. B	67. C	68. E	69. D	70. D
71. C	72. B	73. E	74. E	75. B	76. A	77. B	78. D	79. A	80. D
81. C	82. A	83. A	84. B	85. B	86. B	87. D	88. D	89. B	90. D
91. C	92. C	93. A	94. C	95. C	96. C	97. D	98. D	99. C	100. E
101. B	102. C	103. D	104. C	105. B	106. E	107. A	108. A	109. E	110. E
111. C	112. A	113. C	114. A	115. B	116. D	117. C	118. E	119. C	120. B
121. D	122. E	123. C	124. D	125. A	126. D	127. E	128. B	129. E	130. D
131. B	132. A	133. C	134. B	135. C	136. B	137. D	138. E	139. D	140. A
141. D	142. D	143. D	144. C	145. C	146. E	147. A	148. C	149. B	150. C

第 四 单 元

1. A	2. D	3. C	4. B	5. C	6. C	7. C	8. E	9. C	10. B
11. D	12. A	13. C	14. D	15. C	16. B	17. A	18. B	19. C	20. A
21. C	22. B	23. D	24. B	25. B	26. A	27. E	28. C	29. C	30. C
31. B	32. D	33. C	34. A	35. D	36. A	37. D	38. D	39. A	40. D
41. E	42. D	43. C	44. C	45. C	46. D	47. D	48. D	49. C	50. A
51. A	52. C	53. C	54. E	55. C	56. D	57. C	58. C	59. D	60. B
61. A	62. A	63. C	64. C	65. C	66. B	67. B	68. C	69. C	70. B
71. C	72. A	73. C	74. E	75. A	76. C	77. A	78. B	79. D	80. C
81. A	82. D	83. A	84. B	85. B	86. B	87. D	88. B	89. B	90. A
91. C	92. B	93. C	94. C	95. D	96. C	97. C	98. A	99. A	100. B
101. A	102. C	103. C	104. B	105. B	106. A	107. D	108. B	109. C	110. A
111. D	112. E	113. D	114. A	115. D	116. A	117. C	118. A	119. A	120. D
121. A	122. D	123. E	124. A	125. B	126. C	127. B	128. C	129. B	130. C
131. A	132. B	133. B	134. D	135. A	136. E	137. C	138. E	139. E	140. D
141. D	142. A	143. A	144. C	145. B	146. D	147. A	148. B	149. C	150. E

考前自测卷(二)

第一单元

1. 答案：E　解析：中医认为，所谓辨证就是通过望闻问切四诊，收集病人的症状、体征及持续时间，分析疾病的原因、性质、病位及邪正关系，最后概括、判断为某种性质的证。

2. 答案：A　解析：属性相反的两种事物或一事物内部相互对立的两个方面可以划分阴阳，且其中的任何一方又可以再分阴阳，即所谓阴中有阳，阳中有阴。例如昼为阳，夜为阴。白天的上午与下午相对而言，则上午为阳中之阳，下午为阳中之阴；夜晚的前半夜与后半夜相对而言，则前半夜为阴中之阴，后半夜为阴中之阳。

3. 答案：E　解析：阴阳在极甚的条件下可以发生相互转化，所以"重阴必阳，重阳必阴"说明了阴阳之间相互转化的关系。

4. 答案：D　解析：木曰曲直，火曰炎上，土曰稼穑，金曰从革，水曰润下。

5. 答案：B　解析：心的主要生理功能是主血脉和藏神。心藏神，又称主神明或主神志，是指心有统帅全身脏腑、经络、形体、官窍的生理活动和主司精神、意识、思维、情志等心理活动的功能。

6. 答案：B　解析：肝主疏泄，是指肝调畅全身气机，使脏腑经络之气的运行通畅无阻的功能。

7. 答案：E　解析：心藏神，肝藏魂，肺藏魄，脾藏意，肾藏志。

8. 答案：B　解析：肺主气，脾胃为气血生化之源，所以，与气虚关系最密切的脏腑是肺、脾。

9. 答案：B　解析：肝肾之间的关系，有"肝肾同源"或"乙癸同源"（以天干配五行，肝属乙木，肾属癸水，故称）之称。肝主藏血而肾主藏精，肝主疏泄而肾主封藏，两者相互资生，故曰同源而互化。

10. 答案：E　解析：小肠泌别清浊的功能正常，则水液和糟粕各走其道而二便正常。若小肠泌别清浊的功能失常，清浊不分，水液归于糟粕，就会导致水谷混杂而出现便溏泄泻等症。临床上治疗泄泻采用"利小便所以实大便"的方法，就是"小肠主液"理论在临床治疗中的应用。

11. 答案：D　解析：六腑"以降为顺，以通为用"的理论基础是指六腑既是受盛水谷又是传化糟粕的器官。

12. 答案：D　解析：女子以血为本，经水为血液所化，而血液来源于脏腑。脏腑之中，心主血，肝藏血，脾统血，脾与胃同为气血生化之源；肾藏精，精化血，肺主气，朝百脉而输精微，它们分司血的生化、统摄、调节等重要作用。脏腑安和，血脉流畅，血海充盈，则经候如期，胎孕乃成。故女子胞与肝、心、脾、肾的关系尤为密切。

13. 答案：D　解析：血液的正常运行，与心、肺、肝、脾等脏腑的功能密切相关。心主血脉，心气推动血液在脉中运行全身。肺朝百脉，主治节，辅助心主血脉。肝主疏泄，调畅气机，是保证血行通畅的一个重要环节。脾主统血，脾气健旺则能统摄血液在脉中运行，防止血溢脉外。

14. 答案：C　解析：同名的手、足阳经有3对，都在头面部交接。如手阳明大肠经与足阳明胃经交接于鼻翼旁，手太阳小肠经与足太阳膀胱经交接于目内眦，手少阳三焦经与足少阳胆经交接于目外眦。

15. 答案：B　解析：手太阴肺经与手阳明大肠经相表里，足阳明胃经与足太阴脾经相表里，手少阴心经与手太阳小肠经相表里，足太阳膀胱经与足少阴肾经相表里，手厥阴心包经与手少阳三焦经相表里，足少阳胆经与足厥阴肝经相表里。

16. 答案：D　解析：十二经脉的功能反应于体表的是十二皮部。

17. 答案：A　解析：寒性收引，"收引"有收缩牵引之意。寒性收引，即指寒邪侵袭人体，可使气机收敛，腠理、经络、筋脉收缩而挛急。如寒邪侵及肌表，毛窍腠理闭塞，卫阳被郁不得宣泄，可见恶寒、发热、无汗等；寒客血脉，则气血凝滞，血脉挛缩，可见头身疼痛、脉紧；寒客经络关节，则经脉收缩拘急，甚则挛急作痛，屈伸不利，或冷厥不仁等。

18. 答案:E 解析:"恐则气下"是指过度恐惧,致使肾气失固,气陷于下的病机变化。临床可见二便失禁,甚则遗精等症。所以易导致肾气不固的情志异常是恐惧过度。

19. 答案:C 解析:若痰饮留滞于脏腑,则阻滞脏腑气机,使脏腑气机升降失常,如痰饮阻肺,肺失于宣降,则见胸闷气喘、咳嗽吐痰等;痰饮停胃,胃气失于和降,则见恶心呕吐等;痰浊瘀阻心脉,血气运行不畅,可见胸闷心痛等;痰湿上蒙清窍,可见头昏头痛等。

20. 答案:E 解析:虚证,多见于素体虚弱,精气不充;或外感病的后期,以及各种慢性病证日久,耗伤人体的精血津液,正气化生无源;或因暴病吐利、大汗、亡血等使正气随津血而脱失,以致正气虚弱,或阴阳偏衰。临床上,虚证常见神疲体倦、面色无华、气短、自汗、盗汗,或五心烦热,或畏寒肢冷、脉虚无力等表现。所以,二便不通不是虚证的临床表现。

21. 答案:E 解析:阴损及阳,是指由于阴精或阴气亏损,累及阳气生化不足或无所依附而耗散,从而在阴虚的基础上又导致了阳虚,形成了以阴虚为主的阴阳两虚。所以,阳损及阴的病机是指阳气虚损,累及阴液化生不足。

22. 答案:B 解析:与病邪"从化"最为密切的因素是体质差异。

23. 答案:D 解析:根据时令气候节律特点,来制订适宜的治疗原则,称为"因时制宜"。以季节而言,由于季节间的气候变化幅度大,故对人的生理病理影响也大。如夏季炎热,机体当此阳盛之时,腠理疏松开泄,则易于汗出,即使感受风寒而致病,辛温发散之品亦不宜过用,以免伤津耗气或助热生变。至于寒冬时节,人体阴盛而阳气内敛,腠理致密,同是感受风寒,则辛温发表之剂用之无碍;但此时若病热证,则当慎用寒凉之品,以防损伤阳气。即如《素问·六元正纪大论》所说:"用寒远寒,用凉远凉,用温远温,用热远热,食宜同法。"即用寒凉方药及食物时,当避气候之寒凉;用温热方药及食物时,当避气候之温热。又如暑多夹湿,故在盛夏要多注意清暑化湿;秋天干燥,则宜轻宣润燥。

24. 答案:A 解析:"诸热之而寒者"说明此证是阳虚引起的,阳虚则寒,所以表现出寒象。在治疗的时候,应着重治疗阳虚之证,使其达到阴阳平衡。所以"诸热之而寒者,取之阳",是指阴病治阳。

25. 答案:A 解析:战汗指病人先恶寒战栗而后汗出的症状,为正邪剧争所致,是病变发展的转折点。

26. 答案:D 解析:胀痛是气滞致痛的特点,灼痛是火邪致痛的特点,冷痛是寒邪致痛的特点,绞痛是有形实邪致痛的特点,隐痛是虚证疼痛的特点。

27. 答案:E 解析:大便中夹有不消化的食物,酸腐臭秽是脾胃不能运化水谷,使食物积滞胃肠所致。A导致大便时干时稀,B、C、D均会导致大便泄泻。

28. 答案:D 解析:目暗睛迷、舌苔骤剥、脉微欲绝、昏迷烦躁均提示病情严重,预后不良,D可能为痫证的表现,不属危重症。

29. 答案:C 解析:齿燥如枯骨,多为肾阴枯竭,精不上荣所致,A表现为齿焦有垢,B表现为牙齿光燥如石,D表现为牙齿干燥。

30. 答案:B 解析:阳气亏虚,运血无力,寒湿内生,故见舌淡嫩苔白滑;A多见于外感寒湿,C见于寒湿证,D多见于热病;E见于湿热病热入营血。

31. 答案:C 解析:金实不鸣是指外感风寒或风热之邪,或痰湿壅肺,肺失宣肃,导致的音哑或失音;金破不鸣多因各种原因导致的阴虚火旺,肺肾精气内伤所致。

32. 答案:C 解析:口气臭秽者多属胃热;B属牙疳,E属内有溃腐脓疡。

33. 答案:B 解析:弦脉主肝胆病、疼痛、痰饮,以及老年健康者,B可见数脉。

34. 答案:B 解析:弦脉主肝胆病、疼痛、痰饮;濡脉主虚证、湿困;滑脉主痰湿、实热、食积;紧脉主实寒证、疼痛、宿食;长脉主阳证、热证、实证。由此可见,除濡脉外各项均主实证。

35. 答案:B 解析:气胀属气机不畅,故可见腹胀满,通则不痛,故压之无痛。叩之作空声,亦为内有气结的表现。

36. 答案:E 解析:脏腑阴虚表现为五心烦热、盗汗、口咽干燥、颧红、舌红少津、脉细数。

37. 答案:A 解析:内燥与燥淫有所不同,内燥是由于血虚、阴亏所导致的机体失于濡润而出现的干燥证候,在脏腑中,肺阴、胃阴,以及大肠阴液不足易产生内燥。

38. 答案:E 解析:瘀血内阻,血行不畅,以局部出现青紫肿块、疼痛拒按、面色黧黑;或腹内肿块、刺痛不移、拒按;或出血紫暗成块,舌紫暗,脉弦涩等为常见症的证候。

39. 答案:E 解析:肝血虚、肝阴虚、胆郁痰扰、肝阳上亢中均可见眩晕症状,而肝气郁结以情志抑郁、胸胁或少腹胀痛等为主要表现。

40. 答案:D 解析:心主血脉,心血不足可见血虚的表现,肝主统血,肝不统血时亦可见血虚的表现。

41. 答案:E 解析:相须,即性能功效相类似的药物配合应用,可以增强其原有疗效。相使,即将性能功效方面有某种共性的药物配合应用,以一种药物为主,另一种药物为辅,辅药能提高主药的疗效。相畏指药物之间的互相抑制作用,药物毒性或副作用能被另一种药物消减。相杀指药物能减轻或消除另一种药物的毒性或副作用。相恶即两种药物合用,一种药物与另一药物相作用而致原有功效降低,甚至丧失药效。

42. 答案:D 解析:需另煎的药材主要是某些贵重药材,是为了更好地煎出有效成分,故羚羊角入汤剂需另煎。

43. 答案:B 解析:白芷用于阳明经头痛,藁本用于颠顶头痛,细辛用于偏正头痛,吴茱萸用于肝气上逆的头痛,苍耳子用于风寒头痛及头风头痛。

44. 答案:D 解析:石膏的性味是辛甘大寒。

45. 答案:A 解析:生地可清热,生津,滋阴,养血。牡丹皮可清热凉血,活血祛瘀。赤芍可清热凉血,散瘀止痛。紫草可凉血,活血,解毒透疹。金银花可清热解毒,凉散风热。

46. 答案:A 解析:清热燥湿药的性味多苦寒。

47. 答案:D 解析:蒲公英功能清热解毒,消肿散结。紫花地丁功能清热解毒,凉血消肿。鱼腥草功能清热解毒,排脓消痈,利尿通淋。穿心莲功能清热解毒,凉血,消肿,燥湿。青黛功能清热,凉血,解毒。

48. 答案:B 解析:大黄功能泻下攻积,清热泻火,凉血解毒。芒硝功能泻下,软坚,清热。巴豆功能泻下冷积,逐水退肿,祛痰利咽。牵牛子功能泻下逐水,去积,杀虫。火麻仁可润肠通便。

49. 答案:E 解析:独活功能祛风湿,止痛,解表。

50. 答案:A 解析:苍术功能燥湿健脾,祛风湿,解表,明目。厚朴功能燥湿,行气,平喘。藿香功能化湿,解暑,止呕。佩兰功能化湿,解表。砂仁功能化湿,行气,温胃,安胎。

51. 答案:A 解析:石韦用于热淋、石淋、血淋及水肿等。大青叶具有凉血之功,可用于血热妄行之出血证;清泻肺、胃、开热,又可用于肺热咳嗽、肝热黄疸及热泻、痢疾等。板蓝根用于温热病及外感风热,咽喉肿痛。青黛用于温毒发斑,热毒所致的咽喉肿痛、痄腮、痈肿疮疡,血热妄行,肝火犯肺或肺热咳嗽,小儿肝热惊风。山豆根用于热毒咽喉肿痛等证。

52. 答案:A 解析:肉桂的功效是补火助阳,温经通脉,散寒止痛,引火归原。

53. 答案:C 解析:理气药的性味多为辛苦温。

54. 答案:B 解析:橘皮功能行气调中,燥湿,化痰。青皮功能行气疏肝,破气消积。枳实功能破气消痞,化痰消积。木香功能行气调中止痛。香附功能疏肝理气,调经止痛。

55. 答案:A 解析:神曲甘温,能消食和中,并略兼辛味,尚能"行脾胃滞气",故对各种饮食积滞证均颇为常用;又因本品含解表退热之品,故对食积而兼外感发热者较之其他消食药物更为适宜。麦芽用于饮食积滞证。青皮主治胸胁胀痛、乳房胀痛、食积腹痛、疝气疼痛。莪术用于食积气滞较重者。山楂能消食化积,可用于各种饮食积滞证,尤善促进油腻肉食消化。

56. 答案:C 解析:使君子功能驱蛔虫。苦楝皮功能驱虫杀虫,外用清热燥湿,杀虫止痒。槟榔功能驱虫,行气导滞,利尿。贯众功能清热解毒,凉血止血。雷丸功能杀虫,用于绦虫病、蛔虫病和钩虫病。

57. 答案:B 解析:虎杖入肝经,有活血祛瘀,消肿定痛的作用,用于血滞经闭、跌打损伤。槐花寒凉而苦降,善能清泄肝、胃、大肠之热而凉血止血,用于血热出血证,如吐血、衄血、便血、痔血等。大蓟与小蓟均能凉血止血,散瘀解毒消痈,广泛用治血热出血诸证及热毒疮痈。大蓟散瘀消痈力强;

小蓟兼能利尿通淋。地榆用于吐血、咯血、衄血、便血、痔血、血痢及崩漏等各种血热出血证。

58. 答案：D　解析：桃仁味辛苦性平，入心肝血分，善散血滞，具有良好的活血通滞作用，用于瘀血所致的经闭、痛经、产后瘀滞腹痛、癥积、跌打损伤及肺痈、肠痈等证。丹参长于活血祛瘀，作用平和，可祛瘀生新，活血而不伤正，用于瘀血所致的多种病证。红花用于血滞经闭、痛经、产后瘀滞腹痛以及癥瘕积聚、心腹瘀痛、跌打损伤、痈肿疮疡等证。姜黄用于血瘀气滞的心、腹、胸、胁痛、经闭，产后腹痛及跌打损伤以及风湿肩臂疼痛。益母草用于血滞经闭、痛经、经行不畅、产后瘀滞腹痛、恶露不尽等。

59. 答案：D　解析：半夏的功效是燥湿化痰，止咳，降逆止呕，消肿散结止痛。天南星的功效是燥湿化痰，祛风止痉，消肿散结，止痛。

60. 答案：D　解析：牡蛎用于肝阳上亢，肾气不足及表卫不固的滑脱诸证，及痰核、瘰疬、瘿瘤等。

61. 答案：C　解析：白僵蚕具有化痰散结，息风止痉，祛风止痛的功效。

62. 答案：E　解析：玉竹功能补肺胃心阴，清肺胃心热。龙眼肉功能补心脾，益气血。人参功能大补元气，补肺脾心肾气，生津，安神益智。柏子仁功能养心安神，润肠通便。百合功能补肺心阴，清肺心热，止咳祛痰，安神。

63. 答案：A　解析：山药的功效为益气养阴，补脾肺肾，固精止带。

64. 答案：E　解析：沉香的功效为行气止痛，降逆调中，温肾纳气。磁石的功效为宁心安神，平肝潜阳，聪耳明目。蛤蚧的功效为补肾阳，益肾精，补肺气，定喘嗽。益智仁的功效为补肾阳，温脾阳，缩尿，固精，摄唾，止泻。紫河车的功效为补肾阳，益肾精，补肺脾气，补血。

65. 答案：B　解析：浮小麦功能固表止汗，益气除热。

66. 答案：D　解析：内服丹剂没有固定剂型，有丸剂也有散剂；外用丹剂亦称丹药。

67. 答案：C　解析：九味羌活汤的药物组成有羌活、防风、黄芩、甘草、白芷、川芎、苍术、生地、细辛。

68. 答案：E　解析：败毒散的药物组成有人参、茯苓、甘草、前胡、川芎、独活、桔梗、柴胡、枳壳、羌活、生姜、薄荷。

69. 答案：E　解析：麻子仁丸的药物组成有火麻仁、白芍、枳实（炒）、大黄、厚朴、苦杏仁。

70. 答案：C　解析：六一散是滑石和甘草以6∶1的比例组方的；碧玉散为六一散加青黛；蒿芩清胆汤由碧玉散加青蒿脑、淡竹茹、半夏、茯苓、黄芩、枳壳、陈皮组成；小蓟饮子由生地、小蓟、滑石、木通、蒲黄、藕节、淡竹叶、当归、栀子、甘草组成。这四个方子中均含有滑石、甘草。逍遥散的组成为柴胡、当归、白芍、白术、茯苓、炙甘草，方中没有滑石。

71. 答案：B　解析：泻白散的药物组成有地骨皮、桑白皮、甘草。清骨散的药物组成有银柴胡、胡黄连、秦艽、鳖甲、地骨皮、青蒿、知母、甘草。

72. 答案：B　解析：普济消毒饮疏风散邪，清热解毒。黄连解毒汤泻火解毒。清瘟败毒饮清热解毒，凉血泻火。青蒿鳖甲汤养阴透热。龙胆泻肝汤泻肝胆实火，清下焦湿热。

73. 答案：B　解析：芍药汤中大黄苦寒沉降，合芩、连则清热燥湿之功著，合归、芍则活血行气之力彰，其泻下通腑可导湿热积滞从大便而去，乃"通因通用"之法。

74. 答案：E　解析：理中丸的功用为温中祛寒，补气健脾。

75. 答案：A　解析：四逆汤回阳救逆，主治少阴病之阳气衰微，阴寒内盛证。证候多见四肢厥逆，恶寒蜷卧，呕吐不渴，腹痛下利，神衰欲寐，舌苔白滑，脉微欲绝等。

76. 答案：C　解析：四物汤补血养血，主治冲任虚损，月经不调，脐腹作痛，崩中漏下，血瘕块硬，时发疼痛，妊娠调理失宜，胎动不安，腹痛血下；产后恶露不下，结生瘕聚，少腹坚痛，时作寒热；跌打损伤，腹内瘀血等症。

77. 答案：D　解析：大补阴丸的药物组成有熟地、知母、黄柏、龟甲、猪脊髓。

78. 答案：E　解析：生脉散的组成有人参、麦门冬、五味子。四君子汤的组成有人参、白术、茯苓、炙甘草。

79. 答案：A　解析：四神丸的药物组成有补骨脂、肉豆蔻、五味子、吴茱萸。真人养脏汤的药物组成为人参、当归、白术、肉豆蔻、肉桂、炙甘草、白芍药、木香、诃子、罂粟壳。

80. 答案：A　解析：玉屏风散益气固表止汗；牡蛎散益气固表，敛阴止汗。

81. 答案：B　解析：朱砂安神丸的组成为朱砂、黄连、地黄、当归、甘草。

82. 答案：B　解析：定喘汤的组成为麻黄、杏仁、桑白皮、黄芩、半夏、苏子、款冬花、白果、甘草。

83. 答案：C　解析：越鞠丸中香附行气解郁，以治气郁，为主药。川芎活血祛瘀，以治血郁；栀子清热泻火，以治火郁；苍术燥湿运脾，以治湿郁；神曲消食导滞，以治食郁，均为辅助药物。

84. 答案：B　解析：生化汤的功用为化瘀生新，温经止痛。

85. 答案：B　解析：消风散的药物组成有当归、生地、防风、蝉蜕、知母、苦参、胡麻仁、荆芥、苍术、牛蒡子、石膏、甘草、木通。

86. 答案：B　解析：甘草、粳米、大枣益胃气，养胃阴，中气充盛，则津液自能上归于肺，健脾养胃补肺为培土生金，虚则补其母之法。

87. 答案：C　解析：方中杏仁苦辛，宣利上焦肺气，气化则湿化。白蔻仁芳香化湿，行气，调中。薏苡仁甘淡，渗利下焦湿热，健脾。三仁合用，能宣上、畅中、渗下而具清利湿热，宣畅三焦气机之功。

88. 答案：A　解析：二陈汤的主治湿痰证。症见咳嗽痰多，色白易咯，恶心呕吐，胸膈痞闷，肢体困重，或头眩心悸，舌苔白润或腻，脉滑。

89. 答案：C　解析：桑杏汤的功用是清宣温燥，润燥止咳，主治外感温燥证。温胆汤的功用是理气化痰，和胃利胆，主治胆郁痰扰证。清气化痰丸的功用是清热化痰，理气止咳，主治痰热咳嗽。清燥救肺汤的功用是清燥润肺，养阴益气，主治温燥伤肺，气阴两伤证。贝母瓜蒌散的功用是润肺清热，理气化痰，主治燥痰咳嗽。

90. 答案：A　解析：乌梅丸的药物组成有乌梅、细辛、干姜、黄连、当归、附子、蜀椒、桂枝、人参、黄柏。

91. 答案：A　解析：因患者久病卧床不起，阳气衰微，阴寒内盛，逼迫虚阳浮越于外，阴盛格阳，故出现突然面色泛红，烦热不宁，语言增多，并觉口渴喜饮，且脉大无根亦为阴盛格阳的表现。

92. 答案：D　解析：胃气上逆以呃逆、呕恶、嗳气等为主症。肺气上逆以喘咳为主症。肝气上逆以头痛、眩晕、昏厥、呕血或咯血为主症。

93. 答案：B　解析：风热犯肺在临床上表现为咳嗽，痰少而黄，气喘，鼻塞，流浊涕，咽喉肿痛，发热，微恶风寒，口微渴，舌尖红，苔薄黄，脉浮数。

94. 答案：C　解析：肝阳上亢，阴不制阳，阳亢化风，则可见眩晕欲仆，步履不稳，头胀头痛，急躁易怒，耳鸣，头摇，肢体震颤，手足麻木，面赤，舌红，苔薄白，脉弦细有力。

95. 答案：A　解析：患者形寒便溏，完谷不化，夜尿频多清长，下肢不温，舌质淡白，脉沉细，一派脾肾阳虚的表现，故可见舌淡，苔薄白。

96. 答案：A　解析：心肺气虚在临床上表现为胸闷，咳嗽，气短而喘，心悸，动则尤甚，吐痰清晰，神疲乏力，声低懒言，自汗，面色淡白，舌淡苔白，脉弱或结代。

97. 答案：B　解析：知母能滋肾阴、润肾燥而退骨蒸，故有滋阴降火之功，用于阴虚火旺，骨蒸潮热、盗汗、心烦等症，常与黄柏同用，配入养阴药中，以加强滋阴降火之效，如知柏地黄丸。

98. 答案：C　解析：盐黄柏滋阴降火，用于阴虚火旺，盗汗骨蒸。

99. 答案：C　解析：丁香辛散温通力强，既能温散寒邪，消除凝滞，又能止痛。肉桂用于里寒证及寒凝疼痛证。吴茱萸辛散苦泄，性热祛寒，主入肝经，既散肝经之寒邪，又疏肝气之郁滞，为治肝寒气滞诸痛之主药。干姜主入脾胃经，长于温散中焦寒邪，以健运脾胃功能，故凡脾胃寒证，无论外寒内侵，还是阳气不足的寒证皆宜选用。花椒辛散温通，善于止痛，治寒凝中焦，脘腹冷痛，又能驱杀蛔虫而止腹痛。

100. 答案：D　解析：大蓟用于血热所致的吐血、咯血、衄血、尿血、崩漏等出血证。地榆用于吐血、咯血、衄血、便血、痔血、血痢及崩漏等各种血热出血证。槐花用于血热出血证、肝火上炎等。白茅根性味甘寒，无败胃之弊，其凉血止血之功可主治多种血热妄行之证，因其又兼清肺热、清胃热及利尿作用，故尤宜用于肺、胃有热之吐血、咳血、衄血及血淋等。侧柏叶用于吐血、咯血、衄血、便血、崩漏、尿血等各种血热出血证。

101. 答案：A　解析：紫苏子、白芥子、莱菔子合用用于咳喘痰多证,即三子养亲汤。

102. 答案:B 解析:A 补肾助阳,主治肾阳不足等证。B 温肾益精,润肠通便,主治老年肾阳虚弱,精津不足之证。C 温阳利水,主治阳虚水泛证。D 滋肾阴,补肾阳,开窍化痰,主治下元虚衰,痰浊上泛之喑痱证。E 滋补肝肾,主治肝肾阴虚之证。

103. 答案:A 解析:茯苓丸的主治为两臂酸痛或抽掣,不得上举,两手麻木,舌苔白腻,脉弦滑者。定痫丸主治痰热痫证,症见忽发晕倒,甚则抽搐,目斜口歪,痰涎直流,叫喊作声。地黄饮子主治舌体强硬不能言语,筋骨软弱不能行走,病人口干但不思饮,脉沉细弱。补阳还五汤主治舌体强硬不能言语,筋骨软弱不能行走,病人口干但不思饮,脉沉细弱。独活寄生汤主治痹证日久,肝肾两虚,气血不足证,腰膝疼痛,痿软,肢节屈伸不利,或麻木不仁,畏寒喜温,心悸气短,舌淡苔白,脉细弱。

104. 答案:E 解析:温胆汤理气化痰,清胆和胃,主治胆胃不和,痰热内扰之证。羚角钩藤汤凉肝息风,增液舒筋,主治肝热生风证。天麻钩藤饮平肝息风,清热活血,补益肝肾,主治肝阳偏亢,肝风上扰证。镇肝熄风汤镇肝息风,滋阴潜阳,主治肝阳上亢,气血上逆之类中风。半夏白术天麻汤,燥湿化痰,平肝息风,主治风痰上扰证。

105~106. 答案:A、C 解析:心肾不交就是水火不济,可以用泻南补北法治疗。肝阳上亢的机制是肾水不能滋养肝阴,使肝阴不能制约肝阳,导致肝阳上亢,所以可以用滋水涵木法进行治疗。

107~108. 答案:C、D 解析:相乘,是相克太过致病。引起五脏相乘的原因有二,一是某脏过盛,而致其所胜之脏受到过分克伐;二是某脏过弱,不能耐受其所不胜之脏的正常克制,从而出现相对克伐太过。相侮,是反向克制致病。形成五脏相侮亦有两种情况,即太过相侮和不及相侮。太过相侮,是指由于某脏过于亢盛,导致其所不胜无力克制而反被克的病理现象。由于脾的五行归属是土,肾水,正常情况下土克水,病理情况下则是相乘,所以脾病及肾,体现的关系是相乘传变。肝属木,木克土,但是当脾脏发生病理性亢奋时肝木不但不能制约脾土,反被脾土所制。所以,土壅木郁,体现的关系是相侮传变

109~110. 答案:C、A 解析:肾阳为一身阳气之本,"五脏之阳气,非此不能发",能推动和激发脏腑经络的各种功能,温煦全身脏腑形体官窍,进而促进精血津液的化生和运行输布,加速机体的新陈代谢,并激发精血津液化生为气或能量,即促进"有形化无形"的气化过程;肾阴为一身阴气之源,"五脏之阴气,非此不能滋",能抑制和调控脏腑的各种功能,滋润全身脏腑形体官窍,进而调节机体的新陈代谢,调控机体的气化过程,减缓精血津液的化生及运行输布,并使气凝聚成形而为精血津液,即所谓"无形化有形"。故肾有"水火之宅"之称。脾有运化水液的功能。运化水液,是指脾气有吸收、转输水液,调节水液代谢的功能,若脾运化水液的功能失常,必然导致水液在体内停聚而产生水湿痰饮等病理产物,甚至导致水肿,故脾为"生痰之源"。

111~112. 答案:C、E 解析:《素问·灵兰秘典论》曰:"小肠者,受盛之官,化物出焉……肾者,作强之官,伎巧出焉。"

113~114. 答案:D、B 解析:在津液中,质地较清稀,流动性较大,布散于体表皮肤、肌肉和孔窍,并能渗入血脉之内,起滋润作用的,称为津;质地较浓稠,流动性较小,灌注于骨节、脏腑、脑、髓等,起濡养作用的,称为液。血主要具有濡养和化神两个方面的功能。

115~116. 答案:D、A 解析:任脉有调节阴经气血,为"阴脉之海";冲主胞胎,调节十二经气血,与女子月经及孕育功能有关,所以因流产而失血过多,导致月经不调,久不怀孕,其病在冲脉、任脉。阴阳跷脉交会于目内眦,主司下肢运动和眼睑开合。

117~118. 答案:E、D 解析:疠气是有别于六淫而具有强烈传染性的外感病邪。自然环境变化剧烈时,疠气易产生流行,侵入发为疫疠。"久卧伤气"为过逸引起的。既是疾病过程中的病理产物,又是某些疾病的致病因素是痰饮、瘀血。

119~120. 答案:A、C 解析:气滞,主要由于情志抑郁,或痰、湿、食积、热郁、瘀血等的阻滞,影响到气的流通;或因脏腑功能失调,如肝气失于疏泄等。气脱,即气不内守,大量向外亡失,以致功能突然衰竭的一种病理状态,气脱多由于正不敌邪,或慢性疾病,正气长期消耗而衰竭,以致气不内守而外脱;或因大出血、大汗等气随血脱或气随津泄而致气脱,从而出现功能突然衰竭的病理状态。气脱可见

面色苍白、汗出不止、目闭口开、全身瘫软、手撒、二便失禁、脉微欲绝或虚大无根等症状。所以，肝病日久，两胁胀满疼痛，并见舌质瘀斑瘀点，其病机是气滞血瘀。产后大出血，继则冷汗淋漓，甚则晕厥，其病机是气随血脱。

121~122. 答案：B、A 解析：苔黄而腻，主湿热蕴结、痰饮化热或食积热腐。类剥苔多为血虚，或气血两虚。薄黄苔提示热势清浅，常见于外感风热表证或风寒化热。苔灰黑而湿润主阳虚寒湿内盛，或痰湿内停。苔灰黑而干燥，多为热盛津伤，也可见于阴虚火旺。

123~124. 答案：B、C 解析：鼻塞流浊涕多属外感风热；鼻流浊涕腥臭多属鼻渊，为外邪侵袭或胆经蕴热上攻于鼻所致。A多属热证，D多属肺胃蕴热灼伤鼻络，E属外感风寒。

125~126. 答案：A、E 解析：五脏皆令人咳，肾水亏乏之咳嗽表现为夜间咳甚，因为肾水本属阴，夜间阴气为盛，两阴相得，故夜间咳嗽加重；脾气、脾阳亏虚之咳嗽表现为天亮加重，因为脾气脾阳属阳，天亮阳气为盛，两阳相得，故日间咳嗽加重。

127~128. 答案：D、E 解析：弦脉主肝胆病、疼痛、痰饮，滑脉主痰湿、实热、食积，促脉主阳热亢盛、瘀滞、痰食停积，涩脉主精伤、血少、气滞、血瘀、痰食内停，数脉主热证、里虚证。故胸痹心痛患者多见涩脉，心烦不寐患者多见数脉。

129~130. 答案：D、B 解析：肝胃不和表现为胃脘、胁肋胀满疼痛，走窜不定，嗳气，吞酸嘈杂，呃逆，不思饮食，情绪抑郁，善太息，或烦躁易怒，舌淡红，苔薄黄，脉弦；胃阴虚表现为胃脘嘈杂，饥不欲食，或痞胀不舒，隐隐灼痛，干呕，呃逆，口燥咽干，大便干结，小便短少，舌红少苔乏津，脉细数。

131~132. 答案：A、C 解析：相须，即性能功效相类似的药物配合应用，可以增强其原有疗效。相使，即将性能功效方面有某种共性的药物配合应用，以一种药物为主，另一种药物为辅，辅药能提高主药的疗效。相畏指药物之间的互相抑制作用，药物毒性或副作用能被另一种药物消减。相杀指药物能减轻或消除另一种药物的毒性或副作用。相恶即两种药物合用，一种药物与另一药物相作用而致原有功效降低，甚至丧失药效。

133~134. 答案：A、A 解析：大黄泄热通肠，凉血解毒，逐瘀通经。内服可用于实热便秘，积滞腹痛，泻痢不爽，湿热黄疸，血热吐衄，目赤，咽肿，肠痈腹痛，痈肿疔疮，瘀血经闭，跌打损伤；外治水火烫伤，口疮糜烂，热毒疮疖。

135~136. 答案：D、A 解析：小茴香长于治疗寒疝腹痛、睾丸偏坠。丁香温肾助阳，有壮阳起痿之功，适用于肾虚阳痿，常与淫羊藿、巴戟天、附子等补肾壮阳药同用。

137~138. 答案：E、B 解析：葶苈子功能消痰平喘，利水消肿。杏仁功能止咳平喘，润肠通便，有小毒。白芥子功能温肺祛痰，利气散结，通络止痛。黄药子功能消痰散结，清热解毒。苏子功能止咳平喘，润肠通便。

139~140. 答案：C、C 解析：枸杞子的功效为补肝肾阴，益精，补血，明目。五倍子的功效为止泻，止血，敛汗，涩精，化痰止咳。莲子的功效为益肾固精，补脾止泻，养心安神。诃子的功效为止泻，清肺止咳，利咽开音，止血。金樱子的功效为固精缩尿，止带止泻。

141~142. 答案：D、E 解析：麻子仁丸主治肠胃燥热，津液不足。大黄附子汤主治寒积里实证。

143~144. 答案：A、E 解析：方中柴胡、黄芩和解少阳；枳实、大黄内泻热结，芍药助柴胡、黄芩清肝胆之热，合枳实、大黄治腹中实痛；半夏和胃降浊以止呕逆，生姜、大枣既助半夏和胃止呕，又能调营卫而和诸药。诸药合用，共奏和解少阳、内泻结热之功。

145~146. 答案：D、E 解析：麦门冬汤的药物组成为麦门冬、半夏、人参、甘草、粳米、大枣。养阴清肺汤的药物组成为生地、麦门冬、生甘草、玄参、贝母、丹皮、薄荷、炒白芍。

147~148. 答案：A、B 解析：香薷散祛暑解表，化湿和中，主治夏月佐于寒湿之阴暑证。新加香薷饮祛暑解表，清热化湿，主治暑湿复感于寒湿证。

149~150. 答案：A、D 解析：A健脾和胃，消食止泻，主治脾胃虚弱，食积内停证。B消食，导滞，和胃。C透邪解郁，疏肝理脾，主治阳郁厥逆证及肝郁脾滞之证。D补脾泻肝，缓急止痛，主治脾虚肝强之痛泻证。E清解里热，解肌散邪，主治表证未解，邪热入里之证。

第二单元

1. 答案：C　解析：①胸痛伴有咳嗽、咳痰和（或）发热，常见于气管、支气管和肺部疾病。②胸痛伴呼吸困难常提示病变累及范围较大，如大叶性肺炎、自发性气胸、渗出性胸膜炎和肺栓塞等。③胸痛伴咯血，主要见于肺栓塞、支气管肺癌。④胸痛伴苍白、大汗、血压下降或休克时，多见于心肌梗死、夹层动脉瘤、主动脉窦瘤破裂和大块肺栓塞。⑤胸痛伴吞咽困难多提示食管疾病，如反流性食管炎等。

2. 答案：A　解析：①咳嗽声音嘶哑，见于急性喉炎、声带炎、喉结核、喉癌与喉返神经麻痹；②金属音调咳嗽声音高亢，见于主动脉瘤、纵隔肿瘤和肺癌压迫气管等；③鸡鸣样咳嗽，呈阵发性、连续咳嗽伴有回声，见于会厌、喉部疾患，气管受压和百日咳等；④咳声低微甚或无声，见于极度衰弱或声带麻痹。

3. 答案：E　解析：呼吸困难分为以下五种类型，①肺源性呼吸困难；②心源性呼吸困难，主要是由于左心和（或）右心衰竭引起，尤其是左心衰竭时呼吸困难更为严重，急性左心衰竭时，常可出现夜间阵发性呼吸困难，表现为夜间睡眠中突感胸闷气急，被迫坐起，惊恐不安；③中毒性呼吸困难；④神经精神性呼吸困难；⑤血液病引起的呼吸困难。

4. 答案：D　解析：中枢性呕吐的病因有：①神经系统疾病：颅内感染，如各种脑炎、脑膜炎、脑脓肿；脑血管疾病，如脑出血、脑栓塞、脑血栓形成、高血压脑病及偏头痛等；颅脑损伤，如脑挫裂伤或颅内血肿；癫痫，特别是持续状态。②全身性疾病，如尿毒症、肝性脑病、糖尿病酮症酸中毒、甲亢危象、甲状旁腺危象、肾上腺皮质功能不全、低血糖、低钠血症及早孕等均可引起呕吐。③药物，如某些抗生素、抗癌药、洋地黄、吗啡等可因兴奋呕吐中枢而致呕吐。④中毒，乙醇、重金属、一氧化碳、有机磷农药、鼠药等中毒均可引起呕吐。⑤精神因素，胃肠神经症、癔症、神经性厌食等。

5. 答案：C　解析：当出血量较少或在胃内停留时间长时，呕吐物呈咖啡残渣样，多提示为胃溃疡。

6. 答案：B　解析：溶血性黄疸是指由于大量红细胞被破坏，形成大量非结合胆红素，超过肝细胞的摄取、结合与排泌能力所致的疾病。另一方面，由于溶血造成的贫血、缺氧和红细胞破坏产物的毒性作用，削弱了肝细胞对胆红素的代谢功能，使非结合胆红素在血中潴留，血清总胆红素（TB）增加，以非结合胆红素（UCB）为主，结合胆红素（CB）基本正常。由于血中 UCB 增加，故 CB 形成也代偿性增加，从胆道排至肠道也增加，致尿胆原增加，粪胆原随之增加，便色加深。肠内的尿胆原增加，重吸收至肝内者也增加。由于缺氧及毒素作用，肝脏处理增多尿胆原的能力降低，致血中尿胆原增加，并从肾排出，故尿中尿胆原增加，但无胆红素。

7. 答案：D　解析：低钙血症的发病机制大体分为三类：原发性甲状旁腺功能减退症、靶器官功能障碍和其他因素。具体涉及细胞外液的钙扩散并沉积于骨骼过多、钙从肾脏排出过多、肠黏膜吸收钙量过少等环节。最突出的临床表现，轻症时出现手指、脚趾及口周的感觉异常、四肢发麻、刺痛，手足抽动；当血钙进一步降低时，可发生手足搐搦；严重时全身骨骼及平滑肌痉挛。因此低钙血症的抽搐表现不是脑部疾病引起的。

8. 答案：A　解析：意识是大脑功能活动的综合表现，即对环境的知觉状态。判断患者的意识状态多采用问诊的办法，即通过交谈了解患者的思维、反应、情感、计算及定向力等方面的情况。对较为严重者，尚应进行痛觉试验、瞳孔反射等检查，以确定患者意识障碍的程度。

9. 答案：E　解析：现病史是病史中的主体部分，它记述患者患病后的全过程，即发生、发展、演变和诊治经过。

10. 答案：A　解析：正常汗液无特殊强烈刺激气味。酸性汗液见于风湿热和长期服用水杨酸、阿司匹林等解热镇痛药物的患者；特殊的狐臭味见于腋臭等患者。

11. 答案：C　解析：浅表淋巴结组群与其引流淋巴结组群引流区耳后及乳突区头皮颈深上群鼻咽部颈深下群咽喉、气管、甲状腺左侧锁骨上群食管、胃左侧锁骨下群气管、胸膜、肺颌下群口底、颊黏膜、牙龈颏下群颏下三角、舌、唇腋窝组躯干上部、乳腺、胸壁腹股沟组下肢及会阴。

12. 答案：E　解析：强迫仰卧位：患者仰卧，双腿蜷曲,借以减轻腹部肌肉的紧张程度,见于急性腹膜炎等。强迫侧卧位:有胸膜疾病的患者多采取患侧卧位,可限制患侧胸廓活动而减轻疼痛和有利于健侧代偿呼吸,见于一侧胸膜炎和大量胸腔积液的患者。强迫俯卧位:俯卧位可减轻脊背肌肉的紧张程度,见于脊柱疾病。强迫坐位:亦称端坐呼吸,患者坐于床沿上,以两手置于膝盖或扶持床边,该体位便于辅助呼吸肌参与呼吸运动,加大膈肌活动度,增加肺通气量,并减少回心血量和减轻心脏负担,见于心、肺功能不全者。辗转体位:患者辗转反侧,坐卧不安,见于胆石症、胆道蛔虫症、肾绞痛等。角弓反张:患者颈及脊背肌肉强直,出现头向后仰,胸腹前凸,背过伸,躯干呈弓形,见于破伤风及小儿脑膜炎。

13. 答案:B 解析:匙状甲又称反甲,特点为指甲中央凹陷,边缘翘起,指甲变薄,表面粗糙有条纹,常见于缺铁性贫血和高原疾病,偶见于风湿热及甲癣。

14. 答案:A 解析:病理情况下,瞳孔缩小见于虹膜炎症、中毒(有机磷类农药)、药物反应(毛果芸香碱、吗啡、氯丙嗪)等。瞳孔扩大见于外伤、颈交感神经刺激、青光眼绝对期、视神经萎缩、药物影响(阿托品、可卡因)等。双侧瞳孔散大并伴有对光反射消失为濒死状态的表现。一侧眼交感神经麻痹,产生 Horner 综合征,出现瞳孔缩小、眼睑下垂和眼球下陷、同侧结膜充血及面部无汗。

15. 答案:B 解析:肝颈静脉回流征:右心衰竭或缩窄性心包炎的病人,如按压其肿大的肝脏时,则颈静脉充盈更为明显,称肝颈静脉回流征。是因右心衰时血量增加,但右心房淤血或右心室舒张受限,不能完全接受回流血量,而致颈静脉充盈更为明显。而上腔静脉阻塞综合征只会出现颈静脉充盈、怒张。

16. 答案:A 解析:心浊音界向左下增大,心腰加深,心界似靴形见于左心室增大,如高血压性心脏病、主动脉瓣关闭不全等;心浊音界向两侧增大,且左界向左下增大,称普大型,见于左、右心室增大,如扩张型心肌病等;胸骨左缘第2、3肋间心界大,心腰更为丰满或膨出,心界如梨形,见于二尖瓣狭窄等;心包积液时候两侧增大,相对、绝对浊音界几乎相同,并随体位而改变,坐位时心界呈三角形烧瓶样,卧位时心底部浊音增宽。

17. 答案:B 解析:左心衰竭主要为肺淤血的体征:①视诊:有不同程度的呼吸急促、轻微发绀、高枕卧位或端坐体位。急性肺水肿时可自口、鼻涌出大量粉红色泡沫,呼吸窘迫,并大汗淋漓。②触诊:严重者可出现交替脉。③叩诊:除原发性心脏病体征外,通常无特殊发现。④听诊:心率增快,心尖区及其内侧可闻及舒张期奔马律。

18. 答案:C 解析:心包摩擦音指脏层与壁层心包由于生物性或理化因素致纤维蛋白沉积而粗糙,以致在心脏搏动时产生摩擦而出现的声音。音质粗糙、高音调、搔抓样、比较表浅,类似纸张摩擦的声音。在心前区或胸骨左缘第3、4肋间最响亮,坐位前倾及呼气末更明显。典型者摩擦音的声音呈三相:心房收缩-心室收缩-心室舒张期,但多为心室收缩-心室舒张的双期摩擦音,有时也可仅出现在收缩期。心包摩擦音与心搏一致,屏气时摩擦音仍存在,可据此与胸膜摩擦音相鉴别。

19. 答案:B 解析:肺内空腔性病变如其腔径大于3~4cm,且靠近胸壁时,如空洞型肺结核、肺脓肿液化和肺囊肿等,叩诊可呈鼓音。若空洞巨大,位置表浅且腔壁光滑或张力性气胸的患者,叩诊时局部虽呈鼓音,但因具有金属性回响,故又称为空瓮音。

20. 答案:E 解析:当医师用手触诊腹部出现压痛后,用并拢的2~3个手指(示、中、无名指)压于原处稍停片刻,使压痛感觉趋于稳定,然后迅速将手抬起,如此时患者感觉腹痛骤然加重,并常伴有痛苦表情或呻吟,称为反跳痛。反跳痛是腹膜壁层已受炎症累及的征象,突然抬手时腹膜被激惹所致,是腹内脏器病变累及邻近腹膜的标志。疼痛也可发生在远离受试的部位,提示局部或弥漫性腹膜炎。腹膜炎患者常有腹肌紧张、压痛与反跳痛,称腹膜刺激征,亦称腹膜炎三联征。

21. 答案:E 解析:大脑皮质运动区或锥体束损害引起对侧肌肉单瘫或偏瘫,称上运动神经元瘫痪、中枢性瘫痪或痉挛性瘫痪。其主要特点为瘫痪肌肉肌张力增高,腱反射亢进,出现病理反射,瘫痪肌肉无萎缩,肌电图显示神经传导正常,无失神经支配电位。

22. 答案:B 解析:肛门检查常用的体位有肘

膝位、左侧卧位、仰卧位或截石位、蹲位。

23. 答案:B 解析:A项增高多见于慢性感染、慢性肝病、肝癌、淋巴瘤及系统性红斑狼疮、类风湿关节炎等自身免疫性疾病。B项阳性主要见于系统性红斑狼疮,其阳性率达96%,也可出现在类风湿关节炎、皮肌炎、系统性硬化病、干燥综合征、慢性肝炎等,但滴度较低。C项减低多见于血清病、链球菌感染所致的肾小球肾炎、系统性红斑狼疮、自身免疫性溶血性贫血、类风湿关节炎等。D、E项在临床上常作为测定人体细胞免疫功能的指标之一。

24. 答案:D 解析:病理性蛋白尿可分为肾小球性蛋白尿,如急慢性肾炎、狼疮性肾病、糖尿病肾病等;肾小管性蛋白,如肾小管酸中毒、镇痛药引起的肾病、抗生素的肾毒表现等;溢出性蛋白尿(也称凝溶蛋白尿),见于多发性骨髓瘤、原发性淀粉样变、巨球蛋白血症等;组织性蛋白尿,如肾脏炎症、妊娠中毒。A、B项多见于青少年,尿中蛋白一过性增加,肾功能正常。C项主要表现为直立位排逾量尿蛋白,但卧位时正常,可借直立试验予以证实,但肾功能、生化、B超检查、静脉肾盂造影等项检查均处于正常范围内。此三项均不可认为是病理性。

25. 答案:D 解析:渗出液多能自凝,颜色不定,多浑浊,比重>1.018,细胞计数>500×10^6/L,可找到致病菌,黏蛋白定性阳性。漏出液多非炎症所致,色淡黄,呈浆液性,透明或微浑,比重<1.018,不自凝,黏蛋白定量阴性,细胞计数常<100×10^6/L。

26. 答案:D 解析:A项对肺、纵隔、脊柱、骨折等方面的疾病是首选。B项在中枢神经系统的检查中已普遍运用,其次对腹部肝胆胰、腹腔前后间隙及各种软组织构成的器官包括泌尿系统占位性疾病较有优势。C项在临床上用于甲状腺、肝脏、脑、肾脏、胎盘、心脏大血管、胃、肺、淋巴、胰腺等脏器疾病的诊断和鉴别诊断,但对腹部实质性脏器不常用。D项能清晰显示脏器大小、边缘形态、毗邻关系和内部回声。E项可检查食道、胃肠、气管、腹腔、膀胱、关节,甚至大脑等组织。

27. 答案:C 解析:肺动脉高压的X线表现:①心脏改变:右心房、右心室扩大(多为肺动脉高压引起右心室肥厚后的表现,不是肺动脉高压的早期表现),肺动脉段"圆锥部"膨突,右前斜位胸片圆锥高度≥7mm,主动脉结缩小。②右下肺动脉干扩张,

>15mm为异常,其扩张程度与肺动脉高压相关,右下肺动脉横径与气管横径比值≥1.07。③肺门阴影增宽。④心胸比率增大:正常心胸比率<0.5,肺动脉高压时心胸比>0.5。⑤中心肺动脉扩张:外周分支细小,两者形成鲜明对比。

28. 答案:D 解析:TT$_3$是诊断T$_3$型甲亢的特异指标。TT$_4$是判定甲状腺功能最基本的是筛选指标。FT$_3$、FT$_4$敏感性和特异性分别明显高于总T$_3$(TT$_3$)、总T$_4$(TT$_4$)。TSH(游离甲状腺素浓度)比T$_3$、T$_4$更能迅速而显著地反映甲状腺功能改变。

29. 答案:E 解析:干性胸膜炎常呈尖锐刺痛或撕裂痛,伴呼吸时加重,屏气时消失。带状疱疹呈阵发性的灼痛或刺痛;原发性肺癌可有胸部闷痛;食管炎常呈压榨样痛,可伴有窒息感;心肌梗死疼痛剧烈并有恐惧、濒死感。

30. 答案:B 解析:血清糖化血红蛋白不受血糖浓度暂时波动的影响,是糖尿病诊断和监控的重要指标。其正常值为4%~6%。

31. 答案:D 解析:中性粒细胞病理性减少见于:①感染性疾病:病毒感染最常见,如流行性感冒、病毒性肝炎、麻疹、风疹、水痘等;某些革兰阴性杆菌感染,如伤寒及副伤寒等;某些原虫感染,如恙虫病、疟疾等。②血液病:如再生障碍性贫血、粒细胞减少症、粒细胞缺乏症、非白血性白血病、恶性组织细胞病等。③自身免疫性疾病:如系统性红斑狼疮等。④单核-巨噬细胞系统功能亢进:如脾功能亢进,见于各种原因引起的脾脏肿大(如肝硬化等)。⑤药物及理化因素的作用:物理因素如X线、γ射线、放射性核素等,化学物质如苯、铅、汞等,化学药物如氯霉素、磺胺类药、抗肿瘤药、抗糖尿病药物及抗甲状腺药物等,均可引起白细胞及中性粒细胞减少。糖尿病酮症酸中毒、急性心肌梗死、急性大出血、恶性肿瘤可见中性粒细胞增多。

32. 答案:C 解析:颗粒管型分为粗颗粒管型和细颗粒管型,粗颗粒管型见于慢性肾炎、肾盂肾炎、药物毒性所致的肾小管损害;细颗粒管型见于慢性肾炎、急性肾炎后期。

33. 答案:E 解析:肝囊肿可见局限性肝肿大;脂肪肝所致的肝肿大,质软或稍韧,表面光滑,无压痛;肝硬化早期肝常增大,晚期则缩小变硬,表面呈结节状或巨块状,高低不平,边缘不整,压痛明显;

慢性肝炎时肝脏肿大较明显,质韧或稍硬,压痛较轻;肝淤血时肝脏明显肿大,质韧,表面光滑,边缘圆钝,有压痛。

34. 答案:A 解析:其高者,因而越之;其下者,引而竭之;中满者,写之于内;其有邪者,渍形以为汗;其在皮者,汗而发之;其慓悍者,按而收之;其实者,散而写之。审其阴阳,以别柔刚,阳病治阴,阴病治阳,定其血气,各守其乡,血实宜决之,气虚宜掣引之。

35. 答案:E 解析:精脱者,耳聋;气脱者,目不明;津脱者,腠理开,汗大泄;液脱者,骨属屈伸不利,色夭,脑髓消,胫酸,耳数鸣;血脱者,色白,夭然不泽,其脉空虚,此其候也。

36. 答案:A 解析:黄帝问曰:肺之令人咳,何也?岐伯对曰:五藏六府皆令人咳,非独肺也。帝曰:愿闻其状。岐伯曰:皮毛者,肺之合也,皮毛先受邪气,邪气以从其合也。其寒饮食入胃,从肺脉上至于肺,则肺寒,肺寒则外内合邪,因而客之,则为肺咳。五藏各以其时受病,非其时,各传以与之。人与天地相参,故五藏各以治时,感于寒则受病,微则为咳,甚者为泄为痛。乘秋则肺先受邪,乘春则肝先受之,乘夏则心先受之,乘至阴则脾先受之,乘冬则肾先受之。

37. 答案:C 解析:少阴病,下利清谷,里寒外热,手足厥逆,脉微欲绝,身反不恶寒,其人面色赤,或腹痛,或干呕,或咽痛,或利止脉不出者,通脉四逆汤主之。病机为阴盛于内,格阳于外,治疗用通脉四逆汤破阴回阳,通达内外。

38. 答案:D 解析:阳明之为病,胃家实是也。阳明病以病机为提纲。胃家包括胃与大小肠。胃家实是阳明病胃肠燥热亢盛,正气抗邪有力的病理概括。

39. 答案:A 解析:诸肢节疼痛,身体尪羸,脚肿如脱,头眩短气,温温欲吐,桂枝芍药知母汤主之。血痹阴阳俱微,寸口关上微,尺中小紧,外证身体不仁,如风痹状,黄芪桂枝五物汤主之。脉得诸芤动微紧,男子失精,女子梦交,桂枝加龙骨牡蛎汤主之。大逆上气,咽喉不利,止逆下气者,麦门冬汤主之。风湿,脉浮,身重,汗出,恶风者,防己黄芪汤主之。

40. 答案:B 解析:胸痹之病,喘息咳唾,胸背痛,短气,寸口脉沉而迟,关上小紧数,栝蒌薤白白酒汤主之。温病后期阴虚发热,"夜热早凉,热退无汗",能食消瘦,舌红苔少,脉沉细数,以青蒿鳖甲汤滋阴透热外出。血痹阴阳俱微,寸口关上微,尺中小紧,外证身体不仁,如风痹状,黄芪桂枝五物汤主之。病腹满,发热十日,脉浮而数,饮食如故,厚朴七物汤主之。手足厥寒,脉细欲绝者,当归四逆汤主之。

41. 答案:B 解析:湿性黏滞,滞而难化缠绵。初感湿温,多以卫气同病,湿邪遏阻清阳,上焦太阴肺气化不利,太阴脾为湿土之脏,故与湿邪同气相求,手足太阴受湿邪所困,肺脾两脏主一身之气,故肺脏清阳被遏而出现头痛恶寒,身重疼痛,脾胃被湿所困而出现面色淡黄,胸闷不饥,舌白不渴,脉弦细而濡等症。

42. 答案:E 解析:激动药是对受体有较强的亲和力且有一定内在活性的药物。拮抗药仅对受体有亲和力。所以药物与特异性受体结合后,可能激动受体,也可能阻断受体,这取决于药物是否具有内在活性。

43. 答案:D 解析:药物的选择性指药物在适当剂量时只对少数器官或组织产生明显作用。

44. 答案:D 解析:新斯的明治疗重症肌无力机制为抑制血清中的抗胆碱酯酶活性而发挥完全拟胆碱作用,即可兴奋骨骼肌 N_2 受体。

45. 答案:B 解析:阿托品的不良反应有心动过速、便秘、出汗减少、口鼻咽喉干燥、视力模糊、皮肤潮红、排尿困难、口干、眼压升高、过敏性皮疹或疱疹。

46. 答案:D 解析:酚妥拉明可用于治疗顽固性充血性心力衰竭的主要原因是其可扩张外周小动脉,减轻心脏后负荷。

47. 答案:E 解析:肾上腺素受体阻断药分为αβ受体阻断药、α受体阻断药及β受体阻断药三大类。α受体阻断药主要起降压、兴奋心脏作用;β受体阻断药主要起抑制心血管系统,收缩支气管平滑肌、抑制代谢等作用。

48. 答案:D 解析:左旋多巴进入大脑后,经多巴脱羧酶脱羧而转变成多巴胺,补充纹状体中多巴胺的不足。

49. 答案:C 解析:吗啡的外周作用主要表现

在三个方面。①可使消化道平滑肌和括约肌兴奋收缩,推动性蠕动减弱,引起便秘;使支气管平滑肌张力增加。②可促进内源性组胺的释放而使外周血管扩张、血压下降;使脑血管扩张,颅压增高。③能提高膀胱括约肌张力,引起尿潴留。

50. 答案:B 解析:异丙嗪的药理作用包括抗组胺作用、止吐作用、抗晕动症、镇静催眠作用。

51. 答案:D 解析:卡托普利可以抑制 RAA 系统的血管紧张素转换酶,阻止血管紧张素Ⅰ转换成血管紧张素Ⅱ,并能抑制醛固酮分泌,减少水钠潴留,从而降低血压。

52. 答案:D 解析:钙拮抗剂可加重水钠潴留。

53. 答案:B 解析:维拉帕米用于治疗阵发性室上性心动过速。奎尼丁用于治疗慢性心房纤颤和心房扑动。利多卡因为酰胺类局麻药及抗心律失常药。普萘洛尔用于房性及室性早搏、窦性及室上性心动过速、心绞痛、急性心梗、高血压等疾病。普鲁卡因胺用于阵发性心动过速、频发早搏。

54. 答案:D 解析:硝酸甘油是心绞痛发作时的首选速效药物。

55. 答案:C 解析:苯巴比妥可以诱导肝酶的合成,合用可加速药物的代谢。

56. 答案:E 解析:链激酶通过激活纤溶酶,加速溶解纤维蛋白,进而溶解血栓。

57. 答案:E 解析:二丙酸倍氯米松属于糖皮质激素类平喘药物。氨茶碱适用于支气管哮喘、喘息型支气管炎、阻塞性肺气肿等以缓解喘息症状,也可用于由心力衰竭引起的喘憋。肾上腺素还可使心脏收缩力上升,心脏、肝等的血管扩张和皮肤、黏膜的血管缩小。色甘酸钠用于过敏性鼻炎和季节性花粉症。异丙肾上腺素治疗支气管哮喘、心源性或感染性休克、完全性房室传导阻滞、心搏骤停。

58. 答案:E 解析:糖皮质激素具有抑制机体免疫特性,可延长或加重病毒感染者的病情。

59. 答案:A 解析:2型糖尿病患者经饮食治疗无效后首先采取降糖药物治疗,无效才采取胰岛素治疗。

60. 答案:B 解析:青霉素为β-内酰胺类抗生素,化学结构中含有β-内酰胺环,该环是产生抗菌作用的必需结构,裂解则失去抗菌活性。

61. 答案:B 解析:红霉素对军团菌感染效果最好。林可霉素抑制细菌的蛋白质合成。庆大霉素对大肠杆菌、产气杆菌、克雷白杆菌、奇异变形杆菌、某些吲哚变形杆菌、绿脓杆菌、某些奈瑟菌、某些无色素沙雷杆菌和志贺菌等革兰阴性菌有抗菌作用。万古霉素多用于耐药菌感染的治疗,对青霉素G和多种抗生素耐药的金葡菌、肺炎球菌等。多黏菌素适用于某些革兰阴性菌,如大肠杆菌、肺炎杆菌、绿脓杆菌所致感染,但临床趋向淘汰。

62. 答案:D 解析:氯霉素对革兰阳性、阴性菌均有抑制作用,且对后者的作用较强,其中对伤寒杆菌、流感杆菌、副流感杆菌和百日咳杆菌的作用比其他抗生素强,对立克次体感染如斑疹伤寒也有效。多西环素用于治疗霍乱,预防恶性疟疾和钩端螺旋体感染。四环素为广谱抑菌剂,对多数立克次体属敏感,立克次体病包括流行性斑疹伤寒等。链霉素可杀灭或者抑制结核杆菌的生长。氯霉素用于治疗泌尿系统感染。头孢氨苄用于敏感菌所致的呼吸道感染、泌尿道感染、妇产科感染、皮肤及软组织感染、淋病等。

63. 答案:B 解析:氟康唑抗真菌的作用机制为抑制真菌细胞膜必要成分麦角甾醇合成酶,使麦角甾醇合成受阻,破坏真菌细胞壁的完整性,抑制其生长繁殖。

64. 答案:B 解析:乙胺丁醇的不良反应有视神经损伤、末梢神经炎、过敏反应、胃肠道反应和高尿酸血症。

65. 答案:C 解析:传染病的基本特征为有传染性、病原体、感染后免疫性和流行病学特征。

66. 答案:A 解析:HBsAg 是乙肝病毒外壳上的抗原物质,所以在血清中最先出现。B、D、E 均为抗体,抗体都需要免疫应答的过程,所以出现较晚。而 C 是存在于病毒细胞核中的抗原物质,只有当病毒复制或是被破坏后才能在血清中检测到。

67. 答案:A 解析:感染过程有病原体被清除、隐性感染、显性感染、病原携带状态、潜伏性感染。一般隐性感染者最多见,病原携带者次之,显性感染者比率最低,但一旦出现最易识别。仅少数传染病存在潜伏性感染者。

68. 答案:B 解析:甲肝病毒属微小 RNA 病毒科,人类嗜肝 RNA 病毒属;乙肝病毒属嗜肝 DNA 病毒;丙肝病毒属 RNA 病毒,黄病毒属;丁肝病毒是一种缺陷的负链 RNA 病毒;戊肝病毒属于肝炎病毒科肝炎病毒属。

69. 答案:A　解析:肺炎型流感多发生在 2 岁以下的小儿,或原有慢性基础疾病者。

70. 答案:E　解析:流感的治疗原则:①隔离患者。②及早应用抗流感病毒药物治疗。③加强支持治疗及防治并发症。④合理应用对症治疗药物。流感属于病毒感染,应用抗生素无效。

71. 答案:E　解析:人禽流感是由甲型禽流感病毒引起的人、禽、畜共患的急性传染病。传染源主要为病禽、健康带毒的禽,特别是感染 H5N1 亚型病毒的鸡、鸭。其他禽类、野禽或猪也有可能成为传染源。患者是否为人禽流感传染源尚待进一步确定。禽流感一年四季均可发生,但冬、春季节多暴发流行。抗流感病毒治疗:应在发病 48 小时内试用抗流感病毒药物。

72. 答案:D　解析:无症状感染,可由原发感染或急性感染症状消失后延伸而来,持续时间一般是 6～8 年,短可数月,长可达 15 年。

73. 答案:E　解析:以防蚊、灭蚊及预防接种为预防乙脑的关键。具体措施包括控制传染源、切断传播途径、保护易感人群。

74. 答案:D　解析:脑脊液检查是确诊的重要方法,可见脑脊液压力升高,外观混浊,白细胞明显增高,蛋白质增高,而糖及氯化物明显降低。

75. 答案:C　解析:霍乱典型病例病程分为泻吐期、脱水期、恢复期或反应期。其中泻吐期多以剧烈腹泻开始,一般无发热和腹痛,无里急后重,呕吐多在腹泻数次后出现。

76. 答案:C　解析:流行性出血热的病理改变以小血管壁水肿、充血和坏死为主要特点,主要的病理变化以小血管和肾脏最显著。

77. 答案:D　解析:艾滋病的临床表现主要有 5 种:体质性疾病、神经系统症状、严重的细胞免疫缺陷出现的各种机会性感染、免疫缺陷继发的肿瘤和免疫缺陷并发的其他疾病。并且艾滋病毒只侵犯免疫细胞,对血小板无影响,因此可以不出现皮肤黏膜出血。

78. 答案:C　解析:流脑属化脓性炎症,所以感染灶中炎症细胞数量大于正常值,且以中性粒细胞为主。

79. 答案:D　解析:治疗伤寒的首选抗生素是氟喹诺酮类。目前常用的药物有氧氟沙星、左氧氟沙星、环丙沙星等。

80. 答案:E　解析:中毒型菌痢伴有的酸碱平衡失调类型为代谢性或伴有呼吸性酸中毒,所以需纠正酸中毒。

81. 答案:A　解析:知情同意权是指患者有权悉自己的病情并可以对医务人员所采取的医疗防治措施、药物使用等决定取舍。从完整意义上来说,知情同意权包括了解权、被告知权、拒绝权和同意权,是患者充分行使自主权的前提和基础。所以婴幼患儿可以由监护人决定其诊疗方案是尊重患者知情同意权。

82. 答案:A　解析:公正指在医疗服务中一视同仁,公平、正直地对待每一位患者,公正分配医疗卫生资源。尊重指在医疗活动中,同情、关心、体贴患者,尊重患者的人格,尊重患者的自主决定权,尊重患者的隐私,尊重患者家属。无伤指从患者的利益出发,为患者提供最佳的诊治、护理,努力避免对患者造成不应有的伤害,不做过度检查,不做过度治疗。审慎即周密谨慎,指医务人员在医疗行为之前的周密思考和医疗过程中的谨慎认真。良心是医务人员道德情感的深化,是医务人员在履行义务的过程中形成的道德责任感和自我评价能力。

83. 答案:B　解析:最优化原则指在临床诊疗中诊疗方案要以最小的代价获得最大效益的决策原则,也叫最佳方案原则。其内容为:疗效最佳、安全无害、痛苦最小、耗费最少。最优化原则是最普通、最基本的治疗原则。

84. 答案:C　解析:药物治疗的道德要求:①对症下药,剂量安全。②合理配伍,细致观察。③节约费用,公正分配。

85. 答案:B　解析:生命价值论是生命神圣与生命质量统一的理论。判断生命价值高低或大小,主要有两个因素:一是生命的内在价值,即生命本身的质量(体力和智力)是生命价值判断的前提和基础;二是生命的外在价值,即指某一生命对他人、社会的贡献,是生命价值的目的和归宿。

86. 答案:B　解析:医学伦理学以医务工作者的道德为主要研究对象,并对医学发展中出现的各种医学道德现象、道德问题进行研究。

87. 答案:C 解析:我国实施人工辅助生殖技术的伦理原则包括自愿原则、知情同意原则、互盲和保密原则、严格控制实施范围及确保生殖质量原则。实施亲属代孕与严格控制实施范围、确保生殖质量原则相矛盾。

88. 答案:C 解析:受理申请医师执业注册的卫生行政部门,应当在30日内给予申请人书面答复。

89. 答案:B 解析:第二十四条规定:为门(急)诊癌症疼痛患者和中重度慢性疼痛患者开具的麻醉药品、第一类精神药品注射剂,每张处方不得超过3日常用量,控缓释制剂,每张处方不得超过15日常用量。其他剂型,每张处方不得超过7日常用量。

90. 答案:A 解析:疾病预防控制机构、医疗机构和采供血机构及其执行职务的人员发现本法规定的传染病疫情或者发现其他传染病暴发、流行,以及突发原因不明的传染病时,应当遵循疫情报告属地管理原则,按照国务院规定的或者国务院卫生行政部门规定的内容、程序、方式和时限报告。

91. 答案:D 解析:医疗保健机构必须按照国务院卫生行政部门的有关规定,严格执行消毒隔离制度,防止发生院内感染和医源性感染。

92. 答案:C 解析:《突发公共卫生事件应急条例》规定,医疗卫生机构应当对传染病做到早发现、早报告、早隔离、早治疗。

93. 答案:D 解析:太阳病,桂枝证,医反下之,利遂不止,脉促者,表未解也;喘而汗出者,葛根黄芩黄连汤主之。太阳病,发汗后,大汗出,胃中干,烦躁不得眠,欲得饮水者,少少与饮之,令胃气和则愈;若脉浮,小便不利,微热消渴者,五苓散主之。太阳中风,阳浮而阴弱,阳浮者,热自发,阴弱者,汗自出,啬啬恶寒,淅淅恶风,翕翕发热,鼻鸣干呕者,桂枝汤主之。少阴病,始得之,反发热,脉沉者,麻黄细辛附子汤主之。三阳合病,腹满身重,难以转侧,口不仁,面垢,谵语遗尿。发汗则谵语,下之则额上生汗,手足逆冷。若自汗出者,白虎汤主之。

94. 答案:E 解析:师曰:病有风水、有皮水、有正水、有石水、有黄汗。风水,其脉自浮,外证骨节疼痛,恶风;皮水,其脉亦浮,外证胕肿,按之没指,不恶风,其腹如鼓,不渴,当发其汗;正水,其脉沉迟,外证自喘;石水,其脉自沉,外证腹满不喘;黄汗,其脉沉迟,身发热,胸满,四肢头面肿,久不愈,必致痈脓。

95. 答案:B 解析:风温、温热、温疫、温毒、冬温,邪在阳明久羁,或已下,或未下,身热面赤,口干舌燥,甚则齿黑唇裂,脉沉实者,仍可下之;脉虚大,手足心热甚于手足背者,加减复脉汤主之。阳明温病,无汗,实证未剧,不可下。小便不利者,甘苦合化,冬地三黄汤主之。少阴温病,真阴欲竭,壮火复炽,心中烦,不得卧者,黄连阿胶汤主之。夜热早凉,热退无汗,热自阴来者,青蒿鳖甲汤主之。津液不足,无水舟停者,间服增液,再不下者,增液承气汤主之。

96. 答案:B 解析:太阴温病,寸脉大,舌绛而干,法当渴,今反不渴者,热在营中也,清营汤去黄连主之。邪入心包,舌謇肢厥,牛黄丸主之,紫雪丹亦主之。头痛恶寒,身重疼痛,舌白不渴,脉弦细而濡,面色淡黄,胸闷不饥,午后身热,状若阴虚,病难速已,名曰湿温。汗之则神昏耳聋,甚则目瞑不欲言;下之则洞泄;润之则病深不解。长夏深秋冬日同法,三仁汤主之。邪闭心包,神昏舌短,内窍不通,饮不解渴者,牛黄承气汤主之。津液不足,无水舟停者,间服增液,再不下者,增液承气汤主之。

97. 答案:D 解析:湿热证,舌根白,舌尖红。湿渐化热,余湿犹滞。宜辛泄佐清热,如蔻仁、半夏、干菖蒲、大豆黄卷、连翘、绿豆衣、六一散等味。

98. 答案:B 解析:应下失下,正虚不能运药,不运药者死,新加黄龙汤主之。喘促不宁,痰涎壅滞,右寸实大,肺气不降者,宣白承气汤主之。左尺牢坚,小便赤痛,时烦渴甚,导赤承气汤主之。邪闭心包,神昏舌短,内窍不通,饮不解渴者,牛黄承气汤主之。津液不足,无水舟停者,间服增液,再不下者,增液承气汤主之。

99. 答案:D 解析:吗啡能抑制大脑呼吸中枢和咳嗽中枢的活动,使呼吸减慢并产生镇压咳作用。肾上腺素用于心脏骤停、支气管哮喘、过敏性休克,也可治疗荨麻疹、花粉症及鼻黏膜或齿龈出血。异丙肾上腺素主治疗支气管哮喘、心源性或感染性休克、完全性房室传导阻滞、心搏骤停。山莨菪碱用于感染中毒性休克、血管性疾患、各种神经痛等。

100. 答案:A 解析:长期大量服用泼尼松可引起柯兴征,诱发神经精神症状和消化系统溃疡、骨质疏松、生长发育受抑制、并发和加重感染。阿司匹林有恶心、呕吐、上腹部不适或疼痛等不良反应。吲哚美辛会引起口周、舌和四肢麻木,突然心慌、头痛恶心、语言不利、全身颤动、不能自控,甚至晕倒。保泰松有恶心、呕吐、腹痛、便秘等不良反应。布洛芬的不良反应为肠、胃部不适或皮疹、头痛、耳鸣。

101~102. 答案:A、C 解析:X线检查是诊断骨折最常用、最基本的方法,可见骨皮质连续性中断、骨小梁断裂和歪曲,有边缘光滑锐利的线状透亮阴影,即骨折线。超声诊断用于检测心脏、大血管和外周血管的结构、功能及血液动力学状态,包括对各种先天性和后天性心脏病、血管畸形及闭塞性血管病等的诊断。

103~104. 答案:B、A 解析:咳嗽伴杵状指(趾)常见于支气管扩张、慢性肺脓肿、支气管肺癌和脓胸等;咳嗽伴咯血常见于支气管扩张、肺结核、肺脓肿、支气管肺癌、二尖瓣狭窄、支气管结石、肺含铁血黄素沉着症等;咳嗽伴大量脓痰常见于支气管扩张、肺脓肿、肺囊肿合并感染和支气管胸膜瘘等;咳嗽伴有哮鸣音多见于支气管哮喘、慢性喘息性支气管炎、心源性哮喘、气管与支气管异物等。

105~106. 答案:A、B 解析:A项表现为呕血伴慢性反复周期性发作的上腹痛;B项多表现为呕血伴脾大,皮肤有蜘蛛痣、肝掌,腹壁静脉曲张及腹水等;C项表现为呕血伴有皮肤黏膜出血;D项多表现为呕血、黄疸、寒战、发热伴右上腹绞痛;E项表现为呕血、发热、黄疸、皮肤黏膜出血等,如钩端螺旋体病。

107~108. 答案:C、B 解析:抽搐伴血压增高,可见于高血压、肾炎、子痫、铅中毒等。抽搐伴脑膜刺激征,可见于脑膜炎、脑膜脑炎、假性脑膜炎、蛛网膜下腔出血等。伴瞳孔扩大与舌咬伤,可见于癫痫大发作。伴意识丧失,见于癫痫大发作、重症颅脑疾病等。伴发热,多见于小儿的急性感染,也可见于胃肠功能紊乱、重度失水等。因此患者抽搐伴高血压、肢体瘫痪首先考虑高血压引起的脑梗死或者脑出血等脑血管疾病;牙关紧闭,面肌痉挛,呈苦笑状,见于破伤风。

109~110. 答案:E、B 解析:强迫侧卧位是通过侧卧于患侧,以减轻疼痛,且有利于健侧代偿呼吸,见于一侧胸膜炎及大量胸腔积液。强迫坐位是患者坐于床沿,以两手置于膝盖上或扶持床边,见于心、肺功能不全者。强迫蹲位是活动中因呼吸困难和心悸而采取蹲位以缓解症状,见于发绀型先天性心脏病。辗转体位是患者坐卧不安,辗转反侧,见于胆绞痛、肾绞痛、肠绞痛等。强迫停立位是在活动时,由于心前区疼痛突然发作,病人立即原位停立,并常用手按抚心前部位,待好转后,才离开原位。

111~112. 答案:B、A 解析:正常人在喉部、胸骨上窝、背部第6颈椎至第2胸椎附近均可听到支气管呼吸音,如在肺部其他部位听到支气管呼吸音则为病理现象;正常人在胸骨角附近,肩胛间区的第3、4胸椎水平及右肺尖可以听到支气管肺泡呼吸音,如在肺部其他部位听到则为病理现象。

113~114. 答案:D、C 解析:胸骨右缘第2肋间触及收缩期震颤见于主动脉狭窄,胸骨左缘第2肋间触及收缩期震颤见于肺动脉狭窄,胸骨左缘第3、4肋间触及收缩期震颤见于室间隔缺损,胸骨左缘第2肋间触及连续性震颤见于动脉导管未闭,心尖区舒张期震颤见于二尖瓣狭窄,心尖区收缩期震颤见于重度二尖瓣关闭不全。

115~116. 答案:A、E 解析:红细胞管型见于急性肾炎、慢性肾炎急性发作、狼疮性肾炎、肾移植术后急性排斥反应等。蜡样管型提示肾小管病变严重,预后不良。见于慢性肾炎晚期、慢性肾衰竭、肾脏淀粉样变性。

117~118. 答案:C、B 解析:A多表现为骨质密度减低,骨小梁稀疏、粗糙,网状结构空隙增大,骨皮质变薄。B表现为骨密度减低,骨小梁稀疏、粗糙,长骨往往弯曲变形,脊柱椎体可成凹变形。C表现为局部骨密度减低,骨小梁模糊或消失,骨皮质缺损或完全消失。D表现为骨质密度增高,伴有或不伴有骨骼增大。E表现为骨骼增粗或不规则隆起,有线型、成层型、垂直型、散射型和花边型。

119~120. 答案:D、C 解析:肺癌转移时常出现右锁骨上淋巴结肿大;胃癌转移时常出现左锁骨上淋巴结肿大。

121~122. 答案:E、B 解析:所以任物者谓之心,心有所忆谓之意,意之所存谓之志,因志而存变谓之思,因思而远慕谓之虑,因虑而处物谓之智。

123~124. 答案:C、A 解析:太阳之为病,脉浮,头项强痛而恶寒。少阳之为病,口苦,咽干,目眩也。少阴之为病,脉微细,但欲寐也。太阴之为病,腹满而吐,食不下,自利益甚,时腹自痛。若下之,必胸下结硬。厥阴之为病,消渴,气上撞心,心中疼热,饥而不欲食,食则吐蛔,下之利不止。

125~126. 答案:A、C 解析:其人素盛今瘦,水走肠间,沥沥有声,谓之痰饮;饮后水流在胁下,咳唾引痛,谓之悬饮;饮水流行,归于四肢,当汗出而不汗出,身体疼重,谓之溢饮;咳逆倚息,短气不得卧,其形如肿,谓之支饮。

127~128. 答案:E、D 解析:山莨菪碱用于治疗感染中毒性休克、血管性疾患、各种神经痛、平滑肌痉挛、眩晕病、眼底疾患、突发性耳聋。东莨菪碱用于晕动病、麻醉前给药、中药麻醉、帕金森病。

129~130. 答案:A、B 解析:①酚妥拉明具有扩张外周局部小血管的作用,正好可以对抗去甲肾上腺素的收缩血管作用;②异丙肾上腺素主要激动β受体,对α受体几乎无作用,其可通过激活支气管中的$β_2$受体,发挥扩张支气管的作用;③普萘洛尔是α受体阻断药,可以控制甲亢患者伴有交感神经过度兴奋引起的症状。

131~132. 答案:C、D 解析:与氯丙嗪、异丙嗪合用组成冬眠合剂的药物是哌替啶;吗啡对胃肠道平滑肌、括约肌有兴奋作用,使它们的张力提高,蠕动减弱,所以其止泻效果明显。

133~134. 答案:B、A 解析:阿司匹林有扩张冠状动脉和脑血管作用,不能抑制凝血酶原在肝脏合成,能抑制环氧酶的活性和减少凝栓质A_2的形成,阻止血小板聚集,使其不易放出凝血因子,具有一定的抗凝血作用。对乙酰氨基酚剂量过大可引起肝脏损害,严重者可致昏迷甚至死亡。布洛芬耐受性良好、副作用低,一般不良反应为肠、胃部不适或皮疹、头痛、耳鸣。保泰松具有抑制骨髓的作用,可以导致粒细胞减少,甚至再障。吲哚美辛对全身多系统均有影响,常见的不良反应为胃肠道反应。

135~136. 答案:D、B 解析:卡托普利是血管紧张素转换酶抑制剂,美托洛尔属于β受体阻滞剂。

137~138. 答案:C、D 解析:氧氟沙星可引起儿童软骨发育不良,磺胺嘧啶易形成尿结晶,甲氧苄啶辅助增强磺胺类药抗菌的作用。

139~140. 答案:A、D 解析:甲型和戊型肝炎都是粪-口传播;乙型和丁型肝炎经血液和垂直传播;丙型肝炎以血液传播为主。

141~142. 答案:A、D 解析:流行性脑脊髓膜炎首选青霉素类;细菌性痢疾首选的是氟喹诺酮类抗生素。

143~144. 答案:C、E 解析:医学伦理学基本范畴的良心是医学关系的主体对应尽义务的自我认识和自我评价的能力;医学伦理学基本范畴的情感是指医学关系中的主体在医疗活动中对自己和他人关系的内心体验和感受。

145~146. 答案:B、D 解析:遵守法律、法规、技术操作规范属于医务人员应当履行的义务;接受继续医学教育属于医务人员应当享受的权利。

147~148. 答案:D、B 解析:对乙类传染病中传染性非典型肺炎、炭疽中的肺炭疽,采取本法所称甲类传染病的预防、控制措施。甲类传染病是指鼠疫、霍乱。

149~150. 答案:B、E 解析:具有下列条件之一的,可以参加执业医师资格考试:①具有高等学校医学专业本科以上学历。在执业医师指导下,在医疗、预防、保健机构中试用期满一年的。②取得执业助理医师执业证书后,具有高等学校医学专科学历,在医疗、预防、保健机构中工作满二年的。③具有中等专业学校医学专业学历,在医疗、预防、保健机构中工作满五年的。④以师承方式学习传统医学满三年或者经多年实践医术确有专长的,经县级以上人民政府卫生行政部门确定的传统医学专业组织或者医疗、预防、保健机构考核合格并推荐。执业助理医师资格考试的条件:①具有高等学校医学专科学历或者中等专业学校医学专科学历,在执业医师指导下,在医疗、预防、保健机构中试用期满一年的,可以参加执业助理医师资格考试。②以师承方式学习传统医学满三年或者经多年实践医术确有专长的,经县级以上人民政府卫生行政部门确定的传统医学专业组织或者医疗、预防、保健机构考核合格并推荐。

第 三 单 元

1. 答案:A 解析:治疗支气管哮喘寒哮证,治法为宣肺散寒,化痰平喘,方选射干麻黄汤加减。B用于肺虚证,C用于脾虚证,D用于热哮证,E用于肾虚证。

2. 答案:C 解析:支原体肺炎热闭心神证的治疗以清热解毒,化痰开窍为主,方选清营汤加减,西药中大环内酯类药物为首选。

3. 答案:B 解析:高血压肝阳上亢证的治法为平肝潜阳,首选天麻钩藤饮加减。龙胆泻肝汤主要用于清泻肝胆湿热、肝胆实火;镇肝熄风汤主治类中风;半夏白术天麻汤主治痰湿内盛证;地黄饮子主要具有阴阳双补的功效。

4. 答案:E 解析:心绞痛心肾阳虚证的治法为益气壮阳,温络止痛,方选参附汤合右归加减。

5. 答案:B 解析:治疗慢性胃炎脾胃虚弱证需健脾益气,温中和胃。

6. 答案:C 解析:消化性溃疡的病位在胃,与肝、脾密切相关,是以脾胃虚弱为本,气滞、寒凝、热郁、湿阻、血瘀为标的虚实夹杂之证。

7. 答案:A 解析:急性肾盂肾炎主要是由于湿热蕴结下焦,导致膀胱气化不利,初起多实,日久则由实转虚,或虚实夹杂,病在膀胱和肾,涉及肝脾,实证为膀胱湿热、肝郁气滞,虚证为脾肾亏虚。

8. 答案:B 解析:慢性肾衰竭血瘀证的治疗措施是低蛋白、高热量饮食,同时口服桃红四物汤。在治疗过程中还应严格控制血糖;控制蛋白尿,将患者蛋白尿控制在<0.5g/24h,或明显减轻。

9. 答案:B 解析:治疗热毒炽盛型急性白血病,方选黄连解毒汤合清营汤加减。治疗气阴两虚型,方选五阴煎加减。治疗痰热瘀阻型,需清热化痰、活血散结,方选温胆汤合桃红四物汤。治疗阴虚火旺型,方选知柏地黄丸合二至丸加减。气营两燔不是急性白血病的证型。

10. 答案:A 解析:甲状腺功能亢进症气滞痰凝证的治法为疏肝理气,化痰散结,方选逍遥散合二陈汤。B用于阴虚火旺证,D用于气阴两虚证,E用于肝火旺盛证。

11. 答案:C 解析:糖尿病发生的主要中医病

机是阴津亏损,燥热偏盛。病因有禀赋不足、饮食失节、情志失调、劳欲过度等。

12. 答案:A 解析:治疗类风湿关节炎湿热痹阻证需清热利湿,祛风通络,方选四妙丸加减。

13. 答案:D 解析:手足三阴经为太阴在前,厥阴在中,少阴在后。其中足三阴经在足内踝上8寸以下为厥阴在前,太阴在中,少阴在后,至内踝8寸以上,太阴交出于厥阴之前。

14. 答案:B 解析:奇经八脉是别道奇行的经脉。十二经别是十二正经离、入、出、合的别行部分,是正经别行深入体腔的支脉。十二经筋是十二经脉之气输布与筋肉骨节的体系。十二皮部为十二经脉功能活动反映于体表的部位。十五络脉为十二经脉和任、督二脉各自别出的一络,加上脾之大络,统称为十五络脉。

15. 答案:C 解析:A、B、D处均无十四经穴。E为水沟定位。C是迎香穴。

16. 答案:B 解析:针下得气后,先深后浅,轻插重提,提插幅度大,频率快,操作时间长,以上提用力为主的是泻法。

17. 答案:E 解析:根据"子母补泻法",肾经实证的取穴原则是实则泻其子,所以肾经实证应选取涌泉穴来进行治疗。

18. 答案:B 解析:至阴穴位于足小趾外侧趾甲角旁0.1寸。主治胎位不正和滞产。艾灸该穴对纠正胎位不正有奇功,临床上一般一两周就可以见效,且操作简单,基本无副作用。

19. 答案:E 解析:痛经实证的治法是行气活血,调经止痛。取任脉和足太阴经穴为主。痛经虚证的治法是调补气血,温养冲任。取任脉、足太阴和足阳明经穴为主。

20. 答案:E 解析:治疗风火牙痛,应以去除风火为治疗方法。外关穴能治疗头面五官的热病,对牙痛的疗效甚佳。风池穴亦能治疗热病,对牙痛有效。

21. 答案:A 解析:患者高热,胸痛,咯铁锈色痰,急性热病病容,体温40℃,脉搏102次/分,X线胸片示左上肺大片片状阴影,白细胞19×10^9/L,可诊断为大叶性肺炎风热犯肺型,治法为疏风清热,化痰止咳,方选麻杏石甘汤加减。大叶性肺炎一经诊断即应给予抗生素治疗,首选青霉素G。

22. 答案:C 解析:气血运行不畅,脉络阻滞,则唇甲青紫;气机不畅,则胸痛气急,咯痰不爽;舌有瘀点,脉弦为气滞血瘀之象,故辨证为气滞血瘀证。

23. 答案:B 解析:患者患慢性肺源性心肺病,近日受凉后咳喘加重,咯痰不爽,提示内有伏痰,痰邪阻络,故应涤痰开窍;患者神昏、谵语、抽搐、烦躁不安,提示有风邪入络,故治法应息风止痉。A、E治法不够全面,C、D与肾无关故排除。

24. 答案:E 解析:肾阴亏虚,水不涵木,肝阳上亢,则头晕目眩、耳鸣健忘;虚热内扰,心神不安,故多梦;津不上润,则咽干;筋脉失养,故腰酸腿软;阴虚生热,故五心烦热;舌红少苔,脉细数,为阴虚内热之征。据此判断其证型是肝肾阴虚。

25. 答案:A 解析:气虚推动无力,全身机能减退,故气短乏力,汗多;虚火上扰,心神不安,故心悸少寐;虚热内灼津液,故口干;肾阴不足,脑窍失养,故眩晕耳鸣;阴不制阳,虚火内生,故五心烦热,两颧微红;舌红少苔,脉细数,为阴虚内热之象;脉无力为气虚之象。故辨证为气阴两虚证,治法为益气养阴,活血通络,首选生脉散合炙甘草汤加减。

26. 答案:D 解析:患者形体肥胖,痰多色白,纳呆,脘胀,形寒肢冷,舌淡苔白滑,脉弦滑属于痰浊盘踞,胸阳失展,气机痹阻,脉络阻滞。治法为通阳泄浊,豁痰散结。

27. 答案:A 解析:根据患者临床表现辨证为阳虚水泛证,治法为温阳利水,通脉止痛,首选真武汤合葶苈大枣泻肺汤加减。

28. 答案:B 解析:气血运行受阻,不通则痛,故胃痛如刺,痛处固定;血行受阻,阳失温煦,故肢冷;瘀血阻滞胃络,阻碍血液运行,血不得循经而外溢,故见呕血;舌质紫暗,脉涩为血瘀之象。故辨证为胃络瘀阻证。

29. 答案:A 解析:根据症状辨为气滞湿阻证,其中医治法是疏肝理气,健脾利湿。

30. 答案:A 解析:女性患者,发热,对称性关节疼痛、肿胀,口腔溃疡,有肾脏病变,蛋白尿(-),ANA阳性,抗Sm抗体阳性,诊断为系统性红斑狼疮。类风湿关节炎以青中年女性多见,好发于小关节和腕、踝、膝关节,伴明显晨僵。血尿酸不高,但有高滴度的类风湿因子。X线检查显示关节面粗糙,间隙狭窄,甚至关节面融合。原发免疫性血小板减少症表现为广泛出血累及皮肤、黏膜及内脏,多次检查血小板计数减少,脾不肿大或轻度肿大,骨髓巨核细胞数增多或正常,有成熟障碍,泼尼松治疗有效等。骨关节炎发病年龄多在50岁以上,主要累及膝、髋等负重关节和手指远端指间关节,关节活动后疼痛加重,经休息后明显减轻,血沉轻度增快,X线显示关节边缘呈唇样骨质增生或骨疣形成。高尿酸血症与痛风表现为急性关节炎,单侧第一跖趾关节疼痛最常见,出现痛风石,痛风性肾病及尿酸性肾石病、睑缘炎等,血尿酸超过420μmol/L。

31. 答案:B 解析:根据患者临床表现辨证为瘀血内阻证,治法为活血化瘀止血,首选桃红四物汤。归脾汤用于气不摄血证,茜根散用于阴虚火旺证,犀角地黄汤用于血热妄行证,八珍汤用于气血两虚证。

32. 答案:B 解析:患者的临床表现符合支气管哮喘的诊断。支气管哮喘的诊断标准:①反复发作喘息、气急、胸闷或咳嗽,多与接触变应原、冷空气、物理或化学性刺激以及病毒性上呼吸道感染、运动等有关。②发作时在双肺可闻及散在或弥漫性,以呼气相为主的哮鸣音,呼气相延长。③上述症状和体征可经治疗缓解或自行缓解。④除外其他疾病所引起的喘息、气急、胸闷和咳嗽。⑤临床表现不典型者(如无明显喘息或体征),应至少具备以下1项试验阳性:支气管激发试验或运动激发试验阳性;支气管舒张试验阳性,FEV_1增加≥12%,且FEV_1绝对值≥200mL;呼气流量峰值(PEF)日内(或两周)变异率≥20%。心源性哮喘可见阵发性咳嗽,常咳出粉红色泡沫痰,两肺可闻及广泛的湿啰音和哮鸣音,左心界扩大,心率增快,心尖部可闻及奔马律,胸部X线检查可见心脏增大,肺淤血征。喘息性慢性支气管炎多见于中老年人,有慢性咳嗽史,喘息长年存在,有加重期。患者多有长期吸烟或接触有害气体的病史。有肺气肿体征,两肺或可闻及湿啰音。上气道阻塞可出现喘鸣或类似哮喘样呼吸困难,肺部可闻及哮鸣音。但根据临床病史,特别是出现吸气性呼吸困难,以及痰液细胞学或细菌学检查、胸部X线、CT或MRI检查或支气管镜检查等,常可明确诊断。变态反应性肺浸润的致病原为寄生虫、原虫、花粉、化学品、职业粉尘等,多有接触史,症状较轻,患者常有发热,胸部 X 线检查可见多发性、此起彼伏的淡薄斑片浸润阴影,可自行消失或再发。

33. 答案:D 解析:原发性肝癌表现为肝区疼痛、肝大、黄疸、发热、消瘦,根据患者临床表现考虑为原发性肝癌。肝穿刺活检是在超声或 CT 引导下用细针穿刺病变部位,吸取病变组织进行病理学检查,阳性者即可确诊。

34. 答案:A 解析:根据症状可辨为脾肾阳虚证。因患者未见神疲乏力等气虚之象,故排除 B、C;而 E 应见纳呆,口中黏腻,身重困倦,舌苔腻等湿象。

35. 答案:C 解析:本题患者为急性上呼吸道感染之暑湿伤表,治疗选用新加香薷饮。银翘散,用于风热感冒;桑菊饮,用于风热咳嗽;桑白皮汤,用于肺经热甚,喘嗽痰多;藿香正气散,用于暑湿伤中,吐泻之证。

36. 答案:B 解析:患者呼吸急促,喉中哮鸣有声,可诊断为支气管哮喘。寒痰郁闭,肺气不得宣畅,则见胸膈满闷,咳痰量少,阴盛于内,阳气不得宣达,故见形寒畏冷,舌苔白滑,脉弦紧,均为寒盛之象,证候诊断为寒哮,故治法为温肺散寒,化痰平喘。

37. 答案:A 解析:患者身目俱黄可诊断为黄疸,据黄色晦暗,神疲畏寒,舌淡苔腻,脉濡缓可辨证为阴黄。阳黄黄色鲜明。

38. 答案:E 解析:眼睑浮肿,继则四肢全身皆肿是水肿阳水证中风水相搏证的表现。风水证由颜面先发继而全身,来势迅速,并伴有外感症状。题干中的伴随症状以及舌脉支持这一诊断。

39. 答案:D 解析:根据症状判断为脾肾气虚,治法为补气健脾益肾。A 适用于湿浊证;B 适用于中焦湿热证;C 适用于水气证;E 适用于血瘀证。

40. 答案:C 解析:根据症状辨为气血亏虚证,治法为大补气血,应首先考虑的方剂是具有气血双补作用的八珍汤。A 用于肾阴虚证;B 用于肾阴阳两虚证;D 用于肾虚血瘀证;E 用于肾阳亏虚证。

41. 答案:D 解析:患者形体消瘦,面色晦暗,胸痛,胁下痞块坚硬,皮肤瘀斑,舌质紫暗,脉细涩。此为血瘀致病,治法应为活血化瘀。A 适用于气血两虚证;B 适用于血热妄行证;C 适用于热毒壅盛证;E 适用于脾肾两虚之证。

42. 答案:B 解析:患者颈前肿胀,烦躁易怒,易饥多食,恶热多汗,心悸头晕,大便秘结,失眠,舌红,苔黄,脉弦数。证属痰气交阻,气郁化火,壅结颈前,治疗应清肝泻火,消瘿散结。A 用于气滞痰凝证,C 用于阴虚火旺证,D 用于气阴两虚证,E 不属于甲亢治法。

43. 答案:C 解析:根据症状,患者属于胃火炽盛,耗伤津液,其治法是清胃泻火,养阴增液。A 用于痰瘀互结证;B 用于气阴两虚证;D 用于阴阳两虚证;E 用于脉络瘀阻证。

44. 答案:C 解析:根据患者临床表现诊断为有机磷杀虫药中毒。有机磷杀虫药中毒的诊断要点:有机磷农药接触史、呼出气体或呕吐物或皮肤等部位有特异性的大蒜味,有胆碱能兴奋或危象的临床表现,特别是流涎、多汗、瞳孔缩小、肌纤维颤动和意识障碍等。

45. 答案:E 解析:根据患者临床表现诊断为球后溃疡。球后溃疡表现为上腹部痛,饥饿痛,夜间痛向背部放射,易并发出血,内科治疗效果差,X 线及胃镜检查易漏诊。

46. 答案:A 解析:根据患者临床表现诊断为腰痛肾阴虚证,治法为滋补肾阴,首选左归丸。

47. 答案:A 解析:患者女性,急性起病,临床表现为尿路感染(寒战发热、腰痛伴尿频、尿痛),血尿、蛋白尿,白细胞计数增高,符合急性肾盂肾炎诊断标准。急性膀胱炎可见尿频、尿急、尿痛、排尿困难、下腹部疼痛等,部分患者迅速出现排尿困难。肾病综合征可见大量蛋白尿、低白蛋白血症,高脂血症,高度水肿。慢性肾小球肾炎有水肿、高血压、蛋白尿及管型尿等表现中的一种或数种。尿道综合征有明显的排尿困难、尿频,血常规检查白细胞不增高,亦无真性细菌尿。

48. 答案:D 解析:根据症状,患者属于气营热盛型,治疗应清热解毒,凉血化斑。

49. 答案:A 解析:梦魂颠倒,心悸易惊,是心气虚弱而致的心神不安的表现;肢体困乏,饮食减少是脾气不足,运化无权的表现,因此治疗上应当心脾双补兼以安神。

50. 答案:E 解析:患者的症状为癫痫发作的表现,属中医"痫证"。其中突然昏倒、两目上视、口中怪叫属于风痰闭阻之证,而苔白腻、脉弦滑亦支持此诊断。因此治疗当以涤痰息风,开窍定痫。方药用定痫丸加减。

51. 答案:D 解析:患者既往有高血压病史,故可诊断为高血压;晨起突然出现口眼歪斜,语言謇涩,右侧半身不遂,可考虑脑梗死的发生;且痰多,腹胀便秘,头晕目眩,舌质红,苔黄腻,脉弦滑,属于痰热腑实,风痰上扰所致。所以可诊断为高血压,脑梗死,痰热腑实,风痰上扰证。

52. 答案:E 解析:患者心律不齐、脉搏短绌首先考虑是房颤。整个题干均没有提到患者血糖异常,排除糖尿病。而双眼突出、多食、脉压增大提示甲状腺功能亢进,而且甲亢会引起房颤,与题干相符合。

53. 答案:C 解析:室性过早搏动的心电图表现:①期前出现的QRS-T波前无P波或无相关的P波;②期前出现的QRS波形态宽大畸形,时限通常>0.12秒,T波方向多与QRS的主波方向相反;③往往为完全性代偿间歇,即过早搏动前后的两个窦性P波间距等于正常PP间距的整数倍。

54. 答案:B 解析:根据患者临床表现诊断为系统性红斑狼疮。系统性红斑狼疮诊断要点:①颧部红斑。②盘状红斑。③光过敏。④口腔溃疡。⑤关节炎。⑥浆膜炎。⑦肾脏病变。⑧神经系统病变,癫痫发作或精神症状。⑨血液系统异常:溶血性贫血或血白细胞减少或淋巴细胞绝对值减少或血小板减少。⑩免疫学异常:狼疮细胞阳性,或抗dsDNA或抗Sm抗体阳性,或梅毒血清试验假阳性。⑪抗核抗体阳性。实验室检查可见血沉增高;活动期SLE的血细胞一系或多系减少;尿中可见蛋白、红细胞、白细胞、管型等。

55. 答案:C 解析:根据患者临床表现诊断为扩张性心肌病。扩张性心肌病症状主要为充血性心力衰竭,先左心衰,后右心衰。初时活动或活动后出现气促,以后休息时也有气促,或有端坐呼吸及阵发性夜间呼吸困难,继之水肿等。可有各种心律失常,部分病人可发生栓塞或猝死。体征为心脏扩大,多数病人可听到第三心音或第四心音呈奔马律,可有相对二尖瓣或三尖瓣关闭不全所致的收缩期吹风样杂音,常有多种心律失常。左心衰可有交替脉、肺部啰音,右心衰有颈静脉怒张、肝肿大、浮肿等体征。胸部X线检查:心影向左侧或双侧扩大,常伴肺淤血、肺水肿、肺动脉高压或胸腔积液等。

56. 答案:C 解析:根据患者临床表现诊断为溃疡性结肠炎。溃疡性结肠炎表现为腹泻和黏液脓血便、腹痛,中、重型患者活动期常有低度至中度发热,高热多提示有合并症或为急性暴发型,重症或病情持续活动可出现衰弱、消瘦、贫血、低蛋白血症、水与电解质平衡紊乱等表现。克罗恩病临床主要表现为腹痛、腹泻、漏管、肛门病变和不同程度的全身症状。血吸虫病有疫水接触史,常有肝脾大,粪便检查可发现血吸虫卵、孵化毛蚴阳性。直肠镜检查在急性期可见黏膜黄褐色颗粒,活检黏膜压片或组织病理检查发现血吸虫卵。结肠癌典型症状为腹泻、便秘交替,黏液便、血便等,粪便隐血试验持续阳性,腹部可扪及包块。慢性细菌性痢疾有急性菌痢病史,粪便分离出痢疾杆菌,结肠镜检查取黏液脓性分泌物培养的阳性率较高,抗菌药物治疗有效。

57. 答案:E 解析:根据患者临床表现诊断为便秘之血虚秘,治法为养血润燥,首选润肠丸加减。麻子仁丸为热秘首选,增液汤为阴虚秘首选,温脾汤为冷秘首选,六磨汤为气秘首选。

58. 答案:A 解析:根据患者临床表现诊断为再生障碍性贫血之肾阴阳两虚证,治法为滋阴助阳,益气养血,首选左归丸、右归丸合当归补血汤加减。补肾助阳,益气补血为肾阳亏虚证的治法;滋阴补肾,益气养血为肾阴虚证的治法;清热凉血,解毒养阴为热毒壅盛证的治法;补肾活血为肾虚血瘀证的治法。

59. 答案:A 解析:患者出现水肿、蛋白尿、高血压,诊断为慢性肾小球肾炎。肾阳衰,无以温化水湿,水湿泛滥肌肤,故全身浮肿;脾肾阳气亏虚,机体失于温煦,故面色苍白、畏寒肢冷;肾阳虚不能温阳,故腰脊冷痛;脾肾阳虚,功能活动减退,故神疲;脾阳虚弱不能助胃消化,气机不利,故纳少;脾阳衰,不能运化水谷,运化水湿失职,故便溏;舌嫩淡胖,有齿痕,脉沉细为阳虚水寒内盛之象。故辨证为脾肾阳虚证。

60. 答案:B 解析:根据患者临床表现诊断为主动脉瓣关闭不全。主动脉瓣关闭不全的症状:可多年无症状,甚至可耐受运动;最先的主诉常为心悸、心前区不适、头部强烈搏动感等(与心搏量增多有关);晚期始出现左心室衰竭表现;心绞痛较主动脉瓣狭窄时少见;常有体位性头昏,晕厥罕见。体征:①视诊:颜面较苍白,颈动脉搏动明显,心尖搏动向左下移位且范围较广,可见点头运动及毛细血管搏动。②触诊:心尖搏动向左下移位并呈抬举性,有水冲脉。③叩诊:心浊音界向左下扩大,心腰明显,呈靴形。④听诊:心尖部第一心音减弱;主动脉瓣区第二心音减弱或消失;主动脉瓣第二听诊区可闻及叹气样递减型舒张期杂音,可向心尖部传导,前倾位和深呼气更易听到;心尖部可有柔和的吹风样收缩期杂音;重度关闭不全,尚可在心尖区闻及舒张中期柔和低调隆隆样杂音,系反流血液冲击二尖瓣前叶所致。可有动脉枪击音及杜氏双重杂音。

61. 答案:B 解析:根据患者的临床表现诊断为呼吸衰竭肺肾气虚证,治法为补益肺肾,纳气平喘,首选补肺汤合参蛤散加减。

62. 答案:A 解析:外科手术是治疗甲状腺功能亢进症的有效手段之一,手术的方式主要是甲状腺次全切除术。甲亢患者手术治疗的适应证:①甲状腺肿大明显,压迫邻近器官者。②甲状腺较大,抗甲状腺药物治疗无效,或停药后复发者。③结节性甲状腺肿伴甲亢。④毒性甲状腺腺瘤。⑤胸骨后甲状腺肿伴甲亢。⑥不能长期使用抗甲状腺药物治疗者。

63. 答案:A 解析:当血糖高于正常范围而又未达到诊断糖尿病标准时,须进行葡萄糖耐量试验。

64. 答案:A 解析:根据患者临床表现诊断为慢性浅表性胃炎。慢性胃炎可见上腹胀满不适、隐痛、嗳气、泛酸、食欲不佳等。浅表性胃炎胃镜检查可见黏膜充血,色泽较红,边缘模糊,多为局限性,水肿与充血区并存,形成红白相间征象,黏膜粗糙不平,有出血点,可有小的糜烂。

65. 答案:C 解析:患者有高血压、糖尿病病史,血尿酸508μmol/L,晨起觉脚趾和脚踝疼痛,局部肿胀、发热,诊断为痛风。男性和绝经后女性血尿酸 > 420μmol/L(7.0mg/dL)、绝经前女性 > 350μmol/L(5.8mg/dL)可诊断为高尿酸血症。中老年男性如出现特征性关节炎表现、尿路结石或肾绞痛发作,伴有高尿酸血症应考虑痛风。关节液穿刺或痛风石活检证实为尿酸盐结晶可作出诊断。

66. 答案:B 解析:根据患者表现诊断为等渗性失水。等渗性失水可见口渴、尿少、乏力、恶心、厌食,严重者血压下降,但渗透压基本正常。高渗性失水:轻度失水出现口渴、尿量减少、尿比重增高。中度失水出现口渴严重、声音嘶哑、咽下困难,有效血容量不足,代偿性心率增快,血压下降,出汗减少,皮肤干燥、弹性下降,烦躁等。重度失水出现神经系统异常症状,如躁狂、谵妄、幻觉、晕厥,中枢神经细胞脱水,出现脱水热,当失水量超过体重的15%时,可出现高渗性昏迷、低血容量性休克,严重者可出现急性肾衰竭。低渗性失水无口渴感,早期即发生有效血容量不足和尿量减少,严重者可致细胞内低渗和细胞水肿。高钾血症可见神经肌肉系统(疲乏无力,四肢松弛性瘫痪,手足、口唇麻木,腱反射消失等)、心血管系统(心肌收缩功能低下,心音低钝,可使心脏停搏于舒张期,各种心律失常)、类缺血症(皮肤苍白、湿冷、麻木、酸痛等)、消化系统(恶心、呕吐、腹胀与肠麻痹)等表现。低钾血症:①缺钾性低钾血症:骨骼肌表现、消化系统症状、中枢神经症状、循环系统症状、泌尿系统症状,代谢紊乱表现。②转移性低钾血症:主要表现为发作性软瘫。③释放性低钾血症:见于水过多或水中毒时。

67. 答案:C 解析:根据患者的临床表现诊断为不寐之心胆气虚证,治法为益气镇惊,安神定志,首选安神定志丸合酸枣仁汤。

68. 答案:E 解析:患者胁部皮肤灼热疼痛,继则出现簇集粟粒大小丘状疱疹,呈带状排列,诊断为蛇串疮。口苦,心烦,脉弦数为肝胆火盛证。治法为泻火解毒,清热利湿,主穴为局部阿是穴、相应夹脊穴。肝胆火盛配行间、侠溪。

69. 答案:D 解析:根据患儿临床表现诊断为遗尿之脾肺气虚证。治法为调理膀胱,温肾健脾。取任脉、足太阴经穴及膀胱的背俞穴、募穴为主。主穴为中极、关元、三阴交、膀胱俞。肾气不足配肾俞、命门、太溪;脾肺气虚配肺俞、气海、足三里;肝经郁热配行间、阳陵泉;夜梦多配百会、神门。

70. 答案:D 解析:根据患者临床表现诊断为胃痛。治法为和胃止痛。取胃的募穴、下合穴为主。

主穴为中脘、足三里、内关。

71. 答案：C 解析：根据患者临床表现诊断为感冒。治法为祛风解表。取手太阴、手阳明经及督脉穴为主。主穴为列缺、合谷、风池、大椎、太阳。

72. 答案：B 解析：根据患者临床表现可诊断为眩晕之肝阳上亢证。取足少阳、足厥阴经穴及督脉穴为主。主穴为百会、风池、太冲、内关。

73. 答案：E 解析：患者心烦失眠，眩晕耳鸣，手足拘挛，舌红，苔少，脉细数，可诊断为中风之阴虚风动证。阴虚风动配太溪、风池，气虚血瘀配气海、血海，痰热腑实配曲池、内庭，风痰阻络配丰隆、合谷，肝阳暴亢配太冲、太溪。

74. 答案：E 解析：根据患者临床表现可诊断为头痛之风湿头痛。主穴为百会、太阳、风池、阿是穴、合谷。风湿头痛配头维、阴陵泉。风寒头痛配风门、列缺，风热头痛配曲池、大椎，痰浊头痛配丰隆、中脘，少阳头痛配足临泣、率谷。

75. 答案：B 解析：根据患者症状可诊断为腰痛之肾虚腰痛。治法为通经止痛，取局部阿是穴及足太阳经穴为主。主穴为大肠俞、阿是穴、委中。肾虚腰痛配肾俞、太溪。

76. 答案：A 解析：腰部冷痛重着，天气变化或阴雨风冷时加重，此为寒湿腰痛。所以治疗除取主穴外，还应选用腰阳关进行治疗。

77. 答案：B 解析：根据患者临床表现诊断为痛经之气滞血瘀证。治宜行气活血，调经止痛，取任脉、足太阴经穴为主。主穴为中极、次髎、地机、三阴交。气滞血瘀配太冲、血海，寒凝血瘀配关元、归来，气血虚弱配气海、脾俞，肾气亏损配太溪、肾俞，血热配中极、血海。

78. 答案：D 解析：患者诊断为头痛，其证型为肝阳上亢头痛，除取主穴外，还应选用太溪、太冲。

79. 答案：A 解析：患者两膝关节红肿热痛，痛不可触，关节活动不利，诊断为痹证。同时，全身症状可见身热、口渴、舌苔黄燥、脉滑数，可以确定是热痹。选穴时除了主穴外，还应加祛火的穴，如大椎和曲池。

80. 答案：D 解析：患者中年女性，眩晕已经三个月，并伴有昏眩欲仆，神疲乏力，面色白，时有心悸，夜寐欠安，属于气血不足，不能上荣头目的虚证。故在选取穴位时应以补为主。脾俞能直接补

脾的气血；足三里擅长各种虚证；气海属于任脉，使气血调畅；百会位于颠顶，治疗头晕。四穴配合对此患者有效。

81. 答案：C 解析：心俞、脾俞治疗心脾亏虚之不寐。肾俞、太溪治疗心肾不交之不寐。行间、侠溪治疗肝火扰神之不寐。脾俞、胃俞治疗脾胃不和之不寐。心俞、胆俞，可补益心胆之气。本题患者为不寐，症见易惊醒，平常遇事惊怕，多疑善感，气短头晕，属心胆气虚证。治疗除主穴外还应加心俞、胆俞。

82. 答案：A 解析：患者为风寒在表，治疗应解表散寒。选择手太阴肺经驱风寒、手阳明大肠经清热并配合督脉穴为最佳。

83. 答案：A 解析：本题患者为脾胃虚寒之呕吐。在选择治疗主穴的同时，应该加上专门治疗脾胃的穴位，脾俞和胃俞能够补脾胃。

84. 答案：B 解析：据患者临床表现，诊断为蛇串疮，证型为肝胆火盛，加肝经、胆经荥穴行间、侠溪，以清泻肝胆经火毒；脾胃湿热者，加阴陵泉、内庭。

85. 答案：B 解析：患者诊断为目赤肿痛，证型为外感风热证，治疗应加外关、少商，若为肝胆热盛者，应加行间、侠溪。

86. 答案：B 解析：患者反复咳嗽、咳痰、喘息，肺功能检查 FEV_1/FVC 60% 及 FEV_1 占预计值的 45%，均提示阻塞性通气功能障碍，诊断为慢性阻塞性肺疾病。肺炎链球菌肺炎表现为寒战、高热、咳嗽、咳黏液血性或铁锈色痰，伴病侧胸痛，呼吸困难，急性热病容，患侧呼吸运动减弱、触觉语颤增强、叩诊呈浊音或实音、听诊呼吸音减低或消失，并可出现支气管呼吸音。X线早期仅见肺纹理增粗、紊乱，肺实变期呈肺叶、肺段分布的密度均匀阴影，并在实变阴影中可见支气管气道征，肋膈角可有少量胸腔积液征。原发性支气管肺癌早期表现为刺激性干咳、咳痰、痰中带血等呼吸道症状，随病情进展，瘤体在胸腔内蔓延，侵犯周围组织、器官，可出现胸痛、呼吸困难、声音嘶哑、上腔静脉阻塞综合征等局部压迫症状，还可通过淋巴道、血道远处转移，晚期出现恶病质。支气管哮喘表现为反复发作的喘息、气急、胸闷或咳嗽，发作时在双肺可闻及散在或弥漫性、以呼气相为主的哮鸣音，呼气相延长，可有嗜酸性粒细胞增多，胸部X线示两肺透亮度增

加,呈过度充气状态。慢性肺源性心脏病除原发胸、肺疾患各种症状外,主要为呼吸肌心脏功能衰竭和其他脏器受累的表现,如呼吸困难、唇甲紫绀、水肿、肝脾肿大及颈静脉怒张等。

87. 答案:D 解析:受凉后咳嗽、咳痰加重,痰量增加,伴发热、喘息,为COPD急性加重期,治疗以抗感染为主。

88. 答案:D 解析:痰热交结,壅滞于肺,故见上述症状,辨证为痰热郁肺证。治宜清热化痰,宣肺平喘,首选桑白皮汤或越婢加半夏汤加减。生脉散合六君子汤为肺脾气虚证首选,真武汤合五苓散为阳虚水泛证首选,涤痰汤为痰蒙神窍证首选,小青龙汤为外寒里饮证首选。

89. 答案:B 解析:患者有高血压病史,劳累后感觉心悸、气短,夜间卧位则心悸加重,颈静脉怒张,两下肺闻及细湿啰音,心尖搏动弥散,心浊音界向两侧扩大,以左下为主,心率加快,闻及早搏,肝肋下8cm,下肢凹陷性水肿,心电图示窦性心动过速,频发房性早搏,T波低平。胸部X线片心影普遍增大,两肺明显淤血征象,肺动脉圆锥突出。由此可知为全心衰竭,故诊断为慢性心力衰竭。

90. 答案:D 解析:气虚导致血虚,心失所养,则心悸;血虚不能上荣头面,则面色苍白;气虚脏腑机能减退,则气短、倦怠乏力;气虚卫外不固,肌表不密,腠理疏松,则动辄汗出;气虚推动无力,清阳不升,头目失养,则头晕;阴液亏少,机体失于滋润濡养,则口干;阴不制阳,虚热内生,则面颧暗红,夜寐不安;舌质红,苔薄白,脉细数无力为气阴两虚之象。故辨证为气阴亏虚证。

91. 答案:C 解析:慢性心力衰竭气阴亏虚证的治法为益气养阴,首选生脉散合酸枣仁汤加味。三子养亲汤合真武汤加减为痰饮阻肺首选,人参养荣汤合桃红四物汤加减为气虚血瘀证首选,真武汤为阳虚饮停证首选,参附龙牡汤为阴阳俱竭、喘越上证首选。

92. 答案:C 解析:室上性心动过速的心电图表现:①心率快而规则,阵发性室上性心动过速心率多在160~220次/分,非阵发性室上性心动过速心率在70~130次/分。②P波形态与窦性不同,出现在QRS波群之后则为房室交界性心动过速;当心率过快时,P波往往与前面的T波重叠,无法辨认,

故统称为室上性心动过速。③QRS波群形态通常为室上性,亦可增宽、畸形(室内差异性传导、束支阻滞或预激综合征)。④ST-T波无变化,发作中也可以倒置(频率过快而引起的相对性心肌供血不足)。根据患者心悸,胸闷,血压降低,心电图表现等,可诊断为阵发性室上性心动过速。心房扑动的心电图表现:①P波消失,代之以连续性锯齿样f波(各波大小、形态相同,频率规则,为250~350次/分)。②QRS波群及T波均呈正常形态,但偶尔可因室内差异性传导、合并预激证候群,或伴束支传导阻滞,使其增宽并畸形。③未经治疗的心房扑动常呈2:1房室传导。快速房颤的心电图表现:①P波消失,代之以大小不等、形态不同、间隔不等的f波,频率为350~600次/分。②QRS波、T波形态为室上性,但QRS可增宽畸形(室内差异传导)。③大多数病例,房颤心室率快而不规则,多在每分钟160~180次。④当心室率极快而无法辨别f波时,主要根据心室率完全不规则及QRS与T波形状变异诊断。室性心动过速的心电图表现:①3个或以上的室早连发。②常没有P波或P波与QRS无固定关系,且P波频率比QRS波频率缓慢。③频率多数为每分钟150~220次,室律略有不齐。④偶有心室夺获或室性融合波。窦性心动过速的心电图表现:①窦性P波,即P波在Ⅰ、Ⅱ、aVF、V_3~V_6导联直立,aVR导联倒置。②PR间期0.12~0.20s。③心率100~160次/分。

93. 答案:A 解析:解析:患者心悸,胸闷烦躁,失眠多梦,口干口苦,大便秘结,舌质红,舌苔黄腻,脉弦滑,辨证为痰火扰心证,治宜清热化痰,宁心安神。心脉瘀阻证须活血化瘀,理气通络;心阳不振证须温补心阳,安神定悸;阴虚火旺证须滋阴清火,养心安神;气血不足证须补血养心,益气安神。

94. 答案:C 解析:治疗室上性心动过速痰火扰心证,首选黄连温胆汤加减。参附汤合桂枝甘草龙骨牡蛎汤为心阳不振证首选,桃仁红花煎为心脉瘀阻证首选,归脾汤为气血不足证首选,天王补心丹为阴虚火旺证首选。

95. 答案:C 解析:根据患者临床表现诊断为病毒性心肌炎。病毒性心肌炎的表现:多数患者发病前1~3周内有呼吸道或消化道感染的病史。表现为发热、咽痛、咳嗽、全身不适、乏力等症,或恶心、

呕吐、腹泻等胃肠道症状。病毒感染1~3周后出现心悸、气短、心前区不适或隐痛，重者呼吸困难、浮肿等。大部患者以心律失常为主诉或首发症状。心率增快、心脏扩大、心音改变、心脏杂音和心包摩擦音。心电图可见心律失常，早搏最常见，其次为房室传导阻滞，窦性心动过速，ST段压低，T波低平或倒置。

96. 答案：C 解析：根据患者临床表现辨证为湿热侵心证，治法为解毒化湿，宁心安神。清热解毒，宁心安神为热毒侵心证的治法；滋阴清热，养心安神为心阴虚损证的治法；益气温阳，滋阴通脉为阴阳两虚证的治法；益气养阴，宁心安神为气阴两虚证的治法。

97. 答案：D 解析：治疗病毒性心肌炎湿热侵心证，首选葛根芩连汤合甘露消毒丹加减。天王补心丹为心阴虚损证首选，参附养荣汤为阴阳两虚证首选，炙甘草汤合生脉散为气阴两虚证首选，银翘散为热毒侵心证首选。

98. 答案：D 解析：根据患者临床表现可诊断为类风湿关节炎。类风湿关节炎的诊断要点：①晨僵至少1小时（≥6周）。②3个或3个以上关节肿（≥6周）。③腕、掌指关节或近端指间关节肿（≥6周）。④对称关节肿（≥6周）。⑤类风湿皮下结节。⑥手和腕关节的X线片有关节端骨质疏松和关节间隙狭窄。⑦类风湿因子阳性（滴度正常的阳性率<5%）。强直性脊柱炎的特点：①青年男性多见，起病缓慢。②主要侵犯骶髂关节及脊柱，或伴有下肢大关节的非对称性肿胀和疼痛。③X线片可见骶髂关节侵蚀、破坏或融合。④90%~95%患者HLA-B27阳性而RF为阴性。⑤有家族发病倾向。痛风性关节炎的特点：①患者多为中年男性。②关节炎的好发部位为第一跖趾关节。③高尿酸血症。④关节附近或皮下可见痛风结节。⑤血清自身抗体阴性。系统性红斑狼疮的特点：①X线检查无关节骨质改变。②多为女性。③常伴有面部红斑等皮肤损害。④多数有肾损害或多脏器损害。⑤血清抗核抗体和抗双链DNA抗体显著增高。骨关节炎的特点：①发病年龄多在50岁以上。②主要累及膝、髋等负重关节和手指远端指间关节。③关节活动后疼痛加重，经休息后明显减轻。④血沉轻度增快，RF阴性。⑤X线显示关节边缘呈唇样骨质增生

或骨疣形成。

99. 答案：C 解析：类风湿关节炎的基本病理改变为滑膜炎。

100. 答案：E 解析：甲氨蝶呤疗效肯定，费用低，是目前治疗类风湿关节炎的首选药物之一。

101. 答案：B 解析：患者上腹不适，纳差，且有体重减轻、乏力、贫血貌，上腹部轻压痛，怀疑胃炎。胃镜检查示胃体皱襞稀疏，黏膜血管透见，为萎缩性胃炎的特征，病程已达3年，最可能为慢性萎缩性胃炎。消化性溃疡一般表现为发作性上腹疼痛，有周期性和节律性，好发于秋冬和冬春之交，钡餐造影可发现龛影或间接征象，胃镜检查可见黏膜溃疡。进展期胃癌最早出现的症状是上腹痛，晚期或转移可见肝脏肿大、质坚、表面不规则，黄疸，腹水，左锁骨上淋巴结肿大。大便隐血试验持续阳性。X线钡餐检查可见局部胃壁僵硬、皱襞中断，蠕动波消失，凸入胃腔内的充盈缺损，恶性溃疡直径多大于2.5cm，边缘不整齐，可示半月征、环堤征。慢性胆囊炎表现为反复发作右上腹痛，进食油脂食物常加重。B超可见胆囊炎性改变，静脉胆道造影时胆囊显影淡薄或不显影，多合并胆囊结石。浅表性胃炎胃镜下可见黏膜充血、色泽较红、边缘模糊，多为局限性，水肿与充血区共存，形成红白相间征象，黏膜粗糙不平，有出血点，可有小的糜烂。

102. 答案：C 解析：患者上腹不适，纳差，食后胀满痞闷，便溏，舌质淡红，苔薄白，脉沉细，辨证为脾胃虚弱证，治宜健脾益气，温中和胃。健脾养阴，益胃止痛用于胃阴不足证；疏肝理气，和胃止痛用于肝胃不和证；益气养血，健脾和营用于气血两虚证；化瘀通络，和胃止痛用于胃络瘀阻证。

103. 答案：D 解析：治疗慢性萎缩性胃炎脾胃虚弱证，首选四君子汤加减。八珍汤为气血两虚证首选，一贯煎合芍药甘草汤为胃阴不足证首选，失笑散合丹参饮为胃络瘀阻证首选，柴胡疏肝散为肝胃不和证首选。

104. 答案：C 解析：患者症状符合消化性溃疡的症状，确诊依靠胃镜或X线钡餐检查。

105. 答案：B 解析：全腹压痛，反跳痛，以上腹部及右上腹为著，叩诊肝浊音界不清，肠鸣音减弱，腹部X线透视见膈下游离气体影，是诊断穿孔的重要依据。

106. 答案:E 解析:疼痛进一步加重,肠鸣音消失,腹部移动性浊音阳性,血白细胞数升高,为急性穿孔的表现,应立即手术治疗。

107. 答案:A 解析:特发性血小板减少性紫癜的诊断要点:①广泛出血累及皮肤、黏膜及内脏;②多次检查血小板计数减少;③脾不大;④骨髓巨核细胞增多或正常,有成熟障碍;⑤泼尼松或脾切除治疗有效;⑥排除其他继发性血小板减少症。根据患者的临床表现可诊断为特发性血小板减少性紫癜。过敏性紫癜可见皮肤紫癜,或同时伴腹痛、便血、关节肿痛、肾损害等。外周血中性粒细胞绝对值 $<0.5×10^9/L$ 为粒细胞缺乏症,可突然畏寒、高热、头痛、乏力、出汗、周身不适。2~3天后临床上缓解,仅有极度疲乏感,易被忽视。6~7天后粒细胞已极度低下,出现严重感染,再度骤然发热,可出现急性咽峡炎。此外,口腔、鼻腔、食管、肠道、肛门、阴道等处黏膜可出现坏死性溃疡。再生障碍性贫血全血细胞减少,网织红细胞百分数 <0.01,淋巴细胞比例增高;一般无脾肿大;骨髓检查显示至少一部位增生减低或重度减低(如增生活跃,巨核细胞应明显减少),骨髓小粒成分中见非造血细胞增多。急性白血病可见贫血、发热、出血,淋巴结和肝脾肿大,骨骼和关节疼痛,眼球突出,复视或失明,出现蓝灰色斑丘疹,牙龈增生、肿胀,中枢神经系统白血病,睾丸浸润,贫血呈进行性加重,多数患者白细胞增多,血涂片分类检查可见数量不等的原始和幼稚细胞,约50%的患者血小板低于 $60×10^9/L$,骨髓原始细胞≥20%。

108. 答案:A 解析:气虚统摄无权,血即离经溢于肌肤,则皮肤瘀点;气虚失血,气血双亏,不能上荣头面,则头晕目眩、面色苍白;不能滋养心肾,则心悸;气虚机能不足,则气短;气虚则脾运化失常,食欲不振;舌质淡,苔白,脉弱为气虚之象,故辨证为气不摄血证。

109. 答案:E 解析:治疗特发性血小板减少性紫癜气不摄血证,治宜益气摄血、健脾养血,首选归脾汤加减。五阴煎为气阴两虚首选,犀角地黄汤为血热妄行证首选,六味地黄丸为肝肾阴虚证首选,茜根散为阴虚火旺证首选。

110. 答案:E 解析:心房颤动为短暂性脑缺血发作的病因之一,而脑动脉瘤、脑血栓形成、脑出血可在CT上有表现且临床表现较严重。脑血管畸形起病以儿童和青少年多见。

111. 答案:C 解析:颈内动脉系统TIA的特征性改变是伴有病变侧单眼一过性黑蒙或失明或病变侧Horner征。因此患者主要累及的血管是颈内动脉系。

112. 答案:A 解析:心房颤动即有附壁血栓心脏的栓子脱落的可能。随血流入脑中,引起颅内供血动脉闭塞。抗血小板凝集剂可减少微栓子发生,减少TIA复发。阿司匹林每日50~300mg,晚餐后服用,氯吡格雷每日75mg。

113. 答案:C 解析:根据患者临床表现可诊断为面瘫。病发于感冒之后,舌红,苔薄黄,脉浮数,辨证为风热侵袭证。

114. 答案:A 解析:面瘫的治法为祛风通络,疏调经筋。取局部穴、手足阳明经穴为主。主穴为攒竹、阳白、四白、颧髎、颊车、地仓、合谷、太冲。

115. 答案:B 解析:治疗除主穴外,乳突部疼痛配翳风。风池为风寒外袭的配穴,水沟为人中沟歪斜的配穴,承浆为颏唇沟歪斜的配穴,廉泉为舌麻、味觉减退的配穴。

116. 答案:D 解析:根据患者临床表现诊断为漏肩风。漏肩风多与体虚、劳损、风寒侵袭肩部等因素有关,病位在肩部经筋,可见肩部疼痛、肩关节活动受限、怕冷、压痛等。颈椎病可见枕、颈项、肩背、上肢等部位疼痛以及进行性肢体感觉和运动功能障碍。肱二头肌长头肌腱炎表现为肩关节前方疼痛,肩上举或后伸常有头痛,穿衣、脱衣困难。肩关节外展、后伸及旋转活动受限且有疼痛。肩关节脱位有肩部或上肢外伤史,患处疼痛、肿胀,患者不敢活动肩关节,以健手托患臂,头部倾斜,有方肩畸形,搭肩试验阳性。落枕可见颈后部、上背部疼痛不适,甚至累及肩部及胸背。

117. 答案:C 解析:漏肩风的治法为通经活络,舒筋止痛。取局部穴位为主,配合循经远端取穴。

118. 答案:E 解析:根据头晕乏力,舌质淡,苔薄白,脉细弱辨证为气血两虚证。气血虚配加足三里、气海。

119. 答案:C 解析:患者恣食生冷,月经延后10余天,连续3个周期,诊断为月经后期。寒凝血脉瘀阻,则月经量少,色暗有块,小腹冷痛拒按,得热痛减,畏寒肢冷,面色青白;舌质暗,苔白,脉沉紧为寒凝之象,故辨证为寒凝证。

120. 答案:B 解析:月经后期的治法为温经散寒,行血调经,以任脉、足太阴经穴为主。主穴为气海、三阴交、归来。月经先期主穴取关元、三阴交、血海;月经先后无定期主穴取关元、三阴交、肝俞;痛经实证主穴取中极、次髎、地机、三阴交;痛经虚证主穴取关元、足三里、三阴交。

121. 答案:D 解析:月经后期寒凝证的治疗除主穴外,应加取的腧穴是关元、命门。足三里、血海为月经后期血虚证的配穴,期门、太冲为月经先后无定期肝郁证的配穴,足三里、脾俞为月经先期气虚证的配穴,肾俞、太溪为月经先后无定期肾虚证的配穴。

122. 答案:E 解析:患者颈项强痛,活动受限,头向右侧倾斜,项背牵拉痛,颈项部压痛明显,诊断为落枕。治法为舒经活络,调和气血,取局部阿是穴和手太阳、足少阳经穴为主。主穴为外劳宫、天柱、阿是穴、后溪、悬钟。蛇串疮的主穴取局部阿是穴、相应夹脊穴;漏肩风的主穴取肩髃、肩髎、肩贞、阿是穴、阳陵泉、条口透承山;颈椎病的主穴取颈夹脊、天柱、风池、曲池、悬钟、阿是穴;颈部扭伤的主穴取阿是穴、风池、绝骨、后溪。

123. 答案:C 解析:落枕兼见恶风畏寒,舌苔薄白,脉浮,为风寒袭络证,除取主穴外,还应选用风池、合谷。气滞血瘀配内关、合谷;病在太阳经取风池、肩井;病在督脉、太阳经配大椎、束骨;背痛配天宗。

124. 答案:D 解析:外劳宫是治疗落枕的经验穴。

125~126. 答案:A、D 解析:慢性阻塞性肺疾病痰热郁肺证的治法是清肺化痰,降逆平喘,首选越婢加半夏汤或桑白皮汤加减。慢性阻塞性肺疾病痰浊壅肺证的治法是健脾化痰,降气平喘,首选二陈汤合三子养亲汤加减。桑白皮汤为痰热郁肺证首选,小青龙汤为外寒里饮证首选,生脉散合六君子汤为肺脾气虚证首选。

127~128. 答案:E、B 解析:慢性心力衰竭痰饮阻肺证的治法为宣肺化痰,蠲饮平喘,首选苓桂术甘汤、葶苈大枣泻肺汤合保元汤、丹参饮加减;阳虚水泛证的治法为温阳利水,首选参附汤、五苓散合葶苈大枣泻肺汤、丹参饮加减。

129~130. 答案:E、B 解析:慢性胃炎胃阴不足证的治法为养阴益胃,和中止痛,方选益胃汤;急性胃炎寒邪客胃证的治法为温中散寒,和胃止痛,治疗应首选香苏散合良附丸。A用于消化性溃疡肝胃郁热证,C用于饮食伤胃,D用于瘀血阻络。

131~132. 答案:B、A 解析:治疗肝癌湿热瘀毒证需清热利湿,化瘀解毒,方选茵陈蒿汤合鳖甲煎丸。治疗肝癌气滞血瘀证需疏肝理气,活血化瘀,方选逍遥散合桃红四物汤加减。

133~134. 答案:C、B 解析:类风湿关节炎肝肾亏损,邪瘀筋骨证,应首选独活寄生汤以益肝肾、补气血,祛风湿,通经络;类风湿关节炎痰瘀互结,经脉痹阻证,应首选身痛逐瘀汤合茯苓丸以活血化瘀,祛痰通络。蠲痹汤主要用于治疗痛痹;六味地黄丸主要用于治疗肝肾阴虚诸症;虎潜丸主要用于治疗痿证之肝肾亏损。

135~136. 答案:C、B 解析:临床上治疗休克阳气暴脱证,应首选四逆汤;治疗休克心气不足证,应首选炙甘草汤。

137~138. 答案:B、E 解析:消渴分为上、中、下消。上消肺热津伤证治宜清热润肺,生津止渴,用消渴方。中消胃热炽盛证治宜清胃泻火,养阴增液,用玉女煎;气阴亏虚证治宜益气健脾,生津止渴,用七味白术散。下消肾阴亏虚证治宜滋阴固肾,用六味地黄丸;阴阳两虚证治宜滋阴温阳,补肾固涩,用金匮肾气丸。

139~140. 答案:D、A 解析:足三阳经行于下肢外侧,阳明在前,少阳在中,太阳在后。

141~142. 答案:D、D 解析:A、E 无特定名称。B 总任一身阴经,故称为"阴脉之海"。C 总督一身之阳经,故称为"阳脉之海"。D 能调节十二经气血,故称为十二经脉之海;且与生殖机能关系密切,冲任脉盛,月经才能正常排泄,故又称血海。《灵枢·逆顺肥瘦》:"夫冲脉者,五脏六腑之海也,五脏六腑皆禀焉。"

143~144. 答案:D、C 解析:肘横纹至腕掌(背)横纹12寸。胫骨内侧髁下方至内踝尖13寸。腘横纹(膝中)至外踝尖16寸。耻骨联合(横骨)上缘至股骨内上髁(内辅骨)上缘18寸。股骨大转子至腘横纹19寸。

145~146. 答案：C、E 解析：曲池为大肠经合穴。太溪为肾经输穴。

147~148. 答案：A、C 解析：《难经》：腑会太仓(中脘)，脏会季胁(章门)，筋会阳陵泉，髓会绝骨(悬钟)，血会膈俞，骨会大杼，脉会太渊，气会三焦外一筋直两乳内也(膻中)。

149~150. 答案：B、C 解析：翳风在颈部，耳垂后方，乳突下端前方凹陷中。风池在颈后区，枕骨之下，胸锁乳突肌上端与斜方肌上端之间的凹陷中。A为天突，D为风府，E为哑门。

第 四 单 元

1. 答案：A 解析：煮沸灭菌法适用于金属器械、玻璃制品及橡胶类物品等。在水中煮沸至100℃，持续15~20分钟，一般细菌即可被杀灭，但带芽孢的细菌至少需煮沸1小时才能被杀灭。在水中加入碳酸氢钠，使之成为2%的碱性溶液，可提高沸点至105℃，煮沸时间可缩短至10分钟，同时能防止金属器械生锈。高原地区气压低，水的沸点亦低，煮沸灭菌时间相应延长，海拔高度每增高300米，需延长煮沸时间2分钟。压力锅的蒸气压力可达127.5kPa，最高温度可达124℃，10分钟即可灭菌，是效果最好的煮沸灭菌器。

2. 答案：D 解析：中医外科内治原则包括消法、托法和补法。消法适用于尚未成脓的初期肿疡和非化脓性肿块性疾病及各种皮肤疾病。托法适用于疮疡中期及成脓期。补法适用于溃疡后期，此期毒势已去，精神衰疲，气血虚弱，疮口难敛。

3. 答案：C 解析：蛇串疮相当于西医的带状疱疹。表现为皮肤上出现红斑、水疱或丘疱疹，累累如串珠，排列成带状，沿一侧周围神经分布区出现，局部刺痛或伴臀核肿大。多数患者愈后很少复发，极少数患者可多次发病。

4. 答案：B 解析：六味地黄汤功能滋阴补心肾，黄连阿胶汤功能滋阴降火安神，两方同用既可滋阴补肾，又可降火安神，适用于心肾两虚，心神不宁者。

5. 答案：C 解析：急性乳腺炎肝胃郁热证治宜疏肝清胃，通乳散结，方选瓜蒌牛蒡汤加减。选项A适用于乳痈溃脓后正虚毒恋证。选项B为治疗大头瘟的代表方，适用于风热邪毒为患的丹毒、腮腺炎、扁桃体炎等。选项D疏肝清热，适用于血虚火动、肝气郁结之证，临床可用于治疗带状疱疹等属肝气郁结、虚火内动者。选项E清热解毒，消散疗疮，用于治疗疗疮初起。

6. 答案：C 解析：消化道穿孔，气体进入腹腔，在立位腹部平片可以清楚看到有游离气体的存在。

7. 答案：C 解析：内痔以出血和脱出为主要症状，多为无痛软性肿块，长期反复出血，可引起严重的贫血。

8. 答案：E 解析：先兆流产指妊娠28周前出现少量阴道流血，下腹痛或腰背痛。妇科检查：子宫颈口未开，胎膜未破，子宫大小与停经周数相符。经治疗及休息后症状消失，可继续妊娠。中医称"胎漏"、"胎动不安"。如果出现阴道胎块指胚胎组织或者羊膜囊，是难免流产的表现。

9. 答案：C 解析：宫外孕破裂最常用的辅助检查方法是阴道后穹隆穿刺；宫外孕未破裂型最可靠的辅助方法是B超检查和尿妊娠试验。

10. 答案：B 解析：妊娠期高血压疾病脾肾两虚证的治法为健脾温肾，行水消肿，方用白术散合五苓散加减。A用于产后腹痛不止；C用于妊高征肾虚者；D用于糖尿病、支气管哮喘等的肾气不足者；E用于水湿泄泻、小便不利者。

11. 答案：D 解析：第二产程达1小时胎头下降无进展，称第二产程停滞。潜伏期延长指潜伏期超过16小时；活跃期停止指宫颈扩张进程停滞达2小时以上；第二产程延长指第二产程初产妇超过2小时、经产妇超过1小时尚未分娩。胎头下降停止指胎头停滞不下1小时以上。

12. 答案：A 解析：闭经气血虚弱证的临床表现为月经由后期量少而渐至停闭，面色苍白，头晕目眩，心悸怔忡，气短懒言，纳少，舌质淡红，苔白，脉细弱。

13. 答案：C 解析：治疗不孕症瘀阻胞宫证应活血化瘀，调理冲任，选择少腹逐瘀汤加减。A用于妇人经期，产后发热，属血虚阳浮者；B常用于中风后的治疗；D用于妇女经期提前之血虚兼血瘀证；E用于女子干劳血证。

14. 答案：D 解析：由于新生儿胆红素代谢的

特点,约有60%的足月儿和80%的早产儿可于出生后2～5天出现黄疸,但一般状况良好,足月儿在14天内消退,早产儿可延迟至3～4周消退。

15. 答案:C　解析:中医学认为,哮喘发作既有内因,又有外因。内因为肺、脾、肾三脏不足,痰饮留伏,是发病的内在因素;外因为感受外邪,饮食生冷酸咸,接触异物刺激(如花粉、煤烟、绒毛等)或劳累、激动等,使肺气不利,触动伏痰,痰阻气道而发病。除选项C外,其他均是外来因素。

16. 答案:B　解析:心电图常见ST-T改变和各型心律失常,特别是室性心律失常和房室传导阻滞等,对诊断病毒性心肌炎有意义。

17. 答案:A　解析:疱疹性口炎风热乘脾证以口颊、上颚、齿龈、口角溃烂为主,甚则满口糜烂,周围黏膜色红,疼痛明显,拒食,烦躁不安,口臭,涎多,或伴发热,小便短赤,大便秘结。舌红,苔薄黄,脉浮数,指纹紫。治以疏风清热,泻火解毒。方药用凉膈散加减。泻黄散能清胃泻热,兼以化湿,可用于治疗胃热湿阻的小儿肥胖;清热泻脾散可清心泻脾,用于治疗心脾积热的鹅口疮;泻心导赤散作用清心泻火,用于治疗心火上炎的口疮;六味地黄丸滋阴降火,引火归原,用于治疗虚火上炎的口疮。

18. 答案:B　解析:营养性缺铁性贫血的实验室检查:血清铁降低,<10.7μmol/L;血清铁蛋白是诊断缺铁最灵敏的指标,放射免疫法测定<16μg/L提示缺铁(正常值为18～91μg/L);总铁结合力增高,>62.7μmol/L;骨髓细胞总数增加,幼红细胞增生活跃,以中幼、晚幼红细胞增生明显,各期红细胞均较正常小,胞浆少,染色偏蓝,白细胞系和巨核细胞一般正常;原卟啉值增高,>0.9μmol/L。

19. 答案:C　解析:砭镰疗法的操作要点是用三棱针沿红线寸寸挑断,并微微出血。

20. 答案:A　解析:粉瘤又称皮脂腺囊肿。多因痰凝气结而生,常发于头面、项背、臀部等处,小的似豆,大的如鸡蛋,生长缓慢,软而不硬,皮色淡红,推之可移动,顶端常有稍带黑色的小口,可挤压出有臭味的豆腐渣状物质。肉瘤,瘤的一种,为内有湿痰,与气血凝结所致,多少不一,大小不定,瘤体软,推之可移,有时瘤肿略硬,皮色不变,也无痛感,发展较缓慢。流痰,是一种发生于骨与关节间的结核性化脓性疾病,脓形成后,可流窜至病变附近或较远的空隙处形成脓肿,破损后脓液稀薄如痰。血瘤,以病变局部色泽鲜红或暗紫,或局限以柔软肿块,边界不清,触之如海绵状为主要表现的瘤病。筋瘤,以发于下肢,色暗红、温度稍高、青筋垒垒,盘曲成团。

21. 答案:C　解析:根据患者临床表现诊断为急性阑尾炎热毒证,治法为通腑排毒,养阴清热,首选大黄牡丹汤合透脓散加减。

22. 答案:B　解析:患者腹痛、呕吐、腹胀、无排气排便,诊断为肠梗阻。气机不畅,则腹痛,胀满;瘀血内停,则腹痛拒按;舌质淡红,苔薄白,脉弦为气滞血瘀之象。故辨证为气滞血瘀证。

23. 答案:D　解析:湿热内蕴,肝胆疏泄失职,气机不畅,故胁腹疼痛难忍;湿热阻滞,脾胃纳运失司,则不思饮食;热偏盛,故咽干、便秘尿赤;湿热郁蒸,胆汁不循常道,泛溢肌肤,则皮肤黄染;胆气上溢,则口苦;正邪相争,故恶寒发热;舌质红苔黄,脉弦滑数,为湿热之象,辨证为肝胆湿热证。

24. 答案:B　解析:患者颈部肿块迅速增大,质变硬,吞咽困难,移动受限,为石瘿之证。患者伴胸闷,乃痰郁内结,气机不通之象。舌淡暗,苔白,脉弦滑为气滞痰凝之象。患者舌脉不支持有热毒、瘀血等病机表现。

25. 答案:B　解析:乳癌常见乳房肿块,无痛,质地较硬,与周围组织分界不清楚,表面不光滑,活动度小,少数患者伴有疼痛或不适。乳腺增生,特点为单侧或双侧乳房出现肿块,疼痛,乳痛和肿块与月经周期及情志变化密切相关。乳房结核相当于西医的乳房纤维腺瘤,其特点为形如丸卵,边界清楚,表面光滑,推之活动,无压痛。乳腺导管内乳头状瘤症状跟乳腺纤维瘤很相似,但大多数患者会出现乳头溢液。

26. 答案:A　解析:患者左乳肿痛,伴发热恶寒,口干,舌红苔薄黄,脉浮数,辨证为肝胃郁热证,治疗应遵循疏肝清胃,通乳散结,方选瓜蒌牛蒡汤。四妙散为治疗痛风走注的主方。黄连解毒汤泻火解毒,主治一切实热火毒,三焦热盛之证。仙方活命饮清热解毒,消肿溃坚,活血止痛,主治阳证痈疡肿毒初起。

27. 答案:E　解析:膀胱破裂时临床症状表现:①休克;②腹膜外破裂时表现为腹痛;③血尿和排

尿困难；④尿瘘。尿道球部损伤的典型临床表现为尿道口滴血，排尿时尿中带血。肾损伤主要表现为肾脏的功能受损，可出现少尿或无尿、尿血、蛋白尿等。尿道膜部损伤临床表现为骨盆骨折导致的创伤性、失血性休克，出现疼痛、压痛、下腹局部肌紧张、急性尿潴留等。题干中患者因车祸耻骨骨折，后出现下腹胀、排尿困难，应首先考虑尿道膜部损伤。

28. 答案：B 解析：据患者临床表现可诊断为前列腺炎属气滞血瘀型，故治疗应选用能活血理气之方。选项C、D为补方，不能用于治疗气滞血瘀为患之疾；A适用于肝胆湿热的疾病；E活血补血，本案例中患者并无明显虚证，故不适合。

29. 答案：C 解析：由于腹股沟的解剖弱点，在腹壁强度降低或腹内压力增高时小肠、大网膜、盲肠等腹腔内组织进入腹股沟形成疝气。可以分为易复性、难复性、嵌顿性和绞窄性。其中嵌顿疝常发生在高强度劳动或剧烈咳嗽及严重便秘等腹内压骤增时，如果疝内容物为肠管则可出现恶心、呕吐、腹痛等急性肠梗阻的症状。因此符合题干描述的答案为C。选项B肠痈，症状不符，首先排除。仅从题干描述中看不出具体属于ADE三项中的哪一种疝气，因此排除。

30. 答案：C 解析：患者形体消瘦，面色白，腹泻，泻后痛减，腹痛喜热，形寒肢冷，舌淡、苔白，脉细提示寒湿为患。患者腰痛、泄泻提示脾肾为病变部位。综上可诊为脾肾寒湿型直肠癌。

31. 答案：B 解析：风毒（神经毒）证表现为局部伤口无红肿，疼痛轻微，感觉麻木；全身症状有头昏、眼花、嗜睡、气急，严重者呼吸困难、四肢麻痹，张口困难、口角流涎、双目直视、眼睑下垂、复视，表情肌麻痹，神志模糊甚至昏迷；舌质红，苔薄白，脉弦数或迟弱。

32. 答案：D 解析：根据患者临床表现诊断为下肢深静脉血栓形成。中央型下肢深静脉血栓形成的症状为患肢沉重、胀痛或酸痛，可有股三角区疼痛，体征为全下肢肿胀明显，患侧髂窝三角区有疼痛和压痛；胫前可有压陷痕，患侧浅静脉怒张，可伴发热，肢体皮肤温度可升高。左侧多于右侧。

33. 答案：C 解析：根据患者临床表现诊断为甲状腺功能亢进症之肝火旺盛证，治法为清肝泻

火，解郁散结，首选龙胆泻肝汤合藻药散加减。

34. 答案：A 解析：根据患者临床表现诊断为急性胰腺炎。急性胰腺炎表现为腹痛，腹痛剧烈，起始于中上腹，也可偏重于右上腹或左上腹，放射至背部，累及全胰则呈腰带状向腰背部放射痛；恶心、呕吐；腹胀。主要体征为发热，黄疸，腹膜炎体征，休克，皮肤瘀斑，脐周、腹部可出现青紫色的不规则斑块，手足搐搦，呼吸窘迫综合征和多器官功能衰竭。急性阑尾炎的临床表现：转移性右下腹疼痛，胃肠道症状，全身症状，压痛、反跳痛、腹肌紧张、右下腹包块。肠梗阻的临床表现：腹痛、呕吐、腹胀、停止排气排便、腹部膨胀、压痛、反跳痛、肌紧张等腹膜刺激征。胆道蛔虫症的临床表现：突发性剑突下阵发性钻顶样剧烈绞痛，食欲不振，面色萎黄，脐周疼痛，时作时止，吐蛔、便蛔。胆囊结石的临床表现：阵发性绞痛，可向右肩胛部放射，常伴有恶心呕吐，高脂肪餐、暴饮暴食、过度疲劳可诱发胆绞痛，右上腹部有程度不同的压痛。

35. 答案：D 解析：根据患者临床表现诊断为细菌污染反应。细菌污染反应轻者常被误认为发热反应。在输入少量血液后即可突然出现寒战、高热、头痛、烦躁不安、大汗、呼吸困难、发绀、恶心、呕吐、腹痛、腹泻、脉搏细数、血压下降等类似感染性休克的表现，白细胞计数明显升高。

36. 答案：A 解析：根据患者临床表现诊断为前列腺增生症。男性50岁后出现进行性尿频、排尿困难，应当考虑前列腺增生的可能。前列腺增生症可见尿频、排尿困难、血尿、尿潴留等，直肠指检可于直肠前壁触及增生的前列腺，严重尿潴留时，耻骨上可触及肿大包块。

37. 答案：D 解析：神经纤维瘤数目不定，大小不一，突出皮肤表面，或软或硬，沿神经干走向生长，呈念珠状或蚯蚓结节状，皮肤出现咖啡斑。纤维瘤多见于面、颈、胸背部，质地较硬，生长缓慢，与周围组织无粘连，活动度大，无压痛，很少引起压迫症状和功能障碍。脂肪瘤单发或多发，好发于肩、背、臀部，边界清楚，呈圆形、扁圆形或分叶状，无痛，有假性波动感，基底活动度不大。皮脂腺囊肿多呈圆形，直径多在1～3cm，略隆起。质软，界清，表面与皮肤粘连，稍可移动，肿物中央皮肤表面可见一小孔，有时可见一黑色粉样小栓。海绵状血管瘤呈

紫红或暗红色,柔软如海绵,大小不等,边界清楚,位于皮下或黏膜下组织内者可境界不清,指压柔软,有波动感。

38. 答案:D 解析:根据患者临床表现诊断为甲状腺腺瘤。甲状腺腺瘤多以颈前无痛性肿块为首发症状,常偶然发现。颈部出现圆形或椭圆形结节,质韧有弹性,表面光滑,边界清楚,无压痛,多为单发,随吞咽上下移动。有时可压迫气管移位,但很少造成呼吸困难,罕见喉返神经受压表现,可引起甲亢及发生恶性变。

39. 答案:A 解析:后尿道损伤可出现下腹部疼痛,常因疼痛而出现排尿困难,尿道完全断裂时可出现尿潴留。

40. 答案:D 解析:根据患者临床表现诊断为原发性肝癌。原发性肝癌可见肝区疼痛、腹胀、消瘦、乏力、纳差、上腹肿块、肝肿大、黄疸、腹水。

41. 答案:E 解析:根据患者临床辨证诊断为门静脉高压症。门静脉高压症主要表现为脾大、脾功能亢进、呕血或柏油样黑便、腹水及非特异性全身症状(如乏力、嗜睡、厌食、腹胀等)。血象:脾功能亢进时,白细胞数减少至 $3×10^9/L$ 以下,血小板计数减少至 $(70~80)×10^9/L$ 以下。

42. 答案:D 解析:先兆流产指妊娠28周前,先出现少量的阴道流血,继而出现阵发性下腹痛或腰痛,盆腔检查宫口未开,胎膜完整,无妊娠物排出,子宫大小与孕周相符。B型超声检查了解宫内有无妊娠囊,观察有无胎动和胎心搏动等。

43. 答案:C 解析:B型超声显像法不仅能显示胎儿数目、胎方位、胎心搏动和胎盘位置,且能测定胎头双顶径,观察胎儿有无畸形。超声多普勒法可探测胎心音、胎动音、脐带血流音及胎盘血流音。

44. 答案:C 解析:先兆流产指妊娠28周前出现少量阴道流血,下腹痛或腰背痛。妇科检查:子宫颈口未开,胎膜未破,子宫大小与停经周数相符。稽留流产指胚胎或胎儿已死亡,滞留在宫腔内未及时自然排出,又称过期流产。胚胎或胎儿死亡后子宫不再增大反而缩小,早孕反应消失,如至妊娠中期,孕妇腹部不见增大,胎动消失。妇科检查:宫颈口闭,子宫明显小于停经周数,质地不软,未闻及胎心音。难免流产多由先兆流产发展而来,阴道流血增多,阵发性腹痛逐渐加剧,或胎膜破裂出现阴道流水。妇科检查:子宫颈口已扩张,有时宫颈口可见胚胎组织或羊膜囊堵塞,子宫与妊娠周数相符或略小。完全流产可见妊娠物已全部排出宫腔,阴道流血逐渐停止,腹痛逐渐消失。妇科检查:子宫颈口关闭,子宫接近正常大小。不全流产由难免流产发展而来,部分妊娠物已排出体外,尚有部分残留于宫腔内或嵌顿于宫颈口处,影响子宫收缩,出血量多而发生失血性休克。妇科检查:宫颈口已扩张,子宫颈口妊娠组织堵塞及持续性血液流出,一般子宫小于停经周数。

45. 答案:C 解析:根据患者临床表现诊断为不孕症之肝气郁结证,治法为疏肝解郁,养血理脾,首选开郁种玉汤。启宫丸为痰湿内阻证首选,养精种玉汤为肾阴虚证首选,温胞饮为肾阳虚证首选,毓麟珠为肾气虚弱证首选。

46. 答案:D 解析:滴虫阴道炎有不洁性交史或滴虫污染源接触史,表现为白带多,呈灰黄色稀薄泡沫状,阴道口及外阴瘙痒,或有灼热、疼痛、性交痛等。阴道黏膜点状充血,后穹隆有多量灰黄色稀薄脓性分泌物,多呈泡沫状。阴道分泌物中可找到滴虫。

47. 答案:D 解析:根据患者临床表现诊断为痛经之湿热瘀阻证,治法为清热除湿,化瘀止痛,首选清热调血汤加蒲公英、薏苡仁。

48. 答案:D 解析:根据患者临床表现诊断为葡萄胎。葡萄胎有停经史,时间多为2~4个月,平均为12周。根据停经后有不规则阴道流血,较严重的妊娠呕吐,子宫异常增大变软,子宫在5个月妊娠大小时触不到胎体,听不到胎心,无胎动,应疑诊为葡萄胎。如果伴有子痫前期征象或甲亢现象,更有助于诊断。葡萄胎时血清中β-hCG 浓度明显高于正常妊娠月份的相应值。若葡萄胎因绒毛退化,β-hCG 水平也可能低下,多见于部分性葡萄胎。B型超声检查:子宫腔内呈"落雪状"或"蜂窝状"影像,是完全性葡萄胎的典型表现。部分性葡萄胎在上述影像中还可见胎囊或胎儿。超声多普勒:葡萄胎只能探测到子宫血流杂音而探测不到胎心。

49. 答案:A 解析:根据患者临床表现诊断为产褥感染之感染邪毒证,治法为清热解毒,凉血化瘀,首选五味消毒饮合失笑散加丹皮、赤芍、鱼腥草、益母草。

50. 答案：A　解析：子宫肌瘤的手术指征：肌瘤大于妊娠10周子宫；月经过多；继发贫血，药物治疗无效；有膀胱、直肠压迫症状；宫颈肌瘤；生长迅速，可疑恶性。患者临床表现符合手术治疗指征。

51. 答案：A　解析：主症为经期提前一周，量多，经色紫红，质稠有块，伴经前乳房、胸胁、少腹胀痛，烦躁易怒，辨证为月经先期肝郁血热证。

52. 答案：C　解析：脾统血，即血液运行于经脉之中，全赖脾气统摄。若忧思过度，或饮食劳倦，或因久病，损伤脾气，致中气下陷，统摄无权，冲任失固，则经血失于约制，而成崩漏，经血非时而至，经量多，色淡，质稀，面色苍白，气短懒言，大便不成形，舌淡苔薄白，脉沉弱，皆脾虚之象。辨证属崩漏之脾虚证。

53. 答案：C　解析：患者妊娠时尿频、尿急、尿道灼热刺痛，可诊为妊娠小便淋痛病。同时，两颧潮红，五心烦热，舌红苔薄黄，脉细滑数，均为阴虚内热之象，故为阴虚津亏证。治法为滋阴清热，润燥通淋，首选方药为知柏地黄丸。

54. 答案：B　解析：产妇在产褥期内，发生与分娩或产褥有关的小腹疼痛，称为"产后腹痛"。该患者分娩时失血较多，导致产后小腹隐隐作痛，应首先考虑产后腹痛病。

55. 答案：B　解析：异位妊娠不稳定性的主要症状为停经、少量阴道流血、腹剧痛坠胀，实验室检查见到明显包块，而子宫内无异常。

56. 答案：D　解析：羊水栓塞是指在分娩过程中羊水突然进入母体血循环引起急性肺栓塞、休克、DIC、肾衰竭或突发死亡的严重并发症。

57. 答案：C　解析：根据总产程1小时，产后5天出现寒战、高热、下腹痛，无乳胀及腹泻，可排除A、B、D、E。而且阴道内有脓血，宫颈轻度裂伤，子宫大而软，可以判断为感染导致的，属于产褥感染。

58. 答案：B　解析：无排卵性异常子宫出血可以表现为类似正常的周期性出血，但是停经50天后突然阴道大量出血5天，妇科检查未见异常，年龄48岁，考虑无排卵性功血。根据经色深红、质稠、口渴烦热，舌红苔黄，脉洪数可以判断为实热证。

59. 答案：D　解析：根据患者症状胸胁满闷，神疲倦息，呕恶痰多，面浮足肿，带下量多、色白，苔腻，脉滑可以判断为痰湿阻滞证。

60. 答案：B　解析：痛经气滞血瘀证常会伴有经前或经期下腹胀痛，拒按，经量少，经色紫暗夹血块，血块排出后疼痛减轻，月经干净后疼痛消失，伴胸胁、乳房胀痛，舌质紫暗，有瘀点瘀斑，苔薄白，脉弦或弦滑等症状。治疗应该理气行滞，化瘀止痛，方用膈下逐瘀汤或者痛经汤加减。A用于肝瘀气滞证；C用于寒湿凝滞证；D用于血瘀型先兆流产；E用于肝瘀脾虚证。

61. 答案：A　解析：患者月经不规律，年逾半百，天癸将竭。精神萎靡、腰痛腹冷、形寒肢冷均为肾阳不足之征象。舌淡苔白、脉沉细而迟也支持阳虚则寒的诊断。因此治疗当温肾壮阳，填精益血。

62. 答案：A　解析：患者带下绵绵，畏寒怯冷，四肢不温，遇寒则小腹疼痛，舌暗边有瘀斑，苔薄白，脉弦紧辨证为脾胃虚寒兼有瘀血，方选桂枝茯苓丸加减。B用于慢性盆腔炎气滞血瘀型；D用于肾阳虚证；E用于寒喘证。

63. 答案：B　解析：根据患者经期延后及月经量少3年，未避孕未怀孕2年，B超检查示双卵巢呈多囊性改变，可以诊断为不孕症，而根据舌象、脉象及其头晕头重，胸闷泛恶，形体肥胖，多毛，大便不实，舌苔白腻，脉濡，可以辨证为痰湿阻滞。

64. 答案：C　解析：本题题意明显，应该选择紧急避孕药。其他都需应用于性交前的准备阶段，输卵管绝育术于月经周期7天内开始埋入，皮下埋植避孕法以月经干净3～7天为宜。

65. 答案：C　解析：水痘前驱期可无症状或仅有轻微症状，可见低热或中等程度发热、头痛、全身不适、乏力、食欲减退、咽痛、咳嗽等，持续1～2天。出疹期皮疹初为红斑疹，后变为深红色丘疹，再发展为疱疹，位置表浅，形似露珠水滴，椭圆形，3～5mm大小，壁薄易破，周围有红晕。皮疹呈向心分布，先出现于躯干和四肢近端，继为头面部、四肢远端，手掌、足底较少。水痘支疹分批出现，同一时期常可见斑、丘、疱疹和结痂同时存在（四代同堂）。患儿临床表现符合水痘的诊断。

66. 答案：B　解析：外感风温时邪，侵于足少阳胆经。邪毒循经上攻腮颊，与气血相搏，则致耳下腮部漫肿疼痛，边缘不清，触之痛甚，咀嚼不便；邪毒在表，则见发热、咽红、舌质红、苔薄黄、脉浮数等风热表证。故辨证为温毒在表证。

67. 答案：B 解析：患儿突然高热，神志昏迷，反复惊厥，肛门拭子查到脓血，可诊断为中毒型细菌性痢疾。休克型以周围循环衰竭为主要表现。轻者早期可见精神萎靡，面色苍白，肢端发凉，脉压变小，脉搏细数，呼吸加快，心率增快，心音低钝。重者可见神志模糊或昏迷，面色苍灰，四肢湿冷，血压下降或测不到，脉搏微弱或摸不到，皮肤花纹，口唇紫绀，可伴心、肺、血液、肾脏等多系统功能障碍。脑型以神志改变、反复惊厥为主要表现。早期表现为萎靡、嗜睡、烦躁交替出现，继而频繁抽搐，神志昏迷，呼吸节律不整，叹息样呼吸、下颌呼吸等。瞳孔大小不等，对光反射迟钝或消失，视乳头水肿，眼底动脉痉挛。肺型又称呼吸窘迫综合征，以肺微循环障碍为主，常在中毒性痢疾脑型或休克型基础上发展而来，病情危重，病死率高。混合型为以上三型症状先后出现或同时存在，由于全身严重的微循环障碍，重要器官的血流灌注锐减，是最为凶险的类型，病死率高。综上，此患儿可诊断为脑型。

68. 答案：C 解析：传染性单核细胞增多症的临床特点：发热，咽峡炎，颈部淋巴结（可伴其他各处淋巴结）肿大，但压痛轻微，部分病例可出现肝、脾肿大，少数病例可出现黄疸、皮疹、肺炎、脑膜炎等。实验室检查：①血象白细胞总数在病初正常或偏低，继而轻度增多。淋巴细胞自第3～4病日开始增多，10天后可达50%以上，其中异常淋巴细胞占10%（或绝对值1000）以上。②抗EB病毒IgM抗体出现，并在病程中效价增高者，可确诊。

69. 答案：C 解析：根据患儿临床表现可诊断为蛔虫病之蛔虫证，治法为驱蛔杀虫，调理脾胃，首选使君子散加减。

70. 答案：B 解析：风热犯肺，肺失清肃，肺气上逆，故见咳嗽；热邪灼津为痰，故见咳痰不爽，痰黄黏稠；风热伤津，故见口渴；咽喉不利，故见咽痛；肺卫受邪，鼻窍不利，故见鼻流浊涕；卫阳与邪气相争，故见发热恶风；风热犯表，腠理微开，故见微汗出；舌红苔薄黄，脉浮数为风热犯表之象。故辨证为风热咳嗽。

71. 答案：C 解析：根据患儿临床表现诊断为腹痛之乳食积滞证，治法为消食导滞，行气止痛，首选香砂平胃散加减。

72. 答案：A 解析：足月儿，25天出现黄疸，可诊断为病理性黄疸。寒湿蕴阻脾胃，肝胆疏泄失常，故见面目皮肤发黄，其色晦暗，持续不退；湿阻脾胃，脾失健运，故见呕吐腹胀，不思乳食；舌质偏淡，舌苔白腻为湿阻脾胃之象。辨证为寒湿阻滞证，治法为温中化湿退黄，方用茵陈理中汤加味。

73. 答案：C 解析：发热、鼻塞流涕、咽部充血是感冒的症状；咳嗽、喉间痰多，甚则气急痰鸣是感冒夹痰的症状。

74. 答案：E 解析：革兰阴性杆菌肺炎X线基本改变为支气管肺炎征象，易见胸腔积液；肺炎支原体肺炎特征为刺激性咳嗽，肺部体征不明显；腺病毒肺炎X线特点为肺气肿多见；呼吸道合胞病毒肺炎以喘憋为突出表现；葡萄球菌肺炎以皮肤常见猩红热样或荨麻疹样皮疹为特征，选项A、B、C、D均不伴皮疹。

75. 答案：A 解析：根据患儿的症状中医辨证为心脾积热，治法是清心泻脾、解毒泻火，清热泻脾散符合这一要求。泻黄散泻脾胃伏火；六味地黄丸滋补肝肾；导赤散清心利水养阴；清胃散清胃凉血。

76. 答案：C 解析：该病例的中医辨证是水凌心肺证，治疗应泻肺逐水，温阳扶正，方选己椒苈黄丸。龙胆泻肝汤清泻肝胆实火。西医诊断是急性肾炎并发急性心衰，应纠正心衰，药用毛花苷C快速强心；呋塞米为利尿剂，主治肾性水肿、心性水肿，无强心作用；三氯噻嗪为利尿剂，用于各种水肿。

77. 答案：A 解析：根据患儿的症状辨为肾阴亏损，肝风内动证，相应的治法为滋阴养血，平肝息风，治疗应首选大定风珠加减。B用于脾虚肝旺证；C用于肝亢风动证；D用于痰火扰心证；E用于风热头痛。

78. 答案：B 解析：婴幼儿期维生素D一般每日的需要量是400～800U，充足日光照射和每日补充生理量维生素D（400U），即可保持体内25-(OH)D_3和1,25-(OH)$_2$$D_3$浓度正常。

79. 答案：D 解析：麻疹3天左右出齐，疹色红活，出齐后依次没收，热退咳减为顺证。患儿见疹已6日仍高热不退，是麻疹逆证。高热不退，咳嗽气急，鼻翼扇动，口渴烦躁，舌红苔黄，脉数是麻毒闭肺的表现。无声嘶、犬吠声，故不是热毒攻喉；无谵语、神昏、抽搐，不是邪陷心肝。

80. 答案：C 解析：9岁儿童，发热，双侧腮腺肿大9天，应首先考虑患流行性腮腺炎，因此排除选项A、D；流行性腮腺炎的常见并发症有脑膜炎、胰腺炎、睾丸炎、卵巢炎，患儿的症状只有呕吐是胰腺炎的症状，其余均支持脑膜脑炎的诊断。

81. 答案：A 解析：发热、咳嗽半天，突然痉厥昏迷，舌红，苔薄黄，指纹浮紫是风热动风证，治疗应疏风清热，息风定惊。

82. 答案：D 解析：颈痈多见于儿童，多发于颈旁两侧，初起结块形如鸡卵，皮色不变，肿胀、灼热、疼痛，逐渐漫肿坚实，焮热疼痛，伴寒热，头，项强等症状。根据患儿的表现可诊断为颈痈。锁喉痈初起喉结处红肿绕喉，根脚散漫，坚硬灼热疼痛，经2~3天后，肿势可延及腮颊，下至前胸，伴有壮热口渴，头痛项强，大便燥结，小便短赤等。疖病好发于项后、背部、臀部等处，疖数个到数十个，反复发作，缠绵经年不愈，患消渴病、习惯性便秘或营养不良者易患本病。火陷证局部疮顶不高，根盘散漫，疮色紫滞，疮口干枯无脓，灼热疼痛；伴有壮热口渴，便秘溲赤，烦躁不安，甚者神昏谵语、发痉等。红丝疗多发于下肢小腿部，先有足部疗或足癣感染，上延红丝，常伴有发热、头痛，行动不便，局部肿胀、压痛，重者畏寒，纳呆等。

83. 答案：A 解析：颈痈的治法是散风清热，化痰消肿。凉血解毒，邪热养阴，清心开窍用于火陷证；散风清热，化痰解毒用于锁喉痈；祛风清热利湿用于疖病；清热解毒用于红丝疗。

84. 答案：B 解析：治疗颈痈，首选牛蒡解肌汤加减。清营汤为火陷证首选，普济消毒饮为锁喉痈首选，五味消毒饮合黄连解毒汤为红丝疗首选，防风通圣散为疖病首选。

85. 答案：B 解析：我国烧伤面积的估算采用九分法：即头颈部1×9%；躯干3×9%；双上肢：2×9%；双下肢：5×9%+1%，共为11×9%+1%。患者头颈部、躯干部、双上肢均烧伤，故为6×9%。

86. 答案：B 解析：Ⅲ度烧伤可见创面无水疱，呈蜡白或焦黄色，甚至炭化，痛觉消失，局部温度低，皮层凝固性坏死后形成焦痂，触之如皮革，痂下可见树枝状栓塞的血管。本病例Ⅲ度烧伤的部位为两上肢，根据九分法，两上肢占2×9%。

87. 答案：D 解析：Ⅲ度烧伤一般均需切痂植皮，在争取复苏平稳后，根据病情尽早切痂。

88. 答案：C 解析：患者无乳头溢液史，左乳中央区可触及肿块，乳头略有内陷，腋窝淋巴结未触及，符合乳腺癌的临床表现。乳房纤维腺瘤表现为乳房肿块，乳房轻微疼痛，乳房内可扪及单个或多个圆形或卵圆形肿块，质地坚韧，表面光滑，边缘清楚，无粘连，极易推动。患乳外观无异常，腋窝淋巴结不肿大。乳管内乳头状瘤表现为乳头经常有血性溢液，或在内衣、乳罩上发现血性溢液污迹；在乳晕处可触及1cm以下肿块，质软，按压肿块可引出溢液。乳腺增生病表现为乳房内肿块，乳房胀痛，乳房内可扪及多个形态不规则的肿块，多呈片块状、条索状或颗粒状结节，也可各种形态混合存在。各种形态的肿块边界都不甚清楚，与皮肤及深部组织无粘连，推之能活动，多有压痛。急性乳腺炎表现为乳房肿胀疼痛，发热，初起时患部压痛，结块或有或无，皮色微红或不红。化脓时患部肿块逐渐增大，结块明显，皮肤红热水肿，触痛显著，拒按。脓已成时肿块变软，按之有波动感。

89. 答案：B 解析：患者两胁胀痛，易怒易燥，舌苔薄白，舌红有瘀点，脉弦有力，辨证为肝郁气滞证，治宜疏肝解郁，理气化痰。调摄冲任，理气散结用于冲任失调证；清热解毒，活血化瘀用于毒热蕴结证；调肝理脾，益气养血用于气血两虚证；行气活血，散瘀止痛用于气滞血瘀证。

90. 答案：A 解析：治疗乳腺癌肝郁气滞证，首选逍遥散加减。桃红四物汤合失笑散为气滞血瘀证首选，二仙汤为冲任失调证首选，清瘟败毒饮合桃红四物汤为毒热蕴结证首选，人参养荣汤为气血两虚证首选。

91. 答案：C 解析：根据患者临床表现诊断为甲状腺癌。甲状腺癌表现为甲状腺肿块，质地硬而固定，表面不平，腺体在吞咽时上下移动小，晚期可产生声音嘶哑，呼吸、吞咽困难等。甲状腺瘤多以颈前无痛性肿块为首发症状，常偶然发现。颈部出现圆形或椭圆形结节，质韧有弹性，表面光滑，边界清楚，无压痛，多为单发，随吞咽上下移动。有时可压迫气管移位。慢性淋巴性甲状腺炎呈无痛性弥漫性甲状腺肿，初期甲状腺多呈轻度弥漫性肿大，以峡部为显著；肿大两侧多对称，一侧肿大明显者少见；肿块质硬，表面光滑，病程较长者可扪及结节;多伴甲状腺功能减退,早期可有甲亢表现,但不久便会减轻或消失;较大的甲状腺肿可有压迫症状。单纯性甲状腺肿表现为甲状腺肿大,压迫症状,单纯性甲状腺肿体积较大时可压迫气管、食管和喉返神经。甲状腺功能亢进症表现为体重减少、怕热出汗,个别患者出现低热、心悸、失眠、情绪易激动,甚至焦虑。T_3、T_4、FT_3、FT_4升高,同时伴TSH下降,可提示甲状腺功能亢进症。

92. 答案:B 解析:根据患者临床表现辨证为瘀热伤阴证,治法为养阴和营,化痰散结。疏肝解郁,软坚化痰为肝郁气滞证的治法;理气开郁,化痰消坚为气郁痰凝证的治法;理气化痰,活血散结为气血凝滞证的治法;活血化瘀,软坚化痰为痰凝血瘀证的治法。

93. 答案:C 解析:根据患者临床表现辨证为瘀热伤阴证,治宜养阴和营,化痰散结,方选通窍活血汤合养阴清肺汤加减。海藻玉壶汤合逍遥散为肝郁气滞证首选,桃红四物汤合海藻玉壶汤为气血瘀滞证首选,海藻玉壶汤合神效瓜蒌散为痰凝血瘀证首选,龙胆泻肝汤合藻药散为肝火旺盛证首选。

94. 答案:C 解析:根据患者临床表现诊断为原发性肝癌。原发性肝癌表现为肝区疼痛、肝大、黄疸、肝硬化征象(脾大、腹水、门静脉侧支循环形成等),全身表现(进行性消瘦、发热、食欲不振、乏力、营养不良和恶病质等)。肝硬化表现为脾大、侧支循环的建立和开放、腹水、乏力、轻度黄疸、肝掌、蜘蛛痣等。肝功能检查显示血清白蛋白降低、球蛋白升高、A/G倒置、凝血酶原时间延长、转氨酶、胆红素升高,腹部超声和CT检查示肝被膜增厚、肝脏表面不光滑、肝实质回声增强等。肝脓肿一般有明显的炎症表现,肿大的肝脏表面平滑无结节,触痛明显,白细胞计数升高,超声检查可探得肝内液性暗区。病毒性肝炎表现为食欲减退、恶心、上腹部不适、肝区痛、乏力。活动性肝病(急、慢性肝炎)活动时血清AFP往往呈短期升高,应定期多次测血清AFP和ALT进行分析。

95. 答案:D 解析:肝穿刺活检:在超声或CT引导下用细针穿刺病变部位,吸取病变组织进行病理学检查,阳性者即可确诊。

96. 答案:C 解析:原发性肝癌的病因有病毒性肝炎、肝硬化、黄曲霉素、饮用水污染、遗传因素、

接触化学致癌物、华支睾肝吸虫感染等。在我国,慢性病毒性肝炎是原发性肝癌最主要的病因。

97. 答案:C 解析:根据患者临床表现诊断为无排卵性异常子宫出血(崩漏)。无排卵性异常子宫出血(崩漏)常表现为月经周期紊乱,经期长短不一,经量时多时少,甚至大量出血。可继发贫血,伴有乏力、头晕等症状,甚至出现失血性休克。排卵期出血(经间期出血):月经中期或在基础体温开始上升时出现少量阴道流血。黄体功能不足(月经先期):黄体期缩短,常伴不孕或孕早期流产。排卵性月经过多(月经过多):月经量多,周期正常。子宫内膜不规规脱落(经期延长):月经周期正常,但经期延长,可长达9~10日,或伴经量增多。

98. 答案:A 解析:根据患者临床表现辨证为脾虚证,治法为补气摄血,固冲调经。补气升提,固冲止血为排卵性月经过多(月经过多)气虚证的治法;健脾益气,固冲调经为黄体功能不足(月经先期)脾气虚弱证的治法;养阴清热,凉血调经为子宫内膜不规则脱落(经期延长)虚热证的治法;滋肾养阴,固冲止血为排卵期出血(经间期出血)肾阴虚证的治法。

99. 答案:A 解析:治疗无排卵性异常子宫出血(崩漏)脾虚证,首选固本止崩汤合举元煎。加减一阴煎为排卵期出血(经间期出血)肾阴虚证首选,两地汤合二至丸为子宫内膜不规则脱落(经期延长)虚热证首选,补中益气汤为黄体功能不足(月经先期)脾气虚弱证首选,安冲汤为排卵性月经过多(月经过多)气虚证首选。

100. 答案:B 解析:患者妊娠期间阴道少量出血,小腹空坠而痛,腰酸,可诊断为胎动不安。胎漏为妊娠期间少量阴道出血,时出时止,或淋漓不断,而无腰酸、腹痛、小腹下坠。妊娠腹痛为妊娠期因胞脉阻滞或失养发生小腹疼痛。堕胎为妊娠12周内胚胎自然陨堕。滑胎为堕胎或小产连续发生3次或3次以上。

101. 答案:A 解析:根据患者临床表现可诊断为胎动不安之气血虚弱证,治法为补气养血,固肾安胎。补肾益气,固冲安胎用于肾虚证;活血消癥,补肾安胎用于血瘀证;活血化瘀,消癥散结用于癥结成癥证;补肾填精,固冲安胎用于肾精亏虚证。

102. 答案:C 解析:治疗胎动不安之气血虚弱

证,首选胎元饮。寿胎丸为治疗肾虚证首选,理冲丸为治疗瘀结成癥证首选,保阴煎为治疗血热证首选,桂枝茯苓丸为治疗血瘀证首选。

103. 答案:C 解析:患者放置宫内节育器后下腹痛、发热、阴道分泌物增多,体温升高,心率增快,宫颈充血,举痛(+),子宫及双附件区压痛(+),右侧为重,符合盆腔炎性疾病的诊断。宫颈炎症表现为阴道分泌物增多,呈黏液脓性或乳白色黏液状,甚至有血性白带或性交后出血,或伴有外阴瘙痒或腰酸、下腹坠痛。妇科检查可见宫颈充血、水肿、黏膜外翻,有脓性白带从宫颈口流出,量多;宫颈有不同程度的糜烂、肥大、息肉、裂伤或宫颈腺囊肿。卵巢囊肿蒂扭转多有盆腔或附件包块史,突发一侧下腹剧痛,常伴恶心、呕吐甚至休克。盆腔检查宫颈有举痛和摇摆痛,子宫正常大小,一侧附件区扪及肿物,张力高,有压痛,以蒂部最明显。急性阑尾炎表现为转移性右下腹疼痛,胃肠道症状,全身症状,右下腹局限性显著压痛,反跳痛,腹肌紧张等。异位妊娠表现为下腹一侧疼痛、阴道不规则流血、晕厥和休克,患侧下腹压痛及反跳痛,叩诊有移动性浊音,后穹隆饱满,宫颈举痛或摇摆痛,子宫有漂浮感等。

104. 答案:B 解析:盆腔炎性疾病的实验室检查:白细胞升高,红细胞沉降率升高,血C反应蛋白升高。阴道分泌物见大量白细胞,后穹隆穿刺可吸出脓液。分泌物、穿刺液、血液培养可检测病原体。B型超声检查提示盆腔内有炎性渗出液或肿块。HCG检测主要用于异位妊娠或滋养细胞瘤的诊断,常用标本为尿或血,对急性盆腔炎的诊断无价值。

105. 答案:B 解析:患者放置宫内节育器后引发本病,治疗宜取出节育器后抗菌药物治疗,根据药敏试验选用抗生素。

106. 答案:A 解析:患者经期洗冷水浴后即出现经行腹痛半年,诊断为痛经。寒凝血瘀,气血运行不畅,不通则痛,故见行经期间小腹冷痛,拒按,得热痛减;寒湿凝滞,血行瘀滞,则月经量少;瘀血内阻,则经色暗,有血块;寒邪凝滞,则畏寒肢冷;舌暗,苔白腻,脉沉紧为寒湿凝滞之象,故诊断为寒湿凝滞型痛经。

107. 答案:D 解析:痛经寒湿凝滞证的治法是温经散寒祛湿,化瘀止痛。滋肾养肝,调经止痛用于肝肾亏损证;清热除湿,化瘀止痛用于湿热瘀阻证;理气活血,逐瘀止痛用于气滞血瘀证;益气养血,调经止痛用于气血虚弱证。

108. 答案:B 解析:治疗痛经寒湿凝滞证,首选少腹逐瘀汤加苍术、茯苓、乌药。清热调血汤为湿热瘀阻证首选,膈下逐瘀汤为气滞血瘀证首选,黄芪建中汤为气血虚弱证首选,调肝汤为肝肾亏损证首选。

109. 答案:C 解析:单纯性肾病的诊断要点:大量蛋白尿、血浆白蛋白低于30g/L;血浆胆固醇高于5.7mmol/L;不同程度的水肿。根据患者的临床表现可诊断为单纯性肾病。急性肾小球肾炎急性起病,1~3周前有链球菌感染史(上呼吸道或皮肤感染),典型表现为浮肿、高血压和血尿,不同程度蛋白尿,急性期血清ASO滴度升高,总补体及C_3暂时性下降。病毒性肾炎的特点为病毒感染的极期突然发生肉眼血尿,1~2天内肉眼血尿消失,镜下血尿持续较长,高血压、浮肿及全身症状较轻。在符合单纯性肾病的基础上凡具有以下四项之一或多项者属于肾炎性肾病:①2周内分别3次以上离心尿检查红细胞≥10个/高倍视野,并证实为肾小球源性血尿者。②反复或持续高血压(学龄儿童≥130/90mmHg,学龄前儿童≥120/80mmHg)并除外使用糖皮质激素等原因所致。③肾功能不全,并排除由于血容量不足等所致。④持续低补体血症。慢性肾小球肾炎起病缓慢,病情迁延,有水肿、高血压、蛋白尿、血尿及管型尿等表现中的一种或数种。病程中可有肾炎急性发作,常因感染诱发,发作时有类似急性肾炎的表现。

110. 答案:A 解析:诊断确定后应尽早选用泼尼松治疗,多采用中、长程疗法,即每日1.5~2mg/kg,全日量不超过60mg,分3次口服。

111. 答案:D 解析:根据患者临床表现辨证为肺脾气虚证,治宜益气健脾,宣肺利水,首选防己黄芪汤合五苓散加减。六味地黄丸加黄芪为气阴两虚证首选,五味消毒饮合小蓟饮子为湿热内侵证首选,己椒苈黄丸合参附汤为水凌心肺证首选,防己黄芪汤合己椒苈黄丸为水湿证首选。

112. 答案:E 解析:患儿平素嗜食肥甘厚味,多动多语,烦躁不宁,冲动任性,难以制约,注意力不集中,懊恼不眠,翻手试验、指鼻试验阳性,诊断为注意力缺陷多动障碍。狂证以精神亢奋,狂躁不安,喧扰不宁,骂詈毁物,动而多怒为特征。痫病以突然意识丧失,甚则仆倒,不省人事,强直抽搐,口吐涎沫,两目上视或口中怪叫为特征,移时苏醒,一如常人为特征。急惊风以高热、抽风、神昏为主要表现。多发性抽动症表现为多发性抽动、发声抽动、秽语症等。

113. 答案:D 解析:过食肥甘厚味,酿生湿热痰浊,导致心神失养,阴阳失调,则多动多语,烦躁不宁,冲动任性,难以制约,注意力不集中;痰火扰心,则懊恼不眠;胃受纳失职,纳少;肝火炽盛,气火循经上逆于头面,则口苦;火热灼津,则便秘尿赤;舌红,苔黄腻,脉滑数为痰火内蕴之象,故辨证为痰火内扰证。

114. 答案:A 解析:治疗注意力缺陷多动障碍之痰火内扰证,首选黄连温胆汤。甘麦大枣汤为心脾两虚证首选,杞菊地黄丸为肾虚肝亢证首选,清肝达郁汤为气郁化火证首选,大定风珠为阴虚风动证首选。

115. 答案:D 解析:患儿反复发作哮喘3年,诊断为支气管哮喘。痰热郁闭于肺,则发热面红,咳喘哮鸣,声高息涌,痰稠色黄,胸闷,呼吸困难;痰热内蕴肠道,则大便秘结;痰热熏灼津液,则小便黄赤;舌红,苔黄腻,脉滑数,指纹紫为痰热内蕴之象,辨证为热性哮喘。

116. 答案:A 解析:热性哮喘的治法是清热化痰,止咳定喘。降气化痰,补肾纳气用于虚实夹杂;辛凉宣肺,化痰止咳用于风热郁肺证;养阴清肺,润肺止咳用于阴虚肺热证;清热解毒,泻肺开闭用于毒热闭肺证。

117. 答案:C 解析:治疗热性哮喘,首选麻杏甘石汤或定喘汤加减。射干麻黄汤合都气丸为虚实夹杂首选,沙参麦冬汤为阴虚肺热证首选,黄连解毒汤合麻杏甘石汤为毒热闭肺证首选,金匮肾气丸为肾虚不纳证首选。

118. 答案:A 解析:根据患者临床表现诊断为维生素D缺乏性佝偻病。维生素D缺乏性佝偻病多见于婴幼儿,好发于冬春季节。①初期:有烦躁夜啼,纳呆,多汗,发稀,枕秃,囟门迟闭,牙齿迟出等。血生化轻度改变或正常。②激期:除初期表现外,以骨骼轻中度改变为主。X线见临时钙化带模糊,干骺端增宽,边缘呈毛刷状。血清钙、磷均降低,碱性磷酸酶增高。③恢复期:经治疗后症状改善,体征减轻,X线片临时钙化带重现,血生化恢复正常,但可遗留骨骼畸形。④后遗症期:重症患儿残留不同程度的骨骼畸形,多见于>2岁的儿童。无其他症状,理化检查正常。

119. 答案:A 解析:维生素D缺乏性佝偻病的病机是脾肾两虚,病位主要在脾肾,常累及心肝肺。

120. 答案:A 解析:维生素D缺乏性佝偻病治疗应首选维生素D制剂。用药方法分为:口服法和突击疗法(肌内注射)。①口服法:初期(轻度),维生素D每日1000~2000U;激期(中、重度),每日3000~6000U。②突击疗法:对各种原因不能坚持每日服药,或重症佝偻病可一次肌内注射维生素D_3 20万~30万U,2~3个月后改为口服预防量。如临床表现、血生化检查和骨骼X线改变无恢复征象,应与其他类型佝偻病相鉴别。

121~122. 答案:A、D 解析:透托法用于毒气虽盛而正气未衰者;温通法为治疗虚寒阴证的代表治法;清热法用于热毒之证;消法适用于尚未成脓的初期肿疡;补托法适用于正虚毒盛,不能托毒外达之虚证。

123~124. 答案:E、A 解析:急性乳腺炎成脓期热毒炽盛壮热,乳房肿痛,皮肤焮红灼热,肿块变软,有应指感。或切开排脓后引流不畅,红肿热痛不消,有"传囊"现象。舌红,苔黄腻,脉洪数。治宜清热解毒,托里透脓,方用瓜蒌牛蒡汤透脓散加味。急性乳腺炎溃后正虚毒恋,溃脓后乳房肿痛虽轻,但疮口脓水不断,脓汁清稀,愈合缓慢或形成乳漏。全身乏力,面色少华,或低热不退,饮食减少。舌淡,苔薄,脉弱无力。治宜益气和营托毒,方用托里消毒饮加减。

125~126. 答案:B、C 解析:直肠癌湿热瘀毒证的治法是清热解毒,通腑化瘀,攻积祛湿,首选木香分气丸加减。直肠癌脾肾寒湿证的治法是祛寒胜湿,健脾温肾,首选参苓白术散合吴茱萸汤。四妙散合白头翁汤为脾虚湿热证首选,导痰汤为肾阳不固、痰湿凝聚证首选,益气固本解毒汤为脾肾两虚证首选。

127~128. 答案:B、A 解析:内痔好发于截石位3、7、11点;血栓外痔好发于肛门齿线下截石位3、9点;赘皮外痔好发于截石位6、12点。

129~130. 答案:B、C 解析:正常妊娠时,绒毛膜促性腺激素出现高峰是在末次月经后的8~10周,开始下降是在12周。

131~132. 答案:A、B 解析:妊娠早期,少数孕妇早孕反应严重,恶心呕吐频繁,不能进食,以致出现体液失衡及新陈代谢障碍,甚至危及生命者,称妊娠剧吐,属中医"妊娠恶阻"范畴。口淡,呕吐清涎者属于脾胃虚弱。口苦,呕吐酸水或苦水者,有肝气上逆之象为肝胃不和。

133~134. 答案:B、D 解析:经行头痛血瘀证应当活血化瘀,通窍止痛,方用通窍活血汤。子肿属于西医妊娠高血压范畴。其中气滞证应当治宜理气行滞,除湿消肿。方药用天仙藤散。丹栀逍遥散功用养血健脾,疏肝清热,乌药汤功用行气止痛,主治脘腹胀痛;龙胆泻肝丸功用清肝胆,利湿热,用于治疗胁痛口苦,尿赤,湿热带下等。

135~136. 答案:A、E 解析:崩漏脾虚证治以补气摄血,固冲止崩。肾气虚证治以补肾益气,固冲止血;肾阳虚证治以温肾益气,固冲止血;肾阴虚证治以滋肾益阴,固冲止血;虚热证治以养阴清热,固冲止血;实热证治以清热凉血,固冲止血;血瘀证治以活血化瘀,固冲止血。

137~138. 答案:C、E 解析:晚期产后出血的病因病机为冲任不固,气血运行失常,气血外溢。代偿性月经是由于肝经郁火、胃热、虚热、瘀热导致的血热气逆,冲任失调,气血不和。

139~140. 答案:E、D 解析:治疗免疫性不孕,应首选皮质类固醇以改善机体免疫反应;高催乳

血症性不孕是因为高水平催乳素对下丘脑-垂体-卵巢轴产生负反馈,抑制卵巢排卵导致不孕,应首选溴隐亭改变内分泌异常的表现。

141~142. 答案:D、A 解析:水肿是指皮下组织的细胞内及组织间隙液体潴留过多所致,因此小儿水肿按诊的主要部位是皮肤。小儿囟门的张力可以直接反映颅内压,如囟门迟闭及头围大于正常者,为脑积水、佝偻病等。

143~144. 答案:A、C 解析:胎黄寒湿阻滞证、湿热熏蒸证是湿邪兼有寒热,因此应从备选答案中选择具有治疗寒热的治法。

145~146. 答案:B、D 解析:①哮喘未发之时,常怯寒自汗,容易感冒,发作前每有鼻塞流涕,是表虚肺表不固,治法是补肺固卫。②哮喘发作,喘息喉鸣,痰多白沫,是寒痰在肺;形寒无汗,四肢不温,面色晦滞带青,是寒邪阻塞阳气,非阳虚;寒阴停肺证的治法是温肺化痰,止咳平喘。③哮喘未发作时,食少纳呆,大便不实,倦怠无力,或有咳嗽痰多,是平素脾虚或脾虚生痰,其治法是健脾化痰。

147~148. 答案:A、B 解析:麻疹最常见的并发症是肺炎、喉炎、气管炎、支气管炎。流行性腮腺炎儿童期最常见的并发症是脑膜脑炎。

149~150. 答案:C、E 解析:汗证肺卫不固证的主症以自汗为主,或伴盗汗,头部、肩背部汗出明显,动则尤甚,神疲乏力,面色少华,平时易患感冒。舌淡,苔薄,脉细弱。营卫失调的主症是以自汗为主,或伴盗汗,汗出遍身而不温,微寒怕风,不发热,或伴有低热,精神疲倦,胃纳不振,舌质淡红,苔薄白,脉缓。

考前自测卷(三)答案与解析

第一单元

1. E	2. A	3. B	4. D	5. A	6. E	7. E	8. E	9. E	10. C
11. C	12. A	13. D	14. A	15. B	16. C	17. C	18. E	19. B	20. C
21. A	22. D	23. A	24. A	25. C	26. E	27. C	28. A	29. C	30. E
31. C	32. D	33. B	34. B	35. B	36. C	37. D	38. B	39. D	40. B
41. E	42. E	43. A	44. D	45. A	46. E	47. A	48. C	49. D	50. B
51. D	52. E	53. E	54. C	55. E	56. C	57. B	58. E	59. E	60. D
61. C	62. A	63. C	64. D	65. C	66. E	67. B	68. C	69. D	70. E
71. E	72. A	73. C	74. A	75. D	76. A	77. E	78. B	79. B	80. E
81. E	82. E	83. D	84. A	85. A	86. C	87. A	88. C	89. C	90. E
91. E	92. A	93. C	94. B	95. A	96. B	97. C	98. D	99. E	100. D
101. C	102. A	103. B	104. D	105. D	106. E	107. A	108. E	109. E	110. D
111. E	112. D	113. D	114. C	115. A	116. E	117. E	118. D	119. A	120. B
121. C	122. A	123. B	124. D	125. C	126. D	127. A	128. D	129. A	130. B
131. A	132. E	133. A	134. C	135. B	136. B	137. B	138. E	139. A	140. D
141. E	142. B	143. B	144. C	145. C	146. D	147. A	148. B	149. E	150. B

第二单元

1. D	2. C	3. E	4. E	5. E	6. D	7. B	8. E	9. D	10. A
11. B	12. A	13. B	14. B	15. B	16. A	17. A	18. B	19. B	20. D
21. A	22. D	23. A	24. B	25. B	26. B	27. B	28. A	29. E	30. B
31. C	32. C	33. B	34. A	35. C	36. B	37. A	38. C	39. C	40. A
41. B	42. C	43. D	44. E	45. C	46. C	47. D	48. A	49. C	50. D
51. B	52. D	53. D	54. C	55. B	56. C	57. B	58. D	59. B	60. D
61. E	62. D	63. B	64. C	65. C	66. C	67. D	68. C	69. E	70. C
71. A	72. C	73. D	74. C	75. A	76. C	77. C	78. B	79. A	80. B
81. E	82. E	83. C	84. E	85. C	86. B	87. C	88. A	89. D	90. D
91. A	92. C	93. A	94. B	95. D	96. C	97. C	98. E	99. B	100. A
101. B	102. C	103. D	104. B	105. A	106. C	107. E	108. B	109. B	110. E
111. E	112. A	113. D	114. B	115. D	116. C	117. B	118. E	119. E	120. D
121. C	122. E	123. C	124. D	125. A	126. D	127. C	128. E	129. C	130. D
131. B	132. E	133. E	134. A	135. C	136. D	137. A	138. D	139. B	140. E
141. A	142. B	143. B	144. D	145. A	146. C	147. C	148. D	149. A	150. B

第三单元

1. B	2. E	3. A	4. C	5. A	6. E	7. B	8. C	9. A	10. C
11. E	12. A	13. A	14. A	15. C	16. A	17. A	18. B	19. B	20. B
21. B	22. E	23. D	24. C	25. C	26. B	27. B	28. B	29. C	30. B
31. D	32. E	33. E	34. C	35. D	36. C	37. E	38. D	39. C	40. E
41. D	42. A	43. C	44. A	45. A	46. A	47. D	48. C	49. C	50. D
51. D	52. C	53. D	54. A	55. A	56. B	57. A	58. E	59. A	60. C
61. B	62. C	63. B	64. C	65. A	66. A	67. B	68. B	69. D	70. E
71. C	72. B	73. A	74. C	75. D	76. D	77. A	78. E	79. E	80. E
81. D	82. C	83. D	84. E	85. C	86. E	87. C	88. C	89. B	90. D
91. E	92. A	93. D	94. C	95. A	96. A	97. B	98. E	99. E	100. A
101. D	102. A	103. A	104. C	105. B	106. B	107. A	108. E	109. A	110. A
111. E	112. C	113. B	114. E	115. D	116. C	117. E	118. D	119. B	120. A
121. D	122. B	123. C	124. A	125. E	126. B	127. E	128. B	129. B	130. C
131. A	132. D	133. A	134. B	135. A	136. B	137. A	138. C	139. D	140. C
141. D	142. A	143. C	144. D	145. A	146. C	147. B	148. D	149. D	150. A

第四单元

1. D	2. A	3. E	4. D	5. A	6. D	7. E	8. B	9. C	10. B
11. B	12. D	13. E	14. C	15. B	16. D	17. E	18. C	19. C	20. D
21. B	22. B	23. D	24. D	25. B	26. E	27. D	28. B	29. B	30. D
31. A	32. E	33. E	34. A	35. B	36. D	37. A	38. B	39. B	40. E
41. B	42. B	43. A	44. E	45. C	46. B	47. D	48. E	49. B	50. B
51. A	52. A	53. C	54. C	55. C	56. B	57. C	58. C	59. B	60. B
61. C	62. E	63. B	64. C	65. B	66. E	67. B	68. C	69. A	70. A
71. B	72. B	73. B	74. C	75. B	76. E	77. D	78. C	79. A	80. B
81. D	82. D	83. E	84. C	85. D	86. A	87. D	88. A	89. E	90. B
91. C	92. A	93. B	94. D	95. A	96. B	97. E	98. E	99. C	100. E
101. B	102. A	103. D	104. C	105. D	106. E	107. A	108. A	109. E	110. E
111. E	112. C	113. A	114. D	115. A	116. D	117. C	118. C	119. B	120. C
121. D	122. E	123. B	124. D	125. E	126. A	127. A	128. C	129. B	130. B
131. C	132. E	133. C	134. E	135. D	136. B	137. B	138. A	139. D	140. D
141. B	142. C	143. A	144. B	145. A	146. E	147. A	148. D	149. D	150. E

考前自测卷(三)

第 一 单 元

1. 答案:E 解析:证,是疾病过程中某一阶段或某一类型的病理概括,一般由一组相对固定的、有内在联系的、能揭示疾病某一阶段或某一类型病变本质的症状和体征构成。证是病机的外在反映,病机是证的内在本质。疾病的全过程属于病的范畴。

2. 答案:A 解析:本题考查的是阴阳消长的变化。所谓阴阳消长是指对立、互根的阴阳双方不是一成不变的,而是处于不断地增长和消减的变化之中。阴阳双方在彼此消长的运动过程中保持着动态平衡。在阴阳双方彼此对立制约的过程中,阴与阳之间可出现某一方增长而另一方消减,或某一方消减而另一方增长的互为消长的变化。前者称为阳长阴消或阴长阳消,后者称为阳消阴长或阴消阳长。如以四时气候变化而言,从冬至到立春,气候从寒冷逐渐转暖,这是"阳长阴消"的过程;由夏至秋及冬,气候由炎热逐渐转凉变寒,这是"阴长阳消"的过程。

3. 答案:B 解析:因为阴阳之间存在着互根互用的关系。当阴阳发生病理性变化时可以出现阴阳互损的情况。阴阳互损导致阴阳两虚,所以临床上应采用阴阳双补的治疗原则。对阳损及阴导致的以阳虚为主的阴阳两虚证,当补阳为主,兼以补阴,此法就是阴中求阳;对阴损及阳导致的以阴虚为主的阴阳两虚证,当补阴为主,兼以补阳,即为阳中求阴,如此则阴阳双方相互资生,相互为用。

4. 答案:D 解析:五行的相生规律有木生火,火生土,土生金,金生水,水生木。五行相克的规律有木克土,土克水,水克火,火克金,金克木。所以,金为木之所不胜。

5. 答案:A 解析:肺主气包括主呼吸之气和主一身之气两个方面。肺主呼吸之气,是指肺是气体交换的场所。通过肺的呼吸作用,不断吸进清气,排出浊气,吐故纳新,实现机体与外界环境之间的气体交换,以维持人体的生命活动。肺主一身之气,是指肺有主司一身之气的生成和运行的作用,主要体现在宗气的生成。所以,肺主气的功能取决于肺司呼吸。

6. 答案:E 解析:肾有主藏精、主水和纳气的功能。

7. 答案:E 解析:肝之液为泪,心之液为汗,脾之液为涎,肺之液为涕,肾之液为唾。

8. 答案:E 解析:心肺同居于上属阳,其中心属火,主温通,肺属金,主肃降;肝属木,主升发,肾属水,主闭藏,有滋润、下行、寒凉、闭藏的性质;脾属土,居中焦,主升清。所以,本题中只有肝与脾的生理特性以升为主。

9. 答案:E 解析:《素问·水热穴论》中称:"肾为胃之关。"

10. 答案:C 解析:大肠的功能尚与胃气的通降、肺气的肃降、脾气的运化、肾气的蒸化和固摄作用有关。因为肺与大肠相表里,所以大肠功能失常,可直接导致肺失肃降。

11. 答案:C 解析:脾胃同居中焦,脾胃升降协调,共同完成饮食水谷的消化和水谷精微的吸收、转输。这是整个水饮食物代谢过程的中心环节,也是后天维持人体生命活动的主要生理功能。故脾胃为气血生化之源,后天之本。脾胃运化功能正常,气血充足,机体才能维持正常的状态。同时气机的升降出入,对人体的生命活动至关重要。如先天之气、水谷之气和吸入的清气,都必须经过升降出入才能布散全身,发挥其生理功能。精、血、津液也必须通过气的运动才能在体内不断地运行流动,以濡养全身。

12. 答案:A 解析:脑为"元神之府"。

13. 答案:D 解析:手之三阴,从脏走手;手之三阳,从手走头;足之三阳,从头走足;足之三阴,从足走腹。

14. 答案:A 解析:足厥阴经绕阴器。

15. 答案:B 解析:任脉调节阴经气血,为阴脉之海。督脉调节阳经气血,为阳脉之海。膻中为气海。冲脉与女子月经及孕育机能有关,称为血海。脑为髓海。

16. 答案:C 解析:六淫中只有暑邪有外感而无内生。

17. 答案:C 解析:六淫中火邪、燥邪、暑邪均为阳邪,都能损伤津液。

18. 答案:E 解析:暑为阳邪,其性升发,故易上扰心神,或侵犯头目,出现心胸烦闷不宁、头昏、目眩、面赤等症状。暑性升散,扰神伤津耗气。暑季气候炎热,且多雨潮湿,热蒸湿动,水气弥漫,故暑邪致病,多夹湿邪为患。所以暑湿之邪治病可导致身热烦渴,胸闷呕恶。

19. 答案:B 解析:《素问·至真要大论》说:"夫五味入胃,各归所喜,故酸先入肝,苦先入心,甘先入脾,辛先入肺,咸先入肾。"如果长期嗜好某种性味的食物,就会导致该脏的脏气偏盛,功能活动失调而发生多种病变。《素问·五脏生成》说:"多食咸,则脉凝泣而变色;多食苦,则皮槁而毛拔;多食辛,则筋急而爪枯;多食酸,则肉胝䐱而唇揭;多食甘,则骨痛而发落。"

20. 答案:C 解析:血液的正常运行,主要与心、肺、肝、脾等脏的功能,气的推动与固摄作用,脉道的通利,以及寒热等内外环境因素密切相关。凡能影响血液正常运行,引起血液运行不畅,或致血离经脉而瘀积的内外因素,均可导致瘀血的形成。气滞致瘀,血寒致瘀,血出致瘀,因虚致瘀,血热致瘀。

21. 答案:A 解析:气虚,指一身之气不足及其功能低下的病理状态。由于元气主要由先天之精所化,是人身最根本、最重要的气,是生命活动的原动力。故元气亏虚可引起全身性气虚,而无论何种气虚亦终将导致元气亏损,特别是小儿和老人表现得最为明显。所以,元气耗损和功能减退,脏腑功能低下、抗病能力下降的病机是气虚。

22. 答案:D 解析:津枯血燥,主要指津液亏乏枯竭,导致血燥虚热内生或血燥生风的病理状态。津液是血液的重要组成部分,津血又同源于后天之水谷精微,若因高热伤津,或烧伤引起津液损耗,或阴虚劳热,津液暗耗,均会导致津枯血燥,见心烦、鼻咽干燥、肌肉消瘦、皮肤干燥、或肌肤甲错,皮屑过多、舌红少津等临床表现。所以,津枯血燥形成的原因不包括痰瘀阻津。

23. 答案:A 解析:防止病邪侵害包括避其邪气和药物预防两方面。顺应自然、调摄饮食为养生以增强正气方面的内容。阻截病传途径、先安未受邪之地为防止传变方面的内容。

24. 答案:A 解析:阴阳平衡,是机体的正常状态,当阴阳失调时,就表现出病象。当机体阳虚时就表现出阴偏胜的病象。所以,应着重治疗阳虚之证。

25. 答案:C 解析:阴虚发热表现为长期低热,兼颧红、五心烦热;肝郁发热表现为每因情志不舒时有微热,兼胸闷、急躁易怒;气虚发热表现为长期微热,劳累则甚,兼疲乏、少气、自汗;血虚发热表现为时有低热,兼面白、头晕、舌淡、脉细;阳虚发热表现为低热兼有形寒怕冷、面色白。

26. 答案:E 解析:热盛伤津、汗出过多、剧烈呕吐、泻下过度都会导致体内津液耗伤,阴液亏少,均见口渴多饮。E不会导致口渴多饮。

27. 答案:C 解析:妇女月经先期多因脾气亏虚、肾气不足、阴虚火旺、阳盛血热、冲任不固等,C多导致月经后期。

28. 答案:A 解析:黄而鲜明见于湿热熏蒸,黄如烟熏为寒湿之患,淡黄消瘦见于脾肾两虚,淡黄浮肿见于脾虚湿蕴。

29. 答案:C 解析:A属热痰,B属寒痰,D属湿痰,E属燥痰。

30. 答案:E 解析:舌体颤动可因气血两虚、亡阴伤津、热极生风、酒毒所伤而致,E可致吐弄舌。

31. 答案:C 解析:顿咳多因风邪与痰热相搏结所致,常见于小儿。

32. 答案:D 解析:寸口脉分候脏腑,左寸候心与膻中,左关候肝、胆与膈,左尺候肾与小腹,右寸候肺与胸中,右关候脾与胃,右尺候命门。

33. 答案:B 解析:结脉、促脉、代脉的共同特点是脉来时止。结脉指脉率不数,时有止歇,止无常数;促脉指脉数,时有止歇,止无常数;代脉指脉来时有止歇,止歇常有规则,但脉势忽大忽小、数疏不定。

34. 答案:B 解析:八纲指表、里、寒、热、虚、实、阴、阳,八纲辨证即运用八纲进行分析综合,从而辨别疾病现阶段病变部位的浅深、病情性质的寒热、邪正的盛衰和病证的阴阳。

35. 答案：B 解析：虚热证表现为五心烦热、盗汗、口咽干燥、颧红、舌红少津、脉细数；实热证表现为发热、恶热喜冷、口渴欲饮、面赤、烦躁不宁、小便短赤、大便干结、舌红苔黄燥少津、脉数。

36. 答案：C 解析：暑淫证在临床上表现为发热恶热，汗出，口渴喜饮，气短，神疲，肢体困倦，小便短黄，舌红，苔白或黄，脉虚数；或发热，猝然昏倒，汗出不止，气喘，甚至昏迷、惊厥、抽搐等；或见高热，神昏，胸闷，腹痛，呕恶，无汗等。

37. 答案：D 解析：气虚表现为神疲乏力、少气懒言、头昏、自汗、声低、舌淡苔白。

38. 答案：B 解析：肺阴亏虚表现为干咳无痰，或痰少而黏、不易咯出，或痰中带血。

39. 答案：D 解析：肾虚在临床可表现为头目眩晕，面色白或黧黑，腰膝酸冷疼痛，畏寒肢凉，精神萎靡，男子阳痿早泄、滑精精冷，女子宫寒不孕，五更泄泻，小便频数清长，舌淡苔白，脉沉细无力等。尿频急痛属膀胱湿热的表现。

40. 答案：B 解析：心脉痹阻证，又称"心血瘀阻证"。血行不畅，瘀血阻痹心脉，以心悸怔忡，心胸憋闷，疼痛如刺，痛引肩背内臂，唇舌紫暗，脉细涩或结或代为常见症的证候。

41. 答案：E 解析：硫黄畏朴硝，水银畏砒霜，狼毒畏密陀僧，巴豆畏牵牛，丁香畏郁金，川乌、草乌畏犀角，牙硝畏三棱，官桂畏石脂，人参畏五灵脂。

42. 答案：E 解析：桃仁、红花、乳香、没药活血化瘀之力强峻，易损伤胞胎引起滑胎。而天仙藤虽有行气活血之功，但功效缓和，可治疗妊娠水肿，产后血气腹痛等，为孕妇可用之药。

43. 答案：A 解析：解表药的作用主要是解表，辛味发散，所以解表药多为辛味。

44. 答案：D 解析：蝉蜕归肺、肝经。

45. 答案：A 解析：椿皮功能涩肠，止血，杀虫。苦楝皮功能驱虫，疗癣。贯众功能清热解毒，凉血止血，杀虫。榧子可驱虫，消积。肉豆蔻功能温中行气，涩肠止泻。

46. 答案：E 解析：穿心莲功能清热解毒，凉血，消肿，燥湿。秦皮功能清热燥湿，收涩，明目。白鲜皮功能清热燥湿，祛风解毒。熊胆功能清热解毒，明目，止痉。马齿苋功能清热解毒，凉血止血。

47. 答案：A 解析：栀子功能泻火除烦，善于清泻三焦火邪。决明子主要用于清肝明目。金银花主要是清热解毒，作用于肺胃及大肠。夏枯草擅清肝火。芦根主要用于清肺胃之热。

48. 答案：C 解析：郁李仁的功效是润肠通便，利水消肿。

49. 答案：D 解析：牵牛子既能泻下逐水，又能去积杀虫。

50. 答案：B 解析：五加皮可祛风湿，强筋骨，利尿退肿。

51. 答案：D 解析：砂仁具有的功效为化湿，行气，温胃，安胎。

52. 答案：E 解析：滑石具有利水通淋，清解暑热的功效。

53. 答案：E 解析：丹参功能活血祛瘀，凉血消痈，除烦安神。牛膝功能活血祛瘀，补肝肾，强筋骨，引血下行，利尿通淋。苏木功能活血疗伤，祛瘀通经。姜黄功能活血行气，通络止痛。虎杖功能利胆退黄，清热利湿，解毒，活血祛瘀，清肺祛痰。

54. 答案：C 解析：金钱草甘、咸，微寒。归肝、胆、肾、膀胱经。功效为利湿退黄，利尿通淋，解毒消肿；应用于湿热黄疸，石淋、热淋，痈肿疔疮、毒蛇咬伤。茯苓的功效为利水渗湿，健脾、宁心；应用于水肿，痰饮，脾虚泄泻，心悸，失眠。泽泻的功效为利水渗湿，泄热；应用于水肿，小便不利，泄泻，淋证，遗精。车前子的功效为利尿通淋，渗湿止泻，明目，祛痰；应用于淋证，水肿，泄泻，目赤肿痛，目暗昏花，翳障，痰热咳嗽。猪苓的功效为利水渗湿；应用于水肿，小便不利，泄泻。

55. 答案：E 解析：木香辛、苦，温。香附辛、微苦，平。沉香辛、苦，温。薤白辛、苦，温。枳实辛、苦，微寒。

56. 答案：C 解析：山楂功能消食化积，活血散瘀。神曲功能消食化积。莱菔子功能消食化积，降气消胀，祛痰。麦芽功能消食化积，回乳。谷芽功能消食化积。

57. 答案：B 解析：驱虫药一般应在空腹时服用，使药物能充分作用于虫体而保证疗效。饭前服的多是补虚药或治疗胃肠疾病的药物。饭后服的多是消食健胃药或对胃肠有刺激的药物。截疟药多定时服。安神药、涩精止遗药多睡前服。

58. 答案:E 解析:大蓟散瘀消痈力强;小蓟兼能利尿通淋。

59. 答案:E 解析:川芎功能活血行气,祛风止痛。丹参功能活血祛瘀,凉血消痈,除烦安神。郁金功能活血止痛,行气解郁,清心凉血,利胆退黄。桃仁功能活血化瘀,润肠通便。牛膝功能活血祛瘀,补肝肾,强筋骨,引血下行,利尿通淋。

60. 答案:D 解析:竹沥功效为清热化痰,清心除烦。适用于痰热咳嗽、痰热所致小儿惊风、中风痰迷、痰火癫狂。不用于胃热呕吐。

61. 答案:C 解析:羚羊角的功效为息风止痉,平肝潜阳,清肝明目,清热解毒。

62. 答案:A 解析:杜仲的功效为补肝肾,强筋骨,安胎。

63. 答案:C 解析:白芍的功效为平抑肝阳,柔肝止痛。

64. 答案:D 解析:龟甲功能滋阴潜阳,益肾健骨,养血补心。鳖甲功能滋阴潜阳,软坚散结。

65. 答案:C 解析:山茱萸的功效为补益肝肾,收敛固涩,止血。

66. 答案:E 解析:止嗽散的组成为桔梗、荆芥、紫菀、百部、白前、甘草、陈皮。

67. 答案:B 解析:大承气汤的组成:大黄、厚朴、枳实、芒硝。调胃承气汤的组成是:大黄、芒硝、甘草。

68. 答案:C 解析:小柴胡汤的药物组成有柴胡、黄芩、人参、炙甘草、半夏、生姜、大枣。

69. 答案:D 解析:清营汤清营解毒,透热养阴,主治邪热初入营分证。

70. 答案:B 解析:凉膈散的药物组成为川大黄、朴硝、甘草、山栀子仁、薄荷叶、黄芩、连翘。温胆汤的药物组成为半夏、麦门冬、茯苓、酸枣仁、炙甘草、桂心、远志、黄芩、萆薢、人参。清骨散的药物组成为银柴胡、胡黄连、秦艽、鳖甲、地骨皮、青蒿、知母、甘草。温脾汤的药物组成为大黄、当归、干姜、附子、人参、芒硝、甘草。清胃散的药物组成为升麻、生地、当归、川黄连、牡丹皮、石膏。

71. 答案:E 解析:仙方活命饮的组成有白芷、贝母、防风、赤芍药、当归尾、甘草节、皂角刺、穿山甲、天花粉、乳香、没药、金银花、陈皮。

72. 答案:A 解析:葛根黄芩黄连汤功能解表清里。麻黄杏仁甘草石膏汤功能辛凉宣泄,清肺平喘。凉膈散功能凉膈泄热。小柴胡汤功能和解少阳,和胃降逆,扶正祛邪。竹叶石膏汤功能清热生津,益气和胃。

73. 答案:D 解析:四逆散的药物组成有柴胡、枳实、芍药、炙甘草。四逆汤的药物组成有炙甘草、干姜、附子。

74. 答案:A 解析:左归丸功能滋阴补肾,填精益髓。一贯煎功能滋阴疏肝。

75. 答案:B 解析:方中人参、白术、茯苓益气健脾渗湿为君。配伍山药、莲子肉助君药以健脾益气,兼能止泻,并用白扁豆、薏苡仁助白术、茯苓健脾渗湿,均为臣药。更用砂仁醒脾和胃,行气化滞,是为佐药。桔梗宣肺利气,通调水道,又能载药上行,培土生金;炙甘草健脾和中,调和诸药,共为佐使。

76. 答案:A 解析:归脾汤益气补血,健脾养心。

77. 答案:E 解析:地黄饮子的药物组成有熟地、巴戟天、山茱萸、石斛、肉苁蓉、附子、五味子、官桂、白茯苓、麦门冬、石菖蒲、远志、生姜、大枣、薄荷。

78. 答案:B 解析:真人养脏汤涩肠固脱,温补脾肾,主治脾胃虚寒引起的久泻久痢。

79. 答案:B 解析:固冲汤益气健脾,固冲摄血。

80. 答案:E 解析:方中生地滋阴补肾,养血润燥;玄参、天门冬、麦门冬清热养阴;丹参、当归调养心血;人参、茯苓益气宁心;酸枣仁、五味子敛心气,安心神;柏子仁、远志养心安神;桔梗载药上行。

81. 答案:E 解析:方中酸枣仁养血补肝,宁心安神;茯神宁心安神;知母滋阴清热;川芎调气疏肝;生甘草清热和中。

82. 答案:E 解析:苏子降气汤的组成为紫苏子、半夏、前胡、厚朴、陈皮、甘草、当归、生姜、大枣、肉桂。

83. 答案:D 解析:血府逐瘀汤功能活血祛瘀,行气止痛。

84. 答案:A 解析:咳血方的药物组成有青黛、瓜蒌仁、海浮石粉、山栀子、煨诃子。小蓟饮子的药物组成有生地、小蓟、滑石、木通、蒲黄、藕节、淡竹叶、当归、山栀子、炙甘草。

85. 答案:A 解析:大秦艽汤功能祛风清热,养血活血。

86. 答案:C 解析:增液汤的药物组成有玄参、麦门冬(连心)、细生地、肉桂。

87. 答案:A 解析:羌活胜湿汤的药物组成有羌活、独活、藁本、防风、甘草、川芎、蔓荆子、生姜。九味羌活汤的组成有羌活、防风、苍术、细辛、川芎、白芷、生地、黄芩、甘草。

88. 答案:C 解析:蒿芩清胆汤的药物组成为青蒿脑、淡竹茹、仙半夏、赤茯苓、青子芩、生枳壳、广陈皮、碧玉散(滑石、木通、甘草)。小蓟饮子的药物组成为生地、小蓟、滑石、木通、蒲黄、藕节、淡竹叶、当归、山栀子、炙甘草。猪苓汤的药物组成为猪苓、茯苓、泽泻、阿胶、滑石。桂苓甘露散的药物组成为茯苓、甘草、白术、泽泻、官桂、石膏、寒水石、滑石、猪苓。八正散的药物组成为车前子、瞿麦、萹蓄、滑石、山栀子仁、炙甘草、木通、大黄、灯心草。

89. 答案:C 解析:小陷胸汤的主治证候为胸脘痞闷,按之则痛,咳痰黄稠,舌苔黄腻,脉滑数等。

90. 答案:E 解析:保和丸的组成药物有山楂、六神曲、半夏、茯苓、陈皮、连翘、莱菔子、麦芽。

91. 答案:E 解析:枳实消痞丸中枳实行气消痞为君,厚朴行气除满为臣,二者合用消痞除满。黄连苦寒清燥,半夏曲辛温散结,佐干姜温中祛寒。用人参扶正,术苓健脾祛湿,麦芽消食,甘草和药健脾,全方寒热并用、辛开苦降、消补兼施。

92. 答案:A 解析:完带汤的功用是补脾疏肝,化湿止带。方中重用白术、山药为君,补脾祛湿,使脾气健运,湿浊得消;山药兼能固肾止带。人参补中益气,助君药补脾之力;苍术燥湿运脾,以增祛湿化浊之力;白芍柔肝理脾,使肝木条达而脾土自强;车前子渗利水湿,使湿浊从小便分利。几药共为臣药。陈皮理气燥湿,柴胡、芥穗得白术则升发脾胃清阳,配白芍则疏肝解郁,共为佐药。甘草调和诸药为使。

93. 答案:C 解析:寒淫在临床上主要表现为恶寒甚,无汗,头身或胸腹疼痛,苔白,脉弦紧。

94. 答案:B 解析:患者高热,耗损津液,故见口鼻、皮肤干燥,形瘦,目陷,唇舌干燥,舌紫绛边有瘀斑、瘀点又提示内有瘀血。

95. 答案:A 解析:脾气亏虚,运血乏力,统血无权,故临床上可见月经过多,淋漓不断,经血色淡,食少,便溏,神疲乏力,气短懒言,面色萎黄,舌淡,脉细无力。

96. 答案:B 解析:胃阴不足,虚热内生,热郁于胃,气失和降,临床上可见胃脘嘈杂,饥不欲食,或痞胀不舒,隐隐灼痛,干呕,呃逆,口燥咽干,大便干结,小便短少,舌红少苔乏津,脉细数。

97. 答案:C 解析:心肾阳虚在临床上表现为畏寒肢冷,心悸怔忡,胸闷气喘,肢体浮肿,神疲乏力,腰膝酸冷,唇甲青紫,舌淡紫,苔白滑,脉弱。

98. 答案:D 解析:少阴热化证临床表现为心烦不得眠,口燥咽干,舌尖红,脉细数。

99. 答案:E 解析:牛蒡子功能疏散风热,宣肺透疹,消肿解毒;主治风热咳嗽,咽喉肿痛,斑疹不透,风疹作痒,痈肿疮毒。

100. 答案:D 解析:芦根既能清泄胃热,又可生津止渴、和胃止呕,对于胃热伤津之口渴多饮,胃热上逆之呕逆,均可使用。治胃热口渴,常与天花粉、知母等清胃、生津药同用;治胃热呕逆,可单用本品,煎浓汁频服,如再与竹茹等清热止呕药同用,其效更佳。

101. 答案:C 解析:干姜入脾胃、肾、心、肺经。可温中散寒,回阳通脉,温肺化饮。

102. 答案:A 解析:川芎辛温升散,能上行头目,为治头痛要药,无论风寒、风热、风湿、血瘀、血寒头痛均可随证配伍用之。川芎辛散温通,既能活血化瘀,又能行气止痛,为"血中之气药"具通达气血功效,可治气滞血瘀之胸胁、腹部诸痛。

103. 答案:B 解析:石菖蒲用于湿阻中焦,神昏、健忘等证。麝香用于各种闭证神昏,为醒神回苏之要药。无论寒闭、热闭,用之皆效,尤宜于寒闭神昏。牛黄用于肝风内动,热病神昏以及咽喉肿痛、外科疮痈等。羚羊角用于肝风内动,肝阳上亢以及温热病热毒炽盛之证。苏合香用于猝然昏倒,惊痫,胸腹冷痛。

104. 答案:D 解析:当归六黄汤主治发热,盗汗,面赤心烦,口干唇燥,大便干结,小便黄赤,舌红苔黄,脉数。大补阴丸主治阴虚火旺,潮热盗汗,咳嗽咯血,耳鸣遗精。知柏地黄丸主治阴虚火旺,潮热盗汗,口干咽痛,耳鸣遗精,小便短赤。六味地黄丸主治头晕耳鸣,腰膝酸软,遗精盗汗。牡蛎散主治自汗,盗汗,夜卧甚,心悸惊惕,短气烦倦,舌淡红,脉细弱。

105. 答案:D 解析:清燥救肺汤的功效为清燥润肺,养阴益气。主治用于治疗温燥伤肺,气阴两伤证。症见头痛身热,干咳无痰,气逆而喘,咽喉干燥,鼻干燥,胸满胁痛,心烦口渴,舌干无苔,脉虚大而数。

106. 答案:E 解析:A 攻逐水饮,主治悬饮、实水。B 利水渗湿,温阳化气,主治伤寒太阳膀胱蓄水证、水湿内停之水肿、痰饮内停证。C 温阳利水,主治脾肾阳虚,水饮内停证。D 利水消肿,行气祛湿,主治水停气滞之皮水证。E 温化痰饮,健脾利湿,主治中阳不足之痰饮,症见形体消瘦,胸脘胀满,纳呆呕吐,胃中振水音或肠鸣辘辘,便溏或背部寒冷,头昏目眩,心悸气短,舌苔白润,脉弦滑等。

107~108. 答案:A、E 解析:肾阳虚不能温脾,以致脾阳不振,可根据五行生克规律采用益火补土法进行治疗。肾阴不足,心火偏亢,以致心肾不交,其治疗可采用泻火补水法以泻肾之所不胜。

109~110 答案:E、D 解析:肺为水之上源,肾为主水之脏;肺主呼吸,肾主纳气;肺属金,肾属水,金水相生。肺与肾的关系,主要表现在水液代谢、呼吸运动及阴阳互资三个方面。肺司呼吸而摄纳清气,脾主运化而化生谷气;肺主行水,脾主运化水液。肺与脾的关系,主要表现在气的生成与水液代谢两个方面。肺与肝的生理联系,主要体现在人体气机升降的调节方面。"肝生于左,肺藏于右",肝气从左升发,肺气由右肃降,肺气以升发为宜,肺气以肃降为顺。所以,与呼吸运动关系最密切的是肺、肾;与气的生成关系最密切的是肺、脾;与气机调节关系最密切的是肺与肝。

111~112. 答案:E、D 解析:《素问·六节藏象论》:"肾者主蛰,封藏之本,精之处也。"把肝脏称"罢极之本"。

113~114. 答案:D、C 解析:元气通于三焦,流行全身。卫气熏于肓膜,散于胸腹。

115~116. 答案:A、E 解析:心主血脉,心气推动血液在脉中运行全身。心脏、脉管和血液构成了一个相对独立的系统。心气的充足与推动功能的正常与否在血液循环中起着主导作用。肾为水脏,对津液输布代谢起着主宰作用。《素问·逆调论》说:"肾者水脏,主津液。"津液排泄的最主要途径,是通过肾脏来完成的。

117~118. 答案:E、D 解析:《内经》曰:"诸痛痒疮,皆属于心。诸禁鼓栗,如丧神守,皆属于火……诸胀腹大,皆属于热。"刘完素补充曰:"诸涩枯涸,干劲皴揭,皆属于燥。"

119~120. 答案:A、B 解析:真虚假实是指病机的本质为"虚",但表现出"实"的临床假象,一般是由于正气虚弱,脏腑经络之气不足,推动、激发功能减退所致,故真虚假实证又称为"至虚有盛候"。真实假虚是指病机的本质为"实",但表现出"虚"的临床假象。一般是由于邪气亢盛,结聚体内,阻滞经络,气血不能外达所致,故真实假虚证又称为"大实有羸状"。

121~122. 答案:C、A 解析:热因热用即以热治热,是指用热性药物来治疗具有假热征象的病证。寒因寒用即以寒治寒,是指用寒性药物来治疗具有假寒征象的病证。通因通用即以通治通,是指用通利的药物来治疗具有泄泻症状的实证,适用于因实邪内阻出现泄泻症状的真实假虚证。塞因塞用即以补益塞,是指用补益药物来治疗具有闭塞不通症状的虚证,适用于因体质虚弱、脏腑精气功能减退而出现闭塞症状的真虚假实证。所以,热结旁流的治则是通因通用,真寒假热的治则是热因热用。

123~124. 答案:B、D 解析:寒痰多表现为白而清稀,湿痰多表现为白滑而量多、易咯,A 为热痰,C 为风痰,E 为燥痰。

125~126. 答案:C、D 解析:邪入营血,气血沸涌,耗伤营阴,血液瘀滞,虚火上炎,舌体脉络充盈,故舌绛红;气血瘀滞,血行不畅,故见舌质紫暗。A 为正常舌象,B 可见于气血两虚、阳虚,E 可见于脏腑热极或血分热盛。

127~128. 答案:A、D 解析:濡脉指浮细无力而软,弱脉指沉细无力而软,因此两者的主要不同点在于脉位的浮沉;结脉指迟而时一止、止无定数,促脉指数而时一止、止无定数,因此两者的主要不同点在于脉率的快慢。

129~130. 答案:A、B 解析:血瘀在临床上表现为固定刺痛,痛处拒按,常在夜间痛甚,甚或有肿块,出血,舌暗或有紫色斑点,脉细涩或结代;气陷在临床上表现为头晕眼花,气短疲乏,脘腹坠胀感,大便稀溏,形体消瘦,或见内脏下垂,脱肛等。

131~132. 答案:A、E 解析:脾气虚表现为不欲食,纳少,脘腹胀满,食后胀甚,或饥时饱胀,大便稀溏,肢体倦怠,神疲乏力,少气懒言,舌淡苔白,脉缓或弱。命门火衰表现为头目眩晕,面色白或黧黑,腰膝酸冷疼痛,畏寒肢凉,精神萎靡,五更泄泻,小便频数清长,舌淡苔白,脉沉细无力。

133~134. 答案:A、C 解析:石决明入煎剂宜先煎,琥珀宜研末冲服。

135~136. 答案:B、B 解析:白及功能收敛止血,消肿生肌。仙鹤草功能收敛止血,止痢截疟,补虚。还可解毒杀虫,可用治疮疖痈肿、阴蒂带下。棕榈炭功能收敛止血。血余炭功能收敛止血。炮姜温经止血,温中。

137~138. 答案:B、E 解析:沙参能补肺阴,兼能清肺热,适用于阴虚肺燥有热之干咳少痰、咳血或咽干音哑等证,常随证配伍润肺清肺、止咳平喘、止血、利咽开音之品;百合能补肺阴,兼能清肺热,其作用平,润肺清肺之力不及北沙参,但兼有一定的止咳祛痰作用,适用于阴虚肺燥有热之干咳少痰、咳血或咽干音哑等证。干姜辛热,入肺脾胃经,既能温散肺中寒邪,以利肺之宣降,而痰饮可化,又能温运脾胃,以祛湿浊,可绝生痰之源,故常用治寒痰水饮迫肺所致的形寒背冷,痰多清稀,咳嗽或喘息者,多与温肺化饮、止咳平喘之品配伍,如《伤寒论》小青龙汤,以之与细辛、五味子、麻黄等药同用。

139~140. 答案:A、D 解析:合欢皮功能解郁安神,活血消肿。酸枣仁功能养心安神,敛汗。远志功能益智安神,化痰开窍,消散痈肿。琥珀功能镇惊安神,活血散瘀,利尿通淋。磁石功能宁心安神,平肝潜阳,聪耳明目。

141~142. 答案:E、B 解析:独活功能祛风湿,散风寒,止痛。秦艽功能祛风湿,通经络,止痛,清湿热,退虚热。防己功能祛风湿,止痛,利水消肿。狗脊功能祛风湿,补肝肾,强腰脊。川乌功能祛风湿,温经止痛。

143~144. 答案:B、C 解析:逍遥散中加薄荷的作用是疏散郁遏之气,透达肝经郁热。养阴清肺中薄荷宣肺利咽。

145~146. 答案:C、D 解析:大建中汤温中散寒,降逆止痛。吴茱萸汤温中补虚,降逆止呕。

147~148. 答案:A、B 解析:牡蛎散主治自汗、盗汗证。症见常自汗出,夜卧更甚,心悸惊惕,短气烦倦,舌淡红,脉细弱。归脾汤主治:①心脾气血两虚,症见心悸怔忡,健忘失眠,盗汗,体倦食少,面色萎黄,舌淡,苔薄白,脉细弱;②脾不统血,症见便血,皮下紫癜,妇女崩漏,月经提前,量多色淡,或淋漓不止,舌淡,脉细弱。

149~150. 答案:D、B 解析:猪苓汤由猪苓、茯苓、泽泻、阿胶、滑石组成,功效为滋阴清热利水。五苓散由猪苓、茯苓、泽泻、白术、桂枝组成,功能为利水渗湿,温阳化气。

第 二 单 元

1. 答案:D 解析:引起胸痛的原因有胸壁疾病、心脏与大血管疾病、呼吸系统疾病、纵隔疾病、食管、腹腔脏器疾病等。而胸壁疾病引起胸痛的特点是疼痛部位多固定于病变处;局部常有压痛;深呼吸、咳嗽、举臂动作可致胸痛加剧。所以,情绪激动诱发的胸痛不符合胸壁疾患所致胸痛的特点,它诱发的胸痛多见于心绞痛、心肌梗死等。

2. 答案:C 解析:空腔脏器梗阻或扩张,如肠梗阻、胆石症、胆道蛔虫病、泌尿系结石梗阻等,腹痛常为阵发性剧烈绞痛。

3. 答案:E 解析:①咳嗽声音嘶哑,见于急性喉炎、声带炎、喉结核、喉癌与喉返神经麻痹等;②金属音调咳嗽声音高亢,见于主动脉瘤、纵隔肿瘤和肺癌压迫气管等;③鸡鸣样咳嗽,呈阵发性、连续咳嗽伴有回声,见于会厌、喉部疾患,气管受压和百日咳等;④咳声低微甚或无声,见于极度衰弱或声带麻痹。

4. 答案:E 解析:吸气性呼吸困难主要表现为吸气显著费力,严重者吸气时可见"三凹征",表现为胸骨上窝、锁骨上窝和肋间隙明显凹陷,此时亦可伴有干咳及高调吸气性喉鸣。三凹征的出现主要是由于呼吸肌极度用力,胸腔负压增加所致。

5. 答案:E 解析:进食后立刻呕吐,恶心很轻或缺如,吐后又可进食,长期反复发作而营养状态不受影响的,多为神经官能性呕吐,如耳源性眩晕喷射状呕吐多见于颅内高压症或青光眼。

6. 答案:D 解析:黄疸是指由于血清中胆红素升高使皮肤、黏膜和巩膜发黄的症状和体征。正常血清总胆红素为 1.7～17.1μmol/L。胆红素在17.1～34.2μmol/L,临床不易察觉,称为隐性黄疸,超过 34.2μmol/L 时出现临床可见黄疸。

7. 答案:B 解析:意识障碍是指人对周围环境及自身状态的识别和觉察能力出现障碍,多由于高级神经中枢功能活动(意识、感觉和运动)受损所引起,可表现为嗜睡、意识模糊和昏睡,严重的意识障碍为昏迷。抽搐是指全身或局部成群骨骼肌非自主的抽动或强烈收缩,常可引起关节运动和强直。

8. 答案:E 解析:既往史包括患者既往的健康状况和过去曾经患过的疾病(包括各种传染病)、外伤手术、预防注射情况、过敏史,特别是与目前所患疾病有密切关系的情况。而是否到过传染病的流行地区属于个人史。

9. 答案:D 解析:双手触诊法是将左手掌置于被检查脏器或包块的背后部,右手中间三指并拢平置于腹壁被检查部位,左手掌向右手方向托起,使被检查的脏器或包块位于双手之间,并更接近体表,有利于右手触诊检查。用于肝、脾、肾和腹腔肿物的检查。

10. 答案:A 解析:呼吸呈刺激性蒜味见于有机磷杀虫药中毒者;烂苹果味见于糖尿病酮症酸中毒者;氨味见于尿毒症者;肝腥味见于肝性脑病者。

11. 答案:B 解析:水肿分为轻、中、重三度。轻度:仅见于眼睑、眶下软组织、胫骨前、踝部皮下组织,指压后可见组织轻度下陷,平复较快。中度:全身组织均见明显水肿,指压后可出现明显的或较深的组织下陷,平复缓慢。重度:全身组织严重水肿,身体低位皮肤紧张发亮,甚至有液体渗出。此外,胸腔、腹腔等浆膜腔内可见积液,外阴部亦可见严重水肿。

12. 答案:A 解析:伤寒面容为表情淡漠,反应迟钝,呈无欲状态,见于伤寒、脑脊髓膜炎、脑炎等高热衰弱患者;苦笑面容为牙关紧闭,面肌痉挛,呈苦笑状,见于破伤风;满月面容为面圆如满月,皮肤发红,常伴痤疮和小须,见于库欣综合征及长期应用肾上腺皮质激素的患者;病危面容为面容枯槁、面色苍白、表情淡漠,目光无神,眼睛凹陷;面具样

容为面部呆板、无表情,似面具样,见于震颤麻痹等。

13. 答案:B 解析:强迫蹲位:患者在活动过程中,因呼吸困难和心悸而停止活动并采用蹲踞位或膝胸位以缓解症状,见于发绀型先天性心脏病。

14. 答案:B 解析:球结膜透明而隆起为球结膜水肿,见于脑水肿或输液过多。

15. 答案:B 解析:各鼻窦区的压痛检查:①上颌窦:医师双手固定于病人的两侧耳后,将拇指分别置于左右颧部向后按压,询问有无压痛,并比较两侧压痛有无区别。也可用右手中指指腹叩击颧部,并询问有否叩痛。②额窦:一手扶持病人枕部,用另一拇指或食指置于眼眶上缘内侧用力向后向上按压;或以两手固定头部,双手拇指置于眼眶上缘内侧向后、向上按压,询问有无压痛,两侧有无差异。也可用中指叩击该区,询问有无叩击痛。③筛窦:双手固定病人两侧耳后,双侧拇指分别置于鼻根部与眼内眦之间向后方按压,询问有无压痛。④蝶窦:因解剖位置较深,不能在体表进行检查。

16. 答案:A 解析:甲状腺肿大可分三度:不能看出肿大但能触及者为Ⅰ度;能看到肿大又能触及,但在胸锁乳突肌以内者为Ⅱ度;超过胸锁乳突肌外缘者为Ⅲ度。

17. 答案:A 解析:正常人于喉部、胸骨上窝、背部第 6、7 颈椎及第 1、2 胸椎附近均可听到支气管呼吸音,且越靠近气管区,其音响越强,音调亦渐降低。

18. 答案:B 解析:胸骨右缘第 2 肋间触及收缩期震颤见于主动脉狭窄,胸骨左缘第 2 肋间触及收缩期震颤见于肺动脉狭窄,胸骨左缘第 3、4 肋间触及收缩期震颤见于室间隔缺损,胸骨左缘第 2 肋间触及连续性震颤见于动脉导管未闭,心尖区舒张期震颤见于二尖瓣狭窄,心尖区收缩期震颤见于重度二尖瓣关闭不全。

19. 答案:B 解析:二尖瓣狭窄的听诊:①局限于心尖区的低调、隆隆样、舒张中晚期递增型杂音,左侧卧位时更明显,这是二尖瓣狭窄最重要而又特征性的体征。窦性心律时,由于舒张晚期心房收缩促使血流加速,杂音于此期加强;心房颤动时,舒张晚期杂音不明显。②心尖区 S_1 亢进,为本病听诊之第二个特征。③部分患者于心尖区内侧可闻及

二尖瓣开放拍击音(开瓣音),提示瓣膜弹性及活动度尚好。

20. 答案:D 解析:当胃内有多量液体及气体存留时可出现振水音。检查时患者仰卧,医生以一耳凑近上腹部,同时以冲击触诊法振动胃部,即可听到气、液撞击的声音,亦可将听诊器膜型体件置于上腹部进行听诊。正常人在餐后或饮进多量液体时也可有上腹部振水音,但若在空腹仍有此音,则提示幽门梗阻或胃扩张。

21. 答案:A 解析:健康正常成年人平卧时,前腹壁大致处于肋缘与耻骨联合的同一平面上或略为低凹,称为腹部平坦,坐起时脐以下部稍前凸。肥胖者或小儿(尤其餐后)腹部外形较饱满,前腹壁稍高于肋缘与耻骨联合的平面,称为腹部饱满。消瘦者及老年人,因腹壁皮下脂肪较少,腹部下陷,前腹壁稍低于肋缘与耻骨联合的平面,称为腹部低平,这些都属于正常腹部外形。平卧时前腹壁明显高于肋缘与耻骨联合的平面,外观呈凸起状,称腹部膨隆。仰卧时前腹壁明显低于肋缘与耻骨联合的平面,称腹部凹陷。

22. 答案:D 解析:医师将左手掌置于患者头部,右手半握拳以小鱼际肌部位叩击左手背,了解患者脊柱各部位有无疼痛。叩击痛阳性见于脊柱结核、脊椎骨折及椎间盘突出等。叩击痛的部位多为病变部位。如有颈椎病或颈椎间盘脱出症,间接叩诊时可出现上肢的放射性疼痛。

23. 答案:A 解析:"三偏"征是指偏瘫、偏身感觉障碍、偏盲三症同时出现的一组症状,是内囊部位病变的主要体征,多见于出血性中风。

24. 答案:B 解析:淀粉酶(AMS)主要来自胰腺和腮腺,急性胰腺炎是 AMS 增高最常见的原因。血清 AMS 一般于发病 6~12 小时开始增高,12~72 小时达到峰值,3~5 天恢复正常。碱性磷酸酶(ALP)主要分布在肝、骨骼、肾、小肠及胎盘中,常作为肝脏疾病的检查指标。乳酸脱氢酶(LD)广泛存在于机体的各种组织中,用于诊断心脏、肝脏疾病和恶性肿瘤,特异性差。谷草转氨酶在心肌细胞中含量较高,用于心脏疾病的诊断。谷丙转氨酶(GPT)是肝功能损害最敏感的指标。

25. 答案:B 解析:类风湿因子(RF)是变性 IgG 刺激机体产生的一种自身抗体,主要存在于类风湿关节炎患者的血清和关节液内。主要为 IgM 型,也有 IgG、IgA、IgD 和 IgE 型。用乳胶凝集法测出的主要是 IgM 型;速率法敏感但不能分型。类风湿性疾病时,RF 的阳性率可高达 70%~90%,类风湿关节炎的阳性率为 70%,其他自身免疫性疾病,如系统性红斑狼疮也可见 RF 阳性。

26. 答案:B 解析:巨噬细胞为一种吞噬较大异物的单核细胞,含有吞噬颗粒及细胞碎屑,若于粪便检查中见到,可诊断为细菌性痢疾和溃疡性结肠炎。

27. 答案:B 解析:嗜酸性粒细胞减少常见于伤寒、副伤寒初期,大手术、烧伤等应激状态,或长期应用肾上腺皮质激素后,其临床意义甚小。

28. 答案:A 解析:胸部 X 线检查可以了解有无胸水,但是不能了解胸水的性质。可以了解肺实质炎症的侵犯范围,鉴别是大叶性肺炎或小叶性肺炎(支气管肺炎),了解有无气胸(肺被压缩,不见肺纹理)或者肺大疱(可见肺纹理)的情况,鉴别肺不张(肺容积缩小)或肺实变,鉴别肺脓肿(有无气液平)或肺肿瘤。

29. 答案:E 解析:肺不张的 X 线特点为均匀致密阴影,占据一侧胸部、一肺叶或肺段,阴影无结构,肺纹理消失及肺叶体积缩小。一侧或大片肺不张时可见肋间变窄、胸腔缩小。阴影位置随各肺叶肺不张的部位而异。下叶肺不张在正面胸片中成三角形阴影,位于脊柱与膈肌之间,在侧片中则靠近后胸壁。若为上叶肺不张,则正面、侧面影均呈楔形,其尖端向下并指向肺门。若为右侧中叶的肺不张,其正面阴影呈三角形,底部位于心影的右缘,尖端指向外侧;其侧影为一楔形,底部近前胸壁,位于膈肌之上,尖端向后及向上。

30. 答案:B 解析:肝细胞性黄疸的实验室检查特点:血清结合及非结合胆红素均增多。尿中尿胆原通常增多,尿胆红素阳性。大便颜色通常改变不明显。有转氨酶升高等肝功能受损的表现。

31. 答案:C 解析:酒味见于酒后或醉酒;烂苹果味见于糖尿病酮症酸中毒;刺激性蒜味见于急性有机磷杀虫药中毒;氨味见于尿毒症;肝臭味见于肝性脑病。

32. 答案:C 解析:心尖部舒张早期奔马律提示心脏有严重的器质性病变,见于各种原因的心力衰竭。

33. 答案：B　解析：血尿见于泌尿系结石、炎症、结核及血小板减少性紫癜等；血红蛋白尿见于恶性疟疾、蚕豆病等；胆红素尿见于阻塞性黄疸及肝细胞性黄疸；脓尿和菌尿见于泌尿系统疾病，如肾盂肾炎、膀胱炎等。

34. 答案：A　解析：心脏常见震颤的临床意义：①收缩期：胸骨右缘第2肋间震颤，提示主动脉瓣狭窄；胸骨左缘第2肋间震颤，提示肺动脉瓣狭窄；胸骨左缘第3、4肋间震颤，提示室间隔缺损。②舒张期：心尖部震颤，提示二尖瓣狭窄。③连续性：胸骨左缘第2肋间及其附近震颤，提示动脉导管未闭。

35. 答案：C　解析：网织红细胞减少表示骨髓造血功能减低，见于再生障碍性贫血、骨髓病性贫血（如急性白血病）。网织红细胞增多表示骨髓红细胞系增生旺盛。溶血性贫血和急性失血性贫血时明显增多；缺铁性贫血和巨幼细胞贫血时可轻度增多。

36. 答案：B　解析："治之各通其藏脉，病日衰已矣。其未满三日者，可汗而已；其满三日者，可泄而已"。本段指出了外感热病的治疗原则。外感热病，未满三日者，其邪尚在表，可用发汗的方法，祛除邪气，使病痊愈。已满三日者，其邪气已传入里，故可用泄法。《内经》对外感热病的治疗对针刺选穴治疗热病具有重要指导作用。

37. 答案：A　解析：太阳中风，阳浮而阴弱，阳浮者，热自发，阴弱者，汗自出，啬啬恶寒，淅淅恶风，翕翕发热，鼻鸣干呕。调胃承气汤证可见蒸蒸发热，汗出，口渴，心烦，甚则谵语，腹胀满，不大便，舌红苔黄燥，脉滑数或沉实。小柴胡汤证可见口苦、咽干、目眩、往来寒热、胸胁苦满、嘿嘿不欲饮食、心烦喜呕，脉弦细。黄连阿胶汤证可见心烦不得卧，口燥咽干，舌红少苔，脉细数；方中黄连、黄芩清心火、除烦热，即所谓泻南方。大承气汤证可见腹满硬痛或绕脐疼痛，不大便，潮热，不恶寒，反恶热；面目俱赤，烦躁谵语，手足濈然汗出；苔黄燥或焦裂起刺，脉沉滑实有力。

38. 答案：A　解析：太阳病，头痛发热，身疼腰痛，骨节疼痛，恶风，无汗而喘者，麻黄汤主之。风寒外束，皮毛敛缩闭塞，故病人无汗出。肺合皮毛，皮毛闭塞，肺气不宣，则肃降障碍，上逆作喘。

39. 答案：C　解析：肾着之病，其人身体重，腰中冷，如坐水中，形如水状，反不渴，小便自利，饮食如故，病属下焦，身劳汗出，衣（一作表）里冷湿，久久得之，腰以下冷痛，腹重如带五千钱，甘姜苓术汤主之。

40. 答案：A　解析：问曰：新产妇人有三病，一者病痉，二者病郁冒，三者大便难，何谓也？师曰：新产血虚，多出汗，喜中风，故令病痉；亡血复汗，寒多，故令郁冒；亡津液，胃燥，故大便难。

41. 答案：B　解析：血痹阴阳俱微，寸口关上微，尺中小紧，外证身体不仁，如风痹状，黄芪桂枝五物汤主之。血痹是由于素体气血不足，血行涩滞致使身体肌肤失于濡养，而出现身体麻木不仁，甚则或有疼痛，类似风痹的症状。

42. 答案：C　解析：大逆上气，咽喉不利，止逆下气者，麦门冬汤主之。本条论述了虚热肺痿的证治。肺胃阴虚，气机运动失司，故咳逆上气；虚火上炎，熏灼喉咙，致使咽喉不利。

43. 答案：D　解析：在阳旺之躯，胃湿恒多，在阴盛之体，脾湿亦不少，然其化热则一。热病救阴犹易，通阳最难，救阴不在血，而在津与汗，通阳不在温，而在利小便，然较之杂证，则有不同也。

44. 答案：E　解析：奥美拉唑临床用于胃溃疡、十二指肠球部溃疡、反流性食管炎、幽门螺杆菌感染和Zollinger–Ellison综合征，不能用于胃嗜铬细胞瘤。

45. 答案：A　解析：阿托品化指征表现为瞳孔较治疗前扩大、口干、皮肤干燥、心率增快（90～100次/分）和肺湿啰音消失。

46. 答案：C　解析：药物的首过消除发生在口服给药之后。

47. 答案：D　解析：氧、二氧化碳和许多小分子依靠扩散与渗透，大分子如蛋白质、抗体、激素等则依靠主动转运和吞饮转运通入胎盘屏障，一些更大的分子（如Rh阳性抗原等）一般不能转运通过；但在缺氧、创伤、特殊分娩的情况下，也可能发生窜流而混杂。正常妊娠期间母血与子血分开，互不干扰，同时又进行选择性的物质交换，这一现象称为胎盘屏障。胎盘屏障不能阻止氧、二氧化碳和许多小分子通过。

48. 答案：A　解析：阿托品可治疗有机磷农药

中毒毒蕈碱样症状。氯解磷定对有机磷的解毒作用有一定选择性,对1605、1059、特普、碘依可酯的疗效较好;利多卡因为酰胺类局麻药及抗心律失常药;甲硝唑具有广谱抗厌氧菌的作用,临床主要用于预防和治疗厌氧菌引起疾病;双复磷同氯解磷定。

49. 答案:C 解析:山莨菪碱可用于感染中毒性休克、血管性疾患、各种神经痛、平滑肌痉挛、眩晕病、眼底疾患、突发性耳聋。

50. 答案:D 解析:异丙肾上腺素是主要兴奋β受体的拟肾上腺素药。去甲肾上腺素主要激动α受体,对β受体激动作用很弱;肾上腺素能激动α和β两类受体;间羟胺直接激动α受体;多巴胺低剂量激动多巴胺受体,中剂量具有$β_1$受体激动作用。

51. 答案:B 解析:苯妥英钠为癫痫大发作的首选药物。A首选安定;C首选苯妥英钠和卡马西平;D首选安定;E首选氯硝西泮或安定。

52. 答案:D 解析:苯海索主要是通过阻断胆碱受体,来改善帕金森病因多巴胺不足而出现的相对胆碱能作用亢进的症状。

53. 答案:D 解析:小剂量的阿司匹林有抗血小板作用,长期服用可以预防血栓性疾病。

54. 答案:C 解析:阿司匹林的不良反应有恶心、呕吐、上腹部不适或疼痛(由于本品对胃黏膜直接刺激引起)等胃肠道反应。

55. 答案:B 解析:卡托普利易引起刺激性干咳。维拉帕米用于心律失常及心绞痛的治疗。氯沙坦可治疗高血压、心衰,保护肾脏。硝苯地平可预防和治疗冠心病心绞痛。普萘洛尔可治疗心律失常、心绞痛、高血压。

56. 答案:C 解析:利多卡因用于治疗急性心肌梗死引起的室性心律失常。奎尼丁用于治疗慢性心房纤颤和心房扑动。苯妥英钠为抗癫痫药、抗心律失常药。维拉帕米可用于抗心律失常及抗心绞痛,对阵发性室上性心动过速最有效。普萘洛尔用于房性及室性早搏、窦性及室上性心动过速、心绞痛、急性心梗、高血压等。

57. 答案:B 解析:强心苷类药物的药理作用包括减慢心率,增加衰竭心脏的心输出量,缩短心脏收缩期,相对延长舒张期,抑制心肌细胞膜上的Na^+-K^+-ATP酶。

58. 答案:D 解析:肝素抗凝的主要作用机制是增强抗凝血酶Ⅲ和因子Ⅱ的亲和力。

59. 答案:B 解析:华法林可以抑制维生素K参与的凝血因子Ⅱ、Ⅶ、Ⅸ、Ⅹ的再次合成,对血液中已有的凝血因子Ⅱ、Ⅶ、Ⅸ、Ⅹ并无抵抗作用。

60. 答案:D 解析:西咪替丁有显著抑制胃酸分泌的作用,能明显抑制基础和夜间胃酸分泌,也能抑制由组胺、五肽胃泌素、胰岛素和食物等刺激引起的胃酸分泌,并使其酸度降低,对因化学刺激引起的腐蚀性胃炎有预防和保护作用,对应激性胃溃疡和上消化道出血也有明显疗效。

61. 答案:E 解析:二丙酸倍氯松对反复发作的顽固性哮喘或哮喘持续状态疗效较好。A作用机制类似于吗啡,具有镇痛作用,镇静、镇咳作用弱;D可反射性增加痰量,促进排痰。C用于过敏性鼻炎和季节性花粉症。B治疗支气管哮喘、心源性或感染性休克、完全性房室传导阻滞、心搏骤停。

62. 答案:D 解析:糖皮质激素具有抗炎和抗休克作用,常与有效的抗生素联合治疗感染性休克或是中毒症状严重者。

63. 答案:B 解析:二甲双胍可减少外源性葡萄糖吸收及糖原异生,促进脂肪组织摄取葡萄糖,适用于单用饮食和运动治疗不能获良好控制的2型糖尿病患者。格列本脲和甲苯磺丁脲均具有较强降糖作用。氯磺丙脲用于治疗轻、中度成年型糖尿病。格列齐特降血糖作用比较缓和,适用于非胰岛素依赖型糖尿病患者,尤其是合并微血管病变者。

64. 答案:C 解析:青霉素G是β-内酰胺类抗生素,不能耐受耐药菌株(如耐药金葡)所产生的酶,易被其破坏,且其抗菌谱较窄,主要对革兰阳性菌有效。

65. 答案:C 解析:灰婴综合征的出现原因在于早产儿和新生儿肝脏内葡萄糖醛酸基转移酶缺乏,使氯霉素在肝脏内代谢障碍,且早产儿及新生儿的肾脏排泄功能也不完善,造成氯霉素在体内的蓄积。

66. 答案:C 解析:异烟肼与利福平合用对肝功有损害,应定期检查肝功能。

67. 答案:D 解析:传染病的基本特征为有传染性、病原体、感染后免疫性和流行病学特征。

68. 答案：C 解析：急性重型肝炎患者短时间内就会出现肝细胞的大片坏死，且不增生，所以肝会急速缩小而不是增大。

69. 答案：E 解析：流行出血热的主要传播途径是直接接触或经皮入血途径、呼吸道传播、消化道传播、垂直传播。发病以青壮年男性农民为主，流行季节多为秋末冬初，典型病例可有五期表现，不典型的有重叠和越期现象。

70. 答案：C 解析：隐性感染又称亚临床感染，病原体只引起特异性免疫应答，不引起或只引起轻微的组织损伤，无临床症状，只能通过免疫学检查发现。病原携带状态是指不出现临床症状而能排出病原体。潜伏性感染是指病原体侵入人体某些部位后，机体免疫系统将病原体局限化，但又不能清除病原体，机体免疫功能下降时潜伏的病原体才引起显性感染。显性感染是指感染后不但引起机体免疫应答，还导致组织损伤，引起病理改变和临床表现。机会性感染是指当某些因素导致机体免疫功能受损或机械损伤使寄生物异位寄生时，可引起宿主的损伤。

71. 答案：A 解析：治疗流脑首选青霉素。

72. 答案：C 解析：因伤寒的病理改变以单核-巨噬细胞系统增生性改变为主，主要病变的部位为回肠末端，以局部的增生溃疡为主，所以可以不出现腹泻。

73. 答案：D 解析：病原体感染人体并且引起发病的条件有侵袭力（包括黏附因子、定植因子和菌毛）、毒力、病原体数量和变异性。其中侵袭力是必备条件，它是病原体入侵人体并定居在靶器官，并通过直接侵害组织细胞和释放毒素等引起发病的前提条件。

74. 答案：E 解析：重型霍乱患者的体液丢失大于体重的10%，多伴有不同程度的低血容量性休克，所以及时补充血容量是治疗的关键。其他可在补液的基础上按需使用。

75. 答案：A 解析：艾滋病临床表现以发热最为常见，可伴盗汗、腹泻和体重减轻，无便血。

76. 答案：D 解析：流行性乙型脑炎极期的主要表现为高热、意识障碍、惊厥或抽搐、呼吸衰竭，其中高热、抽搐、呼吸衰竭是乙脑极期的严重表现，呼吸衰竭为引起死亡的主要原因。

77. 答案：B 解析：脑膜炎奈瑟菌释放的内毒素是重要的致病因素，内毒素可引起局部出血、坏死、细胞浸润和栓塞、感染性休克。严重败血症时，可引发DIC和继发纤溶亢进，导致内脏广泛出血，造成多脏器功能衰竭。

78. 答案：D 解析：不同类型病毒引起的肝炎潜伏期不同，甲型肝炎2～6周；乙型肝炎4～24周；丙型肝炎2～26周；丁性肝炎4～20周；戊型肝炎2～9周。

79. 答案：A 解析：流感病毒由核心和包膜组成，核心由单股负链RNA、与其结合的核蛋白和RNA多聚酶组成。人类流感病毒根据其核蛋白和M1抗原性的不同，分为甲、乙、丙三型。甲型流感病毒再根据血凝素（HA）和神经氨酸酶（NA）的抗原性不同分为若干亚型，HA可分为H1～H16亚型，NA可分为N1～N9亚型。

80. 答案：B 解析：使用辅助检查手段时应看到，它在客观反应疾病方面存在着一定的局限性，所以不应该过分地依赖辅助检查，以给患者带来不同程度的痛苦和损伤。

81. 答案：E 解析：人体器官移植的伦理原则包括知情同意原则、尊重原则、效用原则、禁止商业化原则、保密原则、伦理审查原则。保护隐私原则为基因诊断和基因治疗的伦理原则。

82. 答案：E 解析：临床诊疗的道德原则包括最优化原则、知情同意原则、保密原则、生命价值原则。安全和有效原则为人类胚胎干细胞研究和应用的伦理原则。

83. 答案：C 解析：医学道德原则包括尊重原则、无伤原则和公正原则。公正原则是指在医疗服务中一视同仁，公平、正直地对待每一位患者；公正分配医疗卫生资源；公正对待患者。尊重原则是指在医疗活动中，同情、关心、体贴患者。无伤原则是指从患者的利益出发；为患者提供最佳的诊治、护理，努力避免对患者造成不应有的伤害；不做过度检查，不做过度治疗。

84. 答案：E 解析：手术中的道德要求：关心病人，体贴入微；态度严肃，作风严谨；精诚团结，密切协作。体格检查的道德要求：全面系统，认真细致；关心体贴，减少痛苦；尊重病人，公正无私。辅助检查的道德要求：目的明确，诊治需要；知情同意，尽职尽责;综合分析,切忌片面;密切联系,加强协作。药物治疗的道德要求:对症下药,剂量安全;合理配伍,细致观察;节约费用,公正分配。

85. 答案:C 解析:尊重原则是指在医疗活动中,同情、关心、体贴患者。尊重患者的人格;尊重患者的自主决定权;尊重患者的隐私;尊重患者家属。无伤原则是指从患者的利益出发;为患者提供最佳的诊治、护理,努力避免对患者造成不应有的伤害;不做过度检查,不做过度治疗。公正原则是指在医疗服务中一视同仁,公平、正直地对待每一位患者;公正分配医疗卫生资源;公正对待患者。

86. 答案:B 解析:精神药品管理规定除特殊需要外,第一类精神药品的处方每次不超过3日常用量。

87. 答案:C 解析:《传染病防治法》规定甲类传染病病人和病原携带者应予以隔离治疗。

88. 答案:A 解析:执业医师的权利:①在注册的执业范围内,进行医学诊查、疾病调查、医学处置、出具相应的医学证明文件,选择合理的医疗、预防、保健方案。②按照国务院卫生行政部门规定的标准,获得与本人执业活动相当的医疗设备基本条件。③从事医学研究、学术交流,参加专业学术团体。④参加专业培训,接受继续教育。⑤在执业活动中,人格尊严、人身安全不受侵犯。⑥获取工资报酬和津贴,享受国家规定的福利待遇。⑦对所在机构的医疗、预防、保健工作和卫生行政部门的工作提出意见和建议,依法参与所在机构的民主管理。

89. 答案:D 解析:《药品管理法》的立法目的为加强药品监督管理,保证药品质量,保障人体用药安全,维护人民身体健康和用药的合法权益。预防、控制和消除传染病的发生与流行属于《传染病防治法》的立法目的。

90. 答案:D 解析:在突发事件应急处理工作中,有关单位和个人未依照本条例的规定履行报告职责,隐瞒、缓报或者谎报,阻碍突发事件应急处理工作人员执行职务,拒绝国务院卫生行政主管部门或者其他有关部门指定的专业技术机构进入突发事件现场,或者不配合调查、采样、技术分析和检验的,对有关责任人员依法给予行政处分或者纪律处分;触犯《中华人民共和国治安管理处罚条例》,构成违反治安管理行为的,由公安机关依法予以处罚;构成犯罪的,依法追究刑事责任。

91. 答案:A 解析:制定《中华人民共和国中药条例》的核心目的是保护人体健康

92. 答案:C 解析:阳明之为病,胃家实是也。少阳之为病,口苦,咽干,目眩也。太阴之为病,腹满而吐,食不下,自利益甚,时腹自痛。若下之,必胸下结硬。少阴之为病,脉微细,但欲寐也。太阳之为病,脉浮,头项强痛而恶寒。

93. 答案:A 解析:三阳合病,腹满身重,难以转侧,口不仁,面垢,谵语遗尿。发汗则谵语,下之则额上生汗,手足逆冷。若自汗出者,白虎汤主之。伤寒若吐若下后,七八日不解,热结在里,表里俱热,时时恶风,大渴,舌上干燥而烦,欲饮水数升者,白虎加人参汤主之。阳明病,脉迟,虽汗出不恶寒者,其身必重,短气,腹满而喘,有潮热者,此外欲解,可攻里也。手足濈然汗出者,此大便已硬也,大承气汤主之;若腹大满不通者,可与小承气汤,微和胃气,勿令至大泄下。阳明病,发热汗出者,此为热越,不能发黄也。但头汗出,身无汗,剂颈而还,小便不利,渴引水浆者,此为瘀热在里,身必发黄,茵陈蒿汤主之。

94. 答案:B 解析:伤寒汗出解之后,胃中不和,心下痞硬,干噫食臭,胁下有水气,腹中雷鸣,下利者,生姜泻心汤主之。伤寒二三日,心中悸而烦者,小建中汤主之。小结胸病,正在心下,按之则痛,脉浮滑者,小陷胸汤主之。伤寒若吐若下后,七八日不解,热结在里,表里俱热,时时恶风,大渴,舌上干燥而烦,欲饮水数升者,白虎加人参汤主之。伤寒发汗,若吐若下,解后心下痞硬,噫气不除者,旋覆代赭汤主之。

95. 答案:D 解析:伤寒汗出解之后,胃中不和,心下痞硬,干噫食臭,胁下有水气,腹中雷鸣,下利者,生姜泻心汤主之。小结胸病,正在心下,按之则痛,脉浮滑者,小陷胸汤主之。太阳病,发汗后,大汗出,胃中干,烦躁不得眠,欲得饮水者,少少与饮之,令胃气和则愈;若脉浮,小便不利,微热消渴者,五苓散主之。风水恶风,一身悉肿,脉浮不渴,续自汗出,无大热,越婢汤主之。伤寒表不解,心下有水气,干呕发热而咳,或渴,或利,或噎,或小便不利、少腹满,或喘者,小青龙汤主之。

96. 答案:C 解析:湿热证,始恶寒,后但热不寒,汗出胸痞,舌白,口渴不引饮。面目俱赤,语声重浊,呼吸俱粗,大便闭,小便涩,舌苔老黄,甚则黑有芒刺,但恶热,不恶寒,日晡益甚者,传至中焦,阳明温病也。头痛恶寒,身重疼痛,舌白不渴,脉弦细而濡,面色淡黄,胸闷不饥,午后身热,状若阴虚,病难速已,名曰湿温。

97. 答案:A 解析:应下失下,正虚不能运药,不运药者死,新加黄龙汤主之。喘促不宁,痰涎壅滞,右寸实大,肺气不降者,宣白承气汤主之。左尺牢坚,小便赤痛,时烦渴甚,导赤承气汤主之。邪闭心包,神昏舌短,内窍不通,饮不解渴者,牛黄承气汤主之。津液不足,无水舟停者,间服增液,再不下者,增液承气汤主之。

98. 答案:E 解析:环丙沙星主要用于敏感菌所致的呼吸道、泌尿系、消化道、皮肤软组织的感染及胆囊炎、胆管炎、中耳炎、副鼻窦炎、淋球菌性尿道炎等。

99~100. 答案:B、A 解析:A项为典型肺炎球菌肺炎的特征,B项为典型急性左心功能不全的特征,C项为贫血的典型特征,D项为结核病的典型特征,E项是肝胆的急性疾病表现。

101~102. 答案:B、C 解析:皮下出血根据其直径大小及伴随情况分为以下几种:<2mm的称为瘀点,3~5mm的称为紫癜,>5mm的称为瘀斑,片状出血并伴有皮肤显著隆起称为血肿。

103~104. 答案:D、B 解析:深部滑行触诊主要适用于腹腔深部包块和胃肠病变的检查。冲击触诊(浮沉触诊法)适用于大量腹水而肝、脾难以触及时。直接触诊适用于检查体表浅显的病变。深压触诊用于探测腹部深在病变部位或确定腹腔压痛点,如阑尾压痛点、胆囊压痛点等。双手触诊适用于肝、脾、肾、子宫和腹腔肿物的检查。

105~106. 答案:A、B 解析:二尖瓣面容为面色晦暗、双颊紫红、口唇轻度发绀。伤寒面容为表情淡漠,反应迟钝且无欲状态,见于肠伤寒、脑脊髓膜炎、脑炎等高热衰竭患者。贫血面容为面色苍白、唇舌色淡,表情疲惫。

107~108. 答案:E、B 解析:听诊时,患者多取卧位或坐位。然而对疑有二尖瓣狭窄者,宜嘱患者取左侧卧位;对疑有主动脉瓣关闭不全者宜取坐位且上半身前倾。仰卧位则二尖瓣、三尖瓣与肺动脉瓣关闭不全的杂音更明显。此外,迅速改变体位,由于血流分布和回心血量的改变也可影响杂音的强度,如从卧位或下蹲位迅速站立,使瞬间回心血量减少,从而使二尖瓣、三尖瓣、主动脉瓣关闭不全及肺动脉瓣狭窄与关闭不全的杂音均减轻,而肥厚型梗阻性心肌病的杂音增强。

109~110. 答案:B、E 解析:乙肝五项("两对半")是诊断乙肝感染的基本依据,HBsAg(+)提示感染了乙肝病毒,但不提示病毒复制及传染性;抗HBs(+)表示机体有保护性抗体,对乙肝有免疫力,注射乙肝疫苗及自然感染痊愈后都可产生抗HBs;HBeAg(+)是乙肝病毒复制的指标,提示有传染性;抗HBe(+),一般情况下提示乙肝病毒低复制或不复制,少数情况下可结合DNA检测明确是否存在病毒变异;抗HBc提示感染过乙肝;抗HBc–IgM(+)提示病毒复制。

111~112. 答案:E、A 解析:P波代表心房肌除极的电位变化,PR间期指从P波的起点至QRS波群的起点,代表心房开始除极至心室开始除极,QRS波群代表心室肌除极的电位变化。ST段指自QRS波群的终点至T波起点间的线段,代表心室缓慢复极过程。T波代表心室快速复极时的电位变化。QT间期指QRS波群的起点至T波终点的间距,代表心室肌除极和复极全过程所需的时间。

113~114. 答案:D、B 解析:脾轻度肿大可见深吸气时,脾缘不超过肋下2cm;脾中度肿大可见脾大超过肋下2cm,但在脐水平线以上;脾重度肿大见于脾缘超过脐水平线以下或超过前正中线。

115~116. 答案:D、C 解析:消化道出血可见柏油便;胆管阻塞可见白陶土样便;霍乱可见米泔样便;痢疾可见脓血便。

117~118. 答案:B、E 解析:余知百病生于气也,怒则气上,喜则气缓,悲则气消,恐则气下,寒则气收,炅则气泄,惊则气乱,劳则气耗,思则气结。

119~120. 答案:E、D 解析:诸热瞀瘛,皆属于火。诸痛痒疮,皆属于心。诸厥固泄,皆属于下。诸痿喘呕,皆属于上。诸禁鼓栗,如丧神守,皆属于火。诸痉项强,皆属于湿。诸逆冲上,皆属于火。诸胀腹大,皆属于热。诸躁狂越,皆属于火。诸暴强直,皆属于风。诸病有声,鼓之如鼓,皆属于热。诸病胕肿,疼酸惊骇,皆属于火。诸转反戾,水液浑浊,皆属于热。诸病水液,澄澈清冷,皆属于寒。诸呕吐酸,暴注下迫,皆属于热。

121~122. 答案:C、E 解析:盖伤寒之邪留恋在表,然后化热入里,温邪则热变最速,未传心包,邪尚在肺,肺主气,其合皮毛,故云在表。在表初用辛凉轻剂,夹风加入薄荷、牛蒡子之属,夹湿加入芦根、滑石之流。或透风于热外,或渗湿于热下,不与热相搏,势必孤矣。

123~124. 答案:C、B 解析:毒性反应是由化学物质与生物系统的化学成分进行可逆或不可逆的相互作用,而干扰机体正常代谢及自稳机制,以致引起细胞死亡、细胞氧化、突变、恶性变、变态反应或炎症反应,主要是一个分子过程。过敏反应是指已免疫的机体再次接受相同物质的刺激时所发生的反应,反应的特点是发作迅速、反应强烈、消退较快,一般不会破坏组织细胞,也不会引起组织损伤,有明显的遗传倾向和个体差异。所以巴比妥类药物引起皮疹、发热,属于过敏反应;引起呼吸抑制,属于毒性反应。

125~126. 答案:A、D 解析:耐受性是指人体对药物反应性降低的一种状态,按其性质有先天性和后天获得性之分。戒断症状指停止使用药物或减少使用剂量或使用拮抗剂占据受体后所出现的特殊心理生理症状群,表现为兴奋、失眠、流泪、流涕、出汗、震颤、呕吐、腹泻,甚至虚脱、意识丧失等。

127~128. 答案:B、E 解析:吗啡的不良反应:①呼吸抑制;②胃肠道症状;③尿潴留;④成瘾。阿司匹林的不良反应:①过敏反应;②上腹不适、恶心、食欲不振;③上消化道出血;④皮肤出血点;⑤对外科手术的影响;⑥诱发"阿司匹林哮喘"。

129~130. 答案:B、D 解析:哌唑嗪使用中出现的不良反应包括:眩晕、疲乏、鼻塞、口干、尿频、头痛、嗜睡及胃肠道反应等。约50%患者发生"首剂效应"。苯海拉明是抗组胺药物中的受体阻断剂,具有很强的中枢神经抑制作用。

131~132. 答案:B、E 解析:β受体阻滞剂的主要作用机制是通过抑制肾上腺素能受体,减慢心率,减弱心肌收缩力,降低血压,减少心肌耗氧量,防止儿茶酚胺对心脏的损害,改善左心室和血管的重构及功能。血管紧张素转化酶催化血管紧张素

Ⅰ生成血管紧张素Ⅱ,后者是强烈的血管收缩剂和肾上腺皮质类醛甾酮释放的激活剂,血管紧张素转化酶抑制剂是通过血管紧张素Ⅰ抑制血管紧张素Ⅱ的生物合成而控制高血压。

133~134. 答案:E、A 解析:四环素为广谱抑菌剂,对多数立克次体属敏感,立克次体病包括流行性斑疹伤寒等。青霉素G对大数革兰阳性球菌、杆菌有效。头孢氨苄用于敏感菌所致的呼吸道感染、泌尿系统感染、妇产科感染、皮肤及软组织感染、淋病等。林可霉素用于葡萄球菌、链球菌、肺炎链球菌引起的呼吸道感染、骨髓炎、关节和软组织感染、胆道感染及败血症。链霉素可杀灭或者抑制结核杆菌生长的作用。

135~136. 答案:C、B 解析:乙肝疫苗的成分主要为Dane颗粒的外壳,所以具有HBsAg,且抗-HBs抗体具有中和作用,属于保护性抗体,是免疫保护的主要成分,也是免疫接种的主要目的。HBV复制时伴有外壳的破坏,所以一些胞内抗原物质被释放入血,HBeAg亦被释放入血清。

137~138. 答案:A、D 解析:乙脑主要通过蚊虫叮咬而传播。戊型肝炎主要经粪-口途径传播。

139~140. 答案:B、E 解析:A为细菌性痢疾的典型表现;B为霍乱的典型表现;C为流行性出血热的典型表现;D为肝炎的典型表现;E为流行性脑脊髓膜炎的典型表现。

141~142. 答案:A、B 解析:霍乱弧菌突破胃酸屏障,进入小肠→穿过肠黏膜的黏液层→在小肠的碱性环境下大量繁殖,并产生霍乱肠毒素→隐窝细胞和杯状细胞分泌并抑制绒毛膜细胞吸收→米泔水样大便。脑膜炎奈瑟菌释放的内毒素是重要的致病因素,内毒素可引起局部出血、坏死、细胞浸润和栓塞、感染性休克。严重败血症时,可引发DIC和继发纤溶亢进,导致内脏广泛出血,造成多脏器功能衰竭。

143~144. 答案:B、D 解析:我国医患关系的本质是以社会主义人道主义为原则建立起来的平等关系。医患关系的内容可分为技术方面的关系和非技术方面的关系两部分。E选项属于医患关系中技术方面的关系。

145~146. 答案:A、C 解析:生命质量的标准:主要质量(人体的身体和智力状态)、根本质量(生

命的目的、意义及与其他人在社会、道德上的相互作用)和操作质量(如智商、测量智能方面的质量)。生命价值论的标准:内在价值(生命本身的质量是生命价值判断的前提和基础如体力和重力)、外在价值(某一生命对他人、社会的贡献,是生命价值的目的和归宿)。

147~148. 答案:C、D 解析:医师经注册后,可以在医疗、预防、保健机构中按照注册的执业地点、执业类别、执业范围执业,从事相应的医疗、预防、保健业务。有下列情形之一的,不予注册:①不具有完全民事行为能力的。②因受刑事处罚,自刑罚执行完毕之日起至申请注册之日止不满二年的。③受吊销医师执业证书行政处罚,自处罚决定之日起至申请注册之日止不满二年的。④有国务院卫生行政部门规定不宜从事医疗、预防、保健业务的其他情形的。

149~150. 答案:A、B 解析:突发事件监测机构、医疗卫生机构和有关单位发现有下列情形之一的,应当在2小时内向所在地县级人民政府卫生行政主管部门报告;接到报告的卫生行政主管部门应当在2小时内向本级人民政府报告,并同时向上级人民政府卫生行政主管部门和国务院卫生行政主管部门报告;县级人民政府应当在接到报告后2小时内向设区的市级人民政府或者上一级人民政府报告;设区的市级人民政府应当在接到报告后2小时内向省、自治区、直辖市人民政府报告;省、自治区、直辖市人民政府应当在接到报告1小时内,向国务院卫生行政主管部门报告:①发生或者可能发生传染病暴发、流行的。②发生或者发现不明原因的群体性疾病的。③发生传染病菌种、毒种丢失的。④发生或者可能发生重大食物和职业中毒事件的。

第 三 单 元

1. 答案:B 解析:喘证是以呼吸困难、喘息气促,甚至张口抬肩、鼻翼扇动,不能平卧为主要临床表现的病证,肾主纳气,可纳摄肺中气体,而保持呼吸的深度,肾虚、肾不纳气,气不摄纳,上逆于肺,肺气上逆为喘,所以喘与肺、肾关系密切,而与心、肺、脾关系不大。

2. 答案:E 解析:热哮证症见气粗息涌,咳呛阵作,喉中哮鸣,胸高胁胀,烦闷不安,汗出,口渴喜饮,面赤口苦,咳痰色黄或色白,黏浊稠厚,咯吐不利,舌质红,苔黄腻,脉滑数或弦滑。治法:清热宣肺,化痰定喘。方药:定喘汤加减。

3. 答案:A 解析:原发性支气管肺癌阴虚毒热证的治疗以滋阴解毒为主,方选沙参麦门冬汤合五味消毒饮加减。B用于气滞血瘀证,C用于痰湿毒蕴证,D合五味消毒饮用于阴毒热证。

4. 答案:C 解析:原发性高血压肝阳上亢证的治法为平肝潜阳,首选天麻钩藤饮加减。半夏白术天麻汤为痰湿内盛证的首选,瓜蒌薤白半夏汤合涤痰汤为心绞痛之痰浊内阻证首选,通窍活血汤为瘀血阻窍证首选,济生肾气丸为肾阳虚衰证首选。

5. 答案:A 解析:治疗慢性胃炎脾胃虚弱证需健脾益气,温中和胃。

6. 答案:E 解析:消化性溃疡瘀血停胃证的治法为活血化瘀,通络和胃。

7. 答案:B 解析:肾盂肾炎脾肾亏虚,湿热屡犯证的治法是健脾补肾。

8. 答案:C 解析:治疗尿路感染肾阴不足、湿热留恋证需滋阴益肾,清热通淋,方选知柏地黄丸加减。

9. 答案:A 解析:急性白血病痰热瘀阻型,治疗需清热化痰,活血散结。

10. 答案:C 解析:治疗气阴两虚型糖尿病,方选七味白术散加减;阴阳两虚型,方选肾气丸加减,其余选项均为不典型证型。

11. 答案:E 解析:类风湿关节炎关节僵硬变形的原因是痰瘀互结于关节,经脉痹阻,痰瘀结合,不通则痛。

12. 答案:A 解析:治疗癫痫阳痫,方选黄连解毒汤和定痫丸。通窍活血汤用于癫痫瘀阻清窍证;醒脾汤用于脾虚痰湿证;左归丸用于肝肾阴虚证;龙胆泻肝汤合涤痰汤用于肝火痰热证。

13. 答案:A 解析:根据骨度分寸法,脐中至耻骨联合上缘为5寸。

14. 答案:A 解析:十二经脉中,相表里的阴经与阳经手足末端交接;同名的阳经与阴经在头面部交接;相互衔接的阴经与阳经在胸部交接。

15. 答案:C 解析:A前正中线旁开2寸。B外行于上肢内侧前缘。D有一条分布于胸腹部第3

侧线。E 在胸腹部循行:沿大腿内侧中线进入阴毛中,绕阴器,至小腹,夹胃两旁。C 沿腹中线旁开五分,胸中线旁开二寸,到达锁骨下缘。

16. 答案:A　解析:太白穴属足太阴脾经穴。在足内缘处,当足大趾本节(第1跖趾关节)后下方赤白肉际凹陷处。

17. 答案:A　解析:B、C 常用直接灸中的瘢痕灸。D 用隔蒜灸或隔附子饼灸。E 常用灯火灸。隔姜灸有温胃止呕、散寒止痛的作用,常用于因寒而致的呕吐、腹痛及风寒湿痹痛等。

18. 答案:B　解析:井主心下满,荥主身热,输主体重节痛,经主喘咳寒热,合主逆气而泄。

19. 答案:B　解析:在下合穴中,上巨虚穴在犊鼻穴下 6 寸,足三里穴下 3 寸。主治肠鸣、腹痛、腹泻、便秘、肠痈等肠胃疾患。足三里穴为补穴,可治疗胃下垂等病,下巨虚主要治疗腹泻等疾病,委中主要治疗腰背等疾病,阳陵泉主要治疗肝胆疾病及下肢病证。

20. 答案:B　解析:十宣清热开窍,用于急救,如昏迷、休克、中暑、癔病、惊厥等;用于各种热证。

21. 答案:B　解析:根据患者临床表现诊断为慢性阻塞性肺疾病。患者咳吐清稀白沫痰,遇冷空气刺激加重,恶寒肢冷,为寒证之象。而饮停于内又可见面浮肢肿,小便不利,苔白滑或白腻。故辨证为外寒内饮证,治法为温肺散寒,解表化饮。健脾化痰,降气平喘是痰浊壅肺证的治法;补肺纳肾,降气平喘是肺肾两虚证的治法;补肺健脾,益气平喘是肺脾气虚证的治法;清肺化痰,降逆平喘是痰热郁肺证的治法。

22. 答案:E　解析:呼吸衰竭的诊断标准为在海平面、标准大气压、静息状态、呼吸空气条件下,$PaO_2 < 60mmHg$,伴或不伴有 $PaCO_2 > 50mmHg$。仅有 $PaO_2 < 60mmHg$ 为Ⅰ型呼吸衰竭;伴有 $PaCO_2 > 50mmHg$ 者,则为Ⅱ型呼吸衰。根据患者的临床表现可诊断为Ⅰ型呼吸衰竭。患者张口抬肩,鼻翼扇动,面色苍白,冷汗淋漓,四肢厥冷,面色紫暗,舌紫暗,脉沉细无力。故辨证为阳微欲脱证。脾肾阳虚证见咳喘,动则尤甚,腹部胀满,水肿,肢冷尿少,面青唇绀,舌胖紫暗,苔白滑,脉沉细或结代。

23. 答案:D　解析:患者低热夜甚,干咳少痰,五心烦热为阴虚表现;神疲纳差等症状提示气虚,故其证型是气阴两伤。

24. 答案:C　解析:沙丁胺醇为短效 β_2 受体激动剂,能选择性激动支气管平滑肌的 β_2 受体,有较强的支气管扩张作用,是缓解轻中度急性哮喘症状的首选药物。倍氯米松为吸入型糖皮质激素,是长期治疗哮喘的首选药。泼尼松龙适用于中度哮喘发作。扎鲁司特为白三烯受体拮抗剂,可作为轻度哮喘的替代治疗药物和中重度哮喘的联合治疗用药。氨茶碱用于轻至中度哮喘发作和维持治疗。

25. 答案:C　解析:患者心悸气短,动则气促,神疲乏力,自汗,是心气虚的典型表现。胸闷心痛,咳唾痰涎,舌暗苔白腻,脉弦滑,时有结代说明该患者有心阳不足和痰浊内阻的表现,治法以益气温阳祛痰为主。

26. 答案:B　解析:病毒性心肌炎表现为发病前有 1～3 周内有呼吸道或消化道感染病史,见发热、咳嗽等感冒样症状,或恶心、呕吐等胃肠道症状;病毒感染 1～3 周后,出现心悸、气短、心前区不适或隐痛,重者有呼吸困难、浮肿等。急性心包炎表现为有较剧烈而持久的心前区疼痛。扩张型心肌病主要表现为充血性心力衰竭。初时活动或活动后出现气促,以后休息时也有气促,或有端坐呼吸及阵发性夜间呼吸困难,继之水肿等。可有各种心律失常,部分病人可发生栓塞或猝死。风湿性心肌炎表现为病前 1～3 周有链球菌感染史,常有心脏杂音,关节疼痛、环形红斑、皮下结节、舞蹈病等。风湿性心脏病简称风心病,是风湿性炎症过程所致的瓣膜损害,可表现为心慌、气短、乏力等。

27. 答案:B　解析:风心病,二尖瓣狭窄可表现为呼吸困难、咯血、咳嗽、声音嘶哑、心力衰竭、二尖瓣面容、双颧绀红、心尖搏动弥散、心尖区可闻及第一心音亢进和开瓣音,有低调的隆隆样舒张中晚期杂音,可触及舒张期震颤等。风心病,二尖瓣关闭不全可表现为疲乏无力,呼吸困难出现较晚,咯血少见。后期出现右心衰及体循环淤血症状。心尖部第一心音减弱,心尖部较粗糙的吹风样全收缩期杂音等。肺结核、肺癌、支气管扩张症均无心尖部舒张期隆隆样杂音出现,不难鉴别。

28. 答案:B　解析:患者头晕头痛,目眩,面红目赤,烦躁,口苦,便秘,小便短赤,舌红苔黄,脉弦数,都是肝火上炎的临床表现。治法是泻肝清火。

29. 答案:C 解析:因患者疼痛2小时、含服硝酸甘油不能缓解,故排除心绞痛可能。又由于心电图 V_1、V_2、V_3 导联出现病理性Q波,ST段抬高,可诊断为急性前间壁心肌梗死。急性下壁心肌梗死时,在 Ⅱ、Ⅲ、aVF 上出现病理性Q波;急性广泛前壁心肌梗死时,病理性Q波出现在 $V_1 \sim V_6$ 上。急性心包炎时,心电图除aVR外,其余各导联均有ST段弓背向下的抬高,T波倒置,无异常Q波出现。

30. 答案:B 解析:患者无肢体活动障碍,排除D、E;恶性高血压患者舒张压持续≥130mmHg,排除A;若为高血压性心脏病,则患者应该伴有心慌、心悸、呼吸困难等不适症状,排除C。高血压脑病是指血压过高,脑组织血流灌注过多,引起脑水肿,出现严重头痛、眩晕、呕吐、意识障碍、精神错乱,甚至昏迷、局灶性或全身抽搐等症状,但不会出现肢体活动障碍。

31. 答案:D 解析:患者形寒肢冷,四肢不温,冷汗自出,舌质紫暗,苔薄白,脉沉细为寒证之象,可辨证为寒凝心脉证。气滞血瘀证可见胸中痛甚,胸闷气促,烦躁易怒,心悸不宁,脘腹胀满,唇甲青暗,舌紫暗,脉沉弦涩。气虚血瘀证可见胸闷心痛,动则加重,神疲乏力,气短懒言,心悸自汗,舌体胖大有齿痕,舌暗淡苔薄白,脉细弱无力。心阳欲脱证可见胸闷憋气,心痛频发,四肢厥逆,大汗淋漓,面色苍白,口唇发绀,虚烦不安,舌青紫,脉微欲绝。阳虚水泛证可见胸痛闷闷,喘促心悸,气短乏力,畏寒肢冷,腰部、下肢浮肿,面色苍白,唇甲淡白或青紫,舌淡胖或紫暗,苔滑,脉沉细。

32. 答案:E 解析:患者因心梗引起泵衰竭,导致有效循环血量不足,出现血压下降、皮肤湿冷、大汗淋漓等症状,因此应首先考虑心源性休克。

33. 答案:E 解析:根据患者的临床表现可诊断为心绞痛之心肾阳虚证。治法为益气壮阳,温络止痛,首选参附汤合右归丸。辛温通阳,散寒止痛为阴寒凝滞证的治法;益气活血,通脉止痛为气虚血瘀证的治法;益气养阴,活血通络为气阴两虚证的治法;滋阴益肾,养心安神为心肾阴虚证的治法。

34. 答案:C 解析:患者有有高血压病史,卧位呼吸困难,心界向两侧扩大,心率加快,两下肺湿啰音,肝-颈静脉回流征阳性,踝部凹陷性水肿,故诊断为慢性心力衰竭。心阳亏虚,不能温养于肾,肾阳失助,主水无权,饮邪内停,外溢肌肤,故见心悸,喘息不能平卧,形寒肢冷,尿少便溏,舌淡胖,苔白滑,脉沉细等饮邪内停之象。因此可辨证为阳虚饮停证。心绞痛表现为劳累或情绪激动后胸骨中段或上段之后出现压榨性、压迫性或窒息性的阵发性胸痛等。病毒性心肌炎表现为发病前1~3周内有呼吸道或消化道感染病史,见发热、咳嗽等感冒样症状,或恶心、呕吐等胃肠道症状。缓慢性心律失常表现为头晕、乏力胸闷、气短等。

35. 答案:D 解析:患者昏仆抽搐吐涎,两目上视,口中如作猪羊叫,此为痫病。情绪急躁是为肝气不舒,肝郁化火;心烦失眠是为火扰心神,咯痰不爽;口苦而干是为肝火旺,火热煎熬津液,结而为痰;舌红苔黄腻,脉弦滑数为肝火痰热之象,辨证为肝火痰热,治疗应用龙胆泻肝汤合涤痰汤清肝泻火,化痰宁心。A偏于滋补肾阴;B偏于滋阴降火;C重在化痰补阴;E强调补肾的作用,均不符。

36. 答案:C 解析:慢性萎缩性胃炎的黏膜病变特点为黏膜呈淡红、灰白、呈弥漫性,黏膜变薄,皱襞变细平坦,黏膜血管暴露,由上皮细胞增生或明显的肠化生。慢性浅表性胃炎为黏膜充血、色泽较深、边缘模糊,多为局限性,水肿与充血区共存,黏膜粗糙不平,有出血点,可有小的糜烂。消化性溃疡的胃镜检查见边缘光整,底部覆有灰黄色或白色渗出物,周围黏膜充血、水肿,可见黏膜皱襞向溃疡集中。溃疡性结肠炎表现为腹泻、黏液脓血便、腹痛,伴腹胀、食欲不振等。胃癌表现为中上腹不适或疼痛,无明显节律性伴明显的食欲不振和消瘦等;X线钡餐检查见局部胃壁僵硬、皱襞中断,蠕动波消失,凸入胃腔内的充盈缺损,边缘不整齐,可示半月征、环堤征等。

37. 答案:E 解析:慢性胃炎、胃神经官能症、溃疡病不能在腹部触及包快,排除A、B、C。胆石症患者应有腹痛等临床表现,且不会出现大便隐血阳性,排除D。胃癌表现为中上腹不适或疼痛,无明显节律性伴明显的食欲不振和消瘦等;部分患者可扪及上腹部包块,质坚而不规则,可有压痛;部分患者可并发大出血,表现为呕血和/或黑便等。

38. 答案:D 解析:患者胃脘胀痛,痛窜两胁,因情志不舒而加重,嗳气嘈杂,舌淡,脉弦缓,属于肝胃不和证。治疗应疏肝理气,和胃止痛,首先考虑的方剂是柴胡舒肝散加减。四君子汤主治脾胃气虚；益胃汤主治胃阴不足；失笑散合丹参饮主治胃络瘀阻；三仁汤主治脾胃湿热。

39. 答案：C　解析：大便时溏时泻，迁延反复，可诊断为泄泻。脾胃虚弱，运化无权，故大便时溏时泄，运化失常，故食少、食后脘闷不舒；脾胃气血来源不足，故面色萎黄，神疲倦怠。舌淡苔白，脉细弱，为脾胃虚弱之征。

40. 答案：E　解析：根据主症，可诊断为便秘，脾肺气虚，运化失职，大肠传导无力，故虽有便意，努挣无力；肺气虚，故挣则汗出气短；脾气虚，故便后疲乏，面色白；舌淡嫩苔薄，脉虚，为气虚便秘的表现。故治法为益气润肠。

41. 答案：D　解析：以身目发黄为主症，诊断为黄疸。因湿热沙石郁滞，脾胃不和，肝胆失疏，故见身目发黄，黄色鲜明，右胁胀闷疼痛，寒热往来，口苦咽干。舌红苔黄，脉弦滑数，为胆腑郁热之象。

42. 答案：A　解析：患者腹大胀满，按之如囊裹水，可诊断为鼓胀。兼见精神困倦，胸脘胀闷，怯寒懒动，小便少，大便溏，舌苔白腻，脉缓，显系水湿为患。综上诊断为鼓胀水湿困脾证，治宜温中健脾，行气利水。

43. 答案：C　解析：患者右胁胀满，胁下痞块触痛，烦躁易怒，恶心纳呆，面色微黄不荣，舌暗有瘀斑，苔薄白，脉弦涩，此为肝脾不调，肝气不舒而致气滞血瘀。

44. 答案：A　解析：蛋白尿、血尿、高血压、水肿为慢性肾小球肾炎的基本临床表现。早期患者可有乏力、疲倦；水肿可有可无；实验室检查见尿蛋白1~3g/24h；血压可正常或轻度升高；内生肌酐清除率下降或轻度氮质血症。由症状可见属于气阴两虚，故用参芪地黄丸益气养阴。B补阴，C补肾阳，D滋阴补肾，E益气补血，滋补肝肾，均不符合证治。

45. 答案：A　解析：根据患者的临床表现辨证为湿毒浸淫证。风水相搏证可见起始眼睑浮肿，继则四肢、全身亦肿，皮肤光泽，按之凹陷易回复，伴发热、咽痛、咳嗽、小便不利等症，舌苔薄白，脉浮。水湿浸渍证可见全身水肿，按之没指，伴有胸闷腹胀，身重困倦，纳呆，泛恶，小便短少，苔白腻，脉濡缓。湿热内蕴证可见浮肿明显，肌肤绷急，腹大胀满，胸脘烦热，口苦咽干，大便干结，小便短赤，舌红

苔黄腻，脉沉数或濡数。脾虚湿困证可见浮肿，按之凹陷不易回复，腹胀纳少，面色萎黄，神疲乏力，尿少色清，大便或溏，舌淡苔白腻或白滑，脉沉缓或沉弱。

46. 答案：A　解析：根据症状判断该患者是湿热致病，所以应用八正散进行治疗。易黄汤功能固肾止带，清热祛湿；龙胆泻肝汤清泻肝胆实火，清利肝经湿热；萆薢分清饮温肾利湿，分清化浊，主治下焦虚寒之膏淋、白浊；知柏地黄汤滋阴降火。选用对致病菌敏感的抗生素时，一般首选对革兰阴性杆菌有效的抗生素，如庆大霉素。

47. 答案：D　解析：患者因发热咳嗽引起小便不畅，乃肺有热，热壅于肺，肺气不能肃降，水道通调不利所致。症见烦渴欲饮，呼吸急促，脉数等均为内有热之象，据此可诊断为癃闭肺热壅盛证。

48. 答案：C　解析：患者壮热口渴，头痛面赤，咽喉肿痛，时有鼻衄，便秘，舌红绛，苔黄，脉洪大，属于邪热入里，灼伤营阴，故其证型是热毒炽盛型。

49. 答案：C　解析：患者上呼吸道感染后，皮肤出现瘀点，血小板检查$30×10^9/L$，骨髓象示巨核细胞数量轻度增加，巨核细胞发育成熟障碍，提示患者为原发免疫性血小板减少症。斑色暗淡，多散在出现，时起时消，过劳则加重，心悸气短，头晕目眩，食欲缺乏，面色苍白，舌质淡苔白，脉弱，辨证为气不摄血证。

50. 答案：D　解析：患者诊断为吐血。血色暗淡，神疲乏力，心悸气短，面色苍白，舌质淡，脉细弱，为气虚。治应健脾益气，摄血止血。

51. 答案：D　解析：患者心悸失眠，消瘦，神疲乏力，气短汗出，口干咽燥，手足心热，纳差便溏，双眼突出，颈前肿大，双手颤抖，舌淡红，少苔，脉细，此为甲状腺功能亢进症之气阴两虚证。

52. 答案：C　解析：根据患者的临床表现辨证为寒热错杂证。治法为祛风散寒，清热化湿，首选桂枝芍药知母汤。丁氏清络饮为阴虚内热证首选，四妙丸为湿热痹阻证首选，独活寄生汤为肝肾亏虚、邪痹筋骨证首选，身痛逐瘀汤合指迷茯苓丸为痰瘀互结、经脉痹阻证首选。

53. 答案：D　解析：根据症状、舌脉，患者属于肝气不舒，瘀血阻滞型。

54. 答案：A　解析：消渴病日久，阴损及阳，肾

阳衰微,肾失固摄,故见小便频数量多,浑浊如脂膏,阳虚失于温煦,故见形寒畏冷,阳痿不举。舌淡苔白,脉沉细无力,为肾阳两虚之象。治法为滋阴温阳,补肾固涩,方用金匮肾气丸。

55. 答案:A 解析:患者腰痛以冷痛重着为主,且阴雨天加重,舌苔白腻,脉沉缓,是为寒湿之邪痹阻经络所致腰痛,证属寒湿腰痛,治以散寒行湿,温经通络。

56. 答案:B 解析:中风中经络的临床表现有半身不遂,但是神志清楚。中风中脏腑是在中风中经络的临床表现的基础上又有神志不清的表现。癫痫的临床表现有突然倒地,意识丧失,四肢抽搐,双目上翻,牙关紧闭口吐白沫,小便失禁等,癫痫过后如常人,自觉肢体酸痛。根据症状,患者属中风中脏腑。

57. 答案:A 解析:患者有脑动脉硬化病史,突然发生口眼㖞斜,半身不遂,兼有头晕头痛,耳鸣,腰膝酸软,舌红,苔薄黄,脉弦细,属阴虚风动证。治疗应选择镇肝息风,滋阴潜阳的镇肝熄风汤治疗。B 用于元气败脱,心神涣散证的治疗;C 用于中风痰迷心窍证的治疗;D 用于气虚血瘀证的治疗;E 用于治疗胸中血瘀之证。

58. 答案:E 解析:脑出血表现为急性期有头痛、头晕、呕吐、意识障碍、肢体瘫痪、失语、大小便失禁等。发病时常有显著的血压升高,体温升高等。帕金森病常为中老年发病,缓进性病程,四项主症(静止性震颤、肌强直、运动迟缓、姿势步态异常)中至少具备两项。腔隙性梗死多为中年以后发病,有长期高血压病史,临床表现为纯运动性轻偏瘫或纯感觉性卒中等。脑栓塞常无前驱症状,突然发病,表现为意识障碍,局限性神经缺失症状,原发病表现,脑外多处栓塞证据。短暂性脑缺血发作多数在50岁以上发病,有高血压、高血脂症、糖尿病等病史,突然局灶性神经功能缺失发作,持续数分钟,或可达数小时,24小时内完全恢复。

59. 答案:A 解析:患者神志不清,右侧肢体偏瘫,体温、血压正常,两肺呼吸音粗,为急性一氧化碳重度中毒。治疗原则为迅速将病人搬离中毒现场,积极纠正缺氧,防治脑水肿,促进脑细胞恢复,对症治疗。首选的治疗措施是纠正缺氧,高压氧舱治疗。输注地塞米松、甘露醇可以防治脑水肿。输

注维生素C可以促进脑细胞恢复。应用脑营养物质为治疗迟发脑病的方法之一。

60. 答案:C 解析:根据患者临床表现诊断为喘证之痰热郁肺证,治法为清热化痰,宣肺平喘,首选桑白皮汤加减。麻杏甘石汤为表寒肺热证首选,麻黄汤合华盖散为风寒壅肺证首选,生脉散合补肺汤为肺气虚喘证首选,二陈汤合三子养亲汤为痰浊阻肺证首选。

61. 答案:B 解析:患者心烦少寐,入睡困难,诊断为不寐。多梦,头晕目眩,手足心热,盗汗,耳鸣,舌红少苔,脉细数,辨证为心肾不交证。治法为滋阴降火,交通心肾,首选六味地黄丸合交泰丸加减。朱砂安神丸为心火炽盛证首选,归脾汤为心脾两虚证首选,黄连温胆汤为痰热扰心证首选,龙胆泻肝汤为肝火扰心证首选。

62. 答案:C 解析:患者胁肋刺痛,可诊断为胁痛。痛有定处,痛处拒按,入夜痛甚,胁肋下见有癥块,舌质紫暗,脉沉涩为瘀血阻络证。积证是以腹内结块,或痛或胀为主症,触之有形,固定不移,痛有定处。聚证是腹内结块,聚散无常,或痛或胀,以胀为主,痛无定处,时作时止。腹痛是指胃脘以下、耻骨毛际以上部位发生疼痛为主症的病证。胸痹是指胸部闷痛,甚则胸痛彻背,喘息不得卧的一种疾病。

63. 答案:B 解析:患者颜面及下肢反复浮肿4年,可诊断为水肿。肾阳衰微,气化失常,水湿停滞,故见面色晦暗,畏寒肢冷,腰膝酸软,神疲纳呆;舌淡胖,有齿痕,脉沉细,均为阳虚水停之象。辨证为阴水肾阳衰微证。治法为温肾助阳,化气行水,首选济生肾气丸合真武汤加减。实脾饮为脾阳虚衰证首选,疏凿饮子为湿热壅盛证首选,五皮饮合胃苓汤为水湿浸渍证首选,越婢加术汤为风水泛滥证首选。

64. 答案:C 解析:患者咳逆喘息不得卧,咳吐白沫量多,可诊断为支饮。寒饮伏肺,遇寒引动,肺失宣降,故见咳逆,咳吐白沫,腰背痛,苔白腻,脉弦紧,辨证为寒饮伏肺证。喘证表现为喘促短气,呼吸困难,甚至张口抬肩,鼻翼煽动,不能平卧,口唇发绀等。痰饮表现为心下满闷,呕吐清水痰涎,胃肠沥沥有声,形体昔肥今瘦,属饮停胃肠。悬饮表现为胸胁饱满,咳唾引痛,喘息不能平卧,属饮流胁下。

65. 答案：A 解析：根据患者的临床表现可诊断为中风中经络之风痰阻络。治法为疏通经络，醒脑调神。取督脉、手厥阴及足太阴经穴为主。除主穴外应配丰隆、合谷。曲池、内庭为痰热腑实的配穴，太冲、太溪为肝阳暴亢的配穴，足三里、气海为气虚血瘀的配穴，太溪、风池为阴虚风动的配穴。

66. 答案：A 解析：根据患者头晕目眩，急躁易怒，口苦，耳鸣，舌红，苔黄，脉弦，可诊断为眩晕（实证）肝阳上亢证。针灸治疗眩晕的操作方法为实证毫针用泻法，虚证百会、风池用平补平泻法，余穴用补法，可灸。

67. 答案：B 解析：根据患者的临床表现可诊断为肾虚腰痛。治法为通经止通。取局部阿是穴及足太阳经穴为主。主穴为大肠俞、阿是穴、委中。肾虚腰痛配肾俞、太溪，督脉病证配后溪，足太阳经证配申脉，腰椎病变配腰夹脊，寒湿腰痛配命门、腰阳关，瘀血腰痛配膈俞、次髎。

68. 答案：B 解析：根据患者的临床表现可诊断为头痛肝阳上亢证。治疗当以滋补肝肾之阴，辅以泻肝胆之火为主。气海，补气的作用明显。行间、侠溪泻肝胆之火，肝俞、肾俞滋补肝肾之阴。内关、丰隆、解溪、中脘相配合，用于祛湿和胃、化痰止痛。胃俞、合谷与本症无关，排除。四神聪、印堂、太阳、外关治疗外感头痛。

69. 答案：D 解析：根据患者的临床表现可诊断为哮喘虚证。治法为补益肺肾，止哮平喘。取相应的背俞穴及手太阴、足少阴经穴为主。主穴为肺俞、膏肓、肾俞、太渊、太溪、足三里、定喘。

70. 答案：E 解析：根据患者的临床表现可诊断为呕吐脾胃虚寒证。治法为和胃理气，降逆止呕。取胃的募穴及足阳明、手厥阴经穴为主。主穴为中脘、足三里、内关。脾胃虚寒配脾俞、胃俞，痰饮内停配丰隆、公孙，寒邪客胃配上脘、胃俞，饮食停滞配梁门、天枢，肝气犯胃配期门、太冲。

71. 答案：C 解析：根据患者的临床表现可诊断为中风中脏腑之闭证。治法为平肝息风，醒脑开窍。取督脉、手厥阴经穴位和十二井穴为主。主穴为水沟、十二井、太冲、丰隆、劳宫。百会、太阳、风池、阿是穴、合谷为头痛的主穴。水沟、内关、三阴交、极泉、尺泽、委中为中风中经络的主穴。关元、神阙为中风中脏腑之脱证的主穴。列缺、合谷、风池、大椎、太阳为感冒的主穴。

72. 答案：B 解析：患者中年男性，题干所述腰痛症状起病缓慢，一派虚证表现，腰腿无力，腰冷，这是肾虚导致，脉细也符合症状表现。所以在治疗腰痛的主穴上，应加上肾俞、太溪。

73. 答案：A 解析：病人关节疼痛，屈伸不利，痛处游走不定，此为痹证中的行痹。治疗除取阿是穴及局部经穴外，还应选用膈俞、血海以活血，是为"治风先治血，血行风自灭"之意。

74. 答案：C 解析：A、E治疗失眠伴随脾胃不和之症状。B治疗失眠伴心胆气虚之症状。D治疗失眠伴心脾亏虚之症状。C神门为心经的原穴，功能补益心气，主治心痛心烦，惊悸怔忡，失眠健忘等心与神志病证。三阴交功用为健脾和胃，调理气血，通经活络，可治疗心悸、失眠、高血压等证。本题为不寐，治疗应补气养心安神。

75. 答案：D 解析：手阳明经穴主治外感咳嗽。手太阴、足太阴经穴主治内伤咳嗽之痰湿侵肺证。足厥阴、手太阴经穴主治内伤咳嗽之肝火犯肺证。本题患者为肝火灼肺之咳嗽。治疗应清肺泻肝，顺气降火。

76. 答案：D 解析：患者为急性泄泻，治疗应当除湿导滞，通调腑气。选用天枢、上巨虚、阴陵泉、水分。天枢为大肠募穴，可调理肠胃气机；上巨虚为大肠下合穴，可运化湿滞；阴陵泉可健脾化湿；水分利小便而实大便。

77. 答案：A 解析：由患者的主证和兼证可知，本病为肾气亏虚之癃闭，治以温补肾阴，益气启闭。除选用主穴外，还应选用太溪穴和复溜穴。太溪为肾经输穴和原穴，可治疗各种肾虚病证，复溜穴为肾经经穴，治疗各种津液输布失调的疾病。

78. 答案：E 解析：患者为痛经虚证，治疗应调补气血，温养冲任，取穴应以足太阴、足阳明经为主，主要选取三阴交、足三里、关元。关元为任脉穴，可暖下焦，温养冲任；足三里补益气血；三阴交为肝脾肾三经之交会穴，可以健脾益气，调补肝肾。肝脾肾精血充盈，胞脉得养，冲任自调。若为实证，则选用三阴交、中极、次髎、地机。

79. 答案：E 解析：大椎主治急性热病。外关主治目赤肿痛。尺泽主治肺结核、咯血、肺炎等。D可治疗项强、头晕、癫痫等。"面口合谷收"；曲池泄热，治疗五官热性病证；支沟可治疗热病且为本经穴位。题干表示疱疹部位为三焦经所循行，且为热性病证。在选本经治疗热病穴位的同时,配以其他泄热作用的穴位。

80. 答案:E 解析:由患者症状可诊断为耳鸣虚证。选穴以足少阴、手太阳经穴为主。太溪、照海可补益肾精、肾气。听宫为局部选穴,可疏通耳部经络气血。

81. 答案:D 解析:牙痛隐隐,时作时止,牙齿浮动,口不臭,脉细,属于肾虚牙痛。所以治疗除取主穴外,还应选用太溪来进行对症治疗。

82. 答案:C 解析:支气管哮喘发作时伴有哮鸣音的呼气性呼吸困难或发作性胸闷和咳嗽;严重者被迫采取坐位或呈端坐呼吸,甚至出现发绀、汗出、干咳等,缓解前常咳大量白色泡沫痰。根据患者症状可诊断为支气管哮喘急性发作。急性支气管炎往往先有急性上呼吸道感染的症状:鼻塞、不适、寒战、低热、背部和肌肉疼痛以及咽喉痛,继而出现剧烈咳嗽,咳黏液或黏液脓性痰,可能闻及散在的高音调或低音调干啰音,偶然在肺底部闻及捻发音或湿啰音。急性肺水肿可见突发的严重呼吸困难、端坐呼吸、喘息不止、烦躁不安并有恐惧感,呼吸频率可达30~50次/分;频繁咳嗽并咳出大量粉红色泡沫样血痰;极重者可因脑缺氧而神志模糊;早期血压一过性升高,随病情持续,血管反应减弱,血压下降。肺炎链球菌肺炎可见寒战、发热、胸痛、咳嗽、咳痰、呼吸困难。肺栓塞可见突然发生不明原因的虚脱、面色苍白、出冷汗、呼吸困难、胸痛、咳嗽等症,甚至晕厥、咯血;脑缺氧症状:极度焦虑不安、恐惧、恶心、抽搐和昏迷;急性疼痛:胸痛、肩痛、颈部痛、心前区及上腹痛。

83. 答案:D 解析:支气管哮喘发作时在双肺可闻及散在或弥漫性、以呼气相为主的哮鸣音,呼气相延长。

84. 答案:E 解析:治疗支气管哮喘急性发作,首选吸入速效β_2受体激动剂。

85. 答案:C 解析:慢性支气管炎表现为慢性咳嗽咳痰、喘息。X线检查:早期可无异常,随着病情发展,可见肺纹理增多、变粗、扭曲,呈网状或条索状阴影,向肺野周围延伸,以两肺中下野明显。急性支气管炎表现为初为干咳或有少量黏液痰,随后痰量增多,咳嗽加剧,偶伴血痰。慢性阻塞性肺疾病表现为慢性咳嗽、咳痰、气短、呼吸困难等。桶状胸,双侧语颤减弱或消失,叩诊肺部过清音,心浊音界缩小,肺下界和肝浊音界下降,听诊两肺呼吸音减弱,呼气延长,部分患者可闻及湿性啰音和/或干啰音。肺炎链球菌肺炎表现为寒战、高热、咳嗽、咳黏液血性或铁锈色痰,伴胸痛、呼吸困难,患侧呼吸运动减弱、触觉语颤增强、叩诊呈浊音或实音、听诊呼吸音减低或消失,并可出现支气管呼吸音。支气管哮喘多在儿童或青少年期起病,常有家族或个人过敏史,以发作性喘息为特征,突发突止,发作时两肺满布哮鸣音。

86. 答案:E 解析:根据患者的临床表现可诊断为痰热郁肺证。慢性阻塞性肺疾病痰浊壅肺证可见咳喘痰多,色白黏腻,脘痞腹胀,倦怠乏力,舌淡苔薄腻,脉滑。支气管哮喘热哮证可见呼吸急促,声高气粗,喉间哮鸣,痰稠色黄,面赤口苦,舌红苔黄腻,脉数滑。肺炎链球菌肺炎热闭心神证可见咳嗽气促,痰声辘辘,烦躁,神昏谵语,高热不退,舌红绛苔黄而干,脉细滑数。急性支气管炎风热犯肺证可见咳嗽新起,咳声粗亢,痰黏稠,咳时汗出,头痛口渴,苔薄黄,脉浮数。

87. 答案:C 解析:慢性支气管炎痰热郁肺证的治法为清热化痰,宣肺止咳,首选清金化痰汤加减。三子养亲汤合二陈汤为慢性阻塞性肺疾病痰浊壅肺证首选,定喘汤为支气管哮喘热哮证首选,桑菊饮为急性支气管炎风热犯肺证首选,清营汤为肺炎链球菌肺炎热闭心神证首选。

88. 答案:C 解析:患者突然感到心前区闷痛,伴心悸,自服硝酸甘油,疼痛未能缓解,心电图示Ⅱ、Ⅲ、aVF导联ST段抬高,符合急性心肌梗死的诊断。心绞痛以发作性胸痛为主要表现,发作时间一般在15分钟以内,不伴恶心、呕吐、休克、心衰和严重心律失常,不伴血清酶增高,心电图无变化或有ST段暂时性压低或抬高。急性心包炎可有较剧烈而持久的心前区疼痛。但心包炎的疼痛与发热同时出现,呼吸和咳嗽时加重,早期即有心包摩擦音,后者和疼痛在心包腔出现渗液时均消失;心电图除aVR导联外,其余均有ST段弓背向下的抬高,T波倒置,无异常Q波出现。急性肺动脉栓塞可发生胸痛、咯血、呼吸困难和休克。心电图示Ⅰ导联S波加深,Ⅲ导联Q波显著T波倒置,肺动脉造影可确诊。肋间神经痛是指一个或几个肋间部位从背部沿肋间向胸腹前壁放射,呈半环状分布。多为单侧受累,也可以双侧同时受累。咳嗽、深呼吸或打喷嚏往往使疼痛加重。查体可有胸椎棘突、棘突间或椎旁压痛和叩痛,少数患者沿肋间有压痛,受累神经支配区可有感觉异常。其疼痛性质多为刺痛或灼痛,有沿肋间神经放射的特点。

89. 答案:B 解析:根据心肌梗死心电图定位诊断,Ⅱ、Ⅲ、aVF导联改变属于下壁病变。前壁病变可见$V_3 \sim V_5$导联的改变,正后壁病变可见$V_7 \sim V_8$导联的改变,前间壁病变可见$V_1 \sim V_3$导联的改变,广泛前壁病变可见$V_1 \sim V_6$导联的改变。

90. 答案:D 解析:根据患者症状辨证为气滞血瘀证,治宜活血化瘀,通络止痛,首选血府逐瘀汤加减。桃红四物汤为痰瘀互结证首选,生脉散为气阴两虚证首选,参附龙牡汤为心阳欲脱证首选,当归四逆汤为寒凝心脉证首选。

91. 答案:E 解析:溃疡性结肠炎具有持续或反复发作腹泻和黏液血便、腹痛,伴有(或不伴)不同程度全身症状,重症患者白细胞计数增高;粪便检查活动期有黏液脓血便,反复检查包括常规、培养、孵化等均无特异性病原体发现。根据患者表现可诊断为轻型溃疡性结肠炎。克罗恩病病变可累及胃肠道各部位,而以末段回肠及其邻近结肠为主,多呈节段性、非对称性分布。临床主要表现为腹痛、腹泻、瘘管、肛门病变和不同程度的全身症状。结肠癌早期无特异性表现,中期以后的主要症状有排便习惯或粪便形状改变,腹痛,腹部肿块,肠梗阻及全身慢性中毒症状。慢性细菌性痢疾有急性菌痢病史,粪便分离出痢疾杆菌,结肠镜检查取黏液脓性分泌物培养的阳性率较高,抗菌药物治疗有效。阿米巴肠炎主要侵及右侧结肠,也可累及左侧。结肠溃疡较深,边缘潜行,溃疡间结肠黏膜正常。粪便或结肠镜溃疡处取活检,可发现阿米巴包囊或滋养体,抗阿米巴治疗有效。

92. 答案:A 解析:纤维结肠镜是溃疡性结肠炎最有价值的诊断方法,通过结肠黏膜活检,可明确病变的性质。

93. 答案:D 解析:轻型溃疡性结肠炎可选用柳氮磺胺吡啶制剂,或用相当剂量的5-氨基水杨酸制剂。

94. 答案:C 解析:消化性溃疡表现为慢性、周期性、节律性发作,多为上腹部灼痛、钝痛、胀痛、剧痛或饥饿样不适感等。胃癌表现为早期多无症状或有非特异性消化不良症状。进展期见上腹痛,可伴有早饱、纳差、腹胀、体重下降等。肝硬化表现为肝功能代偿期见肝大及质地改变,部分有脾肿大、肝掌和蜘蛛痣。肝功能正常或有轻度异常。肝功能失代偿期可见消瘦乏力,精神不振,食欲减退,厌食等。慢性胆囊炎表现为持续右上腹钝痛或不适感。慢性胰腺炎表现为反复发作的上腹痛,可向腰背部放射。

95. 答案:A 解析:胃镜检查是消化性溃疡最直接的诊断方法。X线钡餐检查:龛影是直接征象,有确诊价值。胃液分析和血清胃泌素测定:有助于胃泌素瘤的鉴别诊断。

96. 答案:A 解析:患者上腹痛情志不遂时加重,痛引两胁,伴反酸、嗳气,口苦,舌淡红,苔薄白,脉弦,辨证为肝胃不和证。治法为疏肝理气,健脾和胃,首选柴胡疏肝散合五磨饮子。益胃汤为胃阴不足证首选,化肝煎合左金丸为肝胃郁热证首选,失笑散合丹参饮为瘀血停胃证首选,黄芪建中汤为脾胃虚寒证首选。

97. 答案:B 解析:患者有血尿、蛋白尿、水肿、高血压,24小时尿蛋白定量1.0~1.7g,血肌酐100μmol/L,可诊断为慢性肾小球肾炎。原发性高血压肾损害多见于中老年患者,高血压病在先,继而出现蛋白尿,且为微量至轻度蛋白尿,镜下可见少量红细胞及管型,肾小管功能损害(尿浓缩功能减退、夜尿增多)早于肾小球功能损害,常伴有高血压的心脑并发症。急性肾小球肾炎急性起病,1~3周前有链球菌感染史(上呼吸道或皮肤感染),典型表现为浮肿,高血压和血尿,不同程度蛋白尿,急性期血清ASO滴度升高,总补体及C_3暂时性下降。慢性肾盂肾炎多见于女性患者,有反复尿路感染病史,多次尿沉渣或尿细菌培养阳性,肾功能损害以肾小管为主,影像学检查可见双肾非对称性损害,呈肾间质性损害影像学征象。肾病综合征表现为大量蛋白尿(尿蛋白+++~++++,1周内3次测定24小时尿蛋白定量≥50mg/kg);血浆白蛋白低于30g/L;血浆胆固醇高于5.7mmol/L;不同程度的水肿。

98. 答案:E 解析:蛋白尿≥1g/d,血压控制在125/75mmHg以下;蛋白尿<1g/d,血压控制可放宽到130/80mmHg以下。

99. 答案:E 解析:根据患者表现辨证为肺肾气虚证,治宜补益肺肾,首选玉屏风散合金匮肾气丸加减。异功散为脾肾气虚证首选,五苓散合五皮饮为水湿证首选,胃苓汤为湿浊证首选,附子理中丸为脾肾阳虚证首选。

100. 答案:A 解析:急性白血病可见贫血,发热,出血,淋巴结和肝脾肿大,骨骼和关节疼痛,常有胸骨下端局部压痛,眼球突出,复视或失明,出现蓝灰色斑丘疹,牙龈增生、肿胀,中枢神经系统白血病,睾丸浸润,贫血呈进行性加重,多数患者白细胞增多,血涂片分类检查可见数量不等的原始和幼稚细胞,约50%的患者血小板低于 $60×10^9/L$,骨髓原始细胞≥20%。根据患者表现可诊断为急性白血病。急性再生障碍性贫血急性起病,多有出血且贫血显著,白细胞减少,尤以中性粒细胞减少明显,同时伴有血小板及网织红细胞明显减少,骨髓象呈现三系细胞减少。骨髓增生异常综合征除病态造血外,外周血中有原始和幼稚细胞,全血细胞减少和染色体异常,易与白血病相混淆。但骨髓中原始细胞少于20%。巨幼细胞贫血外周血呈大细胞性(MCV>100fL),中性粒细胞核分叶过多,骨髓呈典型的巨幼型改变,无其他病态造血表现,血清叶酸水平降低(<6.8nmol/L)、维生素 B_{12} 水平降低(<74pmol/L)。特发性血小板减少性紫癜可见广泛出血累及皮肤、黏膜及内脏;多次检查血小板计数减少;脾不大;骨髓巨核细胞增多或正常,有成熟障碍;泼尼松或脾切除治疗有效。

101. 答案:D 解析:根据患者表现辨证为热毒炽盛证,治宜清热解毒,凉血止血。益气养阴,清热解毒用于气阴两虚证;清热解毒,利湿化浊用于湿热内蕴证;清热化痰,活血散结用于痰热瘀阻证;滋阴降火,凉血解毒用于阴虚火旺证。

102. 答案:A 解析:治疗急性白血病热毒炽盛证,首选黄连解毒汤合清营汤加减。知柏地黄丸合二至丸为阴虚火旺证首选,五阴煎为气阴两虚证首选,葛根芩连汤为湿热内蕴证首选,温胆汤合桃红四物汤为痰热瘀阻证首选。

103. 答案:A 解析:二甲双胍用于单用饮食控制无效的轻、中度2型糖尿病,尤其肥胖且伴胰岛素抵抗者。阿卡波糖用于轻、中度2型糖尿病。吡格列酮用于2型糖尿病,特别是有胰岛素抵抗者,可单用,也可与其他治疗糖尿病药物合用。格列本脲用于胰岛功能尚存的2型糖尿病单用饮食控制无效者。那格列奈用于饮食、运动疗法和服用α-葡萄糖苷酶抑制剂时不能控制的轻、中度非胰岛素依赖型(2型)糖尿病的治疗。

104. 答案:C 解析:根据患者症状辨证为痰瘀互结证,治宜活血化瘀祛痰。滋阴温阳,补肾固涩用于阴阳两虚证;滋阴固肾用于肾阴亏虚证;活血通络用于脉络瘀阻证;清胃泻火,养阴增液用于胃热炽盛证。

105. 答案:B 解析:治疗糖尿病痰瘀互结证,首选平胃散合桃红四物汤。血府逐瘀汤为脉络瘀阻证首选,六味地黄丸为肾阴亏虚证首选,玉女煎为胃热炽盛证首选,金匮肾气丸为阴阳两虚证首选。

106. 答案:B 解析:类风湿关节炎以腕关节、掌指关节和近端指间关节最常见,多表现为晨僵、疼痛与压痛、肿胀、关节畸形、关节功能障碍,类风湿因子阳性。根据患者临床表现诊断为类风湿关节炎。强直性脊柱炎以青年男性为多见,起病缓慢;主要侵犯骶髂关节及脊柱,或伴有下肢大关节的非对称性肿胀和疼痛;X线片可见骶髂关节侵蚀、破坏或融合;90%~95%患者HLA-B27阳性而RF为阴性;有家族发病倾向。系统性红斑狼疮多为女性;X线检查无关节骨质改变;常伴有面部红斑等皮肤损害;多数有肾损害或多脏器损害;血清抗核抗体和抗双链DNA抗体显著增高。骨关节炎发病年龄多在50岁以上,主要累及膝、髋等负重关节和手指远端指间关节,关节活动后疼痛加重,经休息后明显减轻;血沉轻度增快,RF阴性,X线显示关节边缘呈唇样骨质增生或骨疣形成。痛风性关节炎多为中年男性;关节炎的好发部位为第一跖趾关节;高尿酸血症;关节附近或皮下可见痛风结节;血清自身抗体阴性。

107. 答案:A 解析:X线平片对类风湿关节炎诊断、关节病变分期、病变演变的检测均很重要。CT及MRI对诊断早期类风湿关节炎有帮助。

108. 答案:E 解析:甲氨蝶呤是目前治疗类风湿关节炎的首选药之一。根据患者表现辨证为痰瘀互结,经脉瘀阻证,治法为活血化瘀,祛痰通络,首选身痛逐瘀汤合指迷茯苓丸加减。布洛芬、青霉胺、柳氮磺吡啶、雷公藤总苷均为治疗类风湿关节炎的药物,但非首选药。桂枝芍药知母汤为寒热错杂证首选;独活寄生汤为肝肾亏损,邪痹筋骨证首选;丁氏清络饮为阴虚内热证首选;四妙丸为湿热痹阻证首选。

109. 答案：A　解析：患者头痛反复发作，诊断为头痛。风湿之邪，上蒙头窍，困遏清阳，则头痛如裹，痛无休止；湿邪阻于肢体经络，则肢体困重；苔白腻，脉濡为风湿内蕴之象，故辨证为风湿头痛。

110. 答案：A　解析：头痛的治法是调和气血，通络止痛，根据头痛部位循经取穴和取阿是穴为主。主穴为百会、太阳、风池、阿是穴、合谷。中风中经络的主穴为水沟、内关、三阴交、极泉、尺泽、委中。眩晕实证的主穴为百会、风池、太冲、内关。眩晕虚证的主穴为百会、风池、肝俞、肾俞、足三里。不寐的主穴为百会、安眠、神门、三阴交、照海、申脉。

111. 答案：E　解析：风湿头痛配头维、阴陵泉；血虚头痛配脾俞、足三里；痰浊头痛配中脘、丰隆；瘀血头痛配血海、膈俞；肝阳上亢头痛配太溪、太冲。

112. 答案：C　解析：根据患者症状可诊断为感冒之风寒感冒。治法为祛风解表，取手太阴、手阳明经穴及督脉穴为主。

113. 答案：B　解析：感冒的主穴为列缺、合谷、风池、大椎、太阳。

114. 答案：E　解析：风寒感冒配风门、肺俞；风热感冒配风池、尺泽；夹湿配阴陵泉；夹暑配委中；体虚感冒配足三里。

115. 答案：D　解析：绝经前后诸证以月经紊乱，潮热出汗，心悸，情绪不稳定为主症。根据患者辨证可诊断为绝经前后诸证。月经过多以月经量较正常明显增多，而周期基本正常为主症。月经先后无定期以月经周期或提前或延后7天以上，连续3个周期以上为主症。闭经指女子年逾16周岁，月经尚未来潮，或月经周期已建立后又中断6个月以上。月经过少为月经周期正常，月经量明显减少，或行经时间不足2天，甚或点滴即净。

116. 答案：C　解析：绝经前后诸证的治法为滋补肝肾，调理冲任。取任脉、足太阴经穴及相应背俞穴为主。主穴为肾俞、肝俞、太溪、气海、三阴交。痛经的主穴为中极、次髎、地机、三阴交。崩漏虚证的主穴为气海、三阴交、肾俞、足三里。带下病的主穴为带脉、中极、白环俞、三阴交。月经先后无定期的主穴为关元、三阴交、肝俞。

117. 答案：E　解析：根据患者表现辨证为肾阴虚证。肾阴虚配照海、阴谷；痰气郁结配中脘、丰隆；肝阳上亢配风池、太冲；肾阳虚配关元、命门。

118. 答案：D　解析：根据患儿表现诊断为目赤肿痛肝胆火盛证，治法为疏风散热，消肿止痛，以近部取穴及手阳明、足厥阴经穴为主。耳鸣耳聋实证治疗以局部穴及手足少阳经为主，耳鸣耳聋虚证治疗以局部穴及足少阴经为主，牙痛治疗以手、足阳明经穴为主，咽喉肿痛治疗以手太阴、手阳明经穴为主。

119. 答案：B　解析：治疗咽喉肿痛的主穴是睛明、太阳、风池、合谷、太冲。肝胆火盛配行间、侠溪。外感风热配少商、外关；耳鸣耳聋痰火郁结配丰隆、阴陵泉；耳鸣耳聋肝胆火盛配行间、丘墟；咽喉肿痛肺胃热盛配内庭、鱼际。

120. 答案：A　解析：目赤肿痛的治疗操作是毫针泻法，太阳、少商点刺出血。

121～122. 答案：D、B　解析：寒包热哮，治以解表清里，方用厚朴麻黄汤；风痰哮，治以祛风化痰，方用三子养亲汤；射干麻黄汤主治寒哮；定喘汤主治热哮。

123～124. 答案：C、A　解析：肺炎喘嗽的主要病机是肺气郁闭，痰阻气机，支气管炎咳嗽的主要病机是肺失宣肃，气机郁遏。

125～126. 答案：E、B　解析：慢性肺源性心脏病，呼吸浅短，声低气怯，张口抬肩，倚息不能平卧，心慌，形寒，汗出，舌淡紫，脉沉细微无力，属于肺肾气虚，治疗首选补肺汤加减。咳喘无力，气短难续，咳痰不爽，面色晦暗，心慌，唇甲发紫，神疲乏力，舌淡暗，脉沉细涩无力，是气虚不能推动血行而导致的瘀血，治疗应选生脉散合血府逐瘀汤。A用于痰热郁肺证；C用于阳虚水泛证；D用于痰浊壅肺证。

127～128. 答案：E、B　解析：冠心病心绞痛的中医病因病机有寒邪内侵，饮食不节，情志失调，年迈体衰，痰湿内蕴；风湿性心脏瓣膜病的中医病因病机是正气虚弱，外邪侵袭，心血瘀阻。

129～130. 答案：B、C　解析：慢性心力衰竭心肾阳虚证的主要临床表现是喘促气逆，不能平卧，痰稀量多，形寒肢冷。慢性心力衰竭阳虚饮停证的主要临床表现是颜面及肢体水肿，喘促气短，形寒肢冷，小便短少。

131～132. 答案：A、D　解析：中风半身不遂，肝阳上亢，脉络瘀阻证，治宜平抑肝阳，益气活血通络,方选补阳还五汤。中风语言不利,肾虚精亏证,治宜补肾气,益肾精,方选地黄饮子。

133~134. 答案:A、B 解析:消化性溃疡合并上消化道出血属肝胃郁热者,其治法是泄热凉血;消化性溃疡合并上消化道出血属阴虚血热者,其治法是滋阴凉血。C用于气虚血溢证,D用于气虚不摄血之证,E与此病关联不大。

135~136. 答案:A、B 解析:患者主症皆为身目俱黄,一见黄色不甚鲜明,胸脘痞满,头重身困,食欲减退,大便溏,脉濡数,可知为湿遏热伏致胆汁溢出;一见黄色鲜明,发热口渴,口干而苦,小便短少黄赤,大便秘结,脉象弦数,可知为湿热熏蒸致胆汁泛滥。前者辨证为阳黄湿重于热证——茵陈四苓散;后者辨证为阳黄热重于湿证——茵陈蒿汤。C用于阴黄寒湿困脾证,D用于阳黄热毒炽盛证,E用于阳黄胆腑郁热证。

137~138. 答案:A、C 解析:治疗系统性红斑狼疮气营热盛证,应首选清瘟败毒饮以清热解毒、凉血化斑;治疗系统性红斑狼疮阴虚内热证,应首选玉女煎合增液汤以养阴清热。B用于瘀热痹阻证,D用于瘀热伤肝证,E用于热郁积饮证。

139~140. 答案:D、C 解析:中都为肝经郄穴。地机为脾经郄穴。外丘为胆经郄穴。郄门为心包经郄穴。养老为小肠经郄穴。梁丘为胃经郄穴。

141~142. 答案:D、A 解析:内关位于前臂正中,腕横纹上2寸,在桡侧腕屈肌腱与掌长肌腱之间取穴,既是络穴,又是八脉交会穴。太渊位于腕横纹之桡侧凹陷处,既是原穴,又是八会穴。

143~144. 答案:C、D 解析:神门在腕前区,腕掌侧远端横纹尺侧端,尺侧腕屈肌腱的桡侧凹陷处。太渊在腕前区,桡骨茎突与舟状骨之间,拇长展肌腱尺侧凹陷中。A为通里,B为阴郄,E为大陵。

145~146. 答案:A、C 解析:肾俞主治:①头晕、耳鸣、耳聋等肾虚病证;②遗尿、遗精、阳痿、早泄、不育等泌尿生殖系疾患;③月经不调、带下、不孕等妇科病证;④腰痛;⑤慢性腹泻。膀胱俞主治:①小便不利、遗尿等膀胱气化功能失调病证;②腰骶痛;③腹泻、便秘、痔疾。大肠俞主治:①腰腿痛;②腹胀、腹泻、便秘等胃肠病证。胃俞主治①脘痛、呕吐、腹胀、肠鸣等胃肠疾患。承扶主治:①腰腿痛,下肢痿痹;②痔疾。

147~148. 答案:B、D 解析:治疗心绞痛的主穴是内关、郄门、阴郄、膻中。气滞血瘀配太冲、血海;寒邪凝滞配神阙、至阳;痰浊阻络配中脘、丰隆;阳气虚衰配心俞、至阳。治疗胆绞痛的主穴是胆囊穴、阳陵泉、胆俞、日月。肝胆湿热配内庭、阴陵泉;肝胆气滞配太冲、丘墟;蛔虫妄动配迎香透四白。脾虚气弱配气海、足三里;肾气亏虚配太溪、命门。治疗肾绞痛的主穴是肾俞、膀胱俞、中极、三阴交、阴陵泉。下焦湿热配委阳、合谷;肾气不足配气海、关元。

149~150. 答案:D、A 解析:上下配穴法是指将腰部以上或上肢腧穴和腰部以下或下肢腧穴配合应用的方法。前后配穴法是指将人体的腧穴前后配合应用的方法。所以胃脘痛取内关、足三里,其配穴方法为上下配穴法。肺病取中府、肺俞,其配穴方法为前后配穴法。

第四单元

1. 答案:D 解析:手指脓肿应从侧方切开,不能从正面切开。

2. 答案:A 解析:丹毒初期皮肤见小片红斑,迅速蔓延成大片鲜红斑,边界清楚,高出皮肤,排除B、C;本病多发于小腿、颜面部,容易复发,排除D、E。丹毒发病急骤,初起往往先有恶寒发热等。

3. 答案:E 解析:恶性肿瘤常见的转移途径有淋巴道转移、血道转移、直接蔓延和接种转移,其中淋巴道转移最常见。浸润性生长并非恶性肿瘤的转移方式。

4. 答案:D 解析:龙胆泻肝汤合藻药散为肝火旺盛证首选,柴胡疏肝散合海藻玉壶汤为肝郁痰结证首选,知柏地黄合当归六黄汤为阴虚火旺证首选,白虎加人参汤合养血泻火汤为胃火炽盛证首选,生脉散合补中益气汤为气阴两虚证首选。

5. 答案:A 解析:乳癖相当于西医学的乳腺增生。逍遥散功能疏肝解郁,临床常加减用于治疗肝郁气滞型乳癖。选项B应选用逍遥蒌贝散加减治疗;选项D临床常选二仙汤合四物汤加减治疗;其他证型并非常见证型。

6. 答案:D 解析:根据中医治则,寒湿证治应遵循温阳化湿大法,选项中只有D兼顾温阳与化湿。

7. 答案：E 解析：临产开始的标志为有规律而且逐渐增强的子宫收缩,持续30秒或以上,间歇5~6分钟,同时伴有进行性宫颈管消失,宫口扩张和胎先露部下降,用镇静药物不能抑制临产。

8. 答案：B 解析：妊娠剧吐的主要机理是冲气上逆,胃失和降。

9. 答案：C 解析：妊娠期高血压与肝、脾、肾功能失调关系最为密切。

10. 答案：B 解析：感染邪毒所致的产后发热,是产科危急重症。治宜清热解毒,凉血化瘀,宜五味消毒饮合失笑散。

11. 答案：B 解析：慢性盆腔炎的临床表现有下腹痛,腰痛,易感疲乏,常在劳累、性交后、月经前后加剧,体征为活动受限,可见增粗的输卵管,并有轻度压痛,有时可有腰痛,月经紊乱,痛经等。

12. 答案：D 解析：崩漏的三法是塞流、澄源、复旧。

13. 答案：E 解析：二仙汤以仙茅、仙灵脾为主药,佐以巴戟天、当归、黄柏、知母,功以温补肾阳,补肾填精,治疗肾阴阳两虚的绝经期综合征。二至丸由女贞子和墨旱莲组成,功用补益肝肾、滋阴止血。因此二仙汤与二至丸合用可治疗肾阴阳两虚之证。

14. 答案：C 解析：小儿于20~30个月出齐20颗乳牙,6岁以后开始换为恒牙,并长出第一恒磨牙。

15. 答案：B 解析：新生儿黄疸湿热熏蒸证可见其面目皮肤发黄,颜色鲜明,精神疲倦或烦躁啼哭,不欲吮乳,小便短黄,舌质红,舌苔黄腻。治当清热利湿退黄,方用茵陈蒿汤加味。

16. 答案：D 解析：小儿有其生理病理特点,儿脾常不足,受邪之后运化失职易生痰浊,饮食内停,乳食积滞;肝常有余而神气怯懦,感邪易化热扰肝经而心神失宁,可见惊惕不安,甚则惊风抽搐。故小儿患感冒,易出现夹痰、夹滞、夹惊的兼夹证。

17. 答案：E 解析：小儿肺脏娇嫩,脾常不足,肾常虚。肺虚则卫外失固,腠理不密,易为外邪所侵,邪阻肺络,气机不利,津液凝聚为痰;脾主运化水谷精微,脾不运,生湿酿痰,上贮于肺;肾气虚弱,不能蒸化水液而为清津,上泛为痰,聚液成饮。痰饮留伏与肺脾肾三脏功能失常有关,尤其责之于肺脾两脏。

18. 答案：C 解析：维生素C是一种较强的抗氧化剂,有清除氧自由基的作用,从而保护心肌,改善心肌功能。

19. 答案：C 解析：选项A、B、D是麻疹的皮疹特点;E是猩红热的皮疹特点。

20. 答案：D 解析：根据烧伤后的具体临床表现,中医将烧伤分为5型。①火毒伤津型,以壮热烦躁、口干喜饮、便秘、尿赤为主。②阴伤阳脱型,症见身疲倦怠、面色苍白、呼吸气微、表情淡漠、自汗肢冷等。③火毒内陷型,主要表现为壮热不退、口干唇燥、躁动不安。④气血两虚型,多见于疾病后期,表现为气短懒言、身体消瘦、面色无华、食欲不振等气血不足之象。⑤脾虚阴伤证,多见于疾病后期,脾胃虚弱、津液耗损。现患者见高热,并见精神症状,即神昏谵语,舌红绛光剥无苔,可诊断为热入营血证。

21. 答案：B 解析：患者临床表现为发热、口干、大便秘结、小便黄、舌红苔黄腻、脉滑数等湿热之象。患者表现并没有瘀滞之象故可排除A、D;也并没有热毒之象,热毒多表现为舌绛,苔燥结黄黑,故可排除C、E。

22. 答案：B 解析：患者诊断为甲状腺腺瘤之肝肾亏虚证,治疗首选知柏地黄丸合海藻玉壶汤加减。A项乃气血并补之方,并无散结行气之功,不适用于治疗肉瘿。C、D只有疏肝之用,并无散结化痰之功。E虽可化痰,但并无散结、补阴之功。

23. 答案：D 解析：洗剂,适用于无渗性的急性或亚急性的皮炎类皮肤病;粉剂,适应证同洗剂;油剂,适用于亚急性皮肤病见糜烂、渗出、鳞屑的皮损;软膏适用于慢性皮肤病中具有结痂、皲裂、苔藓样变等皮损;溶液湿敷,适用于急性皮肤病,渗出较多或脓性分泌物多的皮损。

24. 答案：D 解析：痈以发病迅速,局部红肿疼痛、光软无头为特点。附骨疽特点是多发于儿童,常见于四肢长骨,局部胖肿,附筋着骨,推之不移,疼痛彻骨,溃后脓水淋漓,不易收口。发起特点为初起无头,红肿蔓延成片,中央明显,四周较浅,边界不清,灼热疼痛。蜂窝织炎局部呈红、肿、热、痛,红色较暗,与正常皮肤无明显分界,中央部的颜色较边缘深。丹毒以患部皮肤突然发红成片,色如涂丹为特点。题干中患者临床表现以右小腿出现水肿性红斑,灼热疼痛4天为主诉,据此可诊断为丹毒。

25. 答案：B 解析：根据题干症状可辨证为阴虚火盛证，治法为滋阴生津、清热托毒，首选竹叶黄芪汤加减。痈的中医证型分为阴虚火盛证、热毒蕴结证、气血两虚证。仙方活命饮为热毒蕴结证首选，十全大补汤为气血两虚证首选。

26. 答案：E 解析：患者表现为消化道出血症状，当失血超过有效循环血容量20%以上（800～1000mL）时，临床表现为心率加快和血压显著下降、休克征象等。

27. 答案：D 解析：一般认为，肾及输尿管结石直径大于1cm的自然排石机会少，易引起梗阻、感染并影响肾功能，应手术治疗。

28. 答案：B 解析：据患者表现可诊断为急性淋病湿热毒蕴证，治疗应清热利湿，解毒化浊，方选龙胆泻肝汤加减。选项A适用于丹毒、湿疹；C适用于外感风寒、感冒风寒等有表证者；D燥湿清热，用于湿热下注，足膝红肿热痛，下肢沉重，小便黄少者；E主治湿热痈疡，气血实者。

29. 答案：B 解析：内痔脱肛根据病程长短及临床表现分为3度，Ⅰ度痔核较小，不脱出，以便血为主；Ⅱ度痔核较大，大便时可脱出肛门外，便后自行回纳，便血或多或少；Ⅲ度痔核较大，大便时痔核脱出肛门外，甚者行走、咳嗽、喷嚏、站立时痔核脱出，不能自行回纳。题干中患者大便时有物脱出肛外，便后能自动回纳，提示为Ⅱ度脱肛；伴见面色苍白，唇舌爪甲色淡无华，头晕目眩，疲倦无力，舌淡苔薄白，脉细提示气血两虚证。

30. 答案：B 解析：肛门直肠指检是目前诊断直肠癌（相当于中医的锁肛痔）最简单、最易行、最基本、最重要的方法。一般可以发现距肛门7～8cm之内的直肠肿物。有报道90%的直肠肿瘤可通过肛门指检而发现。

31. 答案：A 解析：脂肪瘤单发或多发。好发于肩、背、臀部。大小不等，呈圆形、扁圆形或分叶状，无痛，有假性波动感，基底活动度不大。皮脂腺囊肿多呈圆形，直径多在1～3cm，略隆起。质软，界清，表面与皮肤粘连，稍可移动，肿物中央皮肤表面可见一小孔，有时可见一黑色粉样小栓。纤维瘤多见于面、颈、胸背部，质地较硬，生长缓慢，与周围组织无粘连，活动度大，无压痛，很少引起压迫症状和功能障碍。海绵状血管瘤紫红或暗红色，柔软如海

绵，大小不等，边界清楚，位于皮下或黏膜下组织内者可境界不清，指压柔软，有波动感。神经纤维瘤数目不定，大小不一，突出皮肤表面，或软或硬，沿神经干走向生长，呈念珠状或蚯蚓结节状，皮肤出现咖啡斑。

32. 答案：E 解析：蛇串疮，是一种皮肤上出现成串水疱，呈身体单侧带状分布，痛如火燎的急性疱疹性皮肤病。

33. 答案：E 解析：题干中患者疼痛、间歇性跛行皮肤色紫苍白、足趾发生溃疡及干性坏疽是血栓闭塞性脉管炎的临床表现。舌白苔白腻，脉沉濡是寒湿之象，方用阳和汤加减。

34. 答案：A 解析：患者出现胃脘胀满疼痛，痛引两胁提示病位在胃脾；伴情志不舒，易怒，喜太息，嗳腐吞酸，呃逆呕吐，吞咽不畅提示肝气不畅，肝胃不和。患者不存在虚寒、胃热、痰湿、气血亏虚等表现，排除B、C、D、E。

35. 答案：B 解析：患者双上肢及右下肢Ⅲ度烧伤20%体表面积，体温正常，呼吸增快，创面颜色转暗，疮缘下陷，痂下少量积脓。应首选的处理疗法为暴露疗法。

36. 答案：D 解析：皮脂腺囊肿多呈圆形，直径多在1～3cm，略隆起。质软。界清，表面与皮肤粘连，稍可移动，肿物中央皮肤表面可见一小孔，有时可见一黑色粉样小栓。脂肪瘤单发或多发，好发于肩、背、臀部。大小不等，呈圆形、扁圆形或分叶状，无痛，有假性波动感，基底活动度不大。纤维瘤多见于面、颈、胸背部，质地较硬，生长缓慢，与周围组织无粘连。活动度大，无压痛，很少引起压迫症状和功能障碍。神经纤维瘤数目不定，大小不一，突出皮肤表面，或软或硬，沿神经干走向生长，呈念珠状或蚯蚓结节状，皮肤出现咖啡斑。蔓状血管瘤外观常见蚯蚓状蜿蜒迂曲的血管，有压缩性和膨胀性，紫红色，有搏动、震颤及血管杂音，局部温度稍高。肿瘤周围有交通的小动脉，压之搏动消失。

37. 答案：A 解析：根据题干的表现可诊断为急性阑尾炎之湿热证，治法为通腑泄热、利湿解毒，首选大黄牡丹汤合红藤煎剂加败酱草、白花蛇舌草、蒲公英。

38. 答案：B 解析：热邪聚于肠胃，阻滞气机运行，不通则痛，故上腹胀满，疼痛拒按；热邪积于内，故见身热口渴；肠道蕴热，故大便秘结；热邪灼烧津

液,故小便短赤;舌红,苔黄腻,脉滑数为热象之征。故辨证为肠胃实热证。

39. 答案:B 解析:患者因大量呕血导致气血不足,出现面色苍白,冷汗出,手足冷,表情淡漠,舌淡苔白,脉细无力的虚脱症状,治宜益气固脱。

40. 答案:E 解析:根据患者的临床表现可诊断为皮肤瘙痒症。带状疱疹表现为不规则红斑,簇集性丘疱疹,水疱,皮疹多沿某一周围神经分布,排列呈带状,发于身体一侧,不超过正中线,好发部位为肋间神经、颈部神经、三叉神经及腰髓神经支配区,神经痛。白癜风表现为局部色素脱失斑,呈乳白色斑点或斑片,境界清楚,边缘褐色,皮损区内毛发可变白,但无皮肤萎缩、硬化及脱屑等变化,无自觉症状。湿疹表现为皮损多为密集的粟粒大小的丘疹、丘疱疹,基底潮红,丘疹、丘疱疹或水疱顶端抓破后流滋、糜烂及结痂等。黄癣表现为初起毛发根部出现红色丘疹或脓疱,干后黄痂,逐渐增厚扩大,形成碟形黄癣痂,上有毛发贯穿。

41. 答案:B 解析:①Ⅰ期内痔:无明显自觉症状,痔核小,便时粪便带血,或滴血,量少,无痔核脱出,镜检痔核小,质软,色红。②Ⅱ期内痔:周期性、无痛性便血,呈滴血或射血状,量较多,痔核较大,便时痔核能脱出肛外,便后能自行还纳。③Ⅲ期内痔:便血少或无便血,痔核大,呈灰白色,便时痔核经常脱出肛外,甚至行走、咳嗽、喷嚏、站立时也会脱出肛门,不能自行还纳,须用手托、平卧休息或热敷后方能复位。④Ⅳ期内痔(嵌顿性内痔):平时或腹压稍大时痔核即脱出肛外,手托亦常不能复位,痔核经常位于肛外,易感染,形成水肿、糜烂和坏死,疼痛剧烈;指诊肛门括约肌松弛,肛内可触及较大、质硬的痔核。镜检见痔核表面纤维组织增生变厚呈灰白色;长期便血者可引起贫血。

42. 答案:B 解析:血栓闭塞性脉管炎分为五个证型:寒湿证、血瘀证、热毒证、气血两虚证、肾虚证。患者右下肢暗红,下垂时更甚,跌阳脉搏动消失,舌质红或紫暗,脉沉细而涩均为血瘀之象,辨证为血瘀证。寒湿证可见面色暗淡无华,喜暖怕冷,患肢沉重、酸痛、麻木感,小腿抽痛感,伴间歇性跛行,跌阳脉搏动减弱或消失,舌淡苔白腻,脉沉细迟。

43. 答案:A 解析:疖表现为初起毛囊处有红、肿、热、痛的小结节,逐渐肿大并隆起,数天后出现脓栓,继而脱落,脓液排出,炎症消退。一般无全身症状。痈表现为早期局部呈片状稍隆起紫色浸润区,质地坚韧,边界不清。随后中央形成多个脓栓,破溃后呈蜂窝眼状。常有局部淋巴结肿大、疼痛。脓肿:浅表脓肿见局部隆起,红、肿、热、痛明显,压之剧烈,有波动感。深部脓肿红肿及波动感不明显,但局部疼痛、水肿,有压痛等症状,患处可发生功能障碍。丹毒表现为常有头痛、畏寒、发热等全身症状。起病急,局部出现片状红疹,颜色鲜红,中间较淡,边缘清楚,略为隆起,压之退色。管状淋巴管炎常见于四肢,以下肢多见,常合并手足癣感染。其中,浅部淋巴管受累常在伤口或感染灶肢体近侧出现一条或数条"红线",硬且明显压痛。深部淋巴管炎看不到红线,但肢体明显肿胀和压痛,伴有全身不适、畏寒发热、头痛、乏力、食欲不振等。

44. 答案:E 解析:急性蜂窝织炎表现为发生部位浅者红、肿、热、痛等局部症状明显,范围扩大迅速,进而中心坏死、化脓,出现波动感。部位深者局部红肿不明显,但局部水肿、压痛明显,并伴全身症状。疖表现为初起毛囊处有红、肿、热、痛的小结节,逐渐肿大并隆起,数天后出现脓栓,继而脱落,脓液排出,炎症消退。一般无全身症状。痈表现为早期局部呈片状稍隆起紫色浸润区,质地坚韧,边界不清。随后中央形成多个脓栓,破溃后呈蜂窝眼状。常有局部淋巴结肿大、疼痛。单纯性下肢静脉曲张表现为下肢浅静脉扩张、迂曲,状如蚯蚓,下肢沉重、酸胀感,下肢皮肤色素沉着,溃疡形成。丹毒表现为常有头痛、畏寒、发热等全身症状。起病急,局部出现片状红疹,颜色鲜红,中间较淡,边缘清楚,略为隆起。压之退色。

45. 答案:C 解析:破伤风的前驱症状有头昏、头痛、失眠、乏力、烦躁不安、咀嚼肌酸胀、反射亢进。典型症状为苦笑面容、颈项强直、角弓反张、呼吸困难,肌肉阵发性痉挛和抽搐。毒血症、右食指感染、败血症、右食指骨折均无张口不利、咀嚼无力的症状,可排除。

46. 答案:B 解析:A 由 B 发展而来,妇科检查可见胚胎组织或胎囊堵塞于宫颈口内,子宫大小与停经月份相等或略小。C 指自然流产 3 次或 3 次以上者。D 指胚胎或胎儿在宫内已死,尚未自然排出者。E 指妊娠物部分排出体外,部分仍残留于宫腔或宫颈内。

47. 答案:D 解析:上述症状是由于脾胃虚弱,不能运化水湿,导致的水湿停滞,泛溢肌肤出现水湿证,治疗应该健脾渗湿,利水消肿。

48. 答案:E 解析:孕期阴道下血,腰腹坠胀为胎动不安。血色鲜红,手足心热,口干心烦,小便黄,大便秘结,舌红苔黄,脉滑数等均为血热之象,辨证为血热证。治法为清热凉血,固冲安胎,首选保阴煎。补肾固冲丸为滑胎肾气亏损证首选,胎元饮为气血虚弱证首选,泰山磐石散为滑胎气血虚弱证首选,寿胎丸加党参、白术为肾虚证首选。

49. 答案:B 解析:患者产后恶露持续35天不止,可诊为晚期产后出血。恶露色深红,质黏稠,有臭气,口燥咽干,舌红,脉虚细数,是血热内扰所致,为血热证。治法为养阴清热止血,首选方药为保阴煎。清热固经汤、清热调血汤、清经散、牡丹散较少用于治疗晚期产后出血。

50. 答案:B 解析:患者与家人争吵,因情志内伤,气机瘀滞,脉络不通导致的上述症状,属于肝郁气滞。

51. 答案:A 解析:根据患者的临床表现,下腹部疼痛,痛及腰骶,经行加重,妇科检查见双附件轻度增厚、轻压痛,可以诊断为慢性盆腔炎。根据舌象、脉象及其症状可以判断为气虚血瘀型,用理冲汤。C用于寒湿凝滞证,E用于湿热壅滞证。

52. 答案:A 解析:根据症状、检查月经周期正常,但经量多(5包纸/次),色深红、质稠,心烦口渴,尿黄便结,舌红苔黄,脉滑数,妇科盆腔及B超检查无异常,基础体温呈双相,西医当诊断为有排卵性异常子宫出血。中医诊断为月经过多血热证,治疗应用黄体酮加保阴煎。丙酸睾酮用于无排卵性异常子宫出血。

53. 答案:C 解析:根据患者表现诊断为绝经综合征之肝肾阴虚证,治法为滋养肝肾,育阴潜阳,方选杞菊地黄丸去泽泻。

54. 答案:D 解析:根据症状子宫如孕2个月大小,宫底部明显突出,质硬,B超检查显示为单个结节,血红蛋白90g/L,提示肌瘤较大,又因为患者未怀孕,故考虑子宫肌瘤摘除术。

55. 答案:C 解析:根据患者表现诊断为不孕症肾阴虚证,治宜滋阴养血,调冲益精,方用养精种玉汤合清骨滋肾汤。

56. 答案:B 解析:患者产后小便不通,诊为产后尿潴留。根据临床表现可辨证为血瘀证。气滞证可见产后小便不通,小腹胀满或痛,情志抑郁,胸胁胀痛,烦闷不安,舌淡红,脉弦。肾虚证可见产后小便不通,小腹胀急疼痛,腰膝酸软,面色晦暗,舌淡,脉沉细迟弱。气虚证可见产后小便不通,小腹胀急疼痛或坠胀,倦怠乏力,气短懒言,面色㿠白,舌淡,苔薄白,脉缓弱。

57. 答案:C 解析:根据患者的临床表现可诊断为异位妊娠。妊娠期间出现腰酸、腹痛、小腹下坠,或伴有少量阴道出血者,称为胎动不安。妊娠期间,阴道不时有少量出血,时出时止,或淋漓不断,而无腰酸、腹痛、小腹下坠者称为胎漏。凡堕胎或小产连续发生3次或3次以上者称为滑胎。不全流产是指妊娠产物已部分排出体外,尚有部分残留于宫腔内。妇科检查宫颈口已扩张,不断有血液自宫颈口内流出,有时尚可见胎盘组织堵塞于宫颈口,或部分妊娠产物已排出于阴道内,而部分仍留在宫腔内。

58. 答案:B 解析:妊娠中晚期,孕妇出现肢体面目肿胀者称"子肿",亦称"妊娠肿胀"。根据患者的临床表现可诊断为脾肾两虚证,治法为健脾温肾,行水消肿,首选白术散合五苓散。

59. 答案:B 解析:根据患者的临床表现可诊断为外阴硬化性苔藓。外阴慢性单纯性苔藓表现为外阴瘙痒剧烈,甚则坐卧不安,影响睡眠,或伴灼热疼痛。外阴白癜风的皮损为局部色素脱失斑,呈乳白色斑点或斑片,境界清楚,边缘褐色,皮损区内毛发可变白,但无皮肤萎缩、硬化及脱屑等变化,无自觉症状。外阴银屑病表现为白色鳞屑、发亮薄膜和点状出血。外阴湿疹的皮损呈多形性,常有红斑、潮红、丘疹、丘疱疹、水疱、脓疱、流滋、结痂等数种皮损共存。

60. 答案:B 解析:根据患者的临床表现可诊断为绝经综合征之肝肾阴虚证。治法为滋养肝肾,育阴潜阳,首选杞菊地黄丸去泽泻。

61. 答案:C 解析:根据患者的临床表现可诊断为闭经之肝肾阴虚证。治法为滋补肝肾,养血调经,首选育阴汤去海螵蛸、牡蛎加当归、菟丝子。肾气亏损证可见初潮较迟,时有月经停闭,伴发育欠佳,腰膝酸软,头晕耳鸣,倦怠乏力,夜尿频多,眼眶暗黑,舌淡暗苔薄白,脉沉弱。气血虚弱证可见月经周期延后,量少,色淡、质稀,渐致闭经,神疲肢倦,头晕眼花,心悸气短,面色萎黄,唇色淡红,苔少,脉沉缓。气滞血瘀证可见月经停闭,胸胁、乳房胀痛,少腹胀痛拒按,精神抑郁,烦躁易怒,嗳气叹息,舌紫暗,脉沉弦。阴虚血燥证可见月经由后期、量少渐至闭经,两颧潮红,五心烦热,盗汗,口干咽燥,舌红苔少,脉细数。

62. 答案:E 解析:根据患者的临床表现可诊断为葡萄胎。早期妊娠、多胎妊娠无阴道流血及下腹痛,可排除。先兆流产指妊娠28周前出现少量阴道流血,下腹痛或腰背痛。妇科检查:子宫颈口未开,胎膜未破,子宫大小与停经周数相符。经治疗及休息后症状消失,可继续妊娠。异位妊娠表现为有6~8周的停经史,输卵管妊娠未破裂时,患者下腹一侧隐痛或胀痛。输卵管妊娠破裂时,患者突感下腹一侧有撕裂样剧痛,常伴恶心呕吐。阴道常有不规则流血。

63. 答案:B 解析:子宫脱垂的中医证型包括中气下陷证、肾气亏虚证、湿热下注证。根据患者的临床表现可辨证为中气下陷证。治法为补益中气,升阳举陷,首选补中益气汤加枳壳。大补元煎加黄芪、升麻、枳壳为肾气亏虚证首选,龙胆泻肝汤合五味消毒饮为湿热下注证首选。

64. 答案:C 解析:根据患者的临床表现可诊断为不孕症之肝气郁结证。治法为疏肝解郁,养血理脾,首选开郁种玉汤。滋阴养血,调冲益精为肾阴虚证的治法;温肾养血益气,调补冲任为肾阳虚证的治法;燥湿化痰,调理冲任为痰湿内阻证的治法;活血化瘀,调理冲任为瘀滞胞宫证的治法。

65. 答案:B 解析:根据患者的临床表现可诊断为妊娠剧吐。妊娠剧吐的中医证型可分为脾虚痰滞证、肝胃不和证。患者恶心呕吐,脘腹胀满,不思饮食,头晕乏力,倦怠思睡,舌淡,苔白,脉缓滑无力,可辨证为脾虚痰滞证。治法为健脾化痰,降逆止呕,首选香砂六君子汤加生姜。肝胃不和证可见妊娠早期恶心,呕吐酸水或苦水,口干口苦,胸胁胀满,喜叹息。舌红苔薄黄,脉弦滑数。治法为清肝和胃,降逆止呕,首选橘皮竹茹汤加黄连或黄连温胆汤合左金丸。

66. 答案:E 解析:根据患者的临床表现可诊断为排卵障碍性异常子宫出血,月经先期。患者胸闷胁胀,烦躁易怒为肝郁的表现。经量时多时少,色紫红,口苦咽干,舌红,苔薄黄,脉弦数为热证的表现。故辨证为肝郁血热证。

67. 答案:B 解析:根据患者的临床表现可诊断为产后缺乳。产后缺乳的中医证型分为气血虚弱证和肝郁气滞证。患者产后情志抑郁,肝气不疏,气机不畅,阻滞肝经,肝经循行于乳房而见乳房胀硬,乳汁减少,脉象亦为肝郁气滞的表现。故辨证为肝郁气滞证。气血虚弱证可见产后乳少或全无,乳汁清稀,乳房柔软,无胀感,面色少华,神疲乏力,食欲不振,或心悸头晕,舌淡白,脉虚细。

68. 答案:C 解析:根据患者的临床表现可诊断为子宫肌瘤。患者子宫增大如孕3个月大小,符合手术治疗的指征。手术方式:①肌瘤切除术:适用于希望保留生育功能的患者,可经腹或腹腔镜下切除肌瘤。②子宫切除术:适用于不需保留生育功能,或疑有恶变者,可行子宫次全切除或子宫全切术。介入治疗适用于症状性子宫肌瘤不需要保留生育功能,但希望避免手术或手术风险大者。

69. 答案:A 解析:心率165次/分,心音低钝,肝脏比入院时增大2cm是心衰的体征,应抗心衰治疗,使用毛花苷C。虚烦不安,额汗不温,口唇发绀,指纹沉而色青,达于命关,是心阳虚衰,正气欲脱的表现,治法为温补心阳,救逆固脱,首选参附龙牡汤。

70. 答案:A 解析:患儿4岁,有肺炎、支气管炎、反复感冒病史,诊断为反复呼吸道感染。营卫失和,邪毒留恋证,临床表现为反复感冒,恶寒怕热,不耐寒凉,平时汗多,汗出不温,肌肉松弛,或伴低热,咽红不退,扁桃体肿大,舌淡红,苔薄白,或花剥,脉浮数无力,指纹紫滞。治法为扶正固表,调和营卫,首选黄芪桂枝五物汤加减。

71. 答案:B 解析:患儿5个月囟门未闭合是正常的,急性腹泻、频繁呕吐2天,可有不同程度的脱水,因此检查头颅可能发现的体征是囟门凹陷。

72. 答案:B 解析:根据患儿的临床表现可诊断为风疹。风疹的中医证型可分为邪郁肺卫证和邪入气营证。患儿壮热口渴,烦躁哭闹,疹色鲜红,部分紫暗等为邪势较盛,入于营血的表现。邪郁肺卫证,因病邪部位表浅,可见发热恶风,喷嚏流涕,轻微咳嗽,精神倦怠,疹色淡红,稀疏细小,分布均匀,微有痒感,耳后、枕后及颈部淋巴结肿大,舌尖红苔薄黄,脉浮数。

73. 答案:B 解析:根据患儿表现诊断为过敏

性紫癜之风热伤络证,治法为祛风清热,凉血安络,方选银翘散加减。

74. 答案:C 解析:患儿6个月,夜惊多汗,烦躁,枕秃,实验室检查见血钙磷乘积稍低,血碱性磷酸酶升高,是佝偻病活动早期;乏力,面色不华,纳食不佳,舌淡苔白,指纹淡是肺脾气虚的症状。

75. 答案:B 解析:发热3天,口腔颊黏膜见一细小白色疹点,是麻疹的疹前期,鼻塞流涕、眼睑红赤、泪水汪汪、周围红晕、舌苔薄黄是疹前期顺证,方选宣毒发表汤。A用于麻疹顺证邪入肺胃,C用于风热表证,D用于风温初起证。

76. 答案:E 解析:根据患儿临床表现诊断为厌食之脾胃气虚证,治法为健脾益气,佐以助运,方选异功散加味。

77. 答案:D 解析:根据患儿临床表现可诊断为猩红热之毒在气营证,治法为清气凉营,泻火解毒,首选凉营清气汤加减。沙参麦冬汤加味为疹后伤阴证首选,普济消毒饮为流行性腮腺炎之热毒蕴结证首选,柴胡葛根汤为流行性腮腺炎之温毒在表证首选,解肌透痧汤为邪侵肺卫证首选。

78. 答案:C 解析:根据患儿的临床表现可诊断为蛋白质－能量营养不良。疳气表现为消瘦、面色少华,毛发稀疏,食欲不振,精神欠佳,性急易怒,大便干稀不调,舌质略淡,苔薄微腻,脉细有力。疳积表现为明显消瘦,肚腹胀大,甚则青筋暴露,面色萎黄,毛发稀疏结穗,食欲减退,精神烦躁,夜卧不宁,善急易饥,嗜食异物,舌质偏淡,苔腻,脉沉细滑。小儿腹泻表现为大便次数增多,多为黄色水样或蛋花样便等。维生素D缺乏性佝偻病主要表现为生长最快部位的骨骼改变、肌肉松弛和神经兴奋性改变。

79. 答案:A 解析:根据患儿的临床表现可诊断为免疫性血小板减少症。血热伤及络脉导致出血,则见瘀点、瘀斑、色鲜红、鼻衄;热邪内蕴,则见心烦口渴,便秘尿少;苔薄黄,脉数均为热邪内盛的表现。故辨证为血热伤络证。气不摄血证可见皮肤、黏膜瘀斑瘀点反复发作,色青紫而暗淡,伴神疲乏力,面色苍白无华,食欲不振,舌淡红苔薄,脉细弱。气滞血瘀证可见病程缠绵,出血反复不止,皮肤紫癜色暗,面色晦暗,舌暗红苔白,脉细涩。营养性缺铁性贫血可见皮肤黏膜苍白,疲乏无力,食欲减退,或异食癖等。

80. 答案:B 解析:根据患儿的临床表现可诊断为癫痫。多发性抽动症表现为肌体多部位肌群抽动,发生抽动(喉部、舌肌、鼻部)、秽语症,模仿他人的语言、习惯。急惊风表现为有接触疫病之邪或暴受惊恐史,有明显的原发疾病,如感冒等,四肢抽搐,颈项强直,角弓反张,神志昏迷等。注意力缺陷多动障碍表现为动作过多、易冲动、注意力不集中等。病毒性脑炎表现为发热,头痛,意识障碍,惊厥等。

81. 答案:D 解析:根据患儿的临床表现可诊断为支气管哮喘之热性哮喘。治法为清热化痰,止咳定喘,首选麻杏甘石汤或定喘汤。玉屏风散为肺气虚弱证首选,射干麻黄汤合都气丸为虚实夹杂证首选,小青龙汤合三子养亲汤为寒性哮喘证首选,六君子汤为脾气虚弱证首选。

82. 答案:D 解析:根据患儿的临床表现可诊断为病毒性心肌炎之心阳虚弱证。湿热侵心证可见寒热起伏,全身肌肉酸痛,恶心呕吐,腹痛泄泻,心悸胸闷,肢体乏力,舌红苔黄腻,脉濡数。痰瘀阻络证可见心悸不宁,胸闷憋气,心前区痛如针刺,脘闷呕恶,面色晦暗,唇甲青紫,舌胖紫暗,苔腻,脉结代。风热犯心证可见发热,鼻塞流涕,咽红肿痛,咳嗽有痰,肌痛肢楚,头晕乏力,心悸气短,胸闷胸痛,舌红苔薄,脉数。气阴亏虚证可见心悸不宁,活动后尤甚,少气懒言,神疲倦怠,头晕目眩,烦热口渴,夜寐不安,舌光红少苔,脉细数。

83. 答案:E 解析:根据患儿的临床表现可诊断为便秘之气机郁滞证。治法为疏肝理气,导滞通便,首选六磨汤。麻子仁丸为燥热内结证首选,枳实导滞丸为乳食积滞证首选,黄芪汤合润肠丸加减为气血亏虚证首选。

84. 答案:C 解析:患者出现上腹痛,腹胀,发热,剑下偏左有压痛、反跳痛、肌紧张,肠鸣音弱,白细胞总数、中性粒细胞升高,血淀粉酶升高,可诊断为急性胰腺炎。急性胆囊炎疼痛多在右上腹,呈绞痛样发作,向右肩背部放射,呕吐后腹痛稍有减轻,伴寒战发热,右上腹压痛、肌紧张。急性阑尾炎可见转移性右下腹疼痛,胃肠道症状,全身症状,右下腹局限性显著压痛,反跳痛,肌腹紧张等。急性肠梗阻有手术或腹膜炎病史,伴有呕吐、不排便、不排气,可闻及水声或金属音,腹部透视有肠内气液平面、闭袢影像等。消化道溃疡穿孔有溃疡病史,初起即为持续性剧痛,腹肌紧张呈板状腹,肝浊音界缩小或消失,腹部X线片示有膈下游离气体。

85. 答案:D 解析:增强CT为诊断胰腺坏死的最有效方法。

86. 答案:A 解析:急性胰腺炎包括:①非手术治疗:禁食、胃肠减压、补充血容量、抑制胰腺分泌和抑制胰酶活性、支持治疗、防治感染、腹腔灌洗、脏器支持治疗。②手术治疗:引流术、坏死组织清除术和规则性胰腺切除术。急诊胆囊切除手术用于胆囊结石。

87. 答案:D 解析:患者上腹部不适,消瘦,胃脘隐痛,剑突下深压痛,大便隐血试验持续阳性及心悸头晕,面色无华等贫血状,可诊断为胃癌。慢性萎缩性胃炎有上腹饱胀不适、恶心、食欲不振等消化不良症状,但腹部无肿块,无淋巴结肿大,大便隐血试验阴性,依靠X线钡餐造影、胃镜和活组织病理检查可鉴别。胃溃疡表现为长期反复发生的周期性、节律性慢性上腹部疼痛,应用制酸药物可缓解,X线钡餐造影见溃疡龛影,胃镜和活组织病理检查可鉴别。功能性消化不良可有上腹胀满、疼痛、食欲不佳等。胃镜检查无明显胃黏膜病变或仅有轻度炎症,吞钡试验可见胃排空减慢。慢性胆囊炎表现为反复发作右上腹隐痛,进食油脂食物常加重。B超可见胆囊炎性改变,静脉胆道造影时胆囊显影淡薄或不显影,多合并胆囊结石。

88. 答案:A 解析:根据心悸头晕,面色无华,自汗盗汗,纳呆食少,虚烦不眠,胃脘隐痛,舌淡有齿痕,脉虚细无力,辨证为气血双亏证,治法是补气养血、健脾补肾。脾胃虚寒证治宜温中健脾,散寒和胃;胃络瘀阻证治宜活血化瘀,通络和胃;脾虚痰湿证治宜健脾化湿,软坚散结;胃阴不足证治宜养阴益胃,和中止痛。

89. 答案:E 解析:治疗胃癌之气血双亏证,首选十全大补汤加减。参苓白术散合二陈汤为脾虚痰湿证首选,活络效灵丹合丹参饮为胃络瘀阻证首选,益胃汤为胃阴不足证首选,附子理中汤为脾胃虚寒证首选。

90. 答案:B 解析:内痔以便血、坠胀、肿块脱出为主要表现,指诊可触及颗粒状、柔软肿块,肛门镜检查可见直肠下端齿线上黏膜呈大小不等的圆形或椭圆形肿块,质软,色红;或黏膜变厚,肿块表面糜烂、渗出或粗糙,呈紫红色或暗红色,并有少量分泌物;有时肿块表面可见活动性出血点。根据患者表现可诊断为内痔。外痔以自觉坠胀、疼痛和有异物感为主要表现,外痔表面为肛管皮肤所覆盖,不能送入肛门,不易出血。血栓性外痔可见肛门缘周围有暗紫色椭圆形肿块突起,表面水肿,指诊触之质硬,剧痛,不能活动。结缔组织性外痔可见肛门缘有不规则赘皮突起。内痔发展到二期以上时多形成混合痔,混合痔逐步发展,周围组织被破坏和发生萎缩,肥大的肛垫逐渐增大、下移、脱出至肛门外。直肠癌表现为排便习惯改变,出血,脓血便,大便变细或变形等。直肠肛管周围脓肿主要表现为肛门周围突发肿块,继则剧烈疼痛,局部红肿灼热,坠胀不适,伴有不同程度的全身症状,易肿,易脓,易溃,但不易敛,溃后易形成肛瘘。

91. 答案:C 解析:根据患者表现辨证为风伤肠络证,治法为清热凉血祛风。补气升提用于脾虚气陷证;清热解毒,消肿止痛用于热毒蕴结证;清热渗湿止血用于气滞血瘀证;清热透脓解毒用于火毒炽盛证。

92. 答案:A 解析:治疗内痔风伤肠络证,首选凉血地黄汤或槐花散加减。补中益气汤为脾虚气陷证首选,脏连丸为湿热下注证首选,透脓散为火毒炽盛证首选,仙方活命饮为热毒蕴结证首选。

93. 答案:B 解析:根据患者的临床表现诊断为乳腺纤维腺瘤。乳腺纤维腺瘤表现为乳房肿块,乳房轻微疼痛,乳房内可扪及单个或多个圆形或卵圆形肿块,质地坚韧,表面光滑,边缘清楚,无粘连,极易推动。患乳外观无异常,腋窝淋巴结不肿大。乳腺增生病表现为乳房内肿块,肿块常为多发性,呈结节状,形态不规则,大小不等,质韧而不硬,与皮肤和深部组织之间无粘连,推之能移,但与周围组织分界并不清楚,乳房胀痛,乳头溢液等。乳腺癌表现为乳房内包块,局部皮肤改变,包块表面皮肤出现明显的凹陷性酒窝征,癌块继续增大,如皮下淋巴管被癌细胞堵塞,引起淋巴回流障碍,出现真皮水肿,皮肤呈橘皮样改变,乳头部抬高或内陷。乳腺结核表现为乳房内出现结节,无疼痛或触痛,乳头内陷等。急性乳腺炎表现为乳房肿胀疼痛,发热,初起时患部压痛,结块或有或无,皮色微红或不红,化脓时患部肿块逐渐增大,结块明显,皮肤红热水肿,触痛显著,拒按,脓已成时肿块变软,按之有波动感。

94. 答案:D 解析:肝气郁结,疏泄失常,气机不畅,则见乳房内肿块,胸闷叹息,弦脉主肝病,辨证为肝气郁结证。

95. 答案:A 解析:乳腺纤维腺瘤肝气郁结证的治法为疏肝解郁,化痰散结,首选逍遥散加减。逍遥散合桃红四物汤为乳腺纤维腺瘤血瘀痰凝证首选,瓜蒌牛蒡汤为急性乳腺炎肝胃郁热证首选,二仙汤为乳腺增生病冲任失调证首选,人参养荣汤为乳腺癌气血两虚证首选。

96. 答案:B 解析:根据患者的临床表现诊断为动脉硬化性闭塞症。下肢深静脉血栓形成表现为:①中央型:患肢沉重、胀痛或酸痛,股三角区疼痛。下肢肿胀明显,患侧髂窝股三角区有疼痛和压痛;胫前可有压陷痕,患侧浅静脉怒张。②周围型:大腿或小腿肿痛、沉重酸胀,皮温一般升高不明显,皮肤颜色正常或稍红。③混合型:下肢沉重酸胀、疼痛,股三角及腘窝和小腿肌肉疼痛,压痛明显。单纯性下肢静脉曲张表现为下肢浅静脉扩张、迂曲,状如蚯蚓,下肢沉重、酸胀感,下肢皮色色素沉着,溃疡形成。血栓闭塞性脉管炎表现为疼痛为最突出的症状,患肢发凉,感觉异常,皮肤颜色改变,游走性血栓性浅静脉炎,动脉搏动减弱或消失,雷诺现象等。气性坏疽表现为病情突然恶化,烦躁不安,有恐惧或欣快感;皮肤、口唇变白,大量出汗,脉搏快速,体温逐步上升等。

97. 答案:E 解析:动脉硬化性闭塞症寒凝血脉证的治法为温经散寒,活血化瘀。活血化瘀,通络止痛为动脉硬化性闭塞症血瘀脉络证的治法;补气养血,益气通络为血栓闭塞性脉管炎气血两虚证的治法;行气活血,祛瘀除滞为单纯性下肢静脉曲张气血瘀滞证的治法;益气活血,通阳利水为下肢深静脉血栓形成气虚血瘀,寒湿凝滞证的治法。

98. 答案:E 解析:治疗动脉硬化性闭塞症寒凝血脉证,首选阳和汤。桃红四物汤为动脉硬化性闭塞症血瘀脉络证首选,柴胡疏肝散为单纯性下肢静脉曲张气血瘀滞证首选,十全大补丸为血栓闭塞性脉管炎气血两虚证首选,补阳还五汤合阳和汤为下肢深静脉血栓形成气虚血瘀,寒湿凝滞证首选。

99. 答案:C 解析:患者年过16周岁,月经尚未来潮,诊断为原发性闭经。月经后期表现为月经延后7天以上,甚至3~5个月一行。多囊卵巢综合征表现为月经失调,闭经,不孕,多毛,痤疮,黑棘皮症,腹部肥胖。早期妊娠表现为停经、早孕反应(恶心、呕吐、食欲减退、偏食)、尿频、乳房逐渐增大、阴道黏膜及子宫颈充血等。月经过少表现为月经周期正常,月经量明显减少,或行经时间不足2天,甚或点滴即净。

100. 答案:E 解析:患者闭经,腰膝酸软,两目干涩,头晕耳鸣,夜尿频多,舌淡,苔少,脉沉细弱,辨证为肝肾阴虚证,治法为滋补肝肾,养血调经。行气活血,祛瘀通经用于气滞血瘀证;温经散寒,活血通经用于寒凝血瘀证;益气健脾,养血调经用于气血虚弱证;养阴清热,养血调经用于阴虚血燥证。

101. 答案:B 解析:治疗闭经肝肾阴虚证,首选育阴汤去海螵蛸、牡蛎,加当归、菟丝子。人参养营汤为气血虚弱证首选,血府逐瘀汤为气滞血瘀证首选,温经汤为寒凝血瘀证首选,加减一阴煎为阴虚血燥证首选。

102. 答案:A 解析:患者带下量多,呈灰黄色稀薄泡沫状,阴道黏膜点状充血,后穹隆有多量灰黄色稀薄脓性分泌物,多呈泡沫状,阴道分泌物中可见滴虫,诊断为滴虫阴道炎。细菌性阴道病可见白色、均质、稀薄、腥臭味白带;阴道 pH>45(pH 多为 5.0~5.5);胺臭味试验阳性;或分泌物加生理盐水见到线索细胞。上述 4 项中 3 项阳性即可诊断。萎缩性阴道炎可见阴道分泌物增多及外阴瘙痒、灼热感。阴道分泌物 pH 值增高,血雌激素水平明显低下。外阴阴道假丝酵母菌病可见白带多,呈凝乳状或豆渣样,阴道分泌物镜检找到芽孢或假菌丝即可诊断。外阴炎可见外阴瘙痒,或灼热,或痒痛,排尿时疼痛加剧,或阴部干涩,灼热瘙痒;外阴皮肤黏膜红肿、溃疡、糜烂、脓水淋沥,严重者可有腹股沟淋巴结肿大,压痛,体温升高等一系列急性炎症反应。

103. 答案:D 解析:滴虫阴道炎全身用药首选口服甲硝唑。外阴炎的外治药物选蛇床子散,外阴阴道假丝酵母菌病的局部用药选制霉菌素,萎缩性阴道炎的全身用药选尼尔雌醇,细菌性阴道病的局部用药选克林霉素软膏。

104. 答案:C 解析:根据患者表现辨证为肝经湿热证,治法为清热利湿,杀虫止痒,首选龙胆泻肝汤加苦参、百部、蛇床子。完带汤为脾虚湿盛证首选,知柏地黄汤为肝肾阴虚证首选,萆薢渗湿汤为滋生湿虫证首选,五味消毒饮为热毒蕴结证首选。

105. 答案:D 解析:子宫内膜异位症表现为育龄妇女有继发性、进行性加剧的痛经和不孕、性交痛,盆腔检查扪及与子宫相连的囊性包块或盆腔内有触痛性结节,因此可初步诊断为子宫内膜异位症。子宫腺肌病主要表现为经量增多、经期延长以及进行性加剧的痛经;妇科检查时子宫呈均匀性增大或有局限性结节隆起,质硬有压痛,经期压痛尤著。子宫肌瘤表现为经量增多、经期延长,下腹包块,压迫症状,白带增多,肌瘤大于3个月妊娠子宫大小时可在下腹部扪及实质性不规则肿块,妇检子宫增大,表面不规则单个或多个结节突起,或触及单个球形肿块与子宫相连(浆膜下肌瘤),质硬;宫颈口扩张,可见红色、实质、光滑包块位于宫颈管内,或脱出于宫颈口位于阴道内(黏膜下肌瘤),伴感染时可有坏死、出血及脓性分泌物。宫颈炎症阴道分泌物增多,呈黏液脓性或乳白色黏液状,甚至有血性白带或性交后出血,或伴有外阴瘙痒或腰酸、下腹坠痛。可见宫颈充血、水肿、黏膜外翻,有脓性白带从宫颈口流出,量多;宫颈有不同程度的糜烂、肥大、息肉、裂伤或宫颈腺囊肿。盆腔炎性疾病可见高热、下腹痛、阴道分泌物增多,下腹部肌紧张、压痛、反跳痛。白细胞升高,红细胞沉降率升高,血C反应蛋白升高。阴道分泌物见大量白细胞,后穹窿穿刺可吸出脓液。分泌物、穿刺液、血液培养可检测病原体。B型超声检查提示盆腔内有炎性渗出液或肿块。

106. 答案:E 解析:腹腔镜检查是目前诊断内膜异位症的最佳方法,在腹腔镜下活检即可确诊,并确定临床分期。

107. 答案:A 解析:根据患者表现辨证为瘀热互结证,治法为清热凉血,活血祛瘀,首选清热调血汤加红藤、薏苡仁、败酱草。少腹逐瘀汤为寒凝血瘀证首选,膈下逐瘀汤为气滞血瘀证首选,理冲汤为气虚血瘀证首选,苍附导痰丸合桃红四物汤为痰瘀互结证首选。

108. 答案:A 解析:根据患者的临床表现诊断为产褥感染。晚期产后出血是指分娩24小时后,在产褥期内发生的子宫大量出血。以阴道流血、腹痛和发热、全身症状为主要表现。产褥中暑表现为高热、恶心、口渴、胸闷、呼吸急促、昏迷等。产后关节痛可见产褥期内关节或肢体酸楚、疼痛、麻木、重着。产后排尿异常包括产后尿潴留及小便频数与失禁。产后膀胱充盈而不能自行排尿或排尿困难者称为产后尿潴留;产后排尿失去控制,不能自主排出者称为尿失禁。

109. 答案:E 解析:根据患者临床表现辨证为感染邪毒证,治法为清热解毒,凉血化瘀。清热解暑,益气生津为产褥中暑暑伤气津证的治法;养血活血,祛瘀利尿为产后排尿异常(产后尿潴留)血瘀证的治法;养血活络,行瘀止痛为产后关节痛血瘀证的治法;清热凉血,安冲止血为晚期产后出血血热证的治法。

110. 答案:E 解析:治疗产褥感染之感染邪毒证,首选五味消毒饮合失笑散加牡丹皮、赤芍、鱼腥草、益母草。清暑益气汤为产褥中暑暑伤气津证首选,加味四物汤为产后排尿异常(产后尿潴留)血瘀证首选,生化汤为产后关节痛血瘀证首选,保阴煎为晚期产后出血血热证首选。

111. 答案:E 解析:根据患儿的临床表现诊断为水痘。风疹表现为全身症状轻,出疹迅速,消退亦快,临床以耳后、枕后和颈部淋巴结肿大,有触痛为特点。麻疹表现为发热、咳嗽、流涕、流泪、咽部充血、畏光,伴全身不适,发热2～3天后出现麻疹黏膜斑等。幼儿急疹表现为起病急骤,突然高热,持续3～4天后热退,全身症状轻,身热始退,或热退稍后,即出现玫瑰红色皮疹。猩红热表现为起病急,高热,头痛,咽痛,全身不适。咽及扁桃体显著充血,扁桃体上出现点状或片状白色脓性分泌物,软腭处有细小红疹或出血点。

112. 答案:C 解析:根据患儿的临床表现可辨证为邪郁肺卫证。治法为疏风清热,解毒利湿。辛凉透表,清宣肺卫为麻疹邪犯肺卫证的治法;疏风清热,解表透疹为风疹邪郁肺卫证的治法;疏风透疹,清热解毒为幼儿急疹邪蕴肌腠证的治法;清气凉营,泻火解毒为猩红热毒在气营证的治法。

113. 答案:A 解析:治疗水痘邪郁肺卫证,首选银翘散。透疹凉解汤为风疹邪入气营证首选,化斑解毒汤为幼儿急疹邪蕴肌腠证首选,宣毒发表汤为麻疹邪犯肺卫证首选,解肌透痧汤为猩红热邪侵肺卫证首选。

114. 答案:D 解析:根据患者临床表现,诊断为病毒性心肌炎。外感湿热邪毒从口鼻而入,蕴郁于肠胃,则恶心呕吐,腹痛泄泻;湿热内阻经络,则寒热起伏,全身肌肉酸痛,肢体乏力;邪毒由表入里,留而不去,内舍于心,则心悸胸闷;舌红,苔黄腻,脉结代为湿热侵心之象,故辨证为湿热侵心证。

115. 答案:A　解析:湿热侵心证治宜清热化湿,宁心复脉。益气养阴,宁心复脉用于气阴亏虚证;清热解毒,宁心复脉用于风热犯心证;豁痰化瘀,宁心通络用于痰瘀阻络证;温振心阳,宁心复脉用于心阳虚弱证。

116. 答案:D　解析:治疗病毒性心肌炎之湿热侵心证,首选葛根黄芩黄连汤。炙甘草汤合生脉散为气阴亏虚证首选,瓜蒌薤白半夏汤合失笑散为痰瘀阻络证首选,桂枝甘草龙骨牡蛎汤为心阳虚弱证首选,银翘散为风热犯心证首选。

117. 答案:C　解析:患儿口颊、上颚、齿龈、口角溃烂,周围黏膜色红,诊断为疱疹性口炎。外感风热之邪,内应于脾胃,风火夹毒上乘于口,则口颊、上颚、齿龈、口角溃烂,周围黏膜色红,疼痛明显;邪热内积脾胃,则拒食,口臭,涎多;邪热上扰于心,则烦躁不安;邪热下扰膀胱,则小便短赤;邪热蕴结肠腑,则大便秘结;舌红,苔薄黄,脉浮数,指纹浮紫为风热乘脾之象,故辨证为风热乘脾证。

118. 答案:C　解析:疱疹性口炎风热乘脾证的治法为疏风清热,泻火解毒。清心泻脾用于心脾积热证;健运脾胃,益气养血用于脾胃虚弱证;滋阴降火,引火归原用于虚火上炎证;清心泻火,凉血解毒用于心火上炎证。

119. 答案:B　解析:治疗疱疹性口炎风热乘脾证,首选凉膈散加减。参苓白术散为脾胃虚弱证首选,六味地黄丸为虚火上炎证首选,清热泻脾散为心脾积热证首选,泻心导赤散为心火上炎证首选。

120. 答案:C　解析:营养性缺铁性贫血的诊断要点:①病史:有明确的缺铁病史:如喂养不当,铁摄入量不足,吸收障碍,需要增多或慢性失血等。②临床表现:发病缓慢,皮肤黏膜逐渐苍白或苍黄,以口唇、口腔黏膜及甲床最为明显,神疲乏力,食欲减退,或异食癖。年长儿有头晕耳鸣、眼花等症状,部分患儿可有肝脾肿大。③实验室及特殊检查:贫血为小细胞低色素性,平均血红蛋白浓度(MCHC)<0.31,红细胞平均体积(MCV)<80fL,平均血红蛋白(MCH)<26pg;3个月～6岁血红蛋白<110g/L,6岁以上血红蛋白<120g/L;血清铁、总铁结合力、运铁蛋白饱和度、红细胞原卟啉、血清铁蛋白等异常。根据患儿表现诊断为营养性缺铁性贫血。营养性巨幼细胞性贫血临床除贫血表现外,可出现烦躁不安,表情呆滞,嗜睡,反应迟钝,智力动作发育落后,甚则出现肢体头身震颤、肌无力等神经系统表现。末梢血中红细胞体积变大,MCV>94fL,MCH>32pg,红细胞的减少比血红蛋白的减少更为明显,网织红细胞、白细胞、血小板计数常减少。骨髓象增生明显活跃,以红细胞系统增生为主,各期幼红细胞均出现巨幼变。地中海贫血有家族史,有慢性溶血表现。血片中可见多量靶形红细胞,并有珠蛋白肽链合成数量异常的证据,如HbF和HbA₂增高,出现血红蛋白 H 包涵体等。血清铁蛋白、骨髓可染铁、血清铁和转铁蛋白饱和度不低且常增高。慢性溶血多为血管外溶血,发病缓慢,表现贫血、黄疸和脾大三大特征。急性溶血发病急骤,短期大量溶血引起寒战、发热、头痛、呕吐、四肢腰背疼痛及腹痛,继之出现血红蛋白尿。严重者可发生急性肾衰竭、周围循环衰竭或休克。其后出现黄疸、面色苍白和其他严重贫血的症状和体征。再生障碍性贫血全血细胞减少,网织红细胞百分数<0.01,淋巴细胞比例增高;一般无脾肿大;骨髓检查显示至少一部位增生减低或重度减低(如增生活跃,巨核细胞应明显减少),骨髓小粒成分中见非造血细胞增多。

121. 答案:D　解析:治疗缺铁性贫血的常用制剂有2.5%硫酸亚铁合剂、富马酸亚铁和葡萄糖酸亚铁等。最好于两餐之间服药,既减少对胃黏膜的刺激,又利于吸收;同时口服维生素 C 能促进铁的吸收。

122. 答案:E　解析:铁剂治疗有效者于2～3天后网织红细胞即见升高,5～7天达高峰,2～3周后下降至正常;治疗约2周后,血红蛋白相应增加,临床症状亦随之好转。血红蛋白达正常水平后应继续服用铁剂6～8周左右再停药,以补足铁的贮存量。

123～124. 答案:B、D　解析:吸入麻醉药经肺泡动脉入血,到达脑组织,阻断其突触传递功能,引起全身麻醉。常用的吸入麻醉药有氧化亚氮(笑气)、恩氟烷、异氟烷、乙醚等。通过静脉注入体内,作用于中枢神经系统而产生全麻状态的药物称为静脉麻醉药,常用的有硫喷妥钠、依托咪酯、氯胺酮等。普鲁卡因、利多卡因为临床局麻常用药。有一点值得提醒,因乙醚的易挥、易爆等因素,乙醚现已从首选药中逐渐退出。

125~126. 答案：E、A　解析：甲状腺功能亢进属阴虚火旺者治疗应滋阴降火，兼以散结，方选知柏地黄汤合当归六黄汤。甲状腺炎相当于中医学的瘿痈，气滞痰凝证治疗应遵循疏肝理气、化痰散结之理，方首选柴胡疏肝汤，而选项中无此方，不过海藻玉壶汤也有疏肝理气、化痰散结的作用。

127~128. 答案：A、C　解析：乳房脓肿切开引流，为避免损伤乳管而并发乳瘘，以及便于引流，采用如下切口：①乳晕部脓肿可沿皮肤与乳晕交界线做弧形切口，仅切开皮肤及皮下组织，然后钝性分离；②深部乳房脓肿时以乳头为中心做放射状切口；③乳房后脓肿可沿乳房下缘做弧形切口，经乳房后间隙分离引流。

129~130. 答案：B、B　解析：前列腺炎肾阳虚衰证，应选用济生肾气丸；前列腺增生，肾阳衰微证，应选用济生肾气丸。

131~132. 答案：C、E　解析：早孕诊断最可靠的辅助方法是基础体温测定、HCG测定。宫外孕（未破裂型）诊断最可靠的辅助方法是B超检查、尿妊娠试验。

133~134. 答案：C、E　解析：治疗闭经寒凝血瘀证应温经散寒，活血通经，首选温经汤加减。治疗闭经痰湿阻滞证，应化痰行气、利湿通络，首选丹溪治湿痰方加减。A和B分别治疗肾阴虚和肾虚，D治疗血瘀证。

135~136. 答案：D、B　解析：产后高热，小腹剧痛，恶露有臭气，大便秘结属于感染邪毒证，治疗宜清热解毒，凉血化瘀，方用五味消毒饮或大黄牡丹皮汤。产后寒热时作，恶露甚少，色紫暗，腹痛拒按，口干不欲饮属于血瘀证，治疗宜活血化瘀，和营退热，方用生化汤。

137~138. 答案：B、A　解析：产后出血的治疗原则是急则治其标，缓则治其本。无排卵性异常子宫出血（崩漏）的治疗原则是塞流、澄源、复旧。

139~140. 答案：D、D　解析：膈下逐瘀汤具有疏肝理气、活血化瘀的功效，可用于子宫肌瘤及子宫内膜异位症的气滞血瘀型。

141~142. 答案：B、C　解析：沉而有力多见于里实证；数而有力多见于实热证；数而无力多见于虚热证；浮而无力多见于表虚证；迟而有力多见于里实寒证。

143~144. 答案：A、B　解析：新生儿黄疸分三个证型：①湿热熏蒸，证候：面目皮肤发黄，颜色鲜明，精神疲倦或烦躁啼哭，不欲吮乳，小便短黄，舌质红，舌苔黄腻。重者腹胀、呕吐，甚或神昏、抽搐。治法：清热利湿退黄。方药：茵陈蒿汤加味。②寒湿阻滞，证候：面目皮肤发黄，色泽晦暗，黄疸持久不退，精神倦怠，四肢欠温，不欲吮乳，时时啼哭，大便溏薄，或便色灰白，小便短少，舌质偏淡，舌苔白腻。治法：温中化湿退黄。方药：茵陈理中汤加味。③瘀积发黄，证候：面目皮肤发黄，颜色晦滞，日益加重，腹部胀满，右胁下痞块，神疲纳呆，小便短黄，大便不调或灰白，舌紫暗有瘀斑、瘀点，舌苔黄或白。治法：化瘀消积退黄。方药：血府逐瘀汤加减。

145~146. 答案：A、E　解析：清热泻脾散清泄心脾积热；参苓白术散为甘温祛湿剂；泻心导赤散主治心脾积热上发，口舌疮赤糜烂，但以泻心火为主；黄连解毒汤清泄一切实热火毒，主治三焦热盛之证；六味地黄丸滋阴潜阳，引火归原。

147~148. 答案：A、D　解析：病毒性脑炎痰热壅盛证的治法为泻火涤痰；痰瘀阻络证的治法为涤痰通络，活血化瘀。涤痰开窍用于痰蒙清窍证；健脾化痰用于脾虚痰盛证；活血化瘀，通窍息风用于瘀血痫。

149~150. 答案：D、E　解析：手足口病邪犯肺脾证的治法为宣肺解表，清热化湿，首选甘露消毒丹加减；湿热蒸盛证的治法为清热凉营，解毒祛湿，首选清瘟败毒饮加减。